现代重症医学研究与临床实践

李宁 徐放 胡昕◎编著

世界图书出版公司

图书在版编目（CIP）数据

现代重症医学研究与临床实践/李宁，徐放，胡昕
编著.-- 北京：世界图书出版公司，2021.12
ISBN 978-7-5192-9057-3

Ⅰ.①现… Ⅱ.①李… ②徐… ③胡… Ⅲ.①险症—
诊疗—研究 Ⅳ.①R459.7

中国版本图书馆 CIP 数据核字（2021）第 220537 号

书　　　　名	现代重症医学研究与临床实践
（汉语拼音）	XIANDAI ZHONGZHENG YIXUE YANJIU YU LINCHUANG SHIJIAN
编　　　著	李　宁　徐　放　胡　昕
总　策　划	吴　迪
责 任 编 辑	韩　捷
装 帧 设 计	张萍萍
出 版 发 行	世界图书出版公司长春有限公司
地　　　址	吉林省长春市春城大街 789 号
邮　　　编	130062
电　　　话	0431-86805559（发行）　0431-86805562（编辑）
网　　　址	http://www.wpcdb.com.cn
邮　　　箱	DBSJ@163.com
经　　　销	各地新华书店
印　　　刷	吉林省吉益印业有限公司
开　　　本	787 mm×1092 mm　1/16
印　　　张	22
字　　　数	528千字
印　　　数	1—1 000
版　　　次	2021 年 12 月第 1 版　 2021 年 12 月第 1 次印刷
国 际 书 号	ISBN 978-7-5192-9057-3
定　　　价	79.00 元

前 言

　　重症医学是研究危及生命的病理生理状态的发生、发展规律及其诊治方法的一级临床学科,它是现代医学的重要组成和具体表现,是体现医院乃至地区救治能力的重要指标。近年来,随着临床实践的普及、临床经验的积累,重症医学的理论有了极大的发展,由此要求临床一线工作人员应当有能力面对新问题。

　　本书根据重症医学专科医师临床工作特点,以疾病诊疗研究为基础,对现代重症医学的基本知识、基本理论和基本技能进行系统的阐述,并将各系统常见疾病的诊断与治疗过程进行详细介绍,全书特点鲜明、紧跟学术前沿,注重理论与实践相结合,具有很强的指导意义。本书针对重症医学的专业人员而编写,同时也对其他专业的医务人员在重症患者的救治方面有着很大帮助。

　　由于编者能力和水平有限,书中难免存在缺点和不当之处,敬请各位同人和广大读者批评、指正!

目 录

第一章

重症医学概述

第一节　ICU 基础知识

随着现代科学技术知识的日益更新,促使医学各科的发展更加系统化、专业化。当一位多脏器功能损害的患者就诊时,复杂的多科收治问题往往使专科医师感到困惑,以至于影响医疗效率,这促使人们去设想一条更有利于临床医学发展的道路。长久以来,所沿用的普通病房分级护理制度,将患者按其病情从重到轻分为Ⅰ～Ⅲ级护理。但由于重症患者在救治时,需要一些普通病房所不具备的特殊监护设备及经过训练的急救人员、设备使用人员,使抢救工作容易出现混乱。同时,全力以赴的抢救工作使医护人员在精力及体力上不能再顾及其他患者,这就对原医护体制提出了新课题。重症医学和重症加强监护病房就是为解决这一新课题应运而生的,它将所有仪器设备和重症患者集中于一处,加以治疗和护理,既解决了上述矛盾,又提高了医疗效率。

一、重症加强治疗病房的作用

危重症医学(CCM)是研究任何损伤或疾病导致机体向死亡发展过程的特点和规律性,并根据这些特点和规律性对重症患者进行治疗的学科。重症加强治疗病房(ICU)是重症医学学科的临床基地,它对因各种原因导致一个或多个器官与系统功能障碍危及生命或具有潜在高危因素的患者,及时提供系统的、高质量的医学监护和救治技术,是医院集中监护和救治重症患者的专业科室。ICU应用先进的诊断、监护和治疗设备与技术,对病情进行连续、动态的定性和定量观察,并通过有效的干预措施,为重症患者提供规范的、高质量的生命支持,改善生存质量。同时通过对临床可控监护资料的收集、处理,为临床科研及经验总结提供依据,以促进重症医学研究的发展。重症患者的生命支持技术水平,直接反映医院的综合救治能力,体现医院整体医疗实力,是现代化医院的重要标志。

二、ICU 的规模、人员配备及专业要求

(一)规模

ICU的病床数量根据医院等级和实际收治患者的需要,一般以该ICU服务病床数或医院病床总数的2%～8%为宜,可根据实际需要适当增加。从医疗运作角度考虑,每个ICU管理

单元以 8～12 张床位为宜;床位使用率以 75％为宜,全年床位使用率平均超过 85％时,应该适度扩大规模。重症医学科每天至少应保留 1 张空床以备应急使用。

(二)人员配备及专业要求

1.人员配备

重症医学主要研究器官与器官之间,器官与组织之间以及组织与组织之间的相互关系,而传统的学科大多是以器官或系统为出发点的。ICU 有治疗性、监测性和科研性三大特性。没有专职医师的类似单位最多也只能称之为"专科监护室",而不是 ICU。ICU 的人员配备应遵循以下原则:

(1)ICU 专科医师的固定编制人数与床位数之比为 0.8 以上。ICU 日常工作中可有部分轮科、进修医师。ICU 医师组成应包括高级、中级和初级医师,每个管理单元必须至少配备 1名具有高级职称的医师全面负责医疗工作。

(2)ICU 专科护士的固定编制人数与床位数之比为 3∶1 以上。护士长应当具有中级以上专业技术职务任职资格,在重症监护领域工作 3 年以上,具备一定管理能力。

(3)ICU 可以根据需要配备适当数量的医疗辅助人员,有条件的医院可配备相关的技术与维修人员。

2.专业要求

专业 ICU 医师必须经过严格的专业理论和技术培训并考核合格。掌握重症患者重要器官、系统功能监测和支持的理论与技能,要对脏器功能及生命的异常信息具有足够的快速反应能力,包括休克、呼吸功能衰竭、心功能不全、严重心律失常、急性肾功能不全、中枢神经系统功能障碍、严重肝功能障碍、胃肠功能障碍与消化道大出血、急性凝血功能障碍、严重内分泌与代谢紊乱、水电解质与酸碱平衡紊乱、肠内与肠外营养支持、镇静与镇痛、严重感染、多器官功能障碍综合征、免疫功能紊乱。要掌握复苏和疾病危重程度的评估方法,并应具备独立完成心肺复苏术、颅内压监测技术、人工气道建立与管理、机械通气技术、深静脉及动脉置管技术、血流动力学监测技术、持续血液净化、纤维支气管镜等监测与支持技术的能力。

ICU 护士亦必须经过严格的专业理论和技术培训并考核合格。掌握重症监护的专业技术,包括输液泵的临床应用和护理,外科各类导管的护理,给氧治疗、气道管理和人工呼吸机监护技术,循环系统血流动力学监测,心电监测及除颤技术,血液净化技术,水、电解质及酸碱平衡监测技术,胸部物理治疗技术,重症患者营养支持技术,危重症患者抢救配合技术等。并具备各系统疾病重症患者的护理、重症医学科的医院感染预防与控制、重症患者的疼痛管理、重症监护的心理护理等能力。

三、收治范围

为了有效利用医疗资源,避免医疗资源的浪费。主张 ICU 收治以下患者:①急性、可逆、已经危及生命的器官或系统功能衰竭,经过严密监护和加强治疗短期内可能得到恢复的患者。②存在各种高危因素,具有潜在生命危险,经过严密的监护和有效治疗可能减少死亡风险的患者。③在慢性器官或系统功能不全的基础上,出现急性加重且危及生命,经过严密监护和治疗可能恢复到原来或接近原来状态的患者。④其他适合在重症医学科进行监护和治疗的患者。

慢性消耗性疾病及肿瘤的终末状态、不可逆性疾病和不能从加强监测治疗中获得益处的患者,一般不是重症医学科的收治范围。

下列病理状态的患者应当转出重症医学科:①急性器官或系统功能衰竭已基本纠正,需要其他专科进一步诊断治疗。②病情转入慢性状态。③患者不能从继续加强监护治疗中获益。

四、病房建设标准

ICU 应该有特殊的地理位置,设置于方便患者转运、检查和治疗的区域,并考虑以下因素。

(一)就近原则

接近主要服务对象病区、手术室、影像学科、实验室和血库等,在横向无法实现"接近"时,应该考虑楼上楼下的纵向"接近"。

(二)病房面积与辅助用房

1.病房面积

ICU 开放式病床每床的占地面积为 $15\sim18m^2$;每个 ICU 最少配备一个单间病房,面积为 $18\sim25m^2$。每个 ICU 中的正压和负压隔离病房的设立,可以根据患者专科来源和卫生行政部门的要求决定,通常配备负压隔离病房 $1\sim2$ 间。鼓励在人力资源充足的条件下,多设计单间或分隔式病房。

2.辅助用房

辅助用房包括医师办公室、主任办公室、工作人员休息室、中央工作站、治疗室、配药室、仪器室、更衣室、清洁室、污废物处理室、值班室、盥洗室等。有条件的 ICU 可配置其他辅助用房,包括示教室、家属接待室、实验室、营养准备室等。

(三)整体布局

应该使放置病床的医疗区域、医疗辅助用房区域、污物处理区域和医务人员生活辅助用房区域等有相对的独立性,以减少彼此之间的互相干扰并有利于感染的控制。ICU 应具备良好的通风、采光条件,有条件者最好装配气流方向从上到下的空气净化系统,能独立控制室内的温度和湿度。医疗区域内的温度应维持在 $(24\pm1.5)℃$。每个单间的空气调节系统应该独立控制。安装足够的感应式洗手设施和手部消毒装置,单间每床 1 套,开放式病床至少每 2 床 1 套。

(四)其他应考虑的因素

ICU 要有合理的包括人员流动和物流在内的医疗流向,最好通过不同的进出通道实现,以最大限度减少各种干扰和交叉感染。ICU 病房建筑装饰必须遵循不产尘、不积尘、耐腐蚀、防潮防霉、防静电、容易清洁和符合防火要求的总原则。ICU 的设计要求应该满足提供医护人员便利的观察条件和在必要时尽快接触患者的通道。除了患者的呼叫信号、监护仪器的报警声外,电话铃声、打印机等仪器发出的声音等均属于 ICU 的噪声。在不影响正常工作的情况下,这些声音应尽可能减少到最小的水平。根据国际噪声协会的建议,ICU 白天的噪声最好不要超过 45dB(A),傍晚 40dB(A),夜晚 20dB(A)。地面覆盖物、墙壁和天花板应该尽量采用高吸音的建筑材料。ICU 应建立完善的通讯系统、网络与临床信息管理系统、广播系统。

五、设备配备

(一)每床必配设备

ICU 的每床必配设备包括以下几种。

(1)功能设备带或功能架,提供电、氧气、压缩空气和负压吸引等功能支持。每张监护病床装配电源插座 12 个以上,氧气接口 2 个以上,压缩空气接口 2 个和负压吸引接口 2 个以上。医疗用电和生活照明用电线路分开。每个 ICU 床位的电源应该是独立的反馈电路供应。ICU 最好有备用的不间断电力系统(UPS)和漏电保护装置;最好每个电路插座都在主面板上有独立的电路短路器。

(2)适合 ICU 使用的病床,配备防压疮床垫。

(3)床旁监护系统,进行心电、血压、脉搏、血氧饱和度、有创压力监测等基本生命体征监护。为便于安全转运患者,每个 ICU 单元至少配备便携式监护仪 1 台。

(4)三级医院的 ICU 应该每床配备 1 台呼吸机,二级医院的 ICU 可根据实际需要配备适当数量的呼吸机。每床配备简易呼吸器(复苏呼吸气囊)。为便于安全转运患者,每个 ICU 单元至少应有便携式呼吸机 1 台。

(5)输液泵和微量注射泵每床均应配备,其中微量注射泵每床 4 套以上。另配备一定数量的肠内营养输注泵。

(6)心电图机、血气分析仪、除颤仪、血液净化仪、连续性血流动力学与氧代谢监测设备、心肺复苏抢救装备车(车上备有喉镜、气管导管、各种接头、急救药品以及其他抢救用具等)、体外起搏器、纤维支气管镜、电子升降温设备等。

(7)必须有足够的设备,随时为 ICU 提供床旁 B 超、X 线、生化和细菌学等检查。

(二)视需要选配设备

(1)简易生化仪和乳酸分析仪。

(2)闭路电视探视系统,每床一个成像探头。

(3)脑电双频指数监护仪(BIS)。

(4)输液加温设备。

(5)胃黏膜二氧化碳张力与 pHi、呼气末二氧化碳、代谢等监测设备。

(6)体外膜肺(ECMO)。

(7)床边脑电图和颅内压监测设备。

(8)主动脉内球囊反搏(IABP)和左心辅助循环装置。

(9)防止下肢深静脉血栓发生的反搏处理仪器。

(10)胸部震荡排痰装置。

六、管理制度

ICU 必须建立健全各项规章制度,制订各类人员的工作职责、规范诊疗常规。除执行政府和医院临床医疗的各种制度外,为保证 ICU 的工作质量,应该制订以下符合 ICU 工作特征的制度:医疗质量控制制度,临床诊疗及医疗护理操作常规,患者转入、转出 ICU 制度,抗生素使用制度,血液与血液制品使用制度,抢救设备操作、管理制度,特殊药品管理制度,院内感染控制制度,不良医疗事件防范与报告制度,疑难重症患者会诊制度,医患沟通制度,突发事件的应急预案、人员紧急召集制度。

七、医学伦理学问题

早在 1983 年美国国家卫生研究所就提出:"没有确切的证据说明 ICU 能降低危重患者的病死率。"人们越来越感到 ICU 费用昂贵,但效果难以肯定。怎样才算高质量的医疗?应当消费多少资源?该谁付账?由于危重症医学消耗大量的卫生资源,因此始终处于争论的焦点。美国对成年危重患者的治疗大约消耗 1% 的全国生产总值(GDP),但患者的预后在不同的 ICU 中却有很大差别,病死率为 2%～40%。ICU 死亡患者中使用高技术的占 13%,消耗了 32% 的资源。

国内外临床资料证实 ICU 只能帮助病情中等或中等偏重的患者,即只有那些经过加强监护和治疗有可能逆转的疾病才能获得较好疗效,对原发病难以治疗的终末期患者来说,ICU 治疗只是推迟死亡。推迟死亡对患者来说是否是必须或是否道德,这是医学伦理学讨论的课题。ICU 中大量的有创技术给患者带来巨大的痛苦和严重的并发症,大约有 75% 的 ICU 医师要经常与患者和家属协商撤离高级生命支持技术的方案。由此出现了一种新的医疗观念——"缓和医疗",对有可能死亡的高危患者进行多学科的评价,最后确定适当的诊疗措施,避免卫生资源的浪费。

ICU 是危重患者抢救治疗场所,患者入室后无亲人陪伴,感到孤独和陌生,加之体表需接受众多导线、引流管及治疗性管线,有时因为治疗护理需要还应将四肢制动,不时可听到音调高低不一的仪器声音,邻床患者病情恶化的刺激等使多数患者产生恐惧和紧张,治疗上不能很好配合。因此医护人员应做到生活上关心患者,举止文明,态度和蔼耐心解释患者的问题,避免在清醒患者面前讨论病情,防止高声和噪声刺激,一旦病情稳定,转入恢复室或专科。

八、发展前景

21 世纪的医学正在从以单一器官为中心的"病因"学治疗模式,向注重全身整体观的"症因兼治"模式转化,而重症医学恰是代表着这种转化的"朝阳学科",其重要性和所发挥的作用,已经通过 50 年前北欧的脊髓灰质炎流行、伊拉克战争以及 SARS 的救治得到了充分的证明;对于危重患者,前线处置或社区初期治疗越简单,越快把患者转送入有条件的规模化的 ICU,患者的存活率就越高。在未来我国的公共卫生事业发展中,医疗资源的分配与投入必将日益向两个方向倾斜:一方面是城市社区和农村合作医疗,以预防和对常见、多发、普通疾病的基本医疗保健为主;另一方面则是大型中心医院内对于危重疑难疾病的救治,包括对多种突发公共卫生事件及灾害的高水平集中救治。这种"抓两头,带中间"的发展模式,将会符合我国国情,既有"少花钱多办事"的经济效益,更有救死扶伤、保持社会稳定和谐的社会效益。因此,我国各级卫生行政管理部门和二级以上医院,都应该重视重症医学科室的空间环境与学术梯队建设,打造一支高水平的重症医学医护技队伍。重症医学科应该成为大型综合或专科医院体现医院整体实力的重要科室。

第二节　危重症监测

一、概述

危重症监测是 ICU 最主要的功能之一,直接关系到危重患者的诊断与预后。ICU 每床配备床边监护系统,能进行心电、血压、血氧饱和度等基本监护;配备呼吸机、复苏呼吸气囊、输液泵、微量泵、肠内营养泵;配有心电图机、除颤仪、纤维支气管镜和电子升温、降温设备;配有心肺复苏抢救车,包括各类抢救药,各种型号的喉镜、气管插管、气管切开套管、气管切开包。其他配置包括:床旁血气分析仪,床旁简易生化仪,乳酸分析仪,持续肾脏替代治疗仪,床边 X 线摄片机,简易超声仪,简易手指血氧仪或二氧化碳检测仪,血流动力学、呼气末二氧化碳、代谢等监测设备,心脏起搏设备,床边脑电图和颅内压监测设备。

二、危重症临床常用监测

(一)血流动力学监测

血流动力学监测是对循环系统中血液运动的规律性进行定量地、动态地、连续地测量和分析,并将这些数据用于了解病情的发展和指导临床的治疗。血流动力学监测分为无创性和有创性两大类:无创性血流动力学监测是指应用对机体没有机械损害的方法获得的反映各种心血管功能的参数,安全方便,患者易于接受;有创性血流动力学监测是指经过体表插入各种导管或探头到心腔或血管腔内,直接测定心血管功能参数的监测方法,该方法能够获得较为全面的血流动力学参数,尤其适用于急危重症患者的诊治,其缺点是对机体有一定的伤害性,操作不当会引起并发症。

有创性血流动力学监测是利用气囊漂浮导管(Swan-Ganz 导管)经外周静脉插入右心及肺动脉直接测压,也可间接测定左心排血量。血流动力学监测的适应证是各科急危重患者,如创伤、休克、呼吸衰竭和心血管疾病以及心胸、脑外科较大而复杂的手术。漂浮导管有双腔、三腔、四腔和五腔 4 种类型,其中以四腔漂浮导管较常用。气囊漂浮导管全长 110cm,导管表面每隔 10cm 处标有标记。导管的顶端有一个乳胶气囊,可充入 1.5mL 气体,充气后直径约1cm,气囊将管端包裹,充气后的气囊基本与导管的顶端平齐,但不阻挡导管顶端的开口,此腔为与气囊相通的气体通道,导管借助于气囊在血管中漂浮行进。导管顶端有一腔开口,可做肺动脉压和肺毛细血管楔压监测,亦可抽取血样,此为双腔心导管。三腔管是在距导管顶端约30cm 处,有另一腔开口,当导管顶端位于肺动脉时,此口恰好在右心房内,可做右心房压力监测;亦可由此腔注入冰盐水,以便用热稀释法测定心排血量。四腔是实心部分,在顶端 4cm 处的侧孔内嵌有热敏电阻,该腔在心房及心室这一段导管表面有一加温系统,间断性地使周围血液温度升高,热敏电阻可测定血温变化,故可获得温度-时间曲线来测定心排血量,亦称连续温度稀释法测定心排血量,此为完整的四腔气囊漂浮导管。

1.肺动脉压和肺毛细血管楔压监测

漂浮导管能够迅速地进行各种血流动力学监测,在肺动脉主干测得的压力称为肺动脉压(PAP),漂浮导管在肺小动脉的楔入部位所测得的压力称为肺动脉楔压(PAWP,又称肺毛细血管楔压,PCWP)。在心室舒张终末,主动脉瓣和肺动脉瓣均关闭,二尖瓣开放,这样就在肺动脉瓣到主动脉瓣之间形成了一个密闭的液流内腔,如肺血管阻力正常,则左心室舒张末压(LVEDP)、肺动脉舒张压(PADP)、PAWP 和 PCWP 近似相等。因此,LVEDP 可代表左心室前负荷,且受其他因素影响较小。但临床测定 LVEDP 较困难,而 PADP 和 PAWP 在一定的条件下近似 LVEDP,故监测 PAWP 可用于间接监测左心功能。

(1)PAP:代表右心室收缩期压力,反映肺小动脉或肺毛细血管床的流量与梗阻情况。其正常值:肺动脉收缩压(PASP)15～20mmHg,PADP 6～12mmHg,肺动脉平均压(PAMP)9～17mmHg。PAP 升高时可见于左心衰竭;PAP 下降常见于肺动脉瓣狭窄、低血容量性休克等。

(2)PCWP:可反映左心房平均压及左心室舒张末压,是判断左心功能较有价值的指标。正常值为 5～12mmHg。PCWP 升高常提示左心功能不全、二尖瓣狭窄或心源性休克等。PCWP≥18mmHg 时可出现肺淤血;PCWP≥30mmHg 时易发生肺水肿;PCWP 降低见于血容量不足。

2.心排出量监测

心排出量(CO)是指心室每分钟射出的总血量,CO 是反映心泵功能的重要指标,其受心肌收缩性、前负荷、后负荷、心率等因素的影响。CO 增多见于血容量增加、正性肌力药物作用;CO 减少多见于左心功能不全、心源性休克、主动脉高压等。通过 CO 也可计算其他血流动力学参数,如心脏指数、每搏量、每搏指数和每搏功。与 CO 有关的血流动力学指标见表 1-1。有创测定 CO 的方法有热稀释法和连续温度稀释法;无创测定 CO 的方法有心阻抗血流图和多普勒心排量监测。可以从 CO、MAP、PAP 等计算出体循环血管阻力(SVR)和肺循环血管阻力(PVR)。

表 1-1　与 CO 有关的血流动力学指标

血流动力学指标	计算公式	单位	正常范围
心排出量(CO)	$CO=SV\times HR$	L/min	4～8
心脏指数(CI)	$CI=CO/BSA$	L/(min · m²)	2.8～4.2
每搏量(SV)	$SV=CO/HR\times 100$	mL/次	60～90
每搏指数(SI)	$SI=SV/BSA$	mL/(次 · m²)	40～60
周围血管阻力(TPR)	$TPR=(MAP-CVP)/CO\times 80$	(dyne · s)/cm⁵	900～1500
肺血管阻力(PVR)	$PVR=(PAP-PCWP)/CO\times 80$	(dyne · s)/cm⁵	120～240

3.中心静脉压监测

中心静脉压(CVP)是指腔静脉与右房交界处的压力,是反映右心前负荷的指标。CVP 由 4 种成分组成:①右心室充盈压。②静脉内壁压即静脉血容量。③静脉外壁压即静脉收缩压和张力。④静脉毛细血管压。CVP 高低主要反映右心室前负、荷和血容量,不能反映左心功能。CVP 的正常值为 $5\sim12cmH_2O$。如果 $CVP<2\sim5cmH_2O$,提示右心房充盈欠佳或血容量不足;$CVP>15\sim20cmH_2O$,提示右心功能不良或血容量超负荷。当患者出现左心功能不全时,不能只单纯监测 CVP。CVP 适用于:①各种大、中型手术,尤其是心血管、颅脑和胸腹部大手术。②严重创伤、各类休克及急性循环功能衰竭等危重患者。③脱水、失血和血容量不足。④需接受大量、快速输血补液的患者。

4.动脉血乳酸监测

动脉血乳酸值能反映全身的灌流状态。在机体缺氧时,组织细胞以增强糖酵解获取能量,导致乳酸浓度增加。组织缺氧、乳酸产量增加或肝脏对乳酸的氧化功能的降低都可以产生高乳酸血症。动脉血乳酸与动脉血氧运输量(DaO_2)和氧消耗量(VO_2)在判断缺氧方面具有一致性。比较肯定的结果是高乳酸血症的患者存在病理性氧供依赖。研究也发现高乳酸血症的 SIRS 患者,VO_2 随 DaO_2 的显著升高而升高。因此,早期测定动脉血乳酸对危重患者是一个判断组织缺氧的良好指标。

(二)呼吸功能监测

在近 20 年时间里,由于科学技术的迅速发展,尤其是电子传感器和微电脑技术的进步和普及以及对呼吸衰竭病理生理特点的更深入了解,呼吸监测技术已经有了显著进步。在综合或各专科 ICU,在实施心、脑、肺等重大手术的术中或术后以及急诊抢救中,都已普遍应用呼吸监测技术。

呼吸监测的目标是检测肺的氧(O_2)和二氧化碳(CO_2)交换功能,评价呼吸力学和通气储备是否恰当和有效。当病情发生显著改变或出现严重迹象时发出报警信号,以便医护人员及时采取有效抢救措施。通过连续地测定关键性指标以增加对基础病理生理学改变的了解,指导各通气模式,特殊方式和通气策略的正确应用,便于预防和及时发现机械通气的并发症。连续监测指标的变化趋势也有助于评估治疗的反应和判断预后。呼吸系统各种并发症也可通过良好的监测来预防。

1.监测目的

(1)评价呼吸功能:包括通气泵功能(呼吸中枢的兴奋性和呼吸调节,肋间肌、膈肌等呼吸肌的强度和耐力,呼吸功及氧耗)、肺摄取氧和排出 CO_2 的能力和有效性、系统性疾病和各重要脏器功能对呼吸功能的影响。

(2)提供诊断和分型依据:为呼吸衰竭、睡眠呼吸暂停综合征等疾病的诊断和分型提供客观依据,也为氧疗和其他各种呼吸治疗的疗效观察提供可靠的评价指标。

(3)为应用呼吸机提供参考:开始机械通气时,自主呼吸功能监测是应用呼吸机的预设通气参数,是通气模式的重要参考指标;机械通气过程的呼吸功能监测是检查通气效果,调节呼吸机参数的重要依据;撤机时的呼吸功能监测对预测撤机成功的可能性具有重要价值。

2.监测项目

临床上常用的呼吸监测指标,包括氧合和CO_2排出的指标、呼吸力学指标和反映呼吸系统功能的其他各种指标,同时讨论临床上如何选用这些指标并解释其意义。无论在重症监护室,手术室或急诊抢救室,对这些监护指标的应用和解释并无差别。

3.监测方法或内容

(1)一般监测

①临床观察:需观察患者神志、自主呼吸频率和节律(是反映病情变化的一个敏感指标)、胸廓运动、呼吸的深度、胸腹式呼吸、三凹征、心率、血压、口唇和甲床发绀、球结膜水肿以及双肺的呼吸音是否对等。

②床旁胸部X线检查和心电图检查:胸部X线可了解肺内有无不张、气压损伤和肺内感染,对了解肺内病情的变化,调整呼吸机参数有重要意义。心电图检查可发现心律失常和ST-T波改变,可避免漏诊心肌梗死。

(2)呼吸频率和节律

①肺阻抗法:通过两个电极分别置于胸部不同位置,以很小的高频电流从一个电极通过体表皮肤到达另一个电极,形成回路,胸廓大小和肺含气量的变化可分别引起两电极间距离和传导媒介的改变,引起电流阻抗的变化,经特定电流转变为仪表呼吸波形而显示出来,根据波形可确定呼吸频率和节律。

②测温法:是通过置于鼻孔附近热敏元件,连续测量呼吸气流的温度来监测呼吸频率和节律的方法。

③呼吸监测垫:主要用于新生儿和婴儿,通过置于体下的压力传感器,感受呼吸运动的周期性变化来监测呼吸频率和节律。

(3)异常呼吸的监测

①呼吸频率的加快和减慢:呼吸频率加快见于缺氧、酸中毒、发热和中枢神经系统受损等,而减慢则见于麻醉、药物中毒和脑干疾病等。

②呼吸节律的变化:呼吸节律的变化常常反映神经调节机制的异常,常有下列几种。a.潮式呼吸:呼吸幅度逐渐缓慢,由小到大,然后又缓慢地由大到小,再呼吸暂停一段时间,如此反复,常见于中枢神经系统疾病、糖尿病昏迷、中毒等。b.比奥式呼吸:为不规则的间歇呼吸,一段时间加强呼吸,以后呼吸突然停止后又突然开始,反复交替,见于脑膜炎和尿毒症等。c.长吸式呼吸:表现为吸气相长且强,与呼吸暂停交替的一种呼吸形式,见于脑血管栓塞、出血和脑桥肿瘤。d.Ondine curse:是一种不能产生自主呼吸,只能靠患者清醒时主观用力呼吸来维持生命,入睡则呼吸停止的一种临床现象,见于延髓压迫、延髓灰白质炎的早期。e.有自主呼吸节律而完全不能随意控制呼吸:见于延髓和高位颈髓水平的双侧锥体束破坏的患者。

(4)人工气道监测:需监测气管插管的深度和稳定性,一般情况下,气管插管深度应距门齿22~24cm(或距前鼻孔口24~26cm)。太深易插入一侧气管,太浅容易使气囊嵌在声门,压迫声带,导致声音嘶哑,而且可使气体外溢,引起气道低压报警。

通常情况下,固定气管插管都是用宽胶布,但对易出汗或有口水向外溢出的患者,应用绷带将气管插管固定在头后面,以免头部活动时将插管拔出。注意气囊压力过高可导致气管黏膜缺血、坏死;气囊压力过低可导致漏气和患者不适感。

(5)通气功能监测:包括潮气量、分钟通气量和无效腔通气监测。

①潮气量(V_T):包括吸入潮气量和呼出潮气量,现代新型呼吸机监测的均是呼出气潮气量,虽理论上两者应相等,但实际上它可大于或小于吸入气潮气量。潮气量包括有效潮气量和无效潮气量,只有有效潮气量进行气体交换。潮气量增加见于中枢神经系统病变、酸中毒患者。潮气量减少,见于气管梗阻、肺部感染、肺纤维化、肺水肿、血气胸等。

②每分通气量(MV)和肺泡通气量(V_A):MV 为平静状态下每分钟吸入或呼出的气量,等于潮气量与呼吸频率的乘积($MV = V_T \times f$)。成人每分通气量可设定为 6~10L/min,并根据动脉血二氧化碳分压($PaCO_2$)进行调节。$V_A = (V_T - V_D) \times f$,正常肺泡通气量为每分通气量的 70%。在临床上,测得的无效腔气量、潮气量,即可测得每分钟肺泡通气量。每分钟肺泡通气量的不足是低氧血症、高碳酸血症的主要原因。而肺泡通气量过大,又可引起呼吸性碱中毒。

③生理无效腔与潮气量的比例(V_D/V_T):并不是所有吸入的气体都可以进入肺泡并进行气体交换,那些留在呼吸性细支气管之前的呼吸道内的气体是不能进行气体交换的,这部分空间称为解剖无效腔或无效腔。进入肺泡的气体,也可因血液在肺内分布不均匀而未能与血液进行气体交换,未能发生气体交换的这部分肺泡容积称为肺泡无效腔。肺泡无效腔和解剖无效腔合称为生理无效腔。

健康人自主呼吸时,V_D/V_T 约为 0.3,主要是解剖无效腔。某些患者,增加主要是肺泡无效腔(气体分布不均匀和肺泡无灌注),其比值可达 0.7 以上,成为二氧化碳潴留的重要原因。

V_D/V_T 的计算公式为:$V_D/V_T = PaCO_2 - PECO_2/PaCO_2$($PECO_2$ 为呼出气二氧化碳分压)。

V_D/V_T 的比值对调整呼吸机的参数有一定的指导意义,为保持正常的 $PaCO_2$,每分通气量必须随着比值的增加而增加,如比值<0.3,每分通气量不能进一步减少,而增加了的潮气量必然会影响心脏的循环功能。

(6)呼吸力学监测:包括呼吸遭阻力、胸肺顺应性、最大吸气压、呼吸功。

①峰压:即气道峰压,是整个呼吸周期中气道的最高压力,在吸气末测得。正常值 9~16cmH$_2$O。机械通气过程中应努力保持峰压<35~40cmH$_2$O,若高于此值,气压伤的发生率即显著增加。测定时手按吸气末屏气钮,才能使测出值准确。

②暂停压:又称吸气平台压,是吸气后屏气时的压力,如屏气时间足够长(占呼吸周期的10%或以上),平台压可反映吸气时肺泡压,正常值 5~13cmH$_2$O。机械通气期间应努力保持平台压<30~35cmH$_2$O,若高于此值,气压伤的发生率即显著增加。近年认为,监测平台压比气道峰压更能反映气压伤的危险性,因为气道峰压主要作用于气道,而平台压才真正反映肺泡内的最大压力。过高的平台压和过长的吸气时间也增加肺内血循环的负荷。

③平均气道压:在被动情况下,平均肺泡压和它的唯一可测定的类似指标:平均气道压(Paw),与驱动通气和保持肺扩张的力关系密切,当消散于吸气和呼气的压力相同时,整个通气周期的平均气道压在每一处,包括肺泡,应该是相同的。此平均压是扩张肺泡和胸壁的平均压力,因此与肺泡的大小和复张以及和平均胸膜腔内压相关联。平均肺泡压也是用于驱动呼

气流的平均压。肺水肿和肺损伤情况下,平均气道(平均肺泡)压直接与动脉血氧合相关。对静脉血回流(因此对心排血量和周围水肿)以及对每分通气量有反向压力的作用。

④胸肺顺应性:肺顺应性是指单位压力改变所引起的容量改变。机械通气时需监测静态顺应性(Cst)和动态顺应性(Cdyn)。

$$Cst = V_T (Pplat - PEEP)$$
$$Cdyn = V_T / (PIP - PEEP)$$

静态顺应性包括了肺和胸廓的顺应性,由肺容量和肺内压力的测定即可计算出待定肺容量时静态肺顺应性。对同一患者的动态监测可较好地反映病情的进展。成人静态顺应性为通常为 $60 \sim 80 mL/cmH_2O$。

动态顺应性包括了肺的顺应性和呼吸道阻力两方面的因素,在评价患者肺顺应性改变时不如静态顺应性准确。在 $50 \sim 80 L/min$ 的正常流量时,动态顺应性比静态顺应性低 $10\% \sim 20\%$。如在支气管痉挛时,动态顺应性可明显降低,而静态顺应性仍保持不变。

临床意义:肺静态顺应性减低见于肺部疾病,如:a.限制性肺疾病,包括各种类型肺纤维化、胸膜纤维化等。b.肺水肿、充血。c.呼吸窘迫综合征,由于肺泡表面活性物质减少,动态顺应性减低见于脊柱后侧凸、漏斗胸、脊椎炎、胸廓成形术后、胸壁肌肉强直、膈肌抬高以及肥胖症等。

⑤压力-容积曲线:以功能残气量为基点,不同潮气量为纵坐标,相应的压力变化为横坐标,则可描绘出压力-容积曲线。与正常值比较,静态和动态压力-容积曲线同时右移,考虑肺实质、胸腔和胸壁的病变;静态压力-容积曲线不变,而动态压力-容积曲线右移,考虑为气道病变。

一旦确立压力-容积曲线,则应确定低拐点(LIP)和高拐点(UIP),前者反映陷闭气道的扩张的最低压力,有助于选择 PEEP,后者则反映胸肺的最大弹性扩张程度,指导通气参数和潮气量的选择,一旦超过 UIP 将显著增加肺损伤的机会。PEEP 的选择宜在上下拐点之间,最佳PEEP 的水平应在低拐点的上方一点。

⑥最大吸气压(Pi_{max}):是指在功能残气位,用单向活瓣阻塞吸气口,并迅速进行最大努力吸气,用压力表直接或传感器间接测定的压力,其正常值为 $-100 \sim -50 cmH_2O$。Pi_{max} 小于 $-20 cmH_2O$,一般需要机械通气,而机械通气的患者,Pi_{max} 大于 $-25 cmH_2O$ 脱机容易成功。

⑦呼吸功:克服整个通气阻力(主要是气道和胸肺组织)所做的功,即呼吸功。主要包括弹力功和阻力功,弹力功即克服呼吸系统的弹性所必须做的功;阻力功为克服呼吸系统阻力所必须做的功。一般用胸腔压力的变化和容积变化的乘积或压力-容积曲线的面积表示,单位是焦耳(J)。但在存在内源性 PEEP 和较高呼吸道阻力的情况下,呼吸肌的收缩和气流变化存在一定的时间差,用上述公式容易低估实际做功量,此时可用压力-时间的面积表示。呼吸功也可用氧耗量来表示,正常人呼吸氧耗量占总氧耗量的 $1\% \sim 3\%$,剧烈运动时,呼吸氧耗量显著增加,但占总氧耗量的比值基本不变。

(三)肝功能监测

1.血清酶学监测

肝脏是人体酶含量最丰富的器官,当肝细胞损伤时细胞内的酶释放入血,使血清中相应酶的活性或含量升高。反映肝细胞损害的血清酶学监测指标主要是血清氨基转移酶,它包含两种酶,一种是丙氨酸氨基转移酶(ALT),主要分布在肝细胞非线粒体中;另一种是天门冬氨酸氨基转移酶(AST),主要分布在心肌,其次分布在肝细胞线粒体内。正常血清 ALT 为 10～40U/L;AST 为 10～40U/L。测定肝细胞损伤的灵敏度 ALT＞AST,但在严重肝细胞损伤时,因线粒体膜损伤导致大量 AST 释放,此时 AST＞ALT。血清氨基转移酶升高的幅度在一定程度上反映肝细胞坏死的范围,有助于病情的动态观察。

2.胆红素代谢的监测

胆红素代谢的监测有血清总胆红素、结合胆红素和非结合胆红素。正常血清总胆红素为 3.4～17.1μmol/L,其中结合胆红素 0～6.8μmol/L,非结合胆红素 1.7～10.2μmol/L。若血清总胆红素 34.2～170μmol/L 为轻度黄疸,171～342μmol/L 为中度黄疸,大于 342μmol/L 为重度黄疸。若总胆红素显著增高伴结合胆红素明显增高,且结合胆红素/总胆红素大于 0.5 提示为梗阻性黄疸;总胆红素增高伴非结合胆红素明显增高,且结合胆红素/总胆红素小于 0.2 提示为溶血性黄疸;三者均增高,结合胆红素/总胆红素为 0.2～0.5,则为肝细胞性黄疸。

3.蛋白质代谢的监测

它主要监测两类:①血清总蛋白和白蛋白:正常成人血清总蛋白为 60～80g/L,其中白蛋白40～55g/L。因肝具有很强的代偿能力,加之白蛋白的半衰期较长,急性肝病时白蛋白多在正常范围,故人血白蛋白测定不是急性肝病良好的监测指标。急性肝衰竭早期虽然已有肝细胞受损,使白蛋白减少,但肝内免疫系统受到刺激致球蛋白增多,此时总蛋白并不降低。若白蛋白持续下降,则提示肝细胞坏死进行性加重。②血氨:氨对中枢神经系统有高度致毒性,氨主要通过肝鸟氨酸循环形成无毒的尿素,再经肾排出体外,所以肝脏是解除氨毒性的重要器官。血氨正常值为 11～35μmol/L。急性严重肝损害时可致血氨升高,出现不同程度的意识障碍,甚至昏迷。

(四)肾功能监测

肾功能监测主要包括肾小球功能和肾小管功能监测。

1.血肌酐(Scr)

肌酐是肌肉代谢产物,通过肾小球滤过而排出体外,故 Scr 浓度升高反映肾小球滤过功能减退,敏感性较血尿素氮(BUN)高,但并非早期诊断指标。肌酐正常值为 83～177μmol/L。

2.血尿素氮(BUN)

尿素氮是体内蛋白质分解代谢产物,主要经肾小球滤过随尿排出。其数值易受肾外因素影响,正常值为 2.9～6.4mmol/L。肾功能轻度受损时,BUN 可无变化,因此,BUN 不是一项敏感指标。但是,其对尿毒症诊断有特殊价值,其增高的程度与病情严重程度成正比。临床上动态监测 BUN 极为重要,BUN 进行性升高是肾功能恶化的重要指标之一。

(五)出凝血监测

出凝血监测一般分为临床监测和实验室监测两大类,常将两者相互结合以综合判断出凝血功能。临床监测应动态观察和分析患者的皮肤、黏膜、伤口部位的出血以及消化道、泌尿道、鼻咽部等部位有无出血情况。实验室监测能够为出凝血障碍的患者提供可靠的诊断依据,并可定量动态地监测病情的变化。

1.血液凝固机制的监测

（1）出血时间（BT）：BT主要取决于血小板计数，也与血管收缩功能有关。正常对照值为1～3分钟（Duke法）或1～6分钟（Ivy法）。血小板计数$100×10^9/L$时，BT可延长；BT缩短可见于高凝状态早期。由于BT受干扰因素较多，敏感性和特异性均差，故临床价值有限。

（2）活化的部分凝血活酶时间（APTT）：正常参考值为31.5～53.5秒，反映内源性凝血途径的试验。凝血因子减少或抗凝物质增多均可导致APTT延长，缩短见于高凝状态早期。

（3）凝血酶原时间（PT）、凝血酶原时间比值（PTR）和国际标准化比值（INR）：这是反映外源性凝血途径的试验。PT正常值11～14秒。为使结果更准确，也可采用受检者与正常对照的比值，称为PTR，正常参考值0.82～1.15。为进一步达到国际统一，又引入国际敏感度指数（ISI）对PTR进行修正，即INR，正常参考值与PTR接近。凝血因子减少或抗凝物质增加均可导致这3项指标延长，如果PT和（或）APTT延长至正常值的1.5倍，即应考虑凝血功能障碍；缩短可见于高凝状态。

（4）血浆纤维蛋白原定量（Fg）：双缩脲测定法的正常值为2～4g/L。Fg增高见于血液的高凝状态，Fg降低见于DIC消耗性低凝血期及纤溶期。

2.纤维蛋白溶解的监测

（1）凝血酶时间（TT）：指血浆中加入标准化的凝血酶后血浆凝固所需的时间。正常值为16～18秒，比正常对照延长3秒以上有诊断意义。TT延长见于血浆中肝素或肝素物质含量增高、DIC等。

（2）血清纤维蛋白降解产物（FDP）：FDP正常值为1～6mg/L。当FDP≥20mg/L有诊断意义。FDP增高见于原发性和继发性纤溶、溶栓治疗、血栓栓塞性疾病。

（3）D-二聚体（D-D）：D-D是纤维蛋白单体与活化因子ⅩⅢ交联后，再经纤溶酶水解所产生的一种降解产物，是特异性的纤溶过程标志物，故对诊断血栓性疾病和消耗性凝血病等继发纤溶疾病有较高的敏感性。原发性纤溶D-D不升高，故对于鉴别继发与原发性纤溶十分重要。正常参考值D-D$<40μg/L$（ELISA法），胶乳凝集法阴性。

三、最新进展

（一）PiCCO的临床监测

脉搏指示连续心排量监测（PiCCO）是将肺热稀释法与动脉脉搏波形分析技术结合，只需配置中心静脉及外周动脉导管，微创操作相对简单，能实现精确、连续、床边化监测。PiCCO既可进行心排血量（CO）、心功能指数（CFI）、全心射血分数（GEF）、胸腔内血容量（ITBV）、血管外肺水（EVLW）及肺血管通透性指数（PVPI）等指标的测定，还能进行连续心排出量（PCCO）以及每搏量（SV）、每搏量变异（SVV）、动脉压（AP）、脉压变异（PPV）、左心室收缩力指数（dPmx）等的连续测定。

1.心肌收缩力指标

GEF和CFI主要依赖于左心室和右心室的收缩力，且受左心室和右心室后负荷的影响。

可以用来检测左心室和右心室的功能障碍,是由 SV、心脏指数(CI)与全心舒张末期容积(GEDV)通过公式计算衍生出来的。

2.容量管理相关指标

PiCCO 容量性指标包括 ITBV、GEDV、SW、PW。ITBV 与 GEDV 是通过胸腔和心腔内的总血容量显示心脏的前负荷,即避开了以往采取压力代替容积不足,也消除了胸腔内部压力与心肌顺应性对压力参数值的影响,可真实、准确地显示心脏总容量负荷情况。GEDV 是指所有心房和心室舒张末期容积之和,等于整个心脏的充盈容积。胸内血容量是指胸部心肺血管腔内的血容量,包括全心舒张末期容积和肺血容量,是反映心脏前负荷的指标。与 CVP 等指标不同,GEDV 和 ITBV 是以容量参数直接反映心脏容量状态,消除了胸腔内压力和心肌顺应性等的干扰,从而更准确地反映心脏容量的真实情况。

3.肺水监测指标

肺水监测指标包括 EVLW 及 PVPI,EVLW 指分布于肺血管外的液体,该液体由血管滤出进入组织间隙的量,由肺毛细血管内静水压、肺间质静水压、肺毛细血管内胶体渗透压和肺间质胶体渗透压所决定。任何原因引起的肺毛细血管滤出过多或排出受阻都会使 EVLW 增加,导致肺水肿。超过正常 2 倍的 EVLW 就会影响气体弥散和肺功能,出现肺水肿的症状与体征。EVLW 是一项显示病情严重程度的指标。

(二)PiCCO 的临床应用

PiCCO 可以通过监测 GEDV、ITBV 反映心脏容量状态,常把 EVLW 作为床旁评估肺水肿程度的唯一指标,而 PVPI 则用于鉴别肺水肿的类型。PiCCO 的 SVV 及 ITBI 在评价机械通气的 HC 大容量方面明显优于 HR、MAP、CVP 及 PAWP。

有关研究结果表明,脓毒性休克中 GEDV 比 CVP 更适合作为心脏前负荷的指标。在一项大范围的前瞻性研究中 ELWI 可以在 ARDS 还没有明显临床症状时就能及早地判断出肺损伤,可以帮助管理严重的脓毒症患者,在判断肺损伤和肺水肿方面优于临床症状和 X 线,因此在所有的脓毒症患者中使用 PiCCO 有益于患者的管理。据有关文献资料显示,EVLW 与氧合指数呈负相关,与呼气末正压呈正相关。有学者发现,EVLW 与机械通气时间以及住院死亡率均显著相关。感染性休克患者经过及时治疗,EVLW 会明显降低,液体趋于负平衡,提示预后较好。有学者发现,低 EVLW 患者的死亡率明显低于高 EVLW 者。有关研究显示,对于严重创伤患者,用 PCWP 和 CVP 评估前负荷准确性明显减低。有研究结果说明,PiCCO 监测技术通过监测 ITBV、GEDV 及其容量复苏后的变化能准确、可靠地评估患者容量状态,对严重创伤患者的液体管理具有重要价值。

第三节　危重病营养支持治疗

一、概述

危重病患者或腹部、腹部外器官的疾病以及创伤患者易出现胃肠道功能障碍。急性胃肠道功能障碍是危重病患者 MODS 的一部分,甚至是中心环节,严重者将影响危重病患者的转归。

二、危重病应激状态下代谢特点

危重病应激是机体受到内外因素如创伤、感染、休克以及强烈刺激时出现的一系列反应,机体在应激状态下代谢紊乱越明显,营养支持也越困难。

(一)神经-内分泌激素水平增加

应激时体内儿茶酚胺、糖皮质激素、胰高血糖素及甲状腺素水平明显增加,使血糖浓度增加,但糖氧化直接供能减少,糖无效循环增加,组织对糖的利用也发生障碍。

(二)细胞因子生成增加

与代谢改变有关的细胞因子如肿瘤坏死因子(TNF)、白介素(IL)、前列腺素 E_2(PGE_2)、一氧化氮(NO)等在应激时明显增加,其中最重要的是 TNF、IL-1、IL-6,这些均能增加急性时相蛋白的合成,致氨基酸从骨骼肌中丢失增多,肌蛋白降解增加,其中 IL-1 还能引起谷氨酰胺活性下降,使肠道对谷氨酰胺的摄取减少,IL-1、TNF 还能减少白蛋白 mRNA 转录,并促进白蛋白自血管内向血管外间隙转移,加重低蛋白血症。

(三)蛋白质代谢改变

应激时蛋白质分解代谢较正常机体增加 40%~50%,尤其是骨骼肌的分解明显增加,瘦组织群明显减少,分解的氨基酸部分经糖异生作用后生成能量,部分供肝脏合成急性时相蛋白(如 C-反应蛋白、α-胰蛋白酶等),每日约需 70g 蛋白质。由于蛋白质分解增加,机体内的肌酐、尿素生成量增加,呈明显负氮平衡,机体每日尿氮排出 20~30g。

(四)糖代谢改变

危重患者糖代谢为糖异生,血糖浓度升高,但糖的氧化直接供能却减少,组织对糖的利用也发生障碍。研究发现,应激时血糖的生成速度 2mg/(kg·min),较正常血糖量增加 150%~200%。糖的利用障碍是应激状态下糖代谢的另一个特点。虽然胰岛素的分泌量正常甚至增高,但却因胰岛素受体的作用抑制,糖的氧化代谢发生障碍,糖的利用受限。

(五)脂代谢改变

应激状态下脂肪动员增加,氧化加速,其脂肪氧化速度是正常时的 2 倍,血液中极低密度脂蛋白、甘油三酯及游离脂肪酸浓度增加。游离脂肪酸浓度增加又可在肝内重新转变成甘油三酯,如果甘油三酯转运障碍,则在肝内堆积形成脂肪肝导致脂肪分解加速,形成酮酸血症;并因糖无氧酵解增加,出现乳酸血症,二者均可引起代谢性酸中毒。

(六)电解质及微量元素改变

严重的创伤、MODS 患者极易出现低血钾、低血镁、低血磷及电解质紊乱,这可能与高糖血症及高胰岛素血症密切相关。胰岛素促进钾离子由细胞外向细胞内转移,故引起低血钾;同时胰岛素能够促进 ATP 合成,使磷消耗增加,血磷下降;胰岛素还能够增加肌肉对镁的摄取而导致低镁血症。

三、危重病早期营养支持治疗

(一)危重病早期营养支持的原则及时机

1.早期营养支持的目的

以往对营养支持的目的被简单地认为是供给能量、营养底物以保持氮平衡,保存机体的瘦肉群。但仅注意这些是不够的,细胞是机体最基础的功能单位,器官功能的维护与组织的修复均有赖于细胞的营养底物。当营养底物不足时,细胞产生的 ATP 量下降,细胞凋亡加速,它将与组织灌注不良、氧供不足、细胞毒素、细胞因子、炎症介质等共同导致器官功能障碍。因此,应激的早期营养支持目的是减轻营养底物不足,支持器官、组织的结构与功能,调节免疫和生理功能,阻止器官功能障碍的发生。危重病早期营养不是提供足量营养素,因为危重状况下不可能用能量的补充量来抵消能量的消耗量。早期过度热量供应可能反而有害,导致高糖血症、脂肪浸润和 CO_2 产量增加、免疫抑制、液体量过多以及电解质紊乱。需要指出,营养过量和营养供应不足同样有害。

个体化的营养治疗有助于合理的蛋白质和能量供应。对危重病患者来说,营养供给时应考虑机体的器官功能、代谢状态以及其对补充营养底物的代谢、利用能力。供给量超过机体代谢负荷,将加重代谢紊乱与脏器功能损害。对于危重病患者营养供给,应增加氮量、减少热量、降低热氮比,即给予代谢支持。

2.代谢支持原则

(1)支持的底物由碳水化合物、脂肪和氨基酸混合组成。能量应该以非蛋白供能为主,由碳水化合物和脂肪同时供能。

(2)减少葡萄糖供能、联合强化胰岛素治疗以控制血糖水平。脂肪补充量可达 $1\sim1.5g/(kg \cdot d)$,应根据血脂廓清能力进行调整,脂肪乳剂应匀速缓慢输注。

(3)根据氮平衡计算的蛋白质需要量 $1.5\sim2g/(kg \cdot d)$。一般以氨基酸作为肠外营养蛋白质补充的来源,静脉输注的氨基酸液含有各种必需氨基酸及非必需氨基酸。

(4)应激早期合并全身炎症反应的危重病患者,能量供给在 $83.6\sim104.5kJ/(kg \cdot d)$,是大多数危重病患者能够接受并可实现的能量供给目标,即所谓"允许性"低热量喂养。

早期营养支持的血糖水平应当控制在 $5.6\sim11.1mmol/L$。应激和感染的代谢反应可导致应激性激素分泌增加,产生胰岛素抵抗、糖异生。高分解代谢时,即便非糖尿病患者,输注葡萄糖也常常出现高糖血症。过多热量与葡萄糖的补充可增加二氧化碳的产生,增加呼吸肌做功、肝脏代谢负担加重和淤胆发生等,特别是合并有呼吸系统损害的重症患者。随着对严重应激后体内代谢状态的认识,降低非蛋白质热量中的葡萄糖补充量,葡萄糖与脂肪比保持在 $60:40\sim50:50$,并联合强化胰岛素治疗来控制血糖水平,已成为重症患者营养支持的重要策略之一。

3.营养支持时机

危重病应急后机体代谢率明显增高,出现一系列代谢紊乱、机体营养状况迅速下降,发生营养不良,是创伤危重病普遍存在的现象,并成为影响患者预后的独立因素。应激后分解代谢远远大于合成代谢,过早地增加营养不但不能利用,反而还会增加代谢负担,甚至产生不利的影响,应激后 48 小时内静脉滴注葡萄糖即可达到显著的节氮目的,营养支持时机应在应激后48 小时。危重病由于在病情相对稳定之前多不能由膳食提供足够的营养,加上原发病和应激所致的呼吸、循环以及内环境紊乱又会影响营养支持的实施,因此营养支持应在呼吸、循环相对稳定和内环境紊乱基本纠正后才能进行。

4.肠内营养与肠外营养的优缺点

肠内营养的优缺点见表 1-2、肠外营养的优缺点表 1-3。

表 1-2　肠内营养的优缺点

优点	缺点
符合生理	需要更多时间达到全量
维护免疫功能	与消化道功能状况有关
维护肠道功能	肠道梗阻是其反指征
费用低	
增加肠道血流量,减少缺血-再灌注损伤	血流动力学不稳定,肠瘘,重度腹泻

表 1-3　肠外营养的优缺点

优点	缺点
有肠内营养反指征时	消化道系统淋巴组织萎缩
补充肠内营养不足	脓毒症发病率增高
24 小时内可达到全量	菌群过度生长
反指征少	细菌移位

(二)危重病早期肠外营养

1.肠外营养适应证

任何原因导致胃肠道不能使用或应用不足,应考虑肠外营养或联合应用肠内营养。对于合并肠功能障碍的危重病患者,肠外营养支持是其综合治疗的重要组成部分。合并营养不良而又不能通过胃肠道途径提供营养的危重病患者,如不给予有效的肠外营养治疗,患者的死亡危险将增加 3 倍。肠外营养在下述情况下也可能是必需的,如完全性肠梗阻、腹膜炎、无法控制的呕吐、小肠源性的严重腹泻(>1500mL/d)、重度小肠麻痹、高流量(>500mL/d)肠瘘、重度营养不良等。

2.肠外营养禁忌证

肠外营养不应用于能经口或管饲摄入足够营养素的患者;也不应用于没有明确肠外营养目标者;亦不应用于延长终末期患者的生命。

3.全合一系统(三合一)

全合一系统是指将所有肠外营养成分混合于同一个容器中。使用该系统的益处在于能更好地利用和吸收营养素、输注更容易。此外,代谢并发症的风险也较小。

全肠外营养液必须是包括患者所需全部营养素的溶液。包含氨基酸、碳水化合物、脂肪、水、电解质、维生素和微量元素。营养液应当根据患者的代谢、疾病状况、需求和治疗目标加以个体化，并不存在适用于每一个患者的"理想"肠外营养液。标准配方中的宏量和微量营养素经常需要根据充血性心力衰竭、肺或肾功能不全、急性胰腺炎以及肝性脑病等情况加以调整。营养液还需要根据患者的年龄和个体治疗需要进行调整。

常用的脂肪乳含有长链脂肪酸（LCFA，碳原子数 $16\sim20$），来自于大豆或红花油。然而，其中过多的 n-6 脂肪酸含量对危重病患者的巨噬细胞和中性粒细胞功能、甘油廓清均存在不良影响。磷脂成分的代谢可能干扰脂质和脂蛋白代谢。其影响包括减少细胞膜胆固醇（红细胞或白细胞）、干扰低密度脂蛋白（LDL）与其受体的结合。目前临床上使用的是将中链脂肪酸（MCFA）和 LCFA 混合输注的脂肪乳。将 LCFA 和 MCFA 进行内乳化形成的化学混合甘油三酯分子，称为结构脂肪乳，可提供 MCFA 而没有不良作用，同时 LCFA 又可提供必需脂肪酸。危重病患者脂肪乳剂的用量一般可占非蛋白供能的 $40\%\sim50\%$，为 $1.0\sim1.5g/(kg \cdot d)$，高龄及合并脂肪代谢障碍的患者脂肪乳剂补充应减少。脂肪乳剂须与葡萄糖同时使用才有进一步的节氮作用。

4.肠外营养输注

肠外营养应当在限定的情况下根据治疗计划进行，且应当在患者的血流动力学指标稳定后进行。肠外营养输注的启动应以持续 24 小时为基础，尤其是对心功能不全或无法耐受循环的全肠道外营养（TPN）输注计划所需的高速液体量的患者。为避免代谢性并发症，速度应在 $2\sim3$ 天内缓慢增加至目标量。此外，最好采用输注泵。

（三）危重病早期肠内营养

1.肠内营养适应证及时机

经胃肠道途径供给营养应是危重病首先考虑的营养支持途径，因为它可获得与肠外营养相似的营养支持效果，只要胃肠道解剖与功能许可，并能安全使用，应积极采用肠内营养支持，任何原因导致胃肠道不能使用或应用不足，才考虑肠外营养或联合应用肠外营养。

一旦血流动力学稳定，早期喂养（创伤后 6 小时内）有益于预后，可减少肠道渗透性，降低多器官功能衰竭（MOF）。早期管饲喂养可降低腹部创伤患者的感染并发症，一个创伤后 6 小时开始肠内营养和进入 ICU 24 小时后开始同样的肠内营养对比的研究表明，在创伤后 6 小时接受肠内营养的患者，他们的 MOF 参数降低。

危重病早期肠内营养可以减少应激引起的高代谢反应，帮助阻止应激性溃疡，维持肠道肽、分泌型 IgA 和黏液的分泌，减少由于失用性萎缩引起的氮和蛋白质的丢失以及刺激消化酶的合成，维持胃肠道的吸收、免疫、内分泌和屏障功能。对于创伤患者，肠内营养较肠外营养更符合生理，费用更低。有证据显示，肠内营养可降低脓毒症并发症的发生率。肠内营养和肠外营养联合应用理论上可避免热量摄入不足，减少 TPN 患者的感染性并发症。

2.肠内营养主要并发症

误吸是肠内营养最可怕的并发症，在肠内营养过程中，年龄和营养的位置是误吸最显著的危险因素。在怀疑患者需要延长肠内营养的情况下，推荐早期使用经皮胃造口术或经口空肠置入术，可以减少危重患者肠内营养中断和并发症。误吸危险因素还包括神经状态的恶化、胃反流和胃排空能力的降低。

重症患者往往合并胃肠动力障碍，头高位可以减少误吸及其相关肺部感染的可能性。经胃营养患者应严密检查其胃腔残留量，避免误吸危险，通常需 6 小时抽吸一次残留量。如残留量≤200mL，可维持原速度；如残留量≤100mL，应增加输注速度到 20mL/h，如残留量≥200mL，应暂时停止输注或减低输注速度。

3.肠内营养配方

对危重患者而言，肠内营养的选择要根据患者的代谢支持以及器官支持状态来决定。目前有许多"疾病专用配方"的肠内营养，比如针对高糖血症、低蛋白血症等，配方中以果糖或缓释淀粉作为碳水化合物供给，以降低高血糖或配方中增加蛋白含量来纠正低蛋白血症。

通常情况下，肠内营养蛋白质中有一部分以短肽形式存在，与整蛋白和游离氨基酸相比，短肽更易消化。脂肪中也有一部分为中链脂肪酸，无需胰液与胆盐即可吸收。患者本身的消化吸收能力决定了选择哪一种配方。存在胃肠道功能不良的患者应当选择短肽型或氨基酸型的水解蛋白配方，脂肪含量较低，也可以强化精氨酸和谷氨酰胺。

在危重病患者中，可以通过肠内营养途径补充免疫营养素。有研究证实，精氨酸、n-3 脂肪酸、核苷酸等增强免疫的肠内营养有助于改善预后，包括降低感染率、促进黏膜修复、减少 ICU 患者多器官功能衰竭发生率，缩短住院时间。

四、营养素的需要量

(一)简单快速的方法

热量需求＝104.5～125.4kJ/(kg·d)。这一简单公式要根据患者的性别、应激强度、疾病情况以及活动度作适当的调整。除烧伤外，住院患者的能量需要很少超过 8364～9200kJ/d。

(二)碳水化合物

碳水化合物是非蛋白热量的主要供应源，容易吸收与代谢。经消化道摄入，碳水化合物产生 16.7kJ/g 的热量，可以提供总热卡需求的 50％～60％。在某些患者中，碳水化合物供能可以降至总热量的 30％左右。应激情况下患者至少需要葡萄糖 100g/d 方可避免出现酮症。

(三)脂肪

脂肪不仅提供热量，还供应人体必需脂肪酸。健康人脂肪能提供总热卡需求量的 20％～30％，通常推荐剂量是每日每千克体重 1g。某些疾病需提供更多的脂肪热量。譬如需要控制血糖水平、对葡萄糖不耐受的糖尿病患者、需要减少二氧化碳排出的慢性阻塞性肺疾病患者，在这些情况下，提供的脂肪最好是不饱和脂肪的植物油，如葵花籽油、橄榄油等。

(四)蛋白质

正常人每日蛋白需求取决于个人的体重、年龄。正常健康人每日蛋白质需要量是 0.8～10g/kg。由于应激，代谢氮丢失增加，危重患者蛋白需求应当增加，蛋白质推荐量是 1.2～20g/(kg·d)或患者需求的总热量 20％～30％由蛋白提供。除了提供足够的热量，为减少和防止瘦体组织被动员作为能源消耗，蛋白质与能量需求应按比例供给，确定合适的热量氮比例。按6.25g蛋白质相当于1g氮换算出供给的氮量。非应激情况下热量与氮比例为627kJ：1g氮，而在严重应激情况下该比例为418kJ：1g氮。

（五）不同代谢底物提供热量的比例

在健康人与分解代谢患者中，不同代谢底物提供热量的比例不尽相同。正常人碳水化合物提供总热量的60%，脂肪提供25%，蛋白质提供15%。在分解代谢旺盛的患者中，总的热卡需求可能一样或是增加，但不同底物提供的热量的比例则明显不同，蛋白质提供热卡可增加到总热量的20%～25%，而碳水化合物提供热量比例降至45%，脂肪供能有一定增加，占到总热量的30%～35%。

（六）其他营养素

其他营养素包括维生素、电解质、微量元素，按生理需要量补给。维生素在代谢过程中是十分重要的，任何营养支持治疗必须提供足够量维生素以预防维生素缺乏。脂溶性维生素（A、D、E、K）有着各自生理作用，多数随饮食中的脂肪被机体吸收，需要胆汁与胰酶作用确保有效吸收。脂溶性维生素与脂蛋白成分经淋巴途径运至肝脏，并储存在人体的不同组织之中。水溶性维生素是许多关键酶的成分，与能量代谢有关。水溶性维生素容易从尿中排泄，体内储存少，因此应保证每日足够量的水溶性维生素供应，避免因缺乏而影响代谢供能的改变。微量元素、维生素、矿物质在应激代谢状况下比健康人群需求增加，对于这些营养物质的需求并无特定的指标，考虑到这些物质的代谢作用，在应激患者中予以补充是合理的。

（七）能量代谢与呼吸商

能量的来源应由碳水化合物与脂肪供给，前者产能按16.7kJ/g，后者按39.6kJ/g计算，其中脂肪供能以占总能量的30%～50%为宜。过度能量供应可导致高血糖，且对免疫系统有不良影响。蛋白质氧化产能为16.7kJ/g。营养物在氧化、分解、产能的过程中消耗一定量的氧，并产生一定量的二氧化碳。耗氧量（VO_2）与产生CO_2量（VCO_2）的比值即呼吸商（$RQ = VCO_2/VO_2$），不同营养物的RQ不同。1分子葡萄糖氧化消耗6分子的氧，产生6分子CO_2。葡萄糖氧化RQ为1，蛋白质氧化RQ为0.8，脂肪为0.7。摄入大量碳水化合物，增高呼吸商，二氧化碳生成增多；对相同的热卡生成，脂肪氧化降低RQ。当过量碳水化合物摄入，机体将其转化为脂肪储备，这一代谢过程中，机体可产生大量的CO_2，RQ可超过1，甚至高达8.0。营养治疗中应当避免出现这样的情况，特别是肺功能差的患者应当避免。

五、最新进展

（一）药理学营养

现代临床营养支持已经超越了以往提供能量、恢复"正氮平衡"的范畴，而是通过代谢调理、免疫功能调节和营养支持发挥着"药理学营养"的重要作用，成为现代创伤危重病患者治疗的重要组成部分。也就是说，某些营养素用量的增加，可能有益于调节免疫和改善肠道功能。

1.谷氨酰胺

谷氨酰胺是人体最丰富的游离氨基酸，构成细胞外氨基酸库的25%和肌肉氨基酸库的

60％。因此,跨细胞膜的浓度梯度高达 34∶1(细胞内/细胞外)。机体最大的蛋白质库是肌肉,因而也是内源性谷氨酰胺的主要来源。肌肉中储存的谷氨酰胺估计约有 240g。谷氨酰胺不仅是蛋白质合成的前体,还是许多代谢过程的重要中间体。作为前体,谷氨酰胺作为嘌呤、嘧啶和核苷的氮供体,对蛋白质合成和细胞繁殖有重要作用。它也是谷胱甘肽的前体和肾脏合成氨的重要底物。由于其在转氨基反应中所起的多种作用,谷氨酰胺可被视为氨基酸合成的重要调节物质。谷氨酰胺还是胃肠道细胞的重要代谢能源(小肠和结肠细胞)。大量研究表明,在极量运动后、大手术后以及危重症时,谷氨酰胺水平下降;脓毒症患者的谷氨酰胺水平降低与不良预后相关。

动物实验发现:添加了谷氨酰胺的肠外营养可改善肠道的免疫功能、减少细菌易位以及刺激分泌型 IgA 的恢复。在人体研究中,经肠内或肠外补充谷氨酰胺对氮平衡、细胞内谷氨酰胺水平、细胞免疫以及细胞因子产生均有促进作用。许多研究发现:高分解和高代谢条件下均存在谷氨酰胺耗竭。谷氨酰胺池的减少(低至正常的 20％～50％),在损伤和营养不良时很常见,且与损伤的严重程度、持续时间相一致。大手术后的谷氨酰胺耗竭会持续 20～30 天。

小肠是吸收谷氨酰胺的主要器官。谷氨酰胺对于维持肠道的正常结构、功能和代谢是必需的,尤其在危重症肠黏膜屏障受损时。免疫细胞也依赖于谷氨酰胺,因而谷氨酰胺的耗竭对免疫功能也有很大影响。在肠外营养中添加谷氨酰胺对重度分解代谢(如烧伤、创伤、大手术、骨髓移植)、肠功能不全(炎性疾病、感染性肠炎、坏死性小肠结肠炎)、免疫缺陷(艾滋病、骨髓移植、危重症)患者有益。

如果肠外营养添加谷氨酰胺,应当在分解代谢发生后尽快添加。如 60～70kg 的患者,肠外营养中谷氨酰胺双肽的有效剂量为 18～30g(含有谷氨酰胺 13～20g),重度损伤患者可能需要更大剂量。

2.ω-3 多不饱和脂肪酸

传统的中、长链脂肪乳剂由于富含 ω-6 多不饱和脂肪酸(ω-6PUFAs),而具有增加炎症反应的趋势,往往使得临床使用处于两难处境。近年来,ω-3PUFAs 由于具有抗炎的功能而备受关注。ω-3 鱼油脂肪乳剂在脓毒症、全身炎症反应综合征,严重创伤,外科大手术后等重症患者的治疗上取得较好的疗效,相对于传统的脂肪乳剂,初步显示了其在外科重症患者营养治疗上的优越性。

ω-3PUFAs 主要代表为二十碳五烯酸(ERA)和二十二碳六烯酸(DHA),陆地动植物几乎均不含 EPA、DHA,只要高等动物的脑、眼、睾丸等含有少量的 DHA,但海洋藻类和浮游生物ω-3PUFAs 含量较高,那些以藻类和浮游生物为食的深海鱼类富含 ω-3PUFAs。因此从这些深海鱼类中萃取的鱼油是人体摄取 DHA 及 EPA 的主要来源。研究发现:DHA 和 EPA 的代谢产物通过减少白细胞的游走及渗出、减少炎症递质的生成,而参与了炎症的消退过程。通常情况下,机体细胞膜结构中 ω-3PUFAs 与 ω-6PUFAs 保持一定的比例,肠内与肠外营养途径增加 ω-3PUFAs 摄入,使细胞膜结构中 ω-3PUFAs 与 ω-6PUFAs 比例达到 1∶2～4 的最佳比例。

(二)急性胃肠损伤的预防和处理

近年来,为了加深对急性胃肠道功能障碍的认识,提升对胃肠道功能障碍的研究、提高对

MODS 患者的救治水平,临床研究者提出了急性胃肠损伤(AGI)这一新概念。AGI 是指危重患者因为急性疾病导致胃肠道功能不正常。AGI 按严重程度可分为 4 级:Ⅰ级,存在发展至胃肠道功能障碍和衰竭的风险;Ⅱ级,胃肠道功能障碍;Ⅲ级,胃肠道功能衰竭;Ⅳ级,胃肠道功能衰竭伴有远隔器官功能障碍。AGI 的症状包括呕吐与反流、胃潴留、腹泻、消化道出血、麻痹性肠梗阻、肠扩张和肠鸣音异常。

1.肠康复治疗 AGI

肠康复总体思想是将各种可以使用的药物与营养制剂,通过肠内途径或肠外途径,应用于短肠综合征患者,促进残存肠道多种功能的代偿,以满足机体对营养物质消化吸收的需要。针对目前国内外诊断和治疗 AGI 的现状,肠康复可分为全肠外营养、肠外＋肠内营养、全肠内营养和经口饮食等 4 个阶段,但不拘泥于这 4 个步骤。临床上应根据 AGI 损伤的程度决定肠康复的起始措施,尽早恢复肠内营养。对于 AGI 较重的患者,肠内营养不是唯一治疗手段,不一定追求全量的肠内营养,当肠内营养不能满足营养物质需要量时可由肠外营养补充。

2.肠外与肠内营养

古老的"胃肠休息"概念在近 30 年来因肠道菌群异位理论的流行而受到冷落。长时间"胃肠休息"使肠黏膜缺乏腔内营养进而引起肠道屏障功能障碍。但对于因肠壁炎性水肿、小肠广泛粘连和肠道持续麻痹等以胃肠运动功能障碍为主的患者,短暂的"胃肠休息",停止肠内营养供给不失为一种明智的选择。对于这类患者强行实施肠内营养,特别是全量使用肠内营养,反而可能加重胃肠的负担、加重 AGI,引起肠穿孔、肠坏死等并发症。此时,可采取全肠外营养补充营养底物,联合使用生长抑素和胃肠减压,不仅有助于肠壁水肿的消退,减少肠液分泌,还有利于减少肠内容物,降低腹内压,从而达到让"胃肠短暂休息",最终让胃肠道恢复功能的目的。不能因为早期肠外营养会增加感染并发症发生率就放弃肠外营养支持治疗。对于病程可能较长的患者,如无法实施肠内营养,要设法使用肠外营养,避免因为能量蛋白质供给不足引起营养不良,进而影响患者康复。但是无限制的长期禁食,可能会导致肠道屏障功能障碍,使AGI 复杂化。肠内营养是肠康复的法宝,因此,对 AGI 患者要反复尝试肠内营养。应用肠内营养时不一定追求全量,经肠道提供的营养占机体总能量需要的 1/4,即可达到肠内营养改善肠道屏障功能的药理作用。在恢复全量肠内营养后,维持一段时间,不要急于恢复经口饮食,特别是完全依赖经口饮食。胃肠道能耐受 24 小时持续的管饲肠内营养液,但不一定能耐受一次性"顿服"的经口饮食。可采用肠内营养逐步减量,经口饮食逐渐增量的方法,稳步恢复经口饮食。

3.肠黏膜特需营养因子

无论采用肠外营养还是肠内营养,均应注意补充肠黏膜特需的营养因子,如小肠黏膜所需要的谷氨酰胺、结肠黏膜需要短链脂肪酸。后者目前只能通过肠内可溶性的膳食纤维补充。谷氨酰胺则既可通过静脉以谷氨酰双肽的形式补充,也可通过肠道直接补充。即使不能成功应用肠内营养,也可通过静脉补充小肠黏膜所需要的特异营养因子,这不失为一种有效的康复治疗措施。

(三)间接测热法在重症患者中的应用

重症患者能量消耗量(EE)受疾病本身的病理生理进程及治疗干预措施影响,变化明显。

因此通过监测能量消耗，制定个体化危重患者营养支持方案，对改善患者预后有着重要意义。而多项研究显示：相比静息能量消耗（REE）测量，各计算公式的准确性不高于75%，故间接热量测定被指南推荐为确定危重症能量消耗（REE）的"金标准"，越来越受到重视。

1.间接能量代谢测定方法及其发展

（1）间接测热法：间接测热法（IC）的原理是基于能量守恒定律基础，通过测量氧耗（VO_2）与二氧化碳生成量（VCO_2）来计算能量消耗。比如氧化1mol葡萄糖需要6mol O_2，同时产生6mol CO_2和6mol H_2O，并释放出一定的能量（ΔH）：$C_6H_{12}O_6 \longrightarrow 6O_2 \cdot 6CO_2 + 6H_2O + \Delta H$。间接测热法是通过采集一段时间呼出气$CO_2$、$VO_2$与$VCO_2$，进行气体浓度与流量分析，根据Weir公式计算能量消耗。测量条件：①吸入氧浓度≤60%。②呼气末二氧化碳（$ETCO_2$）改变<10%。③测量前与测量中避免进行医疗或护理操作，EE波形平稳（VO_2与VCO_2变化差异<10%）。④无呼吸通路漏气或者支气管胸膜瘘。Weir公式：REE(kcal)＝[(VO_2×3.941)＋(VCO_2×1.11)＋尿素氮(g/d)×2.17]×1440。改良Weir公式：REE(kcal)＝[(VO_2×3.941)＋(VCO_2×1.11)]×1440。

（2）间接热量测量法测量能量代谢在ICU应用的优势：大部分ICU并不具备间接能量代谢的测定设备，故使用预测公式替代能量需求的评估。常用计算方法：Hams-Benedict（H-B）、Mifflin-St.Joers、Ireton-Jones、PennS tate（PSU）公式。H-B公式发表于1918年，基于239名健康志愿者的人体参数分析获得，根据不同应激水平乘以不同应激系数，更多的研究表明根据H-B公式预测REE准确性较低，BMI<20kg/m² 或 BMI≥35kg/m² 患者更容易被错误的评估。PSU公式纳入了体温、分钟通气量等与疾病相关的功能性参数，在机械通气患者预测的准确性可达70%~75%；改良PSU仑式更适于年龄≥60岁、BMI≥30kg/m² 患者。学者比较了H-B、Mifflin-StJoers、lreton-Jones等6种预测公式与IC实际测得REE的差异，97例ICU老年患者（77.9岁±8.5岁）资料显示，校正H-B公式（乘以1.2系数）与实际REE有较高的一致性。一项检索2349篇发表文献的系统综述最终筛选了17项研究914例既有IC-EE测定又有预测公式评估的患者，结果显示12%患者营养支持中使用预测公式可能高估能量需求10%~66%，更多的是低估实际能量需求10%~41%，占38%。其中如果不考虑应激系数，H-B公式更易低估实际EE，而添加应急系数则往往高估之。54%公式预测值低于IC-EE实际测量值；相比之下PSU公式则最接近IC测量值。

由此可见，IC仍为评估REE的金标准，常用预测公式往往低估或高估实际水平，导致过度喂养或低喂养，增加能量负债，影响ICU患者的临床结局。

2.能量消耗测定在重症患者营养治疗中的作用

（1）能量消耗的组成及其意义：随着对代谢变化的认识，避免早期过度喂养以及之后的供给不足是危重症营养支持时能量供给要点，也是直接关系到营养支持效果的重要因素。早期能量与营养供给量的推荐意见均是固定的数值，但实际上，在危重症早期的应激代谢状态，总能量消耗包含有非抑制的内源性糖产生的能量，它可以占到总能量消耗的50%以上，这是容易导致早期过度喂养的重要原因。如没有精确的测量方法，临床上是无法得到每位患者的能量消耗量和产生的内源性热量的准确数值不差别，也无法准确获得能量消耗量与能量摄入之间的差别（债）。鉴于这些，危重患者早期应激代谢状态（第一周），实际需要补充的能量不应超过实际测得的 EE,否则将导致疾病早期的过度喂养。亦有研究也表明 REE 测定与避免喂养过度与喂养不足呈高度相关,特别是在危重症早期,REE 测量的意义更显重要。

(2)间接热量测定在重症患者营养支持中的作用:近年来许多有关于早期能量与营养供给的 RCT 研究,但结果存在争议。如有学者报道的有关"允许性低喂养"的 RCT 研究(60%~70% *vs.* 90%~100%的能量供给目标),研究中的目标确定采用的是 H-B 公式+应激指数。研究结果显示,7 天的低喂养与标准营养组的实际能量供给为:59%(4462kJ/d) *vs.* 71%(5235kJ/d),两组间 10%左右的能量供给差异是难以评价其对预后可能产生的影响。其他相关研究也或多或少的存在类似问题。近年来自欧洲的两项关于早期添加肠外营养及早期滋养型喂养(25%目标热量)与充分营养(80%目标热量)比较的临床研究,均依据 EEIC 测定结果(测定一次或每日测定一次)指导早期依据个体需要的准确能量供给,与对照组比,实现85%~95%目标供给,获得了改善临床预后的效果,降低感染发生与缩短了抗生素使用时间等。体现了代谢测量在优化危重症营养供给方面的指导意义。回顾近年来一些有关能量与营养供给的研究,都不同程度的表明:虽然有指南和共识原则推荐的理想的能量与营养供给目标,但临床应用的实践中,往往不能达到之。实现目标指导下的恰当能供给与能量平衡,动态 IC-EE 监测是必要的。

近年有关比较基于公式计算的 REE 与 REEIC 测定指导的能量供给,对危重症营养支持效果影响的研究表明:

①实际测量指导的能量供给,更接近于个体化能量供给目标供给。

②依据实际测定的能量消耗量,可能并未增加早期的能量供给,甚至低于公式计算+应激系数预测的能量供给目标。

③REEIC 测定对于特殊患病群体更具优势,如肥胖或超重的重症患者,更易于避免能量供给不足或过度喂养,而对于低体重、低 LBM 患者则有利于实现充分能量与营养供给。人体组成的差异(如 LBM、脂肪),性别的差异,可能会对物质与能量的代谢产生影响。除此以外,研究表明,能量与营养素的代谢在女性与男性亦有所不同,而这一差别可能会影响到危重症早期的能量与营养的合理供给。

(3)REEIC 测量准确性的常见干扰因素:尽管 IC-EE 测定能够提供更接近于实际的能量消耗量,但仍然有些干扰因素是难以回避的,甚至使其无法测量。常见的干扰 REEIC 测量准确性的因素有:

①气体泄漏(>10% of 分钟通气量 MV)。

②体温波动(变化>±10℃,至少 1 小时)。

③pH 不稳定(>±0.1,至少 1 小时)。

④FiO_2>60%。

⑤脏器功能支持方式:RRT、肝脏支持技术(停机时 pH 改变)、ECMO。

总之,REEIC 是通过无创或与呼吸机呼气端链接的方法,提供患者随时的、实际能量消耗量,由此,实现个体化的营养支持治疗,避免早期过度喂养与营养供给不足。未来重症营养的发展将会立足于个体化的评估手段与营养治疗改进,更好地满足不同阶段代谢改变与病理生理特点,在间接热量测定指导下最终获得改进预后的理想结果。

第二章

呼吸系统重症

第一节　呼吸功能障碍

各种原因引起的呼吸衰竭是重症患者需要加强监护治疗的主要原因,病死率较高,文献报道达 60%,近年来,随着 ICU 和 RICU 的建立,各种类型的机械通气装置及呼吸功能监视仪器的使用,呼吸衰竭的治疗已取得显著疗效。在严重创伤、感染、休克等急性因子诱发的 MODS 患者中,肺是最易发生功能障碍的器官,据统计其发生率高达 83%～100%。如损伤较轻可称为急性肺损伤(ALI),病情进一步发展可导致急性呼吸窘迫综合征(ARDS)。

一、概述

ALI 或 ARDS 是在严重感染、休克、创伤及烧伤等非心源性疾病过程中,肺毛细血管内皮细胞和肺泡上皮细胞损伤造成弥散性肺间质及肺泡水肿,导致的急性低氧性呼吸功能不全或衰竭。以肺容积减少、肺顺应性降低、严重的通气/血流比例失调为病理生理特征,临床上表现为进行性低氧血症和呼吸窘迫,肺部影像学上表现为非均一性的渗出性病变。

流行病学调查显示 ALI/ARDS 是临床常见危重症。根据 1994 年欧美联席会议提出的 ALI/ARDS 诊断标准,ALI 发病率为每年 18/10 万,ARDS 为每年 13～23/10 万。2005 年的研究显示,ALI/ARDS 发病率分别在每年 79/10 万和 59/10 万。提示 ALI/ARDS 发病率显著增高,这甚至可与胸部肿瘤、AIDS、哮喘或心肌梗死等相提并论,明显增加了社会和经济负担。

病因不同,ARDS 患病率也明显不同。严重感染时 ALI/ARDS 患病率可高达 25%～50%,大量输血可达 40%,多发性创伤达到 11%～25%,而严重误吸时,ARDS 患病率也可达 9%～26%。同时存在两个或三个危险因素时,ALI/ARDS 患病率进一步升高。另外,危险因素持续作用时间越长,ALI/ARDS 的患病率越高,危险因素持续 24 小时、48 小时及 72 小时,ARDS 患病率分别为 76%、85% 和 93%。

二、病因和发病机制

(一)病因

1.直接引起肺部损害的原因

①胃内容物误吸,pH<2.5 时更易引起。②毒性气体吸入及氧中毒。③淡水、海水、污水

淹溺。④弥散性肺部感染。⑤放射肺损伤。⑥肺挫伤、连枷胸、肺暴震伤。⑦肺栓塞。

2.间接原因

①脓毒症。②休克。③胸部以外多发损伤。④大面积烧伤。⑤大量输入库血。⑥体外循环。⑦DIC。⑧神经源性损害。⑨重症胰腺炎、尿毒症、糖尿病酮症酸中毒等。

(二)病理生理与发病机制

呼吸功能障碍发生率较高,据统计高达 $83\%\sim100\%$。如肺功能障碍较轻,可称为急性肺损伤(ALI),病情恶化则可进一步发展为 ARDS。ALI 和 ARDS 常见于多发性创伤、严重休克或全身炎性反应综合征(SIRS),亦可发生于脂肪栓塞、吸入性和原发性肺炎等病例。休克早期由于创伤、出血、感染等刺激使呼吸中枢兴奋,呼吸加快,通气过度,可出现低碳酸血症和呼吸性碱中毒。休克进一步发展时,交感肾上腺髓质系统的兴奋及其他缩血管物质的作用使肺血管阻力升高。严重休克患者晚期,经复苏治疗在脉搏、血压和尿量都趋向平稳以后,仍可发生急性呼吸衰竭。

SIRS 时肺往往是最先受累的器官,一般在发病早期 $24\sim72$ 小时内即可出现呼吸功能障碍,可将 ALI 视为发生 MODS 的先兆。肺之所以特别容易受损,至少有以下 3 个方面的原因:①肺是全身血液的滤过器,从全身组织引流出的代谢产物、活性物质以及血中的异物都要经过,甚至被阻留在肺。②血中活化的中性粒细胞也都要流经肺的小血管,在此可与内皮细胞黏附。③肺富含巨噬细胞,SIRS 时可被激活,产生TNF-α 等促炎介质,引起炎性反应。

肺部主要病理变化为急性炎性反应导致的呼吸膜损伤。突出表现为:①小血管内中性粒细胞聚集、黏附,内皮细胞受损,肺毛细血管内可有微血栓形成。②活化的中性粒细胞释放氧自由基、弹力蛋白酶和胶原酶,进一步损伤内皮细胞,使毛细血管通透性增加,出现间质性肺水肿,当损伤进一步累及肺泡上皮,肺泡上皮的屏障功能降低,肺顺应性降低,引起肺泡型水肿。③Ⅱ型肺泡上皮板层体数目减少,肺泡表面活性物质合成降低,出现肺泡微萎陷。④血浆蛋白透过毛细血管沉着在肺泡腔,形成透明膜。肺泡内毛细血管 DIC、肺水肿形成、肺泡微萎陷和透明膜形成为其 4 种主要病理特征。弥散性肺泡损伤(DAD)是其特征性病理改变。

急性肺损伤的发生机制尚未完全阐明。除有些致病因素对肺泡膜的直接损伤外,更重要的是多种炎性细胞及其释放的炎性介质和细胞因子间接介导的肺炎性反应,最终引起肺泡膜损伤、通透性增加和微血栓形成;并可造成肺泡上皮损伤,表面活性物质减少或消失,加重肺水肿和肺不张,从而引起肺的氧合功能障碍,导致顽固性低氧血症。呼吸窘迫的发生机制主要有:①低氧血症刺激颈动脉体和主动脉体化学感受器,反射性刺激呼吸中枢,产生过度通气。②肺充血、水肿刺激毛细血管旁感受器,反射性使呼吸加深、加快,导致呼吸窘迫。由于呼吸的代偿,$PaCO_2$ 最初可以表现降低或正常。极端严重者,由于肺通气量减少以及呼吸窘迫加重呼吸肌疲劳,可发生高碳酸血症。

三、临床表现

(一)症状

(1)起病急剧而隐袭,多在原发病后 $1\sim3$ 天内发生,常为原发病症状所掩盖。发病早期易与肺部感染或右心衰竭相混淆。

(2)呼吸频率(>28 次/分)、呼吸窘迫;吸气时锁骨上窝及胸骨上窝下陷。

(3)无痰,也可咯血痰或血水样痰。

(4)缺氧症状:唇和指(趾)甲进行性发绀,而且不随吸氧而改善。

(5)发热:多见于脓毒症及脂肪栓塞引起的 ARDS。

(二)体征

呼吸急促而困难、发绀。发病早期肺部多无啰音。起病前如存在呼吸道疾病,可听到啰音。随着病情的进展,湿啰音逐渐增多。

(三)实验室检查

(1)PaO_2:多呈下降趋势,一般<6.67kPa(50mmHg)。

(2)PaO_2/FiO_2 值:正常为 53.3~66.6kPa(400~500mmHg),可<40kPa(300mmHg)。

(3)$P_{(A-a)}O_2$:当 $FiO_2=0.21$(吸入空气)时,由正常 1.3~2.7kPa(10~20mmHg)可升至 6.7kPa(50mmHg)以上;当 $FiO_2=1$(吸纯氧)时,由正常 3.3~10kPa(25~75mmHg)可升至 13.3kPa(100mmHg)以上。

(4)$PaCO_2$:早期因过度通气,$PaCO_2$ 常低于 4kPa(30mmHg);晚期 $PaCO_2$ 升高,表明病情加重,预后不良。

(5)肺顺应性:因肺水肿使肺顺应性由正常的 500~1250mL/kPa 降至 90~130mL/kPa。

(6)肺内分流量占心排血量的百分比:由正常的<0.5%可增至 10%以上。

(四)胸部 X 线征象

发病 24 小时内,X 线表现可正常。发生间质性肺水肿时,X 线表现为肺纹理增多,约 40%患者可出现间隔线。随着病程进展,表现为双肺典型的蝶翼状或弥散性毛玻璃样变,其中可显示空气支气管征,表现肺泡水肿形成。此外,上述病变常不伴有明显的心脏增大及大血管改变,提示为非心源性肺水肿。当渗出性病变与增生和纤维化同时存在时,则表现为肺毛玻璃样变中出现片状肺实变,伴肺实变或囊肿形成。上述肺内病灶的吸收较慢,需数周时间,且部分病例不能完全吸收,形成肺间质纤维化,表现为网格状肺纹理。

(五)肺部 CT 检查

CT 尤其是 HRCT 可更好地反映 ARDS 的肺各种病理改变。有学者将 ARDS 肺部的 CT 表现分为 5 种基本改为:①毛玻璃样改变:云雾状高密度区,其间血管和支气管壁清晰。②实变:肺泡水肿所致的肺野密度对称性增加及空气支气管征,当其中出现非对称性实变时常提示为肺内原发损伤所致 ARDS。③网状改变:间质性肺水肿或纤维化引起的小叶间隔增厚。④线状影:病损区增厚的小叶间隔或线条索状影。⑤肺纹理扭曲:表现为肺纹理扭曲或支气管扩张,即所谓"牵张性支气管扩张"。

四、诊断

(一)诊断标准

目前诊断 ALI/ARDS 仍广泛沿用 1994 年欧美联席会议提出的诊断标准:①急性起病。

②氧合指数(PaO_2/FiO_2)≤200mmHg[不管呼气末正压(PEEP)水平]。③正位 X 线胸片显示双肺均有斑片状阴影。④肺动脉嵌顿压(PCWP)≤18mmHg 或无左心房压力增高的临床证据。如 PaO_2/FiO_2≤300mmHg 且满足上述其他标准,则诊断为 ALI。

现在国内较多采用 1999 年昆明会议制定的诊断标准:①有发病高危因素。②急性起病,呼吸频数或(和)呼吸窘迫。③低氧血症:ALI 时 PaO_2/FiO_2≤300mmHg,ARDS 时≤200mmHg。④胸部 X 线双肺浸润阴影。⑤PCWP≤18mmHg 或临床上能除外心源性肺水肿。

(二)肺功能障碍分级及分期

1.肺功能障碍分级

Ⅰ级:$PaCO_2$<33mmHg,PaO_2>6.0mmHg,伴呼吸窘迫;Ⅱ级:PaO_2<60mmHg,发绀,Ⅲ级:需吸入 50%的氧并辅助呼吸,PaO_2<50mmHg,但 $PaCO_2$ 正常。

2.病理分期

分为渗出期(24~96 小时);增生期(3~10 天);纤维化期(7~10 天)。

3.临床分期

分为创伤早期;早期呼吸窘迫期;进行性肺衰竭期;终末期。

五、治疗

对 ALI/ARDS 早期发现、及时治疗非常重要。治疗目标包括:消除诱发因素和治疗基础疾病,防止进一步肺损伤;心肺支持;肺损伤的特异性治疗。目前对前二者的研究在理论和实践上相对比较成熟,而肺损伤的特异性治疗仍处于实验研究阶段。

(一)治疗原发疾病

为治疗 ALI/ARDS 的首要原则,包括控制感染、纠正休克、固定骨折、外伤清创、切开引流等。

(二)水、电解质及酸碱平衡

1.补液

尽管 ARDS 为非心源性肺水肿,但补液量过多,则因循环血量扩增而使肺泡毛细血管内静水压增高,大量液体通过通透性明显增高的肺泡毛细血管壁渗透至肺间质,使总的血管外水(EVLW)增加,加重肺水肿,故原则上应控制补液量。另一方面,ARDS 患者大多需机械通气或合并严重感染、休克等,故限制液体摄入量,必须顾及维持有效循环血容量,以保证心输出量和周围组织灌注,特别是应用高水平 PEEP 时。通常选择液体轻度负平衡(-30~-500mL/24h)。有条件情况下,应监测血流动力学变化来指导补液量,同时注意患者的精神状态、尿量、血气分析等监测。在血流动力学稳定的情况下,为促进肺水肿液的消退,可适当给予利尿剂,如呋塞米 40~60mg/d 静脉注射。

多数研究认为 ARDS 早期应慎用胶体液。因为 ARDS 时由于肺毛细血管壁通透性明显增加,输入的胶体液可渗漏至肺间质,使间质胶体渗透压增加,可加重肺水肿,延长肺间质水肿吸收时间。但在严重创伤出血过多时,则必须予输血。在 ARDS 病情得到控制,病理改变趋于好转,毛细血管内皮细胞修复后,对于低蛋白血症的患者可考虑补给胶体液,并在输入胶体液后适当应用利尿剂,可促进肺水肿液的消退。

2.纠正电解质和酸碱失衡

(1)呼吸性碱中毒:为 ARDS 早期最常见的酸碱失衡。治疗上主要依靠改善患者的缺氧状态来减轻过度通气,单纯给予高浓度氧疗很难明显纠正缺氧,目前普遍采用呼气末正压通气(PEEP)结合一些新的通气方式通过纠正通气/血流比例失调、提高功能残气量、改善肺顺应性、促进肺水肿消退等改善呼吸功能及缺氧,一般不应予酸性药物纠正。

(2)代谢性碱中毒:多在呼吸性酸中毒的基础上不适当使用碱性药物、利尿剂和皮质激素后造成。治疗上应避免引起代谢性碱中毒的医源性因素,对于利尿剂所致的低钾性碱中毒,应及时补充氯化钾。重症碱中毒可用盐酸精氨酸来纠正。

(3)酸中毒:呼吸性酸中毒多出现在 ARDS 晚期,主要依靠改善呼吸功能进行治疗。应行机械通气,加强呼吸道管理,控制感染,保持呼吸道通畅。呼吸性酸中毒合并代谢性酸中毒患者动脉血 pH 明显降低(≤7.20)或出现低血压、休克时,则应补充碱剂,可给予 5‰ $NaHCO_3$ 溶液纠正。三羟基氨基甲烷(THAM)亦可纠正酸中毒,且其经肾脏排泄,不会增加 CO_2 的产生。使用时需注意其对注射部位的组织有刺激作用和导致静脉血栓形成,当 THAM 醋酸盐浓度在 0.3mol/L(pH 8.6)时则无上述不良反应。治疗酸血症时 THAM 的负荷剂量可依公式计算:THAM(0.3mol/L 溶液的毫升数)—体质量(kg)×碱缺失(mol/L)。需注意其大剂量时有引起呼吸抑制和低血糖的不良反应。

(4)电解质失衡:ARDS 酸碱平衡失调时常伴有电解质失衡,且在纠正酸碱平衡的过程中也可使本身正常的血电解质失衡或使失衡类型发生改变。如酸中毒时常伴有高钾血症,严重酸中毒时,即使体内钾总量减少,血钾浓度亦可增高或正常。用 $NaHCO_3$ 等纠正酸中毒时,K^+ 进入细胞内,随之发生低钾血症,故治疗过程中需密切监测患者的血生化、血气分析及尿量等变化,及时调整处理。

(三)营养支持

ARDS 患者的病因如感染、败血症、创伤等及 ARDS 时发生的急性呼吸衰竭均使患者处于一种应激和高代谢状态,且患者多为进食减少或禁食状态,常发生营养不良,故对其进行营养支持是必须的。如病情允许,患者应尽量经口摄取或以鼻胃管供给营养;在有消化道出血和消化功能极度低下时,可予静脉营养。

1.能量

ARDS 能量供给可先根据患者性别、年龄(A,y)、身高(H,cm)和体质量(W,kg),由Harris-Benedict(H-B)公式来计算预计基础能量消耗(PBEE,kcal/d):男性 PBEE=66.47+(13.75×W)+(5.00×H)—(6.76×A);女性 PBEE=65.51+(9.58×W)+(1.85×H)—(4.68×A)。ARDS 患者高代谢状态供给的能量为 PBEE 的 14～20 倍或加上 4200kJ/d(1.000kcal/d)左右。

2.蛋白质

如前所述,ARDS 患者早期不宜用白蛋白制剂,宜选用复方氨基酸溶液为静脉营养补充。

出现肾功能不全时须限制蛋白质摄入,且应给予高生物价优质蛋白。

3.碳水化合物

ARDS时碳水化合物的供给应适量,因过量的葡萄糖可加重呼吸负担,甚至造成脱机过程中的高碳酸血症。且由于ARDS患者处于应激状态,多存在糖利用障碍,易发生高血糖,故治疗时应注意给予胰岛素以改善糖的利用。

4.脂肪

其代谢的呼吸商(RQ)较葡萄糖低,对呼吸衰竭患者影响较少。近年的研究认为,静脉输注乳化脂肪溶液可能增加肺表面活性物质(主要成分为卵磷脂)的含量,从而提高表面活性物质减少的ARDS患者的肺顺应性,有一定治疗作用。

(四)机械通气

1.关注右心保护

(1)降低肺应力:机械通气导致的肺应力,取决于PEEP、潮气量以及肺的顺应性。没有证据表明哪种通气模式对肺血管血流动力学的影响更大。任何通气模式对PVR的影响,都可能与PEEP和平台压相关。应调整潮气量及PEEP以保持平台压$<27cmH_2O$以及驱动压$<15cmH_2O$。应用经食管超声发现,正压通气对右室功能的影响与潮气量直接相关。降低潮气量可以降低肺应力。所以小潮气量通气,尤其以跨肺压导向的小潮气量设置可能更为合理。但最佳PEEP的选择仍有争议,PEEP在吸气和呼气时均增加右室负荷,引起ARDS患者右室流出道阻力增加。有学者从最佳顺应性等角度考虑,认为能使PaO_2/FiO_2值最佳而不降低呼吸系统顺应性甚或能改善顺应性的PEEP,可能即为最佳PEEP,其值接近于$7\sim8cmH_2O$。此时PEEP可在肺复张和过度膨胀之间取得较好的平衡,改善肺复张,且不损害右心室功能。通过研究也显示,当PEEP增加至$10cmH_2O$以上时,则会出现与右室收缩期超负荷相关的进行性心输出量下降、平均动脉压降低以及左室扩张度减少。PEEP值越高,右室后负荷增加越明显,右室射血就越少。应用PEEP不仅增加呼气末跨肺压,潮气量调节不当也会增加吸气末跨肺压,从而严重影响肺循环。如果PEEP主要引起的是塌陷肺组织复张,使肺顺应性得到了改善,则跨肺压的增加就不明显,对右心室的影响也较小;但是如果PEEP主要引起肺过度充气,则跨肺压的增加幅度较大,对右室的影响也将很明显。PEEP值的改变将引起右心室功能相应变化,通过观察该变化能找出肺复张至肺过度充气之间的平衡点。

(2)改善缺氧性肺血管收缩:低氧可引起肺血管收缩,导致肺血管重塑,即非肌化肺小动脉及远端动脉发生肌化,引起肺动脉高压及右心室功能障碍。研究显示,当健康志愿者存在缺氧时($PO_2<50mmHg$),肺血管收缩可导致PVR增加至基础的100%至150%。通过研究显示,吸入氧气浓度为100%时,ARDS时的缺氧性肺血管收缩迅速缓解,肺动脉压力可自峰值下降10%到15%。因此,纠正低氧血症,改善缺氧性肺血管收缩是ARDS治疗不可或缺的部分。

(3)减轻高碳酸血症:在ARDS患者,高碳酸血症首先是由于疾病本身导致肺组织受损所致,其次与机械通气参数设置有关,即为了保证安全的平台压而限制潮气量,可导致肺泡无效腔减少,造成高碳酸血症。高碳酸血症通过诱导肺循环血管收缩可引起右心室功能障碍。

ARDS治疗过程中应保持$PaCO_2<48mmHg$,即允许性高碳酸血症。而呼吸频率过快,

则可能诱导内源性 PEEP 和动态的过度膨胀，从而不利于 CO_2 的清除并损害右心室功能。所以，机械通气时应抑制患者强烈的自主呼吸，避免人机对抗对肺循环及右心室功能所导致的损害，并注意严密监测总 PEEP。另外，推荐使用加热湿化器，减少仪器无效腔，但不宜使用人工鼻。

对某些患者，高碳酸血症难以通过传统的方法改善，可尝试体外 CO_2 清除。在 ARDS 合并酸中毒的实验模型中，通过研究显示静脉-静脉 CO_2 清除治疗可通过降低肺动脉压及改善右心功能使 $PaCO_2$ 降至正常。但尚需临床研究进一步证实。

（4）俯卧位通气：肺不张、肺泡过度膨胀都可导致 PVR 升高。但 ARDS 时肺的通气并不均一，塌陷区和通气正常区域共同存在。另外，肺复张的床边简易评估难以实现，且患者之间变异度大。所以，高 PEEP 可使塌陷区域复张，但同时可导致正常通气区域过度膨胀，从而影响右心室功能。

俯卧位通气可诱导肺泡复张而不导致过度膨胀，从而同时保护肺和右心室。其机制如下：第一，俯卧位可减轻肺部炎症，甚至全身炎症反应，从而改善因细胞因子释放导致的心功能损害。第二，俯卧位可降低右心室后负荷，纠正右心衰。这可能与俯卧位通气改善氧合且不需要明显增加 PEEP 有关，通过使肺通气更均一以降低 $PaCO_2$，通过重力依赖区的背区肺复张以降低驱动压。因此，对于极为严重 ARDS 患者，机械通气 24～48 小时后氧合指数仍低于 100mmHg 并合并严重 ACP 患者，"右心室保护性通气策略"必须考虑联合俯卧位通气，以增加肺顺应性、降低平台压和 $PaCO_2$ 水平，促进氧合改善，从而有利于保护右心室功能。

综上所述，鉴于右心衰竭是 ARDS 的独立危险因素，对 ARDS 实施机械通气时，临床医生不应忽略血流动力学及右心功能，应牢记肺和右心系统是密切关联的。临床工作中应全面了解气道正压对肺循环和右心室功能的影响，常规采用超声心动图动态评估右心室功能，采取"右心室保护性通气策略"控制平台压，改善氧合，控制高碳酸血症，从而降低 PVR，保护右心功能。对严重 ARDS 患者，该通气方法应联合俯卧位通气治疗。

2.头罩或面罩

对于心源性肺水肿、慢性阻塞性肺疾病急性加重期等疾病，无创通气可以起到良好的呼吸支持作用，并可减少气管插管率及其并发症发生率，缩短住院时间，目前在临床上得到广泛应用。然而，无创通气用于治疗急性呼吸窘迫综合征（ARDS）尚存争议。有研究将面罩无创通气应用于治疗 ARDS 患者，存在患者不耐受及漏气量增加等不良反应，导致通气失败。为了改善无创通气的性能，最近临床上开始尝试使用头罩无创通气治疗 ARDS，取得了良好效果，引起越来越多研究者的关注。

（1）ARDS 无创通气应用现状：机械通气是 ARDS 患者的基础治疗手段。然而，有创机械通气会导致相关并发症，尤其是呼吸机相关性肺损伤（VILI）及呼吸机相关性肺炎。而无创通气可尽量避免以上相关不良反应，但可能存在失败率高及延误气管插管时间等问题。因此，无创通气用于治疗 ARDS 患者仍然存在争议。有学者于 2013 年发表的一项观察性队列研究显示，无创通气只可以用于氧合指数>150mmHg 的 ARDS 患者。其他临床试验证实，对于免疫抑制的 ARDS 患者及手术后出现 ARDS 的患者，可首先试用无创通气治疗。因此，目前对于 ARDS 患者应用无创通气对象主要为轻、中度 ARDS 患者、免疫抑制的 ARDS 患者及手术后出现 ARDS 的患者。

（2）ARDS 无创通气方式

①面罩无创通气：在无创通气技术中，面罩在呼吸机和患者之间起到桥梁作用，是无创通气成功实施的关键。面罩无创通气可降低急性呼吸衰竭患者的插管率及死亡率，同样可降低呼吸机相关性肺炎及 ICU 获得性肌无力的发生率。对于 ARDS 患者，为改善氧合，往往需要设置高水平呼气末正压（PEEP），而高水平 PEEP 会造成面罩无创通气患者不适及漏气量增加，进而影响患者氧合。此外，面罩无创通气还可能导致鼻面部皮肤损伤、口咽干燥、排痰障碍、误吸、胃胀气、无效腔增加等不良反应，造成患者通气失败。近来研究表明，对于急性低氧性呼吸衰竭（AHRF）患者应用面罩无创通气，具有更高的插管率及死亡率。为了改善无创通气的性能、减少并发症，最近临床上开始尝试使用全新设计的头罩作为无创通气与患者的连接装置，引起了越来越多研究者的关注。

②头罩无创通气：头罩无创通气适合不同面部形状的患者，与面罩相比，头罩无创通气不与面部接触，具有更好的舒适度。此外，头罩无创通气能耐受更高水平 PEEP，使头罩内压力升高，软领与颈部和肩部紧密贴合，减少漏气量。头罩可提供持续的气道正压并最大化降低漏气量，同时改善患者的舒适度，提高患者对无创通气的耐受性，避免无创通气不必要的中断时间，改善患者预后。正是因为头罩无创通气耐受更高水平 PEEP 及漏气量减少，升高了头罩内压力水平，改善了 ARDS 患者的氧合，降低了 ARDS 患者插管率。除了 PEEP 作用之外，头罩无创通气的高速气体流动效应可以减少无效腔量及改善氧合，使得头罩无创通气的失败率降低。因此，面罩与头罩的区别不在于谁更能提高 PEEP，而是耐受更高水平 PEEP。

③头罩无创通气不足

a.中耳功能下降与噪音污染：头罩无创通气时全头罩内压力升高，使鼓膜向内移位，引起中耳内压力在呼气末正压和压力支持水平之间波动，可能导致中耳功能下降。同时，由于头罩容积较大，大流量气体进出产生一定的噪声，噪声可能会损伤中耳功能。

b.二氧化碳（CO_2）重复呼吸：有研究发现头罩无创通气对 CO_2 清除作用较面罩慢。利用健康志愿者进行的研究显示头罩无创通气在降低 PCO_2 方面作用欠佳。当吸气流量超过 $60L/min$ 时吸入 PCO_2 明显降低，但仍是面罩吸氧时吸入 PCO_2 的两倍。因此，CO_2 重复呼吸主要与低气体流量有关，高气体流量有助于避免头罩无创通气引起的 CO_2 重复呼吸。为减少 CO_2 重复呼吸，头罩无创通气通常气体流量设置在 $100\sim200L/min$ 之间，大量气体对头罩内的冲洗使无效腔效应明显减少。

c.人机同步与呼吸做功：头罩内部容积大且具有很大的容量弹性，对气体流量及压力变化具有一定的缓冲作用，可能影响无创通气触发及吸呼切换的灵敏性。此外，患者的呼吸系统顺应性、阻力、呼吸频率、漏气量等均影响呼吸机的性能、造成人机不同步，因此，无创通气压力支持时，可能会出现吸气支持延迟，甚至无支持的情况，从而增加吸气做功。

头罩的安装和移去多数需要他人协助，对于痰液过多的患者移去头罩排痰存在一定不便。

（3）头罩与面罩研究进展：近期，有学者发表一篇单中心、随机对照临床试验研究，与面罩无创通气相比，头罩无创通气能够显著降低 ARDS 患者插管率。此外，头罩组同样减少 ICU 住院时间及降低 90 天死亡率且具有更短的无创通气时间。该临床试验中，因无创通气失败而致插管的主要原因为低氧及呼吸窘迫(面罩组 83.3% $vs.$ 头罩组 37.5%)。头罩组 PEEP 设置水平较面罩组高 $3cmH_2O[8.0(5.0\sim10.0)cmH_2O$ $vs.$ $5.1(5.0\sim8.0)cmH_2O]$。有学者分析认为正是因为头罩组可耐受更高的 PEEP 水平,降低了 ARDS 患者的插管率、呼吸频率以及在同样氧合状态下,具有更低的吸氧浓度。此外,该研究认为,头罩可最大化降低漏气量,同时改善患者的舒适度,提高患者对无创通气的耐受性,增加无创通气无间断使用的时间,改善患者预后。

但有研究者提出质疑,在使用面罩无创通气时,当吸气压 $\geqslant20cmH_2O$ 患者仍然有很好的耐受性,且无论是低 PEEP($5cmH_2O$)和高压支持($15cmH_2O$)还是高 PEEP($10cmH_2O$)和低压支持($10cmH_2O$)都具有良好的耐受性和相类似的漏气量(36%)。有学者认为,在研究者研究中,主观的判定患者的舒适度和漏气量可能影响研究结果的准确性。建议制定更严格标准,用于定义患者耐受性和可接受的泄漏量。另外,研究者未对纳入的 ARDS 患者,根据病情严重程度进行分层研究,给予患者 PEEP 在 $5\sim10cmH_2O$,症状就有所改善,考虑可能与患者的病情分层较轻有关,所以实验结果并不一定适用于所有 ARDS 患者。

综上所述,无创通气主要应用于轻、中度 ARDS 患者、免疫抑制的 ARDS 患者及手术后出现 ARDS 的患者,虽然,有研究肯定了头罩无创通气的优势及疗效,但头罩无创通气在 ARDS 患者中的应用尚处于临床研究探索阶段,应用指征存在争议,尚需大型随机对照研究等循证医学证据支持。

(五)药物治疗

尚缺乏临床公认有效的 ALI/ARDS 药物治疗方案,目前研究较多的药物主要包括以下几种。

1.阿米三嗪

其可增加通气驱动和加强缺氧性肺血管收缩,从而改善通气/血流比例。但尚缺乏对照性试验证明其能否提高 ARDS 患者的生存率。

2.糖皮质激素(CS)

该药在临床上一度广泛使用。但许多研究表明对 ARDS 早期患者短时间应用大量 CS 无益。脓毒症或严重感染引起的 ARDS,超生理剂量 CS 可能有助于提高 ARDS 生存率。晚期 ARDS 患者使用 CS 可能有助于减轻肺纤维化。

3.非皮质类抗炎药物(NSAIDs)

该药为前列腺素代谢的脂氧合酶和环氧合酶通道抑制剂,如布洛芬、消炎痛和甲氯灭酸等,可对抗 TXA_2 和白介素的肺血管收缩作用,降低肺水泡蛋白沉积症(PAP)和血管外肺水(EVLW),改善通气/血流比值和心功能,抑制多形核中性细胞(PMN)游走和黏附等。因其与 ARDS 发病的始动环节有关,须早期使用。

4.盐酸氨溴索

该药为一种黏液溶解剂,研究发现其具有刺激肺泡 II 型上皮细胞合成、分泌内源性肺泡表面活性物质(PS),减少性症介质释放,抗氧化及松弛气道平滑肌等多种功效,可用于预防和治疗 ARDS。

5.血管扩张剂

血管扩张剂包括山莨菪碱,PGEl,血管紧张素转换酶抑制剂(ACEI)等。ARDS 多伴有肺动脉高压(PH),由于肺血管舒张机制失调而不足以拮抗肺损伤所致的血管收缩。理论上血管扩张剂能降低肺血管阻力,改善肺灌注,但因非选择性的血管舒张将导致全身性血压下降,增加肺内分流和减少氧合,故临床应用受限。

6.氧自由基清除剂和抗氧化剂

(1)蛋白性氧自由基清除剂:如超氧化物歧化酶(SOD)、过氧化氢酶(CAT)和谷胱甘肽氧化酶等。

(2)水溶性低分子氧自由基清除剂:如黄嘌呤氧化酶(XO)抑制剂别嘌呤。

(3)低分子疏水性氧自由基清除剂:如金属螯合剂去铁胺、氨苯砜等。

(六)免疫治疗

目前认为 ARDS 为严重损伤和脓毒症等引起的过度炎性反应,故近年来提出了免疫治疗的方法,大多尚处于实验阶段,包括以下几种。

1.抗炎性介质

如抗 TNF-α 单克隆抗体,白介素-1 受体阻断剂(IL-1ra)等。

2.中和致病因子

如 LPS 抗体,杀菌性渗透增加蛋白(BPLP)。

3.抑制炎性细胞

如黏附分子 CD11/CD18 复合物单克隆抗体。

(七)其他治疗

如表面活性物质补充,肺灌洗术等。1993 年首次将低温用于 ARDS 的临床治疗,发现 32℃低温可明显降低 ARDS 患者 $P_{(A-a)}O_2$、肺内分流量和病死率。低温治疗 ARDS 的确切机制尚不清,目前认为可能与减少氧耗及 CO_2 生成,抑制炎性反应及减轻氧化性损伤有关。但需注意其可能诱发心律失常,增加感染发生率和影响组织氧供。

(八)并发症防治

1.气压伤

其发生与机械通气的高 V_T 和 PIP 有关,但也有可能与 ARDS 的炎性反应过程中肺结构损伤和削弱有关,采用 LPVS 有助于减少气压伤,气胸患者需及时行胸腔闭式引流。

2.呼吸机相关性肺炎(VAP)

应防止呼吸机污染和阻断其他引起医源性感染的途径,如医护人员洗手,防止胃液反流和吸入,避免胃酸降低而导致肠道细菌在胃内繁殖和移位至口咽部及吸入下呼吸道等。一旦临床诊断肺炎,应及时选用能覆盖常规革兰阴性杆菌的抗菌药物,必要时加用针对耐甲氧西林金黄色葡萄球菌(MRSA)的抗菌药物联合治疗,获得病原学诊断后即改用针对性的抗菌药物继续治疗。

3.多器官功能障碍综合征(MODS)

这是导致 ARDS 死亡的最主要原因。关于 ARDS 并发 MODS 的机制尚不清,对 ARDS

抢救及时和尽早改善组织氧供,尽量避免治疗措施(如机械通气)加重肺外器官(心血管,肾等)的负担,纠正患者的代谢紊乱,维护消化道正常功能和保护肠道黏膜屏障,有效控制感染,避免药物的肝肾损害,将可能有助于预防或减少 MODS 的发生,从而改善 ARDS 的预后。

第二节　慢性阻塞性肺疾病急性加重

一、概述

慢性阻塞性肺疾病(COPD)是一种具有气流受限特征的疾病,气流受限不完全可逆、呈进行性发展,与肺部对有害气体或有害颗粒的异常炎性反应有关。在漫长的病程中,反复急性加重发作,病情逐渐恶化,呼吸功能不断下降,最终导致呼吸衰竭,以致死亡。因此加强对 COPD 急性加重期(AECOPD)的判定与治疗是治疗和控制 COPD 进展的关键。

二、病因

(一)基本原因

1.吸烟

吸烟既是 COPD 重要的发病因素,也是促使 COPD 不断加重的诱发因素。吸烟者肺功能的异常发生率高,FEV_1 的年下降率较快,死于 COPD 的人数较非吸烟者明显多。

2.职业性粉尘和化学物质

当职业性粉尘及化学物质(烟雾、过敏原、工业废气及室内空气污染等)的浓度过大或接触时间过久,均可导致 COPD 发生,进而使气道反应性增加,使 COPD 急性加重。

3.空气污染

化学气体如氯、氧化氮、二氧化硫等,对支气管黏膜有刺激性和细胞毒性作用。空气中的烟尘或二氧化硫明显增加时,COPD 急性发作显著增多。其他粉尘如二氧化硅、煤尘、棉尘、蔗尘等也刺激支气管黏膜,使气道清除功能受损害,为细菌侵入创造了条件。烹调时产生的大量油烟和生物燃料产生的烟尘与 COPD 发病有关,生物燃料所产生的室内空气污染可能与吸烟具有协同作用,可引起 COPD 急性发作。

4.感染

呼吸道感染是 COPD 发病和加剧的另一个重要因素,肺炎链球菌和流感嗜血杆菌可能为COPD 急性发作的主要病原菌。病毒也对 COPD 的发生和发展起作用。儿童期重度下呼吸道感染和成年时的肺功能降低及呼吸系统症状发生有关。

5.气道功能受损

吸烟、氯气污染、有害颗粒均损害支气管纤毛上皮;支气管黏膜过度产生黏液,抑制分泌物的正常排泄;巨噬细胞和中性粒细胞的吞噬功能受损,影响下气道的清除功能。

6.社会经济地位

COPD 的发病与患者社会经济地位相关,社会经济地位相对差的人群发病率较高,这可能与各自的生活环境、空气污染的程度不同、营养状况、医疗水平不同等因素有关。

（二）诱发因素

常见诱发因素有：①寒冷、气候变化或受凉。②空气污染。③劳累、精神刺激等。④上呼吸道感染，大约 2/3 的病例由感染所致，其中非典型微生物和病毒感染约占 1/3。COPD 急性加重的诱因与引起 COPD 发病因素往往一致，这些因素促使 COPD 发生、发展，因此避免这些诱发因素，可预防 COPD 的发生，对于 COPD 患者来说，可预防急性加重的发作，避免病情恶化。

三、病理生理

COPD 是一种具有气流受限特征的疾病，其气流受限不完全可逆，呈进行性发展，与肺部对有害气体或有害颗粒的慢性异常炎性反应有关，慢性炎性反应累及全肺，在中央气道（内径＞2～4mm）主要改变为杯状细胞和鳞状细胞化生、黏液腺分泌增加、纤毛功能障碍，临床表现为咳嗽、咳痰；外周气道（内径＜2mm）的主要改变为管腔狭窄，气道阻力增大，延缓肺内气体的排出，使患者呼气不畅、功能残气量增加。其次，肺实质组织（呼吸性细支气管、肺泡、肺毛细血管）广泛破坏导致肺弹性回缩力下降，使呼出气流的驱动压降低，造成呼气气流缓慢。这两个因素使 COPD 患者呼出气流受限，在呼气时间内肺内气体呼出不完全，形成动态肺过度充气（DPH）。由于 DPH 的存在，肺动态顺应性降低，其压力容积曲线趋于平坦，在吸入相同容量气体时需要更大的压力驱动，从而使吸气负荷增大。DPH 时呼气末肺泡内残留的气体过多，呼气末肺泡内呈正压，称为内源性呼气末正压（PEEPi）。由于 PEEPi 存在，患者必须首先产生足够的吸气压力以克服 PEEPi，才可能使肺内压低于大气压而产生吸气气流，这也增大了吸气负荷。肺容积增大造成胸廓过度扩张，并压迫膈肌使其处于低平位，造成曲率半径增大，从而使膈肌收缩效率降低，辅助呼吸肌也参与呼吸。但辅助呼吸肌的收缩能力差，效率低，容易发生疲劳，而且增加了氧耗量。COPD 急性加重时上述呼吸力学异常进一步加重，氧耗量和呼吸负荷显著增加，超过呼吸肌自身代偿能力，使其不能维持有效的肺泡通气，从而造成缺氧及 CO_2 潴留，严重者发生呼吸衰竭。

四、判断

（一）根据临床表现判断

COPD 急性加重是患者就医住院的主要原因，但目前尚无明确的判断标准。一般来说，是指原有的临床症状急性加重，包括短期咳嗽、咳痰、痰量增加、喘息和呼吸困难加重，痰呈脓性或黏液脓性，痰的颜色变为黄色或绿色提示有细菌感染，有些患者会伴有发热、白细胞升高等感染征象。此外，亦可出现全身不适、下肢水肿、失眠、嗜睡、日常活动受限、疲乏抑郁和精神错乱等症状。

（二）辅助检查

诊断 COPD 急性加重需注意除外其他具有类似临床表现的疾病，如肺炎、气胸、胸腔积液、心肌梗死、心力衰竭（肺心病以外的原因所致）、肺栓塞、肺部肿瘤等。因此，当 COPD 患者病情突然加重,必须详细询问病史、体格检查,并作相应的实验室及其他检查,如胸部 X 线、肺 CT、肺功能测定、心电图、动脉血气分析、痰液的细菌学检查等。

1.肺功能测定

急性加重期患者,常难以满意地完成肺功能检查。当 $FEV_1 < 50\%$ 预计值时,提示为严重发作。

2.动脉血气分析

静息状态下 $PaO_2 < 60mmHg$ 和(或)$SaO_2 < 90\%$,提示呼吸衰竭。如 $PaO_2 < 50mmHg$,$PaCO_2 > 70mmHg$,pH < 7.30 提示病情危重,需进行严密监护或入住 ICU 进行无创或有创机械通气治疗。

3.胸部 X 线影像、心电图(ECG)检查

胸部 X 线影像有助于 COPD 加重与其他具有类似症状的疾病相鉴别。ECG 对心律失常、心肌缺血及右心室肥厚的诊断有帮助。螺旋 CT、血管造影和血浆 D-二聚体检测在诊断 COPD 加重患者发生肺栓塞时有重要作用,低血压或高流量吸氧后 PaO_2 不能升至 $60mmHg$ 以上可能提示肺栓塞的存在,如果临床上高度怀疑合并肺栓塞,则应同时处理 COPD 和肺栓塞。

4.实验室检查

血红细胞计数及血细胞比容有助于了解有无红细胞增多症或出血。血白细胞计数增高及中性粒细胞核左移可为气道感染提供佐证。但通常白细胞计数并无明显改变。有脓性痰者,同时应进行痰培养及细菌药物敏感试验。血液生化检查有助于确定引起 COPD 加重的其他因素,如电解质紊乱(低钠、低钾和低氯血症等)、糖尿病、营养不良等。

(三)COPD 严重程度分级

COPD 严重程度评估分级需根据患者的症状、肺功能改变程度、是否存在合并症(呼吸衰竭、心力衰竭)等确定,其中反映气流受限程度的 FEV_1 下降有重要参考意义。根据肺功能检测结果,将 COPD 严重性分为 4 级。

Ⅰ级(轻度 COPD):其特征为轻度气流受限,患者的 $FEV_1/FVC < 70\%$,但 $FEV_1 \geq 80\%$ 预计值,通常可伴有或不伴有咳嗽、咳痰。

Ⅱ级(中度 COPD):其特征为气流受限进一步恶化,$50\% \leq FEV_1 < 80\%$ 预计值,并有症状进展和气短,运动后气短更为明显。

Ⅲ级(重度 COPD):其特征为气流受限进一步恶化 $30\% \leq FEV_1 \leq 50\%$ 预计值,气短加剧,并且反复出现急性加重,影响患者的生活质量。

Ⅳ级(极重度 COPD):为严重的气流受限,$FEV_1 < 30\%$ 预计值或者合并有慢性呼吸衰竭。此时,患者的生活质量明显下降如果出现急性加重则可危及生命。

五、监护

(一)生命体征监测

1.呼吸频率

对呼吸系统疾病而言,呼吸频率不仅可以反映病情的严重程度和病情的变化,而且也是反

映无创或有创机械通气疗效的重要指标。如果病情好转或治疗得当,呼吸频率会逐渐趋于正常;如果病情加重或治疗不当,呼吸频率会持续增快。当二氧化碳潴留严重,导致呼吸中枢受抑时,则会出现呼吸减慢。

2.心率

对于重症患者,心率也是反映病情的重要指标。心率的改变能够反映缺氧、二氧化碳潴留以及呼吸肌做功的增加;感染加重时心率亦明显加快。有时心率的变化早于血气或血常规、胸片的改变。故密切观察心率变化能更早发现病情变化,从而及时进行相应检查,做出正确的临床判断。

3.血压

伴有重症呼吸功能障碍的COPD患者,血压降低者并不少见。其原因可能是由于感染严重、心脏功能受损或并发消化道出血等所引起的感染性休克、心源性休克或失血性休克;或者是由于正压机械通气导致血流动力学不稳定;或者是由于镇静剂的使用;或者是液体入量不足。血压降低甚至休克时,重要脏器灌注障碍,可以加重病情甚至导致患者死亡。因此,应动态监测血压的变化以及早发现病情变化,及早处理。

4.体温

约50% COPD患者急性恶化的原因是感染,所以多有不同程度的发热,通常感染越重,体温越高,故应常规监测体温变化。部分患者由于久病体弱、高龄等原因,体温变化可与病情发展不平行。

5.神志

缺氧和二氧化碳潴留均可引起神志变化,如智力或定向功能障碍、烦躁、嗜睡甚至昏迷。由于COPD患者一般年龄较大,容易合并其他系统疾病,故神志改变时还应除外脑血管病变、电解质紊乱、血糖改变或严重心律失常等。

(二)其他监测

咳嗽、咳痰和气短是COPD患者最主要的症状,普通患者可以用BCSS(气短、咳嗽、咳痰评分)评分表判断症状严重度及疗效,对于伴有呼吸衰竭者,也应密切观察气道是否通畅、咳痰是否有力、痰量和性状的变化、辅助呼吸肌运动和三凹征以及是否出现胸腹矛盾运动等表现。此外还包括心肺查体、发绀、水肿等,生命体征监测如前所述。

(三)辅助检查

1.脉搏血氧饱和度(SaO_2)

一般而言,当$SaO_2 > 92\%$时,PaO_2可维持在$60mmHg$以上。但是,脉搏血氧饱和度监测也存在局限性:首先其准确性受多种因素影响,例如低血压、组织灌注不良时所测得的SaO_2偏低,血中碳氧血红蛋白增高时(一氧化碳中毒)结果偏高;其次,SaO_2的变化与PaO_2并不平行,当$SaO_2 > 90\%$时,氧离曲线处于平坦部分,此时用SaO_2不能很好评估PaO_2水平,因此,仍需通过动脉血气分析了解PaO_2情况。脉搏血氧饱和度监测可以减少动脉血气分析的次数,但是不能完全取代之。

2.经皮氧分压($PtcO_2$)和经皮二氧化碳分压($PtcCO_2$)

利用经皮氧分压电极和二氧化碳分压电极紧贴于患者皮肤,电极直接测定加温后皮肤表面的血氧分压和二氧化碳分压,根据 $PtcO_2$ 和 $PtcCO_2$ 的变化来了解动脉血氧分压和二氧化碳分压情况。影响皮肤性质和传导性的因素,如年龄、皮肤厚度、水肿、局部循环情况或应用血管扩张剂等因素均可影响测定的准确性。此外,由于测定中需加热至 43℃,因此在同一部位放置电极的时间不能超过 4 小时,否则可引起皮肤灼伤。目前,该方法尚未作为常规监测指标。

3.动脉血气分析

动脉血气分析对于了解患者的氧合和通气状况、有无酸碱失衡、指导药物治疗和调节机械通气参数具有重要价值。其准确度好,是目前临床上常用的监测指标。不过由于该检查需要采集动脉血,因此不可能连续监测。

4.床旁 X 线摄胸片

对于 COPD 呼吸衰竭的患者可常规进行,但不如标准后前位胸片的质量高。根据胸片可以了解肺部病变的部位、范围及其变化,有无气胸、胸腔积液或肺不张以及气管插管或中心静脉置管位置等。

5.病原学检查

如痰培养(标本来源于咳痰、经气管插管或气管切开吸痰、经纤支镜抽取的气道分泌物)、肺泡灌洗液培养、血培养、胸水细菌培养以及军团菌抗体、支原体抗体等检查,对于明确诊断及指导治疗均有意义。

6.血常规

COPD 呼吸衰竭患者合并感染或感染加重时,可见白细胞计数和(或)中性粒细胞增多。

7.肺功能

肺功能是判断气流受限的客观指标,重复性好,对 COPD 的诊断、严重度评价、疾病进展、预后和治疗反应等均有重要意义。COPD 呼吸衰竭患者一般肺功能很差,目前已有多种小型便携式肺功能测定仪用于床旁肺功能监测,这些肺功能仪体积小、重量轻、操作简便,只要求患者吹一口气,就可测量出多项呼气和吸气指标,对判断病情很有帮助,可用于危重患者呼吸功能的评价。

8.营养

COPD 呼吸衰竭患者病情较重,常因摄入不足和呼吸功增加、发热等因素,引起能量消耗增加,多数存在混合性营养不良,会降低机体免疫功能和引起呼吸肌无力,导致感染不易控制,加重呼吸衰竭。故应通过监测体重、皮褶厚度、白蛋白、氮平衡等评价营养状况,及时处理。

9.其他

酸碱失衡和缺氧、二氧化碳潴留和机械通气密切相关,应常规监测,此外还应进行肝肾功能、电解质、凝血功能、液体出入量以及血流动力学如中心静脉压、肺毛细血管楔压等的监测。

(四)呼吸功能监测

COPD 伴有重症呼吸功能障碍患者有时需要无创或有创机械通气,这时呼吸功能监测就变得至关重要。主要包括以下内容。

1.气道压力

气道压对血流动力学、气体交换的影响明显,并与肺气压伤的发生密切相关,因此监测气道压很重要。

(1)气道峰压:是整个呼吸周期中气道的最高压力,在吸气末测得。正常值 9～16cmH$_2$O。机械通气过程中应尽量使气道峰压<35～40cmH$_2$O,若高于此值,气压伤的发生率升高。气道峰压过低的常见原因有管道脱开或漏气、气囊漏气,此外,患者存在过度通气时胸内负压过高也可导致气道峰压降低。气道峰压升高反映了气道阻力增高或肺顺应性下降,常见原因有人-机呼吸抵抗、气道分泌物阻塞、支气管痉挛等,此外,并发胸腔积液或气胸、明显腹胀、潮气量过大、内源性和外源性 PEEP、峰流速过高等均可影响气道峰压。

(2)吸气平台压:是吸气后屏气时的压力,如屏气时间足够长(占呼吸周期的 10% 或以上),平台压可反映吸气时肺泡压,正常值 5～13cmH$_2$O。机械通气时应尽量使吸气平台压<30～35cmH$_2$O,否则易出现气压伤。近年来认为,监测平台压比气道峰压更能反映气压伤的危险,因为气道峰压反映气道压力和肺胸顺应性,而吸气平台压可反映肺泡最大压力。过高的平台压和过长的吸气时间也影响肺内血循环的负荷。

(3)内源性呼气末正压(PEEPi):COPD 患者由于存在气流受限和过度充气,常有低水平 PEEPi。COPD 加重期可出现高水平 PEEPi。除疾病本身可导致 PEEPi 外,COPD 呼吸衰竭患者如果进行机械通气,小管径的气管插管和呼吸参数的设置不当如频率过快或呼气时间过短等均可能加重 PEEPi。PEEPi 可损害心功能、增加气压伤危险、增加呼吸功,因此需要及时治疗。降低 PEEPi 的方法主要有延长呼气时间、降低患者通气要求、给予支气管扩张剂以及加用适当的外源性 PEEP。

(4)平均气道压:平均气道压是扩张肺泡和胸壁的平均压力,其改变对呼吸机所致的气体交换(尤其是氧合)、心血管功能改变和气压伤方面均有明显影响。因此,应用平均气道压来指导呼吸参数调整的兴趣近年来正在增加。平均气道压受多种因素的影响,主要是吸气气道压、吸气时间分数和 PEEP。调整呼吸参数时,为避免意外,应监测平均气道压。

2.肺通气

(1)潮气量:机械通气患者,潮气量监测很重要。定容型通气模式下潮气量应等于预设潮气量;定压型通气模式下潮气量与预设的吸气压密切相关,也与患者的气道阻力和肺顺应性相关,此时可通过调整吸气压来达到理想的潮气量。部分呼吸支持的患者,自主呼吸时潮气量越大,越有希望撤机。

(2)分钟通气量:潮气量和呼吸频率的乘积即为分钟通气量,是反映通气功能的重要指标,潮气量或呼吸频率的变化均可导致分钟通气量的改变,进而影响二氧化碳水平。二氧化碳潴留表明通气不足,需增加分钟通气量。当采用部分呼吸支持时,对分钟通气量和自主分钟通气量的监测有助于呼吸参数的调整以及评估能否撤离呼吸机。

3.气体流量

吸气峰流速是临床常用的监测指标,正常值为 40～100L/min,吸气峰压和吸气时间与吸气峰流速相关。对正常肺而言,吸气峰流速越大,气道峰压和胸内压越高,潮气量也越大,但易导致局部肺泡过度扩张,易致气压伤,但这一理论并非完全适用于肺病患者。多数呼吸机可以提供多种送气流速方式,如方形波、减速波、正弦波等,以方形波和减速波最为常用,但目前并无确切证据说明孰优孰劣。

4.气道阻力

COPD 患者气道阻力明显增加。机械通气时气管插管产生的阻力在总呼吸阻力中占很大比例,与管腔内径关系最大,其次是吸气峰流速和气管插管长度。

5.肺顺应性

COPD 患者动态肺顺应性降低,这与气流阻塞有关,往往会导致呼吸功的增加。

6.呼吸功

对于部分通气支持患者,由于呼吸机的切换和患者自身的呼吸动作之间存在时间差,始终存在使患者呼吸功增加的可能,故应调节好触发灵敏度、PEEP、吸气峰流速等以尽可能减少呼吸功。

7.最大吸气压

最大吸气压是测定呼吸肌肌力的指标,可用于判断是否需要建立或撤离机械通气。

8.气道闭合压

气道闭合压是反映呼吸中枢驱动力的指标,测定方法是在规律呼吸之外的间歇,在没有预先告知患者的情况下让气道在吸气前闭合,在患者还没有意识到气道闭合和对它做出反应之前这一瞬间(典型的为 0.1 秒)测出气道压改变(P 0.1 秒)。

(五)并发症的监测

1.慢性肺源性心脏病心力衰竭

COPD 伴有重症呼吸功能障碍患者可以逐渐发展为慢性肺源性心脏病,并出现右心功能不全。可以通过临床有无颈静脉怒张、肝大、肝颈回流征、水肿、肺动脉高压或右室肥大征象,并辅以心电图、超声心动图检查以明确有无慢性肺心病以及有无右心衰竭。

2.上消化道出血

COPD 呼吸衰竭急性加重期由于低氧、病重,可能合并上消化道出血,应注意相关征象,及时发现及时处理。

3.其他脏器功能衰竭

危重患者应监测重要脏器功能,如肝功能、肾功能、凝血功能等,及早发现病情变化。

4.机械通气并发症

对于机械通气的患者,还需注意监测有无机械通气并发症,如气管受压引起的溃疡、坏死、气道穿孔、气压伤、呼吸肌相关肺炎、肺不张等。

(六)伴发疾病监测

COPD 呼吸衰竭患者多数是老年人,是心脑血管疾病的高危人群,合并冠心病、急性心肌梗死或急性脑血管病变者并不少见。一些需要呼吸机支持治疗的患者插管后无法用言语交流,故应注意心脏和神经系统体征,并定期检查心电图以及早明确诊断。此外,危重患者无论既往是否有糖尿病病史,如果血糖升高或者难以控制,往往表明病情加重,应积极控制血糖。

(七)药物不良反应监测

由于 COPD 伴有重症呼吸功能障碍患者往往使用的药物较多,应注意药物对肝肾功能的损害,过敏反应以及神经精神症状,及时处理。

(八)COPD 伴有重症呼吸功能障碍稳定期的监测

1.肺功能

肺功能是评价气流阻塞程度的客观指标,定期检查肺功能有利于评价病情严重度、疾病进展和治疗效果。

2.血气分析

血气分析监测可以了解缺氧和二氧化碳潴留情况,指导家庭氧疗和家庭呼吸机治疗等。

3.活动耐力

COPD 患者活动耐力受多种复杂因素影响,包括通气功能、气体交换、循环、肌肉功能、营养状况以及临床症状,是评价 COPD 严重程度的更为客观综合的指标,目前多用 6 分钟步行距离来评价活动耐力。

4.临床症状

患者对临床症状严重程度的记录有助于监测疾病活动、调整治疗和评价预后。BSCC 可用来评价 COPD 患者咳嗽、咳痰和气短三个主要症状的严重程度,是一稳定有效的工具,对症状变化较为敏感,可及早发现病情恶化。

5.生活质量

COPD 疾病逐渐进展所表现出的临床症状对患者的日常生活、社会活动和情感等方面均有明显影响。有研究表明健康状况是除气流受限和年龄外与 COPD 病死率明显相关的因素之一。目前多用 St George's 呼吸问卷(SGRQ)来评价 COPD 患者的生活质量。该调查表可信性、可行性和敏感性较好,在实际应用中取得了很好的效果。

六、治疗

(一)药物治疗

药物吸入是慢性阻塞性肺疾病治疗的重要组成部分,GOLD 指南推荐根据气流受限的程度、急性发作的次数、COPD 评估测试(CAT)和呼吸困难量表(mMRC)进行分级,不同分级使用不同组合的吸入药物进行治疗。

长效支气管舒张剂(β 受体激动剂和胆碱能受体阻滞剂)是治疗慢性阻塞性肺疾病的基石,不同分级的患者均有所获益;针对 C、D 级的中重度慢性阻塞性肺疾病患者,指南则进一步推荐吸入糖皮质激素(ICS)联合长效 β_2 受体激动剂(LABA)或长效胆碱能受体阻滞剂(LAMA)作为初始治疗方案,这两种方案已经被证实可以改善肺功能、缓解症状、减少急性加重的次数。但在临床上,仍有不少使用了 LAMA 或者 ICS/LABA 的中重度患者出现急性加重,治疗方案可能就会被升级为"三联疗法",即 ICS/LABA/LAMA 三药联用。

1.短疗程使用可进一步改善肺功能

与最常见的 LABA/ICS 两联疗法相比,中重度慢性阻塞性肺疾病患者短疗程(7~14 天)使用三联疗法即可有效改善第一秒用力呼气容积(FEV_1)并缓解症状。TRIDENT 研究表明在倍氯米松/福莫特罗的基础上联合使用 7 天不同剂量的格隆溴铵,第 1 日、第 7 日的 FEV_1、用力肺活量(FVC)、深吸气量(IC)均有所增加,证实了三联疗法可以进一步改善肺功能、缓解临床症状,其效果随格隆溴铵的剂量增大而增强。另一项研究表明在氟替卡松/沙美特罗的基础上联用噻托溴铵,第14天时也得到了类似的结果,显示三联疗法具有更好的临床效果。两项研究的患者人群FEV_1占预计值百分比的均值分别为48.9%和47.1%,并未包括GOLD 4级的极重度慢性阻塞性肺疾病患者。一项比较LABA/ICS联合噻托溴铵和噻托溴铵单药的荟萃分析显示,三联疗法患者的FEV_1有明显改善,但是两种治疗方案在死亡率上并没有差异。

2.长疗程三联疗法可减少急性加重的次数

虽然临床使用三联疗法已久,近年也有不少研究证实可以进一步改善肺功能,但三联疗法能否减少急性发作的次数和降低死亡率却一直没有定论,且GOLD指南关于三联疗法也没有给出确切的推荐意见。直到2016年,一项名为TRILOGY的研究明确指出GOLD D级的重症慢性阻塞性肺疾病患者长期使用(1年或更久)三联疗法不仅可以改善肺功能,更能降低急性加重的发作次数,延长急性加重的间隔时间,证实了三联疗法优于常规的LABA/ICS双联疗法;相较于前述研究,TRILOGY研究中研究人群的FEV_1占预计值百分比<30%的极重度慢性阻塞性肺疾病患者占23%,提示GOLD 4级的极重度患者使用三联疗法同样有效;除严重的气流受限以外,入组标准还包括出现过急性加重、CAT≥10分,即所有入组患者均为GOLD D级的重症慢性阻塞性肺疾病患者,提示重症患者使用三联疗法的获益是明确的。另一项回顾性队列研究则发现,ICS/LABA联合噻托溴铵的三联治疗相较于常规双联疗法而言,可能有助于降低全因死亡率、入院次数和口服糖皮质激素的次数。

3.三联疗法在慢性阻塞性肺疾病急性加重中的应用

不论是否联合使用ICS,目前尚缺乏慢性阻塞性肺疾病急性加重时使用长效支气管扩张剂[LABA和(或)LAMA]的研究,因此指南推荐在急性加重时吸入短效支气管扩张剂,同时联合小剂量(泼尼松40mg)、短疗程(5天)的全身性糖皮质激素治疗,但ICS已被证实其效果可能并不劣于全身性激素。临床上更常见的是急性加重时联合使用短效支气管扩张剂和ICS,其效果尚待临床研究的验证。

4.三联疗法降级治疗的可行性

GOLD指南根据不同的分级推荐了不同的吸入治疗方案,但未指出治疗方案应该何时升级或降级,比如三联疗法降级为双联疗法或单药升级为双联疗法的时机。针对降级的问题,WISDOM研究对比了2485名GOLD C级和D级的患者,连续使用6周接受噻托溴铵(18μg每天一次)、沙美特罗(50μg 每天两次)及丙酸氟替卡松(500μg 每天两次)的三联疗法后,随机分组继续接受三联疗法治疗或12周内逐步减少氟替卡松用量至停药,这项非劣效性研究发现停用ICS组在1年内的急性加重发作次数并没有增加,虽然FEV_1的下降程度比三联疗法组大,但两组在呼吸困难症状方面没有差异,表现为mMRC得分相似、停用ICS后圣乔治呼吸问卷评分下降1分。这提示ICS/LABA/LAMA的三药联合治疗时,对于急性加重风险较低的患者可以考虑停用ICS,ICS有助于症状改善,而对预防急性加重的发作并无益处,停用吸入类糖皮质激素后可以减少激素相关的合并症。因此,对于使用三联疗法的部分重症慢性阻塞性肺疾病患者而言,若临床相对稳定,可以考虑逐渐撤除吸入糖皮质激素,但对于激素适应证明确的慢性阻塞性肺疾病患者(如重叠综合征),撤除仍需谨慎。

5.二联疗法(LABA/LAMA)亦可适用于重症慢性阻塞性肺疾病患者

虽然指南推荐 C、D 级的中重度慢性阻塞性肺疾病患者使用 ICS/LABA 或 LAMA 作为初始方案,三药联合作为一种替补方案,其优点已经逐渐得到临床研究的证实,但联合使用 LABA/LAMA 可能也是一种有效的替代方案。随着新药研发,一项名为 FLAME 研究也显示,由茚达特罗/格隆溴铵组成的 LABA/LAMA 方案不仅显示非劣效性,在减少急性加重方面优于沙美特罗/氟替卡松组成的 LABA/ICS 方案,且 ICS 增加罹患肺炎的风险,两组间的肺炎发生率有显著差异,提示 LABA/LAMA 联合的方案也适用于 GOLD D 级的极重度慢性阻塞性肺疾病患者。至于三联疗法和 LABA/LAMA 两联疗法孰优孰劣尚无研究。

综上,对重症慢性阻塞性肺疾病患者而言,ICS/LABA/LAMA 三联疗法优于 GOLD 指南推荐的 ICS/LABA 或 LAMA,但对于病情稳定、急性加重风险较低的患者可以考虑停用 ICS,继续使用 LABA/LAMA 的两联方案继续维持治疗,并且此方案可能并不劣于指南推荐的 ICS/LABA,但对于慢性阻塞性肺疾病-哮喘重叠征等患者,联合使用 ICS 具有重要意义。慢性阻塞性肺病是一大类异质性较强的疾病,近年来临床也提出"表型"的概念来描述不同慢性阻塞性肺疾病患者的临床特点,不同人群对治疗的反应不同,不同表型的慢性阻塞性肺疾病患者选择使用不同的治疗方案是未来的研究方向。

(二)机械通气治疗

可根据病情需要给予无创或有创机械通气,一般首选无创性机械通气。机械通气,无论是无创或有创方式,都只是一种生命支持方式,在此条件下,通过药物治疗消除 COPD 急性加重的原因,使急性呼吸衰竭得到逆转。

1.无创性机械通气(NIPPV)

使用 NIPPV 要注意掌握合理的操作方法,提高患者依从性,避免管路漏气,从低压力开始,逐渐增加辅助吸气压和采用有利于降低 $PaCO_2$ 的方法,从而提高 NIPPV 的效果。NIPPV 的适应证(至少符合其中 2 项):①中至重度呼吸困难,伴辅助呼吸肌参与呼吸,并出现胸腹矛盾运动。②中至重度酸中毒(pH 7.30~7.35)和高碳酸血症($PaCO_2$ 45~60mmHg)。③呼吸频率>25 次/min。禁忌证(符合下列条件之一):①呼吸抑制或停止。②心血管系统功能不稳定,如出现低血压、心律失常、心肌梗死等。③嗜睡、神志障碍及不合作者。④易误吸者(吞咽反射异常,严重上消化道出血)。⑤痰液黏稠或有大量气道分泌物,不易自行排出者。⑥近期曾行面部或胃食管手术者。⑦头面部外伤,固有的鼻咽部异常。⑧极度肥胖。⑨严重的胃肠胀气。

2.有创性机械通气

在积极药物和 NIPPV 治疗后,患者呼吸衰竭仍进行性恶化,出现危及生命的酸碱失衡和(或)神志改变时,宜用有创性机械通气治疗。病情好转后,根据情况可采用无创机械通气进行序贯治疗。

有创机械通气指征:①严重呼吸困难,辅助呼吸肌参与呼吸,并出现胸腹矛盾运动。②呼吸频率>35 次/分。③危及生命的低氧血症(PaO_2<40mmHg 或 PaO_2/FiO_2<200mmHg)。④严重的呼吸性酸中毒(pH<7.25)及高碳酸血症。⑤呼吸抑制或停止。⑥嗜睡、神志障碍。

⑦严重心血管系统并发症(低血压、心律失常、心力衰竭)。⑧其他并发症,如代谢紊乱、脓毒血症、肺炎、肺血栓栓塞症、气压伤、大量胸腔积液等。⑨无创通气失败或存在无创通气的禁忌证。

临床使用最广泛的三种通气模式为辅助控制通气(A-CMV),压力支持通气(PSV)或同步间歇指令通气(SIMV)与 PSV 联合模式(SIMV+PSV)。因 COPD 患者广泛存在内源生呼气末正压(PEEPi),为减少因 PEEPi 所致吸气功耗增加和人机不协调情况,可常规加用一适度水平(为 PEEPi 的 70%～80%)的外源性呼气末正压(PEEP)。COPD 的撤机可能会遇到困难,需设计和实施一周密方案。有创-无创序贯机械通气被用于帮助早期脱机,并已取得良好的效果,可推荐应用。

(三)其他治疗措施

在严密监测液体出入量和血电解质的情况下,适当补充液体和电解质,注意维持液体和电解质平衡;注意补充营养,对不能进食者需经胃肠补充要素饮食或给予静脉高营养;对卧床、红细胞增多症或脱水的患者,无论是否有血栓栓塞性疾病史,均需考虑使用肝素或低分子肝素,预防深静脉血栓形成和肺栓塞;采用物理方法排痰和应用化痰排痰药物,积极排痰治疗;识别并治疗冠心病、糖尿病、高血压等伴随疾病和其他合并症,如休克、弥散性血管内凝血、上消化道出血、肾功能不全等。

第三节　危重型哮喘

一、概述

支气管哮喘(简称哮喘)是由多种细胞(如嗜酸性粒细胞、肥大细胞、T 细胞、中性粒细胞、平滑肌细胞、气道上皮细胞等)和细胞组分参与的气道慢性炎症性疾病。世界各国的哮喘防治专家共同起草并不断更新全球哮喘防治创议(GINA),中华医学会呼吸病学分会哮喘学组也结合国情制订并不定期更新我国的《支气管哮喘防治指南》及《中国支气管哮喘防治指南(基层版)》以规范哮喘防治。按照目前国内外指南,支气管哮喘分为急性发作期和非急性发作期,而急性发作期按其严重程度又分为轻度、中度、重度、危重哮喘。

重症支气管哮喘(SBA)多指重度及危重哮喘,患者可因接触变应原或者治疗不当等导致严重喘息、咳嗽或上述症状数分钟至数天内加重,严重者危及生命。患者休息时即感气短,大汗淋漓,呼吸频率>30 次/分,脉率>120 次/分常有奇脉,肺部可闻及响亮、弥漫哮鸣音,PaO_2(吸空气)<60mmHg,SaO_2(吸空气)≤90%。危重者意识模糊或者嗜睡,出现胸腹矛盾运动,哮鸣音反而减弱或者消失、呼吸衰竭。据调查,全球成人哮喘患病率 1.20%～25.5%,中国成人哮喘患病率 0.31%～3.38%,某年中国哮喘联盟的 CARE 研究结论为 1.24%,北京市 16 家大型综合医院 1988—1998 年 10 年间共收治 6410 例哮喘患者,死亡 56 例,病死率 0.86%。

二、病因

哮喘病因复杂,确切病因尚不清楚,其发病危险因素包括宿主因素(遗传因素)和环境因素两方面。

(一)宿主因素

遗传因素在哮喘发病中占有重要地位,哮喘患者具有家族聚集性,哮喘患者亲属患病率高于普通人群患病率,亲缘关系越近,患病率越高。目前认为染色体 6p21～23 决定变态反应易感性 HLA-Ⅱ分子多态性,决定 IgE 调节及气道慢性炎症的细胞因子基因位于 11q13、5q31～33,某年发现的哮喘相关基因已达 120 余个。哮喘还与性别有关,女性患者多于男性,肥胖和代谢综合征可能是哮喘发生的危险因素。

(二)环境因素

1.变应原

哮喘多由接触变应原致敏而触发,常见变应原分为室内变应原和室外变应原,室内变应原常见者为屋尘、尘螨、猫毛、蟑螂和真菌;室外变应原有花粉、真菌和食物变应原,花粉以豚草及蒿属花粉最为常见,曲霉菌是导致 0～3 岁儿童哮喘的独立危险因素,食物变应原以鱼、虾、蟹、牛奶常见。

2.感染

腺病毒、流感病毒在哮喘患者支气管肺泡灌洗液中常见,肺炎衣原体感染与哮喘相关。

3.职业致敏物

目前报道已发现 300 多种职业致敏物,动植物蛋白、无机化合物、有机化合物为主要致敏物。国外易患哮喘的职业为印刷工人、面包师、锯木工,我国以喷漆工、塑料化工为主要发病工种。

4.空气污染

室内外烟雾、废气、交通相关污染物如 PM 2.5 等均可诱发哮喘发作,导致肺功能下降,增加人类对变应原过敏的风险。

三、发病机制

支气管哮喘的病理特征是气道慢性炎症,虽然哮喘的发病机制至今不完全清楚,但免疫-炎症机制、神经机制和气道高反应性是支气管哮喘发病机制的关键环节。

(一)免疫-炎症机制

体液免疫和细胞免疫均参与哮喘的发病。外源性变应原通过吸入或者摄入等途径进入易感者体内,经巨噬细胞、树突状细胞吞噬处理,并递呈抗原激活 T 淋巴细胞,活化的辅助性 T 细胞产生白介素 IL-4、IL-5、IL-13 等细胞因子,进一步激活 B 淋巴细胞,B 细胞合成特异性 IgE 并结合于肥大细胞和嗜碱性粒细胞等细胞表面的 IgE 受体。若变应原再次进入体内,与结合在细胞表面的 IgE 交联,使该细胞合成并释放多种活性介质,如组胺、白三烯、前列腺素导致平滑肌收缩、黏液分泌增加、血管通透性增高、炎症细胞浸润等。炎症细胞在介质的作用下又可分泌多种介质,如嗜酸性粒细胞趋化因子(ECF-A)、中性粒细胞趋化因子(NCF-A),使气道病变加重;同时,气道上皮细胞释放内皮素-1、基质金属蛋白酶(MMP)等促使平滑肌细胞、成纤维细胞增殖,导致气道重塑。

（二）神经机制

神经因素是哮喘发病的重要机制。支气管哮喘发作与迷走神经张力增高、β肾上腺能受体功能降低有关。此外，非肾上腺能非胆碱能神经（NANC）合成释放神经递质失调也可致病，舒张支气管的神经递质一氧化氮（NO）、血管活性肠肽（VIP）减少，收缩气道的神经递质P物质、神经激肽增多，二者失衡可引起支气管平滑肌收缩，哮喘发作。例如精神紧张、愤怒等也可能通过迷走神经反射引发哮喘。

（三）气道高反应性（AHR）

气道高反应性是指气道对正常不引起或仅引起轻度反应的刺激信号出现过度的气道收缩反应，表现为气道对各种刺激因子出现过强或过早的收缩反应，是哮喘的基本特征。气道炎症引起气道上皮损伤及脱落。气道高反应性产生的组织学和化学根源，是以嗜酸性粒细胞和肥大细胞为主的多种炎性细胞浸润。气道高反应性可以通过支气管激发试验确定，虽然气道高反应性是支气管哮喘的病理生理特征，但长期吸烟、接触臭氧、病毒感染、慢性阻塞性肺疾病等也可出现气道高反应性。

四、临床特征

（一）症状

患者接触变应原后突然出现鼻和咽部发痒，打喷嚏，流鼻涕，继而出现胸闷、咳嗽等，胸部有紧迫感，伴有哮鸣音的发作性喘息、呼气性呼吸困难，严重者可出现端坐呼吸，甚至有窒息感。多于夜间或凌晨突然发作，短则持续数分钟，长则持续数小时甚至数天。重症哮喘可表现为严重哮喘发作持续24小时以上不缓解，即哮喘持续状态；发作2小时以内死亡，即哮喘猝死。

（二）体征

哮喘发作时胸部呈过度充气状态，两肺可闻及广泛的哮鸣音，但当哮喘发作严重，支气管极度狭窄，哮鸣音反而减弱甚至消失，称为寂静肺。奇脉、三凹征、胸腹矛盾运动，都是重症哮喘的体征。

（三）并发症

急性发作时可并发自发性气胸、纵隔气肿、肺不张；长期发作可并发COPD、肺源性心脏病、支气管扩张和肺纤维化等。

五、辅助检查

（一）血液检查

血常规检查常见嗜酸性粒细胞增高，继发细菌感染时白细胞总数和中性粒细胞分类升高。血清特异性IgE抗体检测阳性结果有助于哮喘的诊断。

（二）痰液检查

涂片在显微镜下可见较多的嗜酸性粒细胞。有时可见嗜酸性粒细胞退化形成的夏科-雷登结晶体(结晶体)、透明的哮喘珠和黏液栓。

(三)胸部 X 线检查

哮喘发作时可见两肺透亮度增加,呈过度充气状态,继发呼吸道感染时可见肺部炎性浸润阴影。合并气胸、肺不张和纵隔气肿可见相应影像学改变。胸部 CT 可见轻度间质性改变、支气管壁增厚、气道内黏液栓。

(四)动脉血气分析

严重发作时可有缺氧、PaO_2 下降,由于过度通气可使 $PaCO_2$ 下降,表现为呼吸性碱中毒。病情进一步发展可有缺氧及二氧化碳潴留,PaO_2 明显下降,$PaCO_2$ 上升,表现为呼吸性酸中毒,可同时合并代谢性酸中毒,严重者多出现Ⅰ型或Ⅱ型呼吸衰竭。

(五)呼吸功能检查

呼吸功能检查包括通气功能检查、支气管舒张试验、支气管激发试验、呼吸峰流速监测。但严重哮喘患者临床通常仅仅检测呼吸峰流速(PEF)。

六、诊断思路

(一)重症哮喘的诊断

中华医学会呼吸病学分会哮喘学组制订了我国的《支气管哮喘防治指南》以规范哮喘防治。重症哮喘的诊断必须符合支气管哮喘的诊断标准和急性发作期病情严重程度分级中的重度或者危重程度。

1.支气管哮喘诊断标准

(1)反复发作的喘息、气急、胸闷或咳嗽,多与接触变应原、冷空气、理化刺激,上呼吸道感染及运动有关。

(2)发作时双肺可闻及散在或弥散性、以呼气相为主的哮鸣音,呼气相延长。

(3)上述症状可经治疗缓解或自行缓解。

(4)除外其他原因引起的喘息、气急、胸闷、咳嗽。

(5)临床表现不典型者,应至少具备下列试验中的一项:①支气管激发试验或运动试验阳性。②支气管舒张试验阳性。③呼气流量峰值(PEF)昼夜变异率≥20%。

符合(1)～(4)或者(4)、(5)者可以诊断为哮喘。

2.哮喘急性发作时病情严重程度的分级

哮喘急性发作时病情严重程度的分级,见表2-1。

表 2-1　哮喘急性发作时病情严重程度的分级

临床特点	轻度	中度	重度	危重
气短	步行、上楼时	稍事活动	休息时	
体位	可平卧	喜坐位	端坐呼吸	
讲话方式	连续成句	常有中断	单字	不能讲话

续表

临床特点	轻度	中度	重度	危重
精神状态	可焦虑/尚安静	时有焦虑或烦躁	常有焦虑、烦躁	嗜睡、意识模糊
出汗	无	有	大汗淋漓	
呼吸频率	轻度增加	常>30 次/分		
辅助呼吸肌活动及三凹征	常无	可有	常有	胸腹矛盾运动
哮鸣音	散在,呼吸末期	响亮、弥漫	响亮、弥漫	减弱、乃至无
脉率(次/分)	<100 次/分	100~120 次/分	>120 次/分	>120 次/分或脉率变慢或不规则
奇脉(收缩压下降)	无(10mmHg)	可有		
(10~25mmHg)	常有			
(>25mmHg)	无			
使用 β_2-受体激动剂后 PEF 预计值或个人最佳值%	>80%	60%~80%	<60%或<100L/min 或作用时间<2 小时	
PaO_2(吸空气)	正常	60~80mmHg	<60mmHg	
$PaCO_2$	<45mmHg	≤45mmHg	>45mmHg	
O_2(吸空气)	>95%	91%~95%	≤90%	
pH	降低	降低		

(二)鉴别诊断

重症支气管哮喘患者病情发作来势凶险,部分患者病史很短或者问诊困难,临床易与左心衰竭引起的喘息样呼吸困难,气道异物等所致呼吸困难混淆,需谨慎鉴别。

1.左心衰竭引起的喘息样呼吸困难

中老年人多见,常有高血压、冠心病、风心病等基础疾病,常见发作诱因为感染、劳累、过量或过快输液而非吸入变应原。临床表现为混合性呼吸困难,咳嗽,咳粉红色泡沫痰,端坐呼吸。听诊两肺可闻及广泛的湿啰音和哮鸣音,左心界扩大,可闻及奔马律,风心病患者心脏瓣膜有器质性杂音。X线可见肺淤血、心脏增大表现,血脑钠肽(BNP)升高。心脏彩超可发现左室射血分数下降。鉴别困难时可静脉注射氨茶碱和雾化吸入 β_2 肾上腺素受体激动剂或者静脉推注呋塞米 20mg 观察呼吸困难和肺内啰音变化。忌用肾上腺素或者吗啡。

2.上气道阻塞

气管肿瘤、异物、气管支气管黏膜结核、气管支气管软化及复发性多软骨炎引起气道狭窄也可出现喘息和哮鸣音,但多为吸气性呼吸困难,肺功能呈特征性曲线变化,胸部CT及纤维支气管镜检查有助于鉴别。

3.变态反应性肺浸润

热带肺嗜酸性粒细胞增多症、外源性过敏性肺泡炎、变态反应性支气管肺曲菌病（ABPA）、变应性肉芽肿性血管炎（综合征）等均有喘息、肺内闻及哮鸣音表现。但患者常有发热及肺外表现，胸部影像学检查见多发性、此起彼伏游走性淡薄斑片状浸润影。血清免疫学检查异常。肺组织活检有助于鉴别。

七、治疗

（一）氧疗

重症支气管哮喘患者由于肺通气不足、通气血流比值失调、氧耗量增加等原因出现低氧血症，因此应吸氧尽快纠正低氧血症。通常用鼻塞或者鼻导管吸氧，氧流量 $1\sim3L/min$，吸氧浓度不超过 40%。也可以面罩吸氧或者储氧面罩氧疗，维持 SpO_2 在 90% 以上即可。注意氧气加温加湿，避免气道损伤。部分重症患者氧疗效果不佳或者二氧化碳潴留较重者需机械通气治疗。

（二）缓解支气管痉挛

1.气道雾化治疗

雾化吸入支气管扩张剂具有起效快、不良反应少等优点，重症哮喘患者常由于呼吸急促、张口呼吸、大汗淋漓等导致气道水分大量丢失、痰液黏稠、痰痂形成气道阻力增加，因而雾化治疗可以快速缓解气道痉挛。但重症哮喘患者吸气峰流速和深吸气量较低，吸入干粉药物很难进入下呼吸道，故临床不推荐应用干粉吸入器。可以借助储物罐使用定量雾化吸入器（MDI），也可以高压氧气为驱动力雾化吸入短效 β_2-肾上腺素受体激动剂（如沙丁胺醇）和 M-胆碱能受体阻滞剂异丙托溴铵。β_2-受体激动剂主要通过作用于呼吸道的 β_2-受体，激活腺苷酸环化酶，使细胞内的环磷腺苷（cAMP）含量增加，游离 Ca^{2+} 减少，从而松弛支气管平滑肌，是控制哮喘急性发作症状的首选药物。胆碱能受体拮抗剂可以阻断节后迷走神经通路，降低迷走神经兴奋性而起舒张支气管作用，并有减少痰液分泌的作用，与 β_2-受体激动剂联合吸入有协同作用。可用 MDI，每天 3 次，每次 $25\sim75\mu g$ 或用 $100\sim250\mu g/mL$ 的溶液持续雾化吸入，约 10 分钟起效，维持 $4\sim6$ 小时。实践证明，初期持续雾化吸入，住院后按需雾化吸入（每 $6\sim8$ 小时一次）治疗方式安全有效。

2.静脉应用茶碱类药物

茶碱类药物除能抑制磷酸二酯酶、提高平滑肌细胞内的 cAMP 浓度外，还能拮抗腺苷受体；刺激肾上腺分泌肾上腺素，增强呼吸肌的收缩；增强气道纤毛清除功能和抗炎作用。具有舒张支气管平滑肌、强心、利尿、扩张冠状动脉、兴奋呼吸中枢和呼吸肌等作用。茶碱类药物与糖皮质激素合用具有协同作用。重症患者静脉注射氨茶碱首次剂量为 $4\sim6mg/kg$，注射速度不超过 $0.25mg/(kg \cdot min)$，静脉滴注维持量为 $0.6\sim0.8mg/(kg \cdot h)$。每日注射量一般不超过 $1.0g$。有条件者可以监测血茶碱浓度指导治疗，以 $6\sim15mg/L$ 为宜。二羟丙茶碱、多索茶碱虽然疗效只有氨茶碱的 $1/2\sim1/3$，但不良反应只有氨茶碱的 $1/4\sim1/5$，临床应用安全有效。

3.静脉应用糖皮质激素

糖皮质激素是当前控制哮喘发作最有效的药物。其主要作用机制是抑制炎症细胞的迁移和活化;抑制细胞因子的生成;抑制炎症介质的释放;增强平滑肌细胞 β_2-受体的反应性。

重症哮喘发作时应及早应用琥珀酸氢化可的松,注射后 $4\sim6$ 小时起作用,常用量 $100\sim400\text{mg/d}$;或甲泼尼龙,$80\sim160\text{mg/d}$,起效时间更短($2\sim4$ 小时)。地塞米松因在体内半衰期较长、对下丘脑-垂体-肾上腺轴抑制时间较长、不良反应较多,目前临床应用日渐减少。无激素依赖者症状缓解后可于 $3\sim5$ 天内停药;有反复应用激素或激素依赖者症状缓解后逐渐减量,然后改口服和吸入制剂维持。重症哮喘缓解药物一览表。

(三)纠正水、电解质酸碱失衡

重症哮喘患者由于张口呼吸、大汗等致水分丢失,且进食少等都可引起脱水,导致痰液黏稠,加重气道阻力,故鼓励患者多饮水。重症患者常需要静脉补液,心功能正常者可每日补液 $3000\sim4000\text{mL}$,老年人和心功能不全者适当减少输液。哮喘初期过度通气常导致呼吸性碱中毒,后期缺氧、二氧化碳潴留等导致代谢性酸中毒和呼吸性酸中毒,呼吸性酸中毒通过改善通气纠正,$pH<7.2$ 时酌情应用少量碱性药物,如 5% 碳酸氢钠,避免过度补碱。呼吸衰竭患者常出现电解质紊乱,如低钠血症、低钾血症、低氯血症、低镁血症,应及时予以纠正。

(四)抗 IL-5 单克隆抗体治疗重症哮喘

目前已应用于哮喘临床治疗的单克隆抗体包括直接作用于 IL-5 的美泊利单抗、reslizumab 以及作用于 IL-5Rα 的 benralizumab。

美泊利单抗是一种人工合成的 IL-5 单克隆抗体 IgG1。早期的两项临床研究中显示美泊利单抗可以减少痰液及血液中嗜酸性粒细胞数量,但对于过敏原免疫应答没有作用。

此外,在一项成人中度重症哮喘的临床研究中,美泊利单抗对症状控制以及急性加重均没有作用。对于急性加重病史且痰液或血液嗜酸性粒细胞增高的重症哮喘患者,通过美泊利单抗联合吸入糖皮质激素及长效支气管扩张剂进行治疗,研究结果提示联合应用美泊利单抗可以降低哮喘急性加重频率、减少口服糖皮质激素的应用、改善患者症状及肺功能;而针对反复发作并伴有嗜酸性粒细胞增多的重症哮喘的患者的研究表明,美泊利单抗可以减少发作频率,但不能改善肺功能以及生活质量;而另一项针对反复加重哮喘患者的临床研究中,对于吸入高剂量糖皮质激素且嗜酸性粒细胞计数仍然增高的患者,应用美泊利单抗可以降低急性加重频率同时控制哮喘,与安慰剂组相比,美泊利单抗应用 32 周后可改善患者的肺功能;此外,美泊利单抗还可减少严重嗜酸性粒细胞增高型哮喘患者糖皮质激素的应用同时改善生活质量。

Reslizumab 也是一种人工合成的 IL-5 单克隆抗体 IgG4κ。对于已经应用吸入糖皮质激素及长效支气管扩张剂而痰液中嗜酸性粒细胞仍大于 3% 的重症哮喘患者,Reslizumab 可改善肺功能、控制哮喘症状并有降低急性加重频率的趋势。在一项Ⅲ期临床研究中,应用吸入激素仍无法有效控制症状并伴血嗜酸性粒细胞增多的情况下,通过使用 Reslizumab 可显著降低这些患者的急性加重频率、改善肺功能及生活质量。

不同于上述两个单克隆抗体,Benralizumab 是重组 IL-5Rα 单克隆抗体 IgG1,对于使用中等到大剂量吸入糖皮质激素而仍未控制的哮喘患者,通过注射 Benralizumab 可以有效减少急性加重频率、改善肺功能及生活质量。最近一项针对未控制的严重哮喘伴嗜酸性粒细胞增多患者的Ⅲ期临床研究中,Benralizumab 显著降低了每年急性加重频率,同时也显著改善肺功能及哮喘症状评分。

对上述三种 IL-5 单克隆抗体的 10 项临床随机对照研究进行荟萃分析后发现,这些药物可以显著改善急性发作频率、改善症状及肺功能。对嗜酸性粒细胞增多的患者进一步行亚组分析显示,对于伴有嗜酸性粒细胞增多重症哮喘患者,其治疗改善更为显著。

综上,目前抗 IL-5 单克隆抗体治疗可使频繁加重且伴有嗜酸性粒细胞增多炎症反应的重症哮喘患者获益,而这些治疗的远期效果以及治疗的最佳疗程、停药后复发的风险都有待更多研究去观察明确。

(五)机械通气治疗

重症患者给予氧疗、雾化吸入、静点糖皮质激素等治疗哮喘仍无缓解,且病情持续加重而出现意识障碍、呼吸肌疲劳、血气分析示 $PaCO_2 > 45mmHg$ 者可以考虑机械通气治疗。

1.无创正压通气(NPPV)

无创正压通气并发症少且避免气管插管,患者易于接受,早期应用可以改善患者呼吸困难。开始时使用低水平吸气压(IPAP 5～7cmH_2O)和 PEEP(3～5cmH_2O),压力视患者耐受情况及氧合状况逐步增加至 14～16cmH_2O,使呼吸频率<25 次/分,吸气峰压<25cmH_2O。严密监测患者病情变化,如果患者出现呼吸困难进一步加重、昏迷、血流动力学不稳定、$PaCO_2$进一步升高等状况需停止无创通气,行气管插管有创机械通气治疗。

2.有创机械通气

重症哮喘患者插管上机宜早不宜迟。凡既往出现心跳呼吸停止,行气管插管、应用糖皮质激素前提下再发重度哮喘,喘息进行性加重出现意识障碍,血气分析示 $PaCO_2 > 45mmHg$ 经NPPV 治疗进一步升高者,均可以考虑有创机械通气治疗。人工气道建立首选经口气管插管,原因是经口气管插管操作简便、气管插管口径大,便于痰液引流和降低气道阻力、插管上机时间较短。通气模式早期多选择控制通气,病情好转后改为辅助通气。鉴于哮喘患者呼吸力学特点为动态性肺部过度充气(PHI),存在内源性呼气末正压(PEEPi),所以机械通气必须降低气道高压和减轻肺过度充气,临床多采用"允许性高碳酸血症"通气策略。初始通气参数:容量通气模式,每分通气量<10L/mm,潮气量 6～8mL/kg,呼吸频率10～14 次/分,吸气末平台压<30～35cmH_2O,气道峰压<40cmH_2O。对于严重气流受限的重症哮喘患者 PEEP 可能导致功能残气量增加、胸膜腔内压升高而回心血量减少,所以初始治疗不加 PEEP,适量应用镇静剂和肌松剂如咪达唑仑、异丙酚等,以减少人机对抗和增加患者舒适度。当患者呼吸困难明显好转、动态肺过度充气明显减轻、$PaCO_2$ 恢复正常,即可考虑撤机。

八、最新进展

(一)哮喘流行病学和发病相关的危险因素

支气管哮喘发病率及病死率依然呈上升趋势,目前全球约有 3 亿人患有支气管哮喘。美国哮喘的发病率从 2001 年的 7.3% 上升到 2010 年的 8.4%。遗传因素在哮喘的发病中占有重要地位,至 2006 年发现的哮喘相关基因已达 120 余个,涉及多条生物学通路。50% 的哮喘患者有特应质,白人哮喘 25%～60% 归因于特应质。气道高反应是哮喘的病理生理学特征,其发生可能与深呼吸时气道平滑肌纤维缩短速度过快有关。肥胖和代谢综合征可能是哮喘发病的重要危险因素，研究发现，高甘油三酯或低水平高密度脂蛋白与哮喘相关，可能作为预测哮喘发作的重要生物标志物。随着大气污染日渐严重，PM2.5 与哮喘的关系为人们所重视，PM2.5 明显促进气道炎症，加重哮喘患者气道高反应性，降低哮喘患者肺功能，24 小时暴露于 PM2.5 $10\mu g/m^3$ 就可以使呼气峰流速降低。此外，社会经济状况、家庭人口数量、环境多样性都与哮喘有关，工作压力增大、变应原种类增多都将增加哮喘发生的概率。

（二）哮喘发病机制研究

除 Th_2 型细胞因子如 IL-4、IL-5、IL-13 外，新型细胞因子如 IL-9、IL-17、IL-25、IL-33 以及胸腺基质淋巴细胞生成素（TSLP）等在哮喘气道炎症发生发展中起到关键调控作用。树突状细胞、Th_{17} 细胞成为新型气道炎症细胞。DNA 甲基化等表明遗传因素可能是哮喘气道炎症调控的新靶点。气道重塑是气流受限、肺功能受损的病理基础，新近发现气道炎症和重塑可能是平行发展的而不是炎症-气道重塑序贯发生。细胞外基质如胶原、弹性纤维、纤维连接蛋白等蛋白修复和移除失衡，气道上皮受损后上皮-间质营养单位活化，引起成纤维细胞活化增殖都加重气道重塑。气道上皮细胞在启动气道重塑和纤维增殖的炎症反应中起关键作用。

（三）哮喘治疗

定量吸入气雾剂（MDI）是治疗哮喘的一线药物，含氟氯化碳抛射剂的气雾剂已经淘汰，四氟乙烷、氟丙烷等新型抛射剂上市。而且，雾粒宜径 $1.3\sim1.4\mu m$ 的超细雾粒 MDI 吸入到肺内的沉积量可由 10% 提高到 30% 以上，可以减少吸入激素的剂量、减少吸入激素引起的全身不良反应。新型长效 β_2-肾上腺素受体激动剂除沙美特罗和福莫特罗外，超细二丙酸倍氯米松（BDP）/福莫特罗具有良好临床疗效和耐受性，使用较低剂量即可达到 2.5 倍相同剂量的 CFC-MDI 的疗效。新型吸入激素环索奈德、吸入激素二丙酸倍氯米松与长效 β_2-肾上腺素受体激动剂福莫特罗组成的小颗粒复方气雾剂由于肺部沉积率高、进入小气道的药物多，可以有效抑制哮喘患者小气道炎症，减少小气道阻塞和肺内气体陷闭，临床疗效更为理想。

支气管热成形术通过对支气管壁的加热使增生肥厚的平滑肌细胞发生凝固坏死，达到削减气道平滑肌层、部分逆转气道结构重塑的目的，可以用于难治性哮喘治疗。高频胸壁振荡技术（HFCWO）是一种胸部物理治疗，可以促进患者排除气道分泌物。文献报道高频胸壁振荡技术配合无创机械通气技术成功救治 1 例 18 岁误吸有机化学溶剂诱发的重症支气管哮喘患者。

第四节 急性肺栓塞

一、概述

肺栓塞（PE）是以各种栓子阻塞肺动脉系统为其发病原因的一组疾病或临床综合征的总称，包括肺血栓栓塞症（PTE）、脂肪栓塞、羊水栓塞、空气栓塞、肿瘤栓塞、细菌栓塞等。

PTE 为来自静脉系统或右心的血栓阻塞肺动脉或其分支所致的疾病，以肺循环障碍和呼吸功能障碍为其主要特征。PTE 是最常见的 PE 类型,通常所称的 PE 即指 PTE。PE 所致病情的严重程度取决于以上机制的综合和相互作用。栓子的大小和数量、多个栓子的递次栓塞间隔时间、是否同时存在其他心肺疾病、个体反应的差异及血栓溶解的快慢对发病过程有重要影响。肺动脉发生栓塞后,若其支配区的肺组织因血流受阻或中断而发生坏死,称为肺梗死(PI)。

引起 PTE 的血栓主要来源于深静脉血栓形成(DVT)。PTE 常为 DVT 的并发症。PTE 与 DVT 共属于静脉血栓栓塞症(VTE),为 VTE 的两种类别。

急性 PE 是指深静脉血栓等栓子突然脱落进入肺循环,造成肺动脉较广泛阻塞,可引起肺动脉高压,至一定程度导致右心失代偿,右心扩大,出现急性肺源性心脏病。临床上常表现为呼吸困难、胸痛、咯血,严重者可以导致猝死。

PTE 和 DVT 近数十年已经超过感染性疾病和肿瘤,成为全球性的重要医疗保健问题,其发病率较高,病死率也高。西方国家 DVT 和 PTE 的年发病率分别约为 1.0‰和 0.5‰。在美国,VTE 的年新发病例数约为 20 万,其中 1/3 为 PE,成为美国的第 3 位死亡原因,未经治疗的 PTE 的病死率为 25%～30%。由于 PTE 发病和临床表现的隐匿性和复杂性,对 PTE 的漏诊率和误诊率普遍较高。近年来随着 PE 指南及各种专家共识发表和普及,PE 不再是少见病,普遍受到临床医生尤其是骨外科、神经内科等科室医务人员的重视。随着国人出行增多,临床也出现了所谓的经济舱综合征和旅行者血栓形成等新型 PE 名称。

二、病因

任何可以导致静脉血液淤滞、静脉系统血管内皮损伤和血液高凝状态的因素都可以导致 DVT,而 DVT 是急性 PE 的主要原因。DVT 危险因素包括原发性和继发性两类。

原发性危险因素由遗传变异引起,可导致参与抗凝、凝血、纤溶的抗凝蛋白缺乏和凝血因子活性异常增强,包括抗凝血酶缺乏、先天性异常纤维蛋白原血症、血栓调节因子异常、高同型半胱氨酸血症、抗心磷脂抗体综合征、纤溶酶原激活物抑制因子过量、Ⅻ 因子缺乏、Ⅴ 因子 Leiden 突变、纤溶酶原缺乏、纤溶酶原不良血症、蛋白 S 缺乏、蛋白 C 缺乏等,常以反复静脉血栓形成和 PE 为主要临床表现。

继发性危险因素是指后天获得的易发生 DVT 和 PTE 的多种病理和病理生理改变。包括血小板异常、克罗恩病、脊髓损伤、充血性心力衰竭、外科手术后、急性心肌梗死、恶性肿瘤、肿瘤静脉内化疗、肥胖、脑卒中、因各种原因的制动、长期卧床、肾病综合征、长途航空或乘车旅行、中心静脉插管、口服避孕药、慢性静脉功能不全、真性红细胞增多症、吸烟、高龄、巨球蛋白血症、妊娠、产褥期、植入人工假体、静脉注射毒品等。

三、发病机制

各种栓塞物如静脉血栓等通过血液循环进入肺循环,阻塞肺动脉主干或其分支,产生机械梗阻,并通过神经体液因素产生一系列继发病理生理学变化。

(一)血流动力学异常

栓子阻塞肺动脉及其分支达一定程度后,通过机械阻塞作用,加之神经体液因素和低氧所引起的肺动脉收缩,导致肺循环阻力增加、肺动脉高压;右心室后负荷增高,右心室壁张力增高,至一定程度引起急性肺源性心脏病、右心室扩大,可出现右心功能不全,回心血量减少,静脉系统淤血;右心扩大致室间隔左移,使左心室功能受损,导致心排出量下降。

外周 DVT 后脱落,随静脉血流移行至肺动脉内,形成肺动脉内血栓栓塞,体循环低血压或休克;主动脉内低血压和右心房压升高,使冠状动脉灌注压下降,心肌血流减少,特别是右心室内膜下心肌处于低灌注状态,加之 PTE 时心肌耗氧增加,可致心肌缺血,诱发心绞痛。

若急性 PTE 后肺动脉内血栓未完全溶解或反复发生 PTE,则可能形成慢性血栓栓塞性肺动脉高压,继而出现慢性肺源性心脏病、右心代偿性肥厚和右心衰竭。

(二)呼吸功能异常

栓塞部位的肺血流减少,肺泡无效腔量增大;肺内血流重新分布,通气/血流比例失调;右心房压升高,可引起功能性闭合的卵圆孔开放,产生心内右向左分流;神经体液因素可引起支气管痉挛;栓塞部位肺泡表面活性物质分泌减少;毛细血管通透性增高,间质和肺泡内液体增多或出血;肺泡萎陷,呼吸面积减小;肺顺应性下降,肺体积缩小,并可出现肺不张;如累及胸膜,则可出现胸腔积液。以上因素导致呼吸功能不全,出现低氧血症、代偿性过度通气(低碳酸血症)或相对性低肺泡通气。

(三)肺梗死

当肺动脉阻塞时,被阻塞远端肺动脉压力降低,富含氧的肺静脉血可逆行滋养肺组织,同时由于肺组织接受肺动脉、支气管动脉和肺泡内气体弥散等多重氧供,故 PTE 时较少出现肺梗死。如存在基础心肺疾病或病情严重,影响到肺组织的多重氧供,则可能导致肺梗死。

四、临床特征

急性 PE 临床表现多种多样,临床表现主要取决于栓子的大小、数量、栓塞的部位及患者是否存在心、肺等器官的基础疾病。较小栓子可能无任何临床症状,较大栓子可引起呼吸困难、发绀、昏厥、猝死等。有时昏厥可能是急性 PE 的唯一或首发症状,不同病例常有不同的症状组合,但均缺乏特异性。各病例所表现症状的严重程度亦有很大差别,可以从无症状到血流动力学不稳定,甚或发生猝死。PE 三联征(胸痛、呼吸困难、咯血)临床发生率仅 20%~30%,过分强调这些症状容易引起漏诊和误诊。

(一)症状

1.呼吸困难

呼吸困难是最常见的症状,尤以活动后明显,80%~90% 的患者可以有不同程度的胸闷、气短。

2.胸痛

胸痛包括胸膜炎性胸痛,占 40%~70% 或心绞痛样疼痛,占 4%~12%。部分患者可以没有胸痛表现。

3.咯血

常为小量咯血,大咯血少见。

4.昏厥

昏厥可为 PTE 的唯一或首发症状,11%~20% 的患者可有昏厥。

5.其他

烦躁不安、惊恐甚至濒死感(55%);咳嗽(20%~37%);心悸(10%~18%)。

(二)体征

呼吸急促,呼吸频率>20 次/分,是最常见的体征;心动过速,血压变化,严重时可出现血压下降甚至休克;发绀;发热,多为低热,少数患者可有中度以上的发热;颈静脉充盈或搏动;肺部可闻及哮鸣音(5%)和(或)细湿啰音(18%~51%),偶可闻及血管杂音;出现胸腔积液时可有相应体征;肺动脉瓣区第二音亢进或分裂,$P_2>A_2$,三尖瓣区可闻及收缩期杂音。

(三)深静脉血栓的症状与体征

当注意 PTE 的相关症状和体征,并考虑 PTE 诊断时,要注意是否存在 DVT,特别是下肢 DVT。下肢 DVT 主要表现为患肢肿胀、周径增粗、疼痛或压痛、浅静脉扩张、皮肤色素沉着、行走后患肢易疲劳或肿胀加重,约半数或以上的下肢深静脉血栓患者无自觉临床症状和明显体征,应测量双侧下肢的周径来评价其差别。大、小腿周径的测量点分别为髌骨上缘以上 15cm 处,髌骨下缘以下 10cm 处,双侧相差>1cm 即考虑有临床意义。

五、辅助检查

(一)动脉血气分析

动脉血气分析是诊断急性 PE 的初筛指标,常表现为低氧血症、低碳酸血症、肺泡-动脉血氧分压差 $[P(A-a)O_2]$ 增大。部分患者的结果可以正常,部分患者由于过度通气可以出现呼吸性碱中毒。

(二)心电图

大多数病例表现有非特异性的心电图异常,较为多见的表现包括 $V_1 \sim V_4$ 的 T 波改变和 ST 段异常;部分病例可出现 $SIQ_{III}T_{III}$ 征,即 I 导 S 波加深,III 导出现 Q 波及 T 波倒置;其他心电图改变包括完全或不完全右束支传导阻滞;肺型 P 波;电轴右偏,顺钟向转位等。心电图改变多在发病后即刻开始出现,以后随病程的发展演变而呈动态变化。观察到心电图的动态改变较之静态异常对于提示 PTE 具有更大意义。

(三)胸部 X 线检查

急性 PE 患者胸部 X 线检查多有异常表现,但缺乏特异性。可表现为:区域性肺血管纹理变细、稀疏或消失,肺野透亮度增加;肺野局部浸润性阴影;尖端指向肺门的楔形阴影;肺不张或膨胀不全;右下肺动脉干增宽或伴截断征;肺动脉段膨隆以及右心室扩大征;患侧横膈抬高;少、中量胸腔积液征等。仅凭 X 线胸片不能确诊或排除 PTE,但在提供疑似 PTE 线索和除外其他疾病方面,X 线胸片具有重要作用。

(四)超声心动图

超声心动图在提示诊断和除外其他心血管疾患方面有重要价值。对于严重的 PTE 病例,超声心动图检查可以发现右室壁局部运动幅度降低;右心室和(或)右心房扩大;室间隔左移和运动异常;近端肺动脉扩张;三尖瓣反流速度增快;下腔静脉扩张,吸气时不萎陷。这些征象说明肺动脉高压、右室高负荷和肺源性心脏病,提示或高度怀疑 PTE,但尚不能作为 PTE 的确定诊断标准。超声心动图为划分次大面积 PTE 的依据。检查时应同时注意右心室壁的厚度,如果增厚,提示慢性肺源性心脏病,对于明确该病例存在慢性栓塞过程有重要意义。若在右房或右室发现血栓,同时患者临床表现符合 PTE,可以做出诊断。超声检查偶可因发现肺动脉近端的血栓而确定诊断。

(五)血浆 D-二聚体

D-二聚体是交联纤维蛋白在纤溶系统作用下产生的可溶性降解产物,为一个特异性的纤溶过程标记物。在血栓栓塞时,因血栓纤维蛋白溶解致其血中浓度升高。D-二聚体对急性 PTE 诊断的敏感性达 92%～100%,但其特异性较低,仅为 40%～43%。手术、肿瘤、炎症、感染、组织坏死等情况均可使 D-二聚体升高。在临床应用中 D-二聚体对急性 PTE 有较大的排除诊断价值,若其含量低于 $500\mu g/L$,可基本除外急性 PTE。酶联免疫吸附法(ELISA)是较为可靠的检测方法,建议采用。

(六)核素肺通气/灌注扫描

肺通气/灌注扫描检查是 PTE 重要的诊断方法。典型征象是:呈肺段分布的肺灌注缺损,并与通气显像不匹配。但是由于许多疾病可以同时影响患者的肺通气和血流状况,致使通气/灌注扫描在结果判定上较为复杂,需密切结合临床进行判读。一般可将扫描结果分为 3 类。

1.高度可能

其征象为至少一个或更多叶、段的局部灌注缺损,而该部位通气良好或 X 线胸片无异常。

2.正常或接近正常

3.非诊断性异常

其征象介于高度可能与正常之间。

(七)CT 肺动脉造影(CTPA)

CTPA 能够发现段以上肺动脉内的栓子,是 PTE 的确诊手段之一。PTE 的直接征象为:肺动脉内的低密度充盈缺损,部分或完全包围在不透光的血流之间(轨道征)或者呈完全充盈缺损,远端血管不显影(敏感性为 53%～89%,特异性为 78%～100%)。间接征象包括:肺野楔形密度增高影,条带状的高密度区或盘状肺不张,中心肺动脉扩张及远端血管分支减少或消失等。CT 扫描可以同时显示肺及肺外的其他胸部疾患,对亚段 PTE 的诊断价值有限。电子束 CT 扫描速度更快,可在很大程度上避免因心跳和呼吸的影响而产生的伪影。

(八)核磁共振成像(MRI)

MRI 对段以上肺动脉内栓子诊断的敏感性和特异性均较高,避免了注射碘造影剂的缺点,与肺血管造影相比,患者更易于接受。适用于碘造影剂过敏的患者。MRI 具有潜在的识别新旧血栓的能力,有可能为将来确定溶栓方案提供依据。

(九)肺动脉造影

为诊断 PTE 的经典与参比方法。直接征象有:肺动脉内造影剂充盈缺损,伴或不伴轨道征的血流阻断;间接征象有:肺动脉造影剂流动缓慢,局部低灌注,静脉回流延迟等。肺动脉造影是一种有创性检查技术,有发生致命性或严重并发症的可能性,故应严格掌握其适应证,CTPA广泛应用以来肺动脉造影已经很少。

(十)下肢深静脉检查

由于PTE和DVT关系密切,且下肢静脉超声操作简便易行,因此下肢静脉超声在急性PE诊断中的价值应引起临床医师重视,对怀疑PE的患者应检测有无下肢DVT。除常规下肢静脉多普勒超声检查外,对可疑患者推荐行加压静脉多普勒超声成像诊断下肢DVT,静脉不能被压陷或静脉腔内无多普勒超声信号是DVT特征性超声征象。

六、诊断思路

PTE的临床表现多样,具有胸痛、咯血、呼吸困难三联征者仅约20%左右。早期准确诊断PTE的关键是对有疑似表现、特别是高危人群中出现疑似表现者及时安排相应检查。诊断程序一般包括疑诊、确诊、求因3个步骤,同时注意与相关疾病鉴别诊断。

(一)诊断

存在危险因素的患者出现不明原因的呼吸困难、胸痛、晕厥、休克或伴有单侧或双侧不对称性下肢肿胀、疼痛等,应进行血D-二聚体、血气分析、心电图、胸部X线检查、超声心动图以及下肢深静脉血管超声检查。疑诊病例可安排CT肺动脉造影(CTPA)、核素肺通气-血流灌注扫描、磁共振扫描或磁共振肺动脉造影(MRPA)进一步检查以明确PTE的诊断(确诊)。经典的肺动脉造影临床应用日渐减少,需注意严格掌握适应证。对某一病例只要疑诊PTE,无论其是否有DVT症状,均应进行体检,并行静脉超声、放射性核素或X线静脉造影、CT静脉造影(CTV)、MRI静脉造影(MRV)、肢体阻抗容积图(1PG)等检查,以帮助明确是否存在DVT及栓子的来源。

(二)临床分型

1.大面积PTE

临床上以休克和低血压为主要表现,即体循环动脉收缩压<90mmHg或较基础值下降幅度≥40mmHg,持续15分钟以上。须除外新发生的心律失常、低血容量或感染中毒症所致的血压下降。

2.非大面积PTE

不符合以上大面积PTE的标准,即未出现休克和低血压的PTE。非大面积PTE中一部分病例临床出现右心功能不全或超声心动图表现有右心室运动功能减弱(右心室前壁运动幅度<5mm),归为次大面积PTE亚型。

(三)鉴别诊断

1.冠状动脉粥样硬化性心脏病(冠心病)

一部分PTE患者因血流动力学变化,可出现冠状动脉供血不足、心肌缺氧,表现为胸闷、心绞痛样胸痛,心电图有心肌缺血样改变,易误诊为冠心病所致心绞痛或心肌梗死。冠心病有其自身发病特点,冠脉造影可见冠状动脉粥样硬化、管腔阻塞证据,心肌梗死时心电图和心肌酶水平有相应的特征性动态变化。而急性 PE 患者心电图典型改变为 $SIQ_{III}T_{III}$ 征,很少出现动态演变。

2.主动脉夹层

PTE 可表现胸痛,部分患者可出现休克,需与主动脉夹层相鉴别。后者多有高血压,疼痛较剧烈。胸片常显示纵隔增宽,心血管超声和胸部 CT 造影检查可见主动脉夹层征象。

3.其他原因所致的胸腔积液

PTE 患者可出现胸膜炎样胸痛,合并胸腔积液,需与结核、肺炎、肿瘤、心力衰竭等其他原因所致的胸腔积液相鉴别。其他疾病有其各自临床特点,胸水检查常有助于做出鉴别。

4.其他原因所致的晕厥

PTE 有晕厥时,需与迷走反射性、脑血管性晕厥及心律失常等其他原因所致的晕厥相鉴别。

5.其他原因所致的休克

PTE 所致的休克,需与心源性、低血容量性、过敏性休克、血容量重新分布性休克等相鉴别。

此外尚需与肺血管炎、原发性肺动脉肿瘤、先天性肺动脉发育异常等少见疾病鉴别。

七、治疗

早期诊断,早期治疗;根据危险度分层决定不同治疗策略和治疗手段,急性 PE 危险度分层;基于危险度分层的急性肺血栓栓塞(APTE)治疗策略,处理深静脉血栓和防治慢性血栓栓塞性肺动脉高压。

(一)一般治疗

对高度疑诊或确诊 PTE 的患者,应该严密监测患者神志、呼吸、心率、血压、血氧饱和度、静脉压、心电图及血气的变化;绝对卧床,保持大便通畅,避免用力;可适当使用镇静、止痛、镇咳等相应的对症治疗。低氧血症可采用经鼻导管或面罩吸氧纠正。对于出现右心功能不全,但血压正常者,可使用多巴酚丁胺和多巴胺;若出现血压下降,可增大剂量或使用其他血管加压药物,如去甲肾上腺素等。对于液体负荷疗法须持审慎态度,一般所给负荷量限于 500～1000mL 之内。出现呼吸衰竭者可以行无创或者有创机械通气治疗。

(二)溶栓治疗

适应证为大面积 PTE 病例;对于次大面积 PTE,若无禁忌证可考虑溶栓,但存在争议。溶栓治疗时间窗一般定为 14 天以内。

溶栓治疗主要是通过溶栓药物促进纤溶酶原转化为纤溶酶,以降解血栓中的纤维蛋白原,从而溶解肺动脉内血栓,使肺动脉再通。其主要并发症为出血,最严重的是颅内出血,发生率 $1\%～2\%$,近半数死亡。用药前应充分评估出血的危险性,必要时应配血,做好输血准备。溶栓前应留置外周静脉套管针,以方便溶栓中取血监测,避免反复穿刺血管。

溶栓治疗的绝对禁忌证有活动性内出血、近期自发性颅内出血。相对禁忌证有:10 天内的胃肠道出血;2 周内的大手术、分娩、器官活检或不能以压迫止血部位的血管穿刺;15 天内的严重创伤;1 个月内的神经外科或眼科手术;2 个月内的缺血性脑卒中;难于控制的重度高血压(收缩压>180mmHg,舒张压>110mmHg);近期曾行心肺复苏;血小板计数<100×10^9/L;妊娠;细菌性心内膜炎;严重肝、肾功能不全;糖尿病出血性视网膜病变等。对于致命性大面积 PTE,上述绝对禁忌证应被视为相对禁忌证。

常用的溶栓药物有尿激酶(UK)、链激酶(SK)和重组组织型纤溶酶原激活剂(rt-PA)。溶栓方案与剂量:①2 小时溶栓方案:尿激酶:按 20000IU/kg 剂量,持续静滴 2 小时。②链激酶:负荷量 250000IU,静注 30 分钟,随后以 100000IU/h 持续静滴 24 小时。链激酶具有抗原性,故用药前需肌内注射苯海拉明或地塞米松,以防止过敏反应。链激酶 6 个月内不宜再次使用。③rt-PA:50～100mg 持续静脉滴注 2 小时。

溶栓治疗结束后,应每 2～4 小时测定一次凝血酶原时间(PT)或活化部分凝血活酶时间(APTT),当其水平降至正常值的 2 倍时,即应开始规范的肝素抗凝治疗。

(三)抗凝治疗

临床疑诊 PTE 时,即可使用肝素或低分子肝素进行有效的抗凝治疗。抗凝的禁忌证:活动性出血、凝血功能障碍、未予控制的严重高血压等。对于确诊的 PTE 病例,大部分禁忌证属相对禁忌证。

1.普通肝素

予 3000～5000IU 或按 80IU/kg 静注,继之以 18IU/(kg·h)持续静滴。在开始治疗后的最初 24 小时内每 4～6 小时测 APTT 一次,根据 APTT 调整剂量,尽快使 APTT 达到并维持于正常值的 1.5～2.5 倍。达稳定治疗水平后,改每天测定 APTT 一次。肝素亦可用皮下注射方式给药。一般先予静注负荷量 3000～5000IU,然后按 250IU/kg 剂量每 12 小时皮下注射一次。调节注射剂量,使注射后 6～8 小时的 APTT 达到治疗水平。

因肝素可能会引起肝素诱导的血小板减少症(HIT),在使用肝素的第 3～5 天必须复查血小板计数。若较长时间使用肝素,尚应在第 7～10 天和 14 天复查。若出现血小板迅速或持续降低达 30%以上或血小板计数<100×10^{12}/L 应停用肝素。

2.低分子肝素

根据体重给药,建议每次 100IU/kg,皮下注射每日 1～2 次。使用该药的优点是无需监测 APTT,但对肾功能不全的患者需谨慎使用低分子量肝素,并应根据抗 Ⅹa 因子活性来调整剂量。对于有严重肾功能不全的患者在初始抗凝时,使用普通肝素是更好的选择(肌酐清除率<30mL/min),因为普通肝素不经肾脏代谢。对于有严重出血倾向的患者,也应使用普通肝素进行初始抗凝,因为其抗凝作用可被很快逆转。此外对过度肥胖患者或孕妇应监测血浆抗 Ⅹa 因子活性,并据以调整剂量。而对于其他 APTE 患者,都可使用皮下注射低分子量肝素进行抗凝。低分子量肝素的分子量较小,HIT 发生率较普通肝素低,可在疗程大于 7 天时每隔 2～3 天检查血小板计数。

3.华法林

在肝素开始应用后的第 1～3 天加用口服抗凝剂华法林,初始剂量为 3.0～5.0mg。由于华法林需要数天才能发挥全部作用,因此与肝素重叠应用至少需 4~5 天,当连续两天测定的国际标准化比率(INR)达到 2.5(2.0~3.0)时或 PT 延长至正常值的 1.5~2.5 倍时,方可停止使用肝素,单独口服华法林治疗,华法林的剂量应根据 INR 或 PT 调节。

抗凝治疗的持续时间因人而异。一般口服华法林的疗程至少为 3~6 个月。部分病例的危险因素短期可以消除,例如服雌激素或临时制动,疗程可能为 3 个月即可;对于栓子来源不明的首发病例,需至少给予 6 个月的抗凝;对复发性 VTE、并发肺心病或危险因素长期存在者,抗凝治疗的时间应更为延长,达 12 个月或以上,甚至终生抗凝。

妊娠的前 3 个月和最后 6 周禁用华法林,可用肝素或低分子肝素治疗。产后和哺乳期妇女可以服用华法林,育龄妇女服用华法林者需注意避孕。

华法林的主要并发症是出血。华法林所致出血可以用维生素 K 拮抗。华法林有可能引起血管性紫癜,导致皮肤坏死,多发生于治疗的前几周。

4.新型抗凝药物

选择性 Xa 因子抑制剂磺达肝癸钠起效快,不经肝脏代谢,不与非特异蛋白结合,生物利用度高达 100%,而且因药物半衰期为 15~20 小时,药代动力学稳定,可根据体重固定剂量每天皮下注射 1 次,无需监测凝血指标,但对肾功能不全患者应减量或慎用。使用剂量为 5mg(体重<50kg);7.5mg(体重50~100kg);10mg(体重>100kg)。此外,直接凝血酶抑制剂阿加曲班、直接 Xa 因子抑制剂利伐沙班等均可应用。

(四)肺动脉血栓摘除术

本手术风险大,死亡率高,需要较高的技术条件,仅适用于经积极的内科治疗无效的紧急情况,如致命性肺动脉主干或主要分支堵塞的大面积 PTE 或有溶栓禁忌证者。

(五)肺动脉导管碎解和抽吸血栓

用导管碎解和抽吸肺动脉内巨大血栓,同时还可进行局部小剂量溶栓。适应证为肺动脉主干或主要分支的大面积 PTE,并存在以下情况者:溶栓和抗凝治疗禁忌;经溶栓或积极的内科治疗无效;缺乏手术条件。

(六)腔静脉滤器放置

为防止下肢深静脉大块血栓再次脱落阻塞肺动脉,可考虑放置下腔静脉滤器。对于上肢 DVT 病例,还可应用上腔静脉滤器。置入滤器后如无禁忌证,应长期口服华法林抗凝,定期复查有无滤器上血栓形成。

八、最新进展

(一)D-二聚体相关研究

D-二聚体作为肺栓塞诊断的血清学指标在临床应用十分广泛,可以作为机体高凝状态、血栓形成、继发纤溶的重要标志物。它主要通过凝血酶、FXⅢa、纤溶酶 3 个酶促反应而产生。临床常用检测方法有全血 D-二聚体检测、乳胶凝集实验、酶联免疫吸附法等。从目前研究看,纤溶过程不是 PE 的特异性病理生理过程,其诊断价值不是特异性的;由于检测方法不同,各医疗机构的检测结果有所不同。

血浆 D-二聚体水平与静脉血栓栓塞症栓子位置和负荷相关,栓子越靠近近心端,血浆栓子负荷越高,血浆 D-二聚体水平越高;其水平与 PE 死亡率相关,血浆 D-二聚体>3000ng/mL 是肺栓塞死亡率的独立预测因子。此外,其水平与 PE 复发相关,持续异常血浆 D-二聚体水平也是静脉血栓栓塞症的独立预测因子,其危险比达 4.1。

(二)几个重要临床研究

LIFENOX 研究选取 8307 例内科急症入院患者,随机分入低分子肝素＋弹力袜组和单独应用弹力袜组,结果发现,药物预防可以有效减少静脉血栓栓塞症发生。EINSTErN-PE 研究选取 38 国 263 个研究中心的 4832 名患者,分别接受利伐沙班治疗或者接受标准治疗(依诺肝素＋华法林),研究证实利伐沙班的疗效与标准治疗疗效相当,颅内出血和腹膜后出血发生率明显降低。PEITHO 研究讨论了溶栓治疗对于次大面积 PE 的价值,在标准溶栓治疗基础上加用溶栓治疗可以显著减低 1 周内死亡或者血流动力学恶化的风险,但也显著增加了严重出血的风险,PE 患者是否溶栓治疗需要综合考虑实施个体化治疗。

第五节　急性呼吸窘迫综合征

急性呼吸窘迫综合征(ARDS)多发生于原心肺功能正常的患者,由于肺外或肺内的严重疾病引起肺毛细血管炎症性损伤、通透性增加,继发急性高通透性水肿和进行性缺氧性呼吸衰竭。ARDS 是创伤、休克、感染等严重疾病过程中继发的急性进行性呼吸困难、顽固性低氧血症为特征的急性呼吸衰竭。

一、定义

急性呼吸窘迫综合征是由多种病,如严重的创伤、烧伤、休克、感染、大手术抢救过程中继发的以急性进行性呼吸窘迫和低氧血症为特点的弥散性肺浸润,肺血管阻力增高,肺顺应性降低,肺泡萎陷,分流量增多,氧转运障碍,氧疗无效的 PaO_2 严重降低的急性进行性呼吸衰竭。

二、病因和发病机制

ARDS 的病因复杂,有 100 多种疾病可以并发 ARDS。引起急性肺损伤/急性呼吸窘迫综合征的临床原因或者称为急性肺损伤/急性呼吸窘迫综合征的危险因素者,可分为两类,一类造成的损伤仅限于肺部,通常是对肺泡膜的直接作用;另一类为全身性的,肺毛细血管内皮-肺泡膜的损伤只是全身毛细血管损伤的一部分,这类损伤通常是间接的,即损伤的形成通过介质的介导。

(一)直接肺损伤的常见原因

①内容物的吸入:胃液、淡水、海水(淹溺)等。②重度肺部感染。③肺挫伤、内脏创伤、烧伤、脂肪栓塞等。④吸入有毒气体:NO_2、NH_3、Cl_2、高浓度氧等。

(二)间接肺损伤的常见原因

①全身炎症反应综合征(SIRS)。②重度胸部损伤。③心肺复苏时大量输液。④体外循环。⑤急重症胰腺炎。⑥弥散性血管内凝血(DIC)。⑦药物过量,如噻嗪类、巴比妥类、水杨酸盐等。

ARDS的主要病理改变是肺广泛性充血水肿和肺泡内透明膜形成。病理过程可分为三个阶段:渗出期、增生期和纤维化期。病变早期以广泛的肺间质和肺泡内的炎症渗出为特征,所以通常又称之为水肿期。肺毛细血管包括内皮上有大量炎症细胞的趋化、浸润,微血管呈广泛的淤血扩张状态,毛细血管内尚可见到微血栓的形成;由于内皮损伤,其通透性明显增加,表现肺间质及肺泡内的水肿渗出;肺泡多呈部分萎陷,可以观察到肺泡表面Ⅰ型上皮细胞的坏死,在这些部位还常可见到由血浆蛋白所形成的透明膜覆盖其上。急性肺损伤的水肿期,整个肺脏的大体外表呈广泛的出血、水肿,失去正常的柔软质感,而重量一般都有明显增加,切面有液体渗出,故有"湿肺"之称。急性炎症水肿如不很快消散吸收,将进入以纤维增生为特征的修复期。除了毛细血管部位继续有内皮肿胀、微血栓堵塞等损伤表现以外,肺泡壁和肺间质中则在早期炎症水肿的病变基础上逐渐出现成纤维细胞的浸润、纤维增生和胶原蛋白沉积等修复性表现,同时,在肺泡表面上出现Ⅱ型肺泡上皮细胞的增生。急性肺损伤如果修复不善,病变可以向严重的纤维化发展,在肺毛细血管病变的同时突出地表现为肺组织的硬化。急性肺损伤的整个病理过程始终存在着两个基本的病理变化,其一是由于肺泡萎陷所造成的肺内分流,其二是由于肺顺应性下降所造成的呼吸功消耗剧增,尽管在不同的病变阶段中形成这两个基本病理变化的具体原因有不同。这两个基本病理变化正是急性肺损伤时严重缺氧和呼吸窘迫两项突出临床表现的病理生理基础。急性肺损伤呼吸治疗的主要目的即从消除肺泡萎陷状态入手来减少肺内分流和呼吸功耗。

由于肺毛细血管内皮细胞和肺泡上皮细胞的受损,引起肺间质和肺泡水肿;肺表面活性物质减少,导致小气道陷闭、肺泡萎陷不张,肺顺应性降低,功能残气量减少;通气/血流比例失调、肺内动-静脉样分流增加。上述因素综合作用引起弥散障碍和肺内分流,造成严重的低氧血症和呼吸窘迫。

总之,呼吸窘迫产生的主要机制是:①低氧血症刺激颈动脉窦和主动脉体化学感受器可反射刺激呼吸中枢,产生过度通气。②肺水肿刺激肺毛细血管旁感受器(J感受器),引起反射性呼吸增快。在ARDS的早期,常由于过度通气而出现呼吸性碱中毒,但在终末期可发生通气不足,使缺氧更为严重,伴二氧化碳潴留,形成混合性酸中毒。

三、临床表现

(一)症状

(1)起病急剧而隐袭,多在原发病1~3天内发生,常被原发病症状所掩盖,极易误诊。发病早期易与肺部感染或右心衰竭相混淆。

(2)呼吸频数(>28次/分钟)、窘迫、吸气时锁骨上窝及胸骨上窝下陷。但年老体弱或女性患者、呼吸频率超过20次/分钟,应引起重视。

（3）咳血痰或血水样痰。

（4）缺氧症状：随着病情的发展，唇和指（趾）甲发绀越来越明显。缺氧症状并不因吸氧治疗而改善。

（5）发热：多见于脓毒血症及脂肪栓塞引起的 ARDS。

（二）体征

呼吸急促而困难、发绀。发病早期肺部多无啰音。起病前如存在呼吸道疾病时可听到捻发音和偶有喘鸣音，随着病情的发展，湿啰音逐渐增多。

（三）实验室检查

1.X 线胸片表现

早期胸部 X 线检查可无异常或呈轻度间质改变，表现为边缘模糊的肺纹理增多，继之出现斑片状，以至融合成大片状的浸润阴影，大片阴影中可见支气管充气征。其演变过程符合肺水肿的特点，快速多变。后期可出现肺间质纤维化的改变。但 X 线胸片与病情严重性的相关性较差。

（1）早期：在发病 12～24 小时内，两肺纹理增重、模糊，有的病例有小片状阴影。但很少有 Kerley B 线出现。有的病例无异常 X 线表现。此期病理改变为间质性肺水肿。

（2）中期：在发病后 1～3 天。肺内出现斑片状和大片融合阴影。多数为两侧分布，少数发生在一侧。外带病变常比内带严重，有时内、中、外带均有较多的病变。

（3）晚期：在发病 2～3 天以后，两肺广泛分布片状阴影，当肺脏完全实变时，两肺野普遍变白，心影轮廓消失，仅肋膈角处有少量含气阴影，这种改变称为"白肺"，是诊断本病的重要征象。此期内常合并有革兰阴性杆菌及真菌感染，可出现空洞、团状块阴影及肺叶或肺段实变阴影，有时合并肺脓肿。

（4）恢复期：在发病 7 天之后，X 线阴影逐渐消失。少数患者可出现肺纤维化。

急性呼吸窘迫综合征的 X 线诊断必须与病史、临床表现及血气分析相结合。

2.CT 表现

由于 CT 的空间及密度的分辨率均高于 X 线平片，在对肺组织损伤及残留灶诊断方面明显优于 X 线平片。但是 ARDS 的患者病情危重，多不能离开监护室而无法进行 CT 扫描，故目前还不能作为 ARDS 患者的常规检查手段。

本病早期 CT 检查为肺血管影增粗或有小斑片影。在中、晚期患者，两肺存在多发性斑片状影像，以外周部多见，包括叶间胸膜附近。也有的病例在肺的中、内带病变相对较多。合并感染时可有胸腔积液、大片实变或空洞等征象，在恢复期可显示出继发性的肺间质纤维化。

3.动脉血气分析

（1）PaO_2：多呈下降趋势，一般 $<6.67kPa(50mmHg)$，即使 $FiO_2>0.5$，PaO_2 仍低于 $6.67kPa(50mmHg)$ 时可作为判断 ARDS 的一项重要依据。

（2）PaO_2/FiO_2 值：当测知 FiO_2 后便可得出 PaO_2/FiO_2，正常比值 $53.3～66.6kPa(400～500mmHg)$，如 $PaO_2/FiO_2<40kPa(300mmHg)$ 时，有助于 ARDS 的早期诊断。

（3）$P(A-a)O_2$（或 $A-aDO_2$）：当 $FiO_2=0.21$（吸入空气）时，由正常 $1.3～2.7kPa(10～$

20mmHg)可升至 6.7kPa(50mmHg)以上;当 $FiO_2＝1$(吸纯氧)时,由正常 3.3～10kPa(25～75mmHg)可超过 13.3kPa(100mmHg)。

(4)$PaCO_2$:ARDS 的发病早期因过度通气,$PaCO_2$ 常低于 4kPa(30mmHg)或更低。晚期因组织严重缺氧,使代谢性酸中毒加重,$PaCO_2$ 升高,表明病情加重,预后不良。

4.床旁肺功能监测

ARDS 时肺顺应性降低,无效腔通气量比例(V_D/V_T)增加,但无呼吸流速受限。顺应性的改变对严重性评价和疗效判断有一定意义。

5.血流动力学监测

通常仅用于左心衰竭鉴别有困难时。测定肺毛细血管楔压(PCWP),这是反映左房压较可靠的指标。PCWP 一般<1.18kPa($12cmH_2O$),若>1.57kPa($16cmH_2O$),则支持左心衰竭的诊断。

四、诊断及鉴别诊断

(一)诊断

ARDS 欧美联席会议(ARDS)提出急性肺损伤(ALI)和急性呼吸窘迫综合征(ARDS)的诊断标准,反映了目前观点即 ARDS 的本质是急性肺损伤进一步发展、加剧的结果,该诊断标准已被许多国家采用,具体内容如下。

急性肺损伤(ALI)的诊断标准:①急性起病。②$PaO_2/FiO_2 \leqslant 39.9$kPa(300mmHg)。③后前位胸部 X 线片示浸润影。④肺动脉楔压(PAWP)$\leqslant 2.4$kPa(18mmHg)或临床无左心衰高压的证据。具备以上 4 项者可诊断为 ALI。

急性呼吸窘迫综合征(ARDS)的诊断标准:①急性起病。②$PaO_2/FiO_2 \leqslant 26.6$kPa(200mmHg),不论 PEEP 值高低。③后前位胸部 X 线片示双肺浸润影。④肺动脉楔压(PAWP)$\leqslant 2.4$kPa(18mmHg)或临床无左心衰高压的证据。具备以上 4 项者可诊断为 ARDS。

中华医学会提出的关于急性肺损伤/急性呼吸窘迫综合征的诊断标准(草案):①有发病的高危因素。②急性起病,呼吸频数和(或)呼吸窘迫。③低氧血症:ALI 时动脉血氧分压(PaO_2)/吸入氧浓度(FiO_2)$\leqslant 40$kPa(300mmHg);ARDS 时 $PaO_2/FiO_2 \leqslant 26.6$kPa(200mmHg)。④胸部 X 线检查两肺浸润阴影。⑤肺毛细血管楔压(PCWP)$\leqslant 2.4$kPa(18mmHg)或临床上能除外心源性肺水肿。凡符合以上 5 项可诊断为 ALI 或 ARDS。

由上可见,ALI 和 ARDS 的诊断既有联系又有区别,其主要差别是 PaO_2/FiO_2 有差异。这不仅体现了从 ALI 到 ARDS 是一个从轻到重的连续病理过程,ARDS 的 PaO_2/FiO_2 确定在 26.6kPa(200mmHg),体现了 ARDS 不过是一种严重的 ALI,而且避免了因标准过松而将非 ARDS 误诊为 ARDS,这对于规范 ALI 和 ARDS 的诊断起了重要作用。诊断标准规定 ALI 时 $PaO_2/FiO_2 \leqslant 40$kPa(300mmHg),ARDS 时 $PaO_2/FiO_2 \leqslant 26.6$kPa(200mmHg)是否完全符合临床情况,特别是否能正确反映 ALI/ARDS 的严重程度及预后,尚有待于临床大样本的验证。

(二)鉴别诊断

上述 ARDS 的诊断标准并非特异性的,在感染、休克等危重情况下出现的进行性呼吸困难、难治性的严重缺氧和两侧性的肺部啰音是 ARDS 的基本临床表现。建立诊断时必须排除心源性肺水肿、非心源性肺水肿、急性肺栓塞、张力性自发性气胸、急性心肌梗死、特发性肺间质纤维化等疾病。

1.心源性肺水肿

见于各种原因引起的急性左心功能不全,如瓣膜性、高血压性、冠状动脉硬化性心脏病和心肌病等。其病理基础是由于左心力衰竭,导致肺循环流体静压升高,液体漏出毛细血管,故水肿液蛋白含量不高,不易形成透明膜。ARDS 则因肺泡毛细血管膜损伤,通透性增加,水肿液蛋白含量较高。由于两者的病理基础不同,过去诊断 ARDS 时多考虑排除心功能异常为前提,其实 ARDS 本身亦可伴发心血管疾患。因此心源性肺水肿经强心、利尿和扩血管药物治疗后,如加大吸氧浓度仍不能纠正低氧血症时,应考虑并发 ARDS 的可能。鉴别有困难时,可通过测定肺毛细血管楔压做出判断。心源性肺水肿的肺楔压必须在 2.66kPa(20mmHg)以上,而且随着肺水肿的控制肺楔压也有相应的下降,而 ARDS 则正相反。心源性肺水肿与 ARDS 的鉴别见表 2-2。

表 2-2　心源性肺水肿与 ARDS 的鉴别

要点	心源性肺水肿	ARDS
病史	多有心脏病史	严重感染、创伤、休克、胰腺炎等
病理基础	左心功能不全所致压力性肺水肿	肺泡毛细血管膜损伤所致通透性肺水肿
发病	急剧,端坐呼吸	较急,能平卧
咳痰	大量粉红色泡沫样痰	早期痰少,合并感染或晚期痰较多
体征	心脏病体征,大量湿啰音	多无心脏病体征,湿啰音较少
X线胸片	心脏扩大,肺上叶血管扩张,蝴蝶形阴影自肺门向周围扩展,支气管充气征少见	心脏及肺门不大,双肺浸润阴影,支气管充气征常见
肺水肿液	蛋白含量低	蛋白含量高
肺动脉楔压	明显升高	多正常
治疗反应	对强心、利尿及血管扩张剂反应好	反应差

2.非心源性肺水肿

有明确的大量输液、抽胸腔积液或气体过多、过快病史,肺水肿的症状、体征及 X 线征象出现较快。X 线表现对临床诊断很重要,特征性表现为肺血管纹理增多变粗,蝴蝶状阴影典型表现多见于心脏病或尿毒症所致的肺水肿,后者密度较深,边缘较清楚,治疗后消失也快;低氧血症一般不重,吸氧后较易纠正。

3.急性肺栓塞

各种原因导致的急性肺栓塞可骤然发病、呼吸急促(>20 次/分钟)、烦躁不安、咯血,因伴发心力衰竭、左向右分流和周围循环不良而引起发绀。血气分析 PaO_2 和 $PaCO_2$ 均低,与

ARDS 颇为相似。但急性肺栓塞多有深静脉血栓、肿瘤、羊水栓塞等病史,多有较剧烈的胸痛、发热。体检可有心动过速、肺动脉第二心音亢进伴分裂、肺部湿啰音、胸膜摩擦音或胸腔积液体征等。实验室检查:肌酸磷酸激酶(CPK)、血清天冬氨酸转氨酶(AST)和乳酸脱氢酶(LDH)升高,有助于肺栓塞的诊断。X 线胸片可见典型的楔形或圆形阴影。典型的心电图示:Ⅰ 导联 S 波加深,R 波变小,ST 段呈现 J 点降低,T 波多直立。Ⅲ 导联 Q 波变大、T 波倒置。选择性肺动脉造影和胸片并结合肺核素扫描,呈现被阻塞的肺动脉供血区放射性分布减少或缺损,有助本病的确诊。

4.张力性自发性气胸

张力性自发性气胸因起病急、呼吸困难、严重气促、烦躁不安、发绀、出汗、有休克的表现,应与 ARDS 鉴别。典型的气胸体征:患侧胸廓饱满、肋间隙膨隆、气管及心尖搏动向健侧移位、呼吸运动减弱或消失。X 线胸部检查显示:萎陷的肺脏缩向肺门,大量气胸时肺呈球块阴影。张力性气胸时纵隔可向对侧移位。

5.急性心肌梗死

急性心肌梗死存在以急性左心衰竭为主的临床表现,如突发性胸闷、呼吸困难、窒息感、胸骨后压榨性疼痛持续 1 小时以上、心源性哮喘发作甚至端坐呼吸、出冷汗、头晕、晕厥。实验室检查:①CPK 于梗死后 4～8 小时升高,24 小时达高峰,72 小时恢复正常。CPK 升高还可见于心肌炎、肺梗死、糖尿病等。②AST 于发病后 6 小时升高,1～2 天达高峰,7 天恢复正常。心肌炎、肺梗死、肝炎等也可升高。③LDH 于发病后 1～2 天升高,3～6 天达高峰,8～14 天恢复正常。肺梗死、心肌炎、肝炎等也可升高。心电图:急性心肌梗死早期心肌除极与复极各波,即QRS、ST 段抬高,T 波高尖。24～48 小时达高峰,并出现宽而深的 Q 波(或 R 波减低),同时伴 ST 段呈单相曲线抬高(ST 段弓背抬高)。

6.急性间质性肺炎(ACP)

急性或亚急性 ACP 易与 ARDS 相混淆,应做鉴别诊断。肺部检查可闻及爆裂性细湿啰音是本病的一个特征。实验室检查:由于急性间质性肺炎与免疫功能有关,免疫指标如 IgG、IgM 等多有异常。X 线胸片可见肺部以网状结节影为主。肺功能检查可见限制性通气障碍和弥散功能降低。病理上以广泛的间质性肺炎和肺间质纤维化为特点。局限性开胸肺活检确诊率较高。以上有助于与 ARDS 相鉴别。

五、治疗

ARDS 的治疗包括支持治疗,包括氧疗、补液量、营养、镇静和镇痛、机械通气、血糖控制、输血的限制、白蛋白的使用、激素的使用、抗生素的使用等。其要点如下。

(一)氧疗

经面罩或鼻导管吸氧浓度低于 70%,一般考虑高浓度吸氧需要建立人工气道。早期高浓度吸氧保证氧饱和度的快速上升,纠正缺氧,一旦稳定后要逐步降低吸氧浓度,维持氧分压60mmHg 以上即可。尽量保持吸氧浓度 50% 以下。

(二)补液

在保证血压稳定情况下,补液负平衡有利病情恢复。适当补充白蛋白并用呋塞米可改善肺水肿。有条件维持中心静脉压小于 $4cmH_2O$。

（三）营养

ARDS 患者代谢较快,耗氧量增加,提供适当营养可以改善上述状况。尽量使用半卧位胃肠道营养,减少静脉营养不良反应。营养过剩无益,适当补充低容量可减少并发症产生,并减少 CO_2 产生。

（四）血糖

建议血糖控制在 $7.7\sim10mmol/L$。危重病患者高血糖预后较差,太低的血糖控制阈值容易导致低血糖。

（五）镇静和镇痛

适当镇痛和镇静可以减少机械通气人机对抗,减少氧耗,对患者总体是有益的;但过度使用有很多并发症,包括呼吸道分泌物引流受影响,容易出现院内感染等。常用镇静和镇痛药物有咪达唑仑、丙泊酚、芬太尼。

（六）激素的使用

目前对于 ARDS 使用激素没有明确的定论。一般认为在 ARDS 发生两周内使用激素(甲泼尼龙,1mg/kg),若炎症渗出控制不佳可将泌尼龙加至 2mg/kg,不宜用大剂量激素。流感导致的肺损伤早期不建议使用激素,晚期纤维化时亦不主张使用。

（七）静脉血栓

长期卧床,机械通气,激素使用,凝血纤溶紊乱可导致深静脉血栓的形成。ARDS 的预防性抗凝治疗还未得到公认,但需要提高警惕,可应用低分子量肝素皮下注射预防。

（八）胃肠道溃疡

缺氧、应激、激素的使用增加了胃肠道溃疡的发生。建议预防性使用胃黏膜保护剂和抗酸,制酸药物。

（九）抗生素使用

遵照危重病学会、ATS/IDSA 等的指南用药,基本原则是参考药敏、当地流行病学,先广谱再根据病情换窄谱抗生素降阶梯治疗。呼吸机相关肺炎常见致病菌是革兰阴性细菌为主,包括铜绿假单胞菌、鲍曼不动杆菌、肺炎克雷白杆菌、大肠埃希菌等。

（十）ARDS 的机械通气治疗

诊断 ARDS 后除部分轻症患者早期采用无创通气治疗密切观察外,重症患者建议直接气管插管机械通气,采用控制模式,适当镇静和镇痛治疗。通气选择保护性肺通气模式即小潮气量(6mL/kg)及以下通气模式。通气初始可由 8mL/kg 开始,逐步降至 6mL/kg。通气频率由于潮气量减少,可升高至 35 次/分。PEEP 自 $5cmH_2O$ 开始逐步攀升,调节 PEEP 与吸氧浓度,维持氧分压 $55\sim80mmHg$ 的最低 PEEP 和吸氧浓度,一般氧合指数<200 的患者建议采用高的 PEEP,而氧合指数>200 的患者,不建议高 PEEP。气道平均压力控制在 $30cmH_2O$ 以下水平。ARDS 治疗的一个革命性变化就是 PEEP 的使用。其机制是:ARDS 时存在肺泡水肿、肺泡萎陷。反复地正压通气导致肺泡瞬时开闭形成剪切力和应力变化导致和加重损伤肺泡。目前认为 ARDS 机械通气通过容量伤、生物伤引起呼吸机相关肺损伤,是对 ARDS 患者的第二次打击。为了改善低氧血症,需要给一个呼气末正压。PEEP 大小的选择有多种,可根据氧合进行滴定,用最小的 PEEP 达到 PaO_2 至少 60mmHg。也有人采用压力容积曲线的拐点上方 $1cmH_2O$。PEEP 的设置一般 $5\sim10cmH_2O$,中度患者 $10\sim15cmH_2O$,部分危重患者可达 $15\sim20cmH_2O$,主要根据 ARDS 的危重程度来选择,程度越重一般选用的 PEEP 越高。切记轻度 ARDS 不要用高的 PEEP 进行机械通气。

重度 ARDS 患者氧合改善的策略是采用递进的方法,首先吸氧,滴定 PEEP,设置小潮气量通气和其他保护性肺通气策略,如果氧合指数仍然小于 150,可考虑肺复张手法,如果效果还不理想,可以考虑俯卧位通气,再重者或上述策略氧合改善不明确者,考虑 ECMO。

六、病情判断

ARDS 总死亡率 40%～50%,其预后与患者年龄、诱发因素、危重程度等相关。年龄大、感染诱发的 ARDS、氧合指数低、APACHEⅢ评分高、无效腔(VD/VT)大、补液正平衡、未使用保护性肺通气策略、发病前使用皮质激素等患者的预后相对较差。肺部创伤导致的 ARDS 一般预后较好。大部分存活的 ARDS 患者在 6 个月后心肺功能可逐步恢复正常,但部分患者往往存在认知障碍。患者住院期间氧饱和度或动脉氧分压的改善与长期预后无直接相关,但改善氧合是临床治疗追求的目标之一,前提是不要建立在潜在性更大损伤肺的基础上。整体上 ARDS 的治疗是保护性肺通气加对症和支持治疗。

第六节 重症肺炎

一、概述

重症肺炎是由不同病因、不同病原菌、在不同场合所导致的肺组织(细支气管、肺泡、间质)炎症,发展到一定疾病阶段,恶化加重形成,可引起器官功能障碍甚至危及生命。社区获得性肺炎(CAP)、医院获得性肺炎(HAP)、健康护理(医疗)相关性肺炎(HCAP)和呼吸机相关性肺炎(VAP)均可发展为重症肺炎,其病死率达 30%～50%,亦可导致严重的并发症。

二、病因

重症 CAP(SCAP)国内常见的致病菌为肺炎链球菌、金黄色葡萄球菌、嗜肺军团菌、革兰阴性杆菌、流感嗜血杆菌等。重症 HAP(SHAP)最常见的病原体为肠杆菌属,其他常见病原体包括铜绿假单胞菌、不动杆菌、金黄色葡萄球菌等。

健康护理相关性肺炎(HCAP)、迟发型呼吸机相关性肺炎(VAP):常见病原体为铜绿假单胞菌、不动杆菌、肺炎克雷白杆菌、大肠埃希菌及金黄色葡萄球菌。

随着检测技术的提高及近年来环境的变化,病毒性肺炎发病率呈逐渐增加趋势,其死亡率较高,常见病毒包括腺病毒、呼吸道合胞病毒、流感病毒、副流感病毒等。

三、诊断要点

(一)确诊为肺炎

临床上通常以发热、寒战、胸痛、咳嗽和咳脓痰为其特征;X 线胸片或肺 CT 上至少见一处不透光阴影,并排除肺结核、肺癌、肺血栓栓塞症、非感染性肺部浸润等。

(二)社区获得性肺炎(CAP)

CAP 是指在医院外罹患的感染性肺实质炎症,包括具有明确潜伏期的病原体感染而在入院后平均潜伏期内发病的肺炎,其重症者称为重症社区获得性肺炎(SCAP)。英国胸科协会 BTS 指南提出将 CURB-65 评分 3 分以上者视为重症。2016 年中国成人社区获得性肺炎诊断和治疗指南采用简化诊断标准:主要标准:①需要气管插管行机械通气治疗。②脓毒症休克经积极液体复苏后仍需血管活性药物治疗。次要标准:①呼吸频率≥30 次/分。②PaO_2/FiO_2≤250mmHg。③多肺叶浸润。④意识障碍和(或)定向障碍。⑤血尿素氮≥7.14mmol/L。⑥收缩压<90mmHg 需要积极液体复苏。满足 1 项主要标准或≥3 项次要标准即可诊断为 SCAP。

(三)医院获得性肺炎

医院获得性肺炎指患者入院时不存在,也不处于感染潜伏期内,而于入院 48 小时后在医院发生的肺炎,其重症者称重症医院获得性肺炎(SHAP)。国内《医院获得性肺炎诊断和治疗指南(草案)》指出 SHAP 标准同 SCAP 标准。但晚发性发病(入院>5 天、机械通气>4 天)和存在高危因素者,即使不完全符合重症肺炎诊断标准,亦可视为重症肺炎。

四、病情判断

病情判断包括肺炎本身严重程度评估和脏器功能受损程度评估两大方面,临床中多采用评分系统。

(一)临床评分系统

临床评分系统包括 CURB 评分、PSI 评分、CPIS 评分,评分系统见表 2-3。

表 2-3　常用评分系统

评分系统	预测指标和计算方法	风险评分
CURB-65 评分	共 5 项指标,满足 1 项得 1 分	评估死亡风险
	①意识障碍	0~1 分:低危
	②尿素氮≥7mmol/L	2 分:中危
	③呼吸频率≥30 次/分	3~5 分:高危
	④收缩压<90mmHg 或舒张压≤60mmHg	
	⑤年龄≥65 岁	

续表

评分系统	预测指标和计算方法	风险评分
PSI 评分	年龄(女性－10 分)加所有危险因素得分总和: ①居住在养老院(＋10 分) ②基础疾病:肿瘤(＋30 分),肝病(＋20 分),充血性心衰(＋10 分),脑血管病(＋10 分),肾病(＋10 分) ③体征:意识状态改变(＋20 分),呼吸频率≥30 次/分(＋20 分),收缩压＜90mmHg(＋20 分),体温＜35℃或≥40℃(＋15 分),脉搏≥125 次/分(＋10 分) ④实验室检查:动脉血 pH＜7.35(＋30 分),血尿素氮≥11mmol/L(＋20 分),血钠＜130mmol/L(＋20 分),血糖≥14mmol/L(＋10 分),血细胞比容＜30％(＋10 分),PaO_2＜60mmHg(或 SpO_2＜90％)(＋10 分) ⑤胸部影像:胸腔积液(＋10 分)	评估死亡风险 低危:Ⅰ级(＜50 岁,无基础疾病);Ⅱ级(≤70 分);Ⅲ级(71~90 分); 中危:Ⅳ级(91~130 分); 高危:Ⅴ级(＞130 分); Ⅳ和Ⅴ级需要住院治疗
CPIS 评分系统	共 7 项,最高评分 12 分,其中 X 线胸片和肺部浸润影的进展情况一并评分 ①体温:36~38℃(0 分),38~39℃(1 分),＞39℃或＜36℃(2 分) ②血 WBC(×10^9/L):4~11(0 分),11~17(1 分),＞17 或＜4(2 分) ③分泌物:无痰或少许(0 分),中大量非脓性(1 分),中大量脓性(2 分) ④氧合指数(kPa):＞33(0 分),＜33(2 分) ⑤X 线胸片浸润影:无(0 分),斑片状(1 分),融合片状(2 分) ⑥气管吸取物培养或痰培养:无致病菌生长(0 分),有致病菌生长(1 分),2 次培养到同一种细菌或革兰染色与培养一致(2 分)	分值越高,病情越严重,＜6 分可以停用抗菌药物

英国胸科协会 BTS 指南采用 CURB 评分系统,并指出评分高危的患者需要监护病房治疗且死亡率明显增加。CRB-65 评分中不包含 BUN 项目,余标准同 CURB-65,分值≥2 分视为高危,适用于生化检测受限的医疗机构以及首诊医生在实验室检查结果报告之前,对患者病情做出初步的判断和处理。美国 IDSA/ATS 认为 CURB-65 评分系统适用于 CAP 的门急诊患者评估。

英国胸科协会 BTS 认为 PSI 评分和 CPIS 评分较 CURB 评分细致复杂,包含血气及 X 胸片等实验室和影像学检查,对收入 ICU 治疗的患者评估敏感性较高。美国 IDSA/ATS 认为这两种评分系统更适用于指导急诊留观/病房医生和 ICU 医生对重症患者更为精细的诊治。

(二)脏器评分系统

最为广泛应用的为 MODS(多脏器功能障碍综合征)评分,SOFA(序贯器官衰竭估计)评分,APACHEⅡ(急性生理功能和慢性健康状况评分系统)评分。

MODS 评分(表 2-4)由 6 个脏器系统的评分组成,总分为 0～24 分,单个脏器系统分值为 0～4 分,0 分表示脏器功能基本正常,4 分代表显著的脏器功能失常。主要脏器系统包括:①呼吸系统:氧合指数(PaO_2/FiO_2)。②肾脏系统:血清肌酐浓度。③肝脏系统:血清胆红素浓度。④血液系统:PLT。⑤神经系统:格拉斯哥昏迷评分。⑥心血管系统:压力调整后心率。

表 2-4　MODS 评分系统

器官系统	评分				
	0	1	2	3	4
呼吸(PaO_2/FiO_2,mmHg)	>300	226～300	151～225	76～150	≤75
肾脏(血清肌酐,μmol/L)	≤100	101～200	201～350	351～500	>500
肝脏(血清胆红素,μmol/L)	≤20	21～60	61～120	121～240	>240
心血管(PAR)	≤10	10.1～15.0	15.1～20.0	20.1～30.0	>30.0
血小板计数(10^9/L)	>120	81～120	51～80	21～50	≤20
CJasgow 昏迷评分	15	13～14	10～12	7～9	≤6

注:PaO_2/FiO_2 的计算,无论用或不用呼吸机和用 PEEP 与否;血清肌酐计算,是指无血液透析的状态;PAR＝心率×(中心静脉压/平均动脉压)

SOFA 同 MODS 类似,亦包括 6 个脏器系统,单个脏器分值亦为 0～4 分,所不同的是 SOFA 所采取的变量为持续性,其目的是描述 MODS 的发生、发展,并评价治疗对脏器功能失常或衰竭进程的影响。

APACHE Ⅱ评分简便可靠,临床应用较广,评分系统包含急性生理学评分、年龄评分和慢性健康评分三部分,最高分值为 71 分,分值越高病情越重。

五、治疗

(一)临床监测

1.体征监测

监测重症肺炎的体征是一项简单、易行和有效的方法,患者往往有呼吸频率和心率加快、发绀、肺部病变部位湿啰音等。目前多数指南都把呼吸频率加快(≥30 次/分)作为重症肺炎诊断的主要或次要标准。意识状态也是监测的重点,神志模糊、意识不清或昏迷提示重症肺炎可能性。

2.氧合状态和代谢监测

PaO_2、PaO_2/FiO_2、pH、混合静脉血氧分压(PvO_2)、胃张力测定、血乳酸测定等都可对患者的氧合状态进行评估。单次的动脉血气分析一般仅反映患者瞬间的氧合情况;重症患者或有病情明显变化者应进行系列血气分析或持续动脉血气监测。

3.胸部影像学监测

重症肺炎患者应进行系列 X 线胸片监测,主要目的是及时了解患者的肺部病变是进展还是好转,是否合并有胸腔积液、气胸,是否发展为肺脓肿、急性呼吸窘迫综合征(ARDS)等。检查的频度应根据患者的病情而定,如要了解病变短期内是否增大,一般每 48 小时进行一次检查评价;如患者临床情况突然恶化(呼吸窘迫、严重低氧血症等),在不能除外合并气胸或进展至 ARDS 时,应短期内复查;而当患者病情明显好转及稳定时,一般可 10~14 天后复查。

4.血流动力学监测

重症肺炎患者常伴有脓毒症,可引起血流动力学的改变,故应密切监测患者的血压和尿量。这 2 项指标比较简单、易行,且非常可靠,应作为常规监测的指标。中心静脉压的监测可用于指导临床补液量和补液速度。部分重症肺炎患者可并发中毒性心肌炎或 ARDS,如临床上难以区分时应考虑行漂浮导管检查。

目前临床已广泛采用 PICCO 技术监测血流动力学,PICCO 是英文 pulse indicator continuous cardiac output 或 pulse index continuous cardiac output 的缩写,其基本原理是利用经肺热稀释技术和脉搏波型轮廓分析技术,进行血流动力监测和容量管理,使大多数患者不再需要放置肺动脉导管。该监测仪采用热稀释方法测量单次的心排血量(CO),并通过分析动脉压力波型曲线下面积来获得连续的心排血量(PCCO)。同时可计算胸内血容量(ITBV)和血管外肺水(EVLW),ITBV 已被许多学者证明是一项可重复、敏感且比肺动脉阻塞压(PAOP)、右心室舒张末期压(RVEDV)、中心静脉压(CVP)更能准确反映心脏前负荷的指标。

5.器官功能监测

器官功能监测包括脑功能、心功能、肾功能、胃肠功能、血液系统功能等,进行相应的血液生化和功能检查。一旦发现异常,要积极处理,注意防止多器官功能障碍综合征(MODS)的发生。

6.血液和生物标志物监测

血液和生物标志物监测包括外周血白细胞计数、C-反应蛋白、血培养等。近年还发现某些生物标志物可预测预后。

(1)血糖:近年对 6891 例 CAP 患者(无糖尿病史)入院时血清血糖分析显示,血糖 6~10.99mmol/L 的患者 90 天病死率与正常血糖者对比明显升高(HR 1.56,95%可信限 1.22~2.01;$P<0.001$),如血糖≥14mmol/L,则 HR 上升到 2.37(1.62~3.46;$P<0.001$)。高血糖可预测患者的病死率。

(2)降钙素原:细菌感染可升高,临床上用于与病毒和结核的鉴别诊断。

(3)前肾上腺髓质素(ProADM):与肺炎严重度评分密切相关,如 CAP 患者入院时 ProADM 含量≥0.646nmol/L,与 PSI 和 CURB-65 紧密相关,可作为重症肺炎的判断。

(4)IL-6、IL-10、脂多糖结合蛋白:此组炎症因子与 CURB-65 评分 3、4 相关性很好,如 CURB-65 结合 IL-6 还可提高预测重症肺炎的准确性。但与 CAP 预后关系不密切。

(5)皮质醇:血清皮质醇水平可预测病死率和严重度,与其他临床评分和炎症生物标志物相关性不大。主要限制是采血的时间点,白天皮质醇浓度的变化可能影响结果。

(二)抗生素治疗

抗生素治疗的正确与否对重症肺炎的结局起主要的影响,其影响因素包括应用时间、选择抗生素是否适当、剂量、给药途径、单药或联合用药等。

1.联合或单用

经验性联合应用抗生素治疗重症肺炎的理论依据是联合应用能够覆盖可能的微生物并预

防耐药的发生。对于铜绿假单胞菌肺炎,联用β内酰胺类和氨基糖苷类具有潜在的协同作用,优于单药治疗;然而氨基糖苷类抗生素的抗菌谱窄,毒性大,特别是对于老年患者,其肾损害的发生率比较高。临床应用氨基糖苷类时要注意其为浓度依赖性抗生素,一般要用足够剂量、提高峰药浓度以提高疗效,同时也应避免与毒性相关的谷浓度的升高。在监测药物的峰浓度时,庆大霉素和妥布霉素大于 $7\mu g/mL$ 或阿米卡星大于 $28\mu g/mL$ 的效果较好。氨基糖苷类的另一个不足是对支气管分泌物的渗透性较差,仅能达到血药浓度的40%。此外,肺炎患者的支气管分泌物 pH 较低,在这种环境下许多抗生素活性都降低。因此,有时联合应用氨基糖苷类抗生素并不能增加疗效反而增加了肾毒性。

目前对于重症肺炎,抗生素的单药治疗也已得到临床医师的重视。新的头孢菌素、碳青霉烯类、其他β内酰胺类和氟喹诺酮类抗生素由于抗菌效力强、广谱,并且耐细菌β内酰胺酶,故可用于单药治疗。即使对于重症 HAP,只要不是耐多药的病原体,如铜绿假单胞菌、不动杆菌和耐甲氧西林金黄色葡萄球菌(MRSA)等,仍可考虑抗生素的单药治疗。对重症 VAP 有效的抗生素一般包括亚胺培南、美罗培南、头孢吡肟和哌拉西林/他唑巴坦。对于重症肺炎患者来说,临床上的初始治疗常联用多种抗生素,在获得细菌培养结果后,如果没有高度耐药的病原体就可以考虑转为针对性的单药治疗。

临床上一般认为不适合单药治疗的情况包括:①可能感染革兰阳性、革兰阴性菌和非典型病原体的重症 CAP。②怀疑铜绿假单胞菌或肺炎克雷白杆菌的菌血症。③可能是金黄色葡萄球菌和铜绿假单胞菌感染的 HAP。三代头孢菌素不应用于单药治疗,因其在治疗中易诱导肠杆菌属细菌产生β内酰胺酶而导致耐药发生。

对于重症 VAP 患者,如果为高度耐药病原体所致的感染则联合治疗是必要的。目前有三种联合用药方案。①β内酰胺类联合氨基糖苷类:在抗铜绿假单胞菌上有协同作用,但也应注意前面提到的氨基糖苷类的毒性作用。②两个β内酰胺类联合使用:因这种用法会诱导出对两种药同时耐药的细菌,故虽然有过成功治疗的报道,仍不推荐使用。③β内酰胺类联合氟喹诺酮类:虽然没有抗菌协同作用,但也没有潜在的拮抗作用;氟喹诺酮类对呼吸道分泌物穿透性很好,对其疗效有潜在的正面影响。

对于铜绿假单胞菌所致的重症肺炎,联合治疗往往是必要的。抗假单胞菌的β内酰胺类抗生素包括青霉素类的哌拉西林、阿洛西林、氨苄西林、替卡西林、羧苄西林;三代头孢菌素类的头孢他啶、头孢哌酮;四代头孢菌素类的头孢吡肟;碳青霉烯类的亚胺培南、美罗培南;单酰胺类的氨曲南(可用于青霉素类过敏的患者);β内酰胺类/β内酰胺酶抑制剂复合剂的替卡西林/克拉维酸钾、哌拉西林/他唑巴坦、头孢哌酮/舒巴坦。其他的抗假单胞菌抗生素还有氟喹诺酮类和氨基糖苷类。

2.重症 CAP 的抗生素治疗

重症 CAP 患者的初始治疗应针对肺炎链球菌(包括耐药肺炎链球菌)、流感嗜血杆菌、军团菌和其他非典型病原体,在某些有危险因素的患者还有可能为肠道革兰阴性菌属包括铜绿假单胞菌的感染。

无铜绿假单胞菌感染危险因素的 CAP 患者可使用β内酰胺类联合大环内酯类或氟喹诺酮类(如左氧氟沙星、加替沙星、莫西沙星等)。因目前为止还没有确立单药治疗重症 CAP 的方法,所以很难确定其安全性、有效性(特别是并发脑膜炎的肺炎)或用药剂量。可用于重症CAP并经验性覆盖耐药肺炎链球菌的β内酰胺类抗生素有头孢曲松、头孢噻肟、亚胺培南、美罗培南、头孢吡肟、氨苄西林/舒巴坦或哌拉西林/他唑巴坦。目前高达40%的肺炎链球菌对青霉素或其他抗生素耐药,其机制不是β内酰胺酶介导而是青霉素结合蛋白的改变。虽然不少β内酰胺类和氟喹诺酮类抗生素对这些病原体有效,但对耐药肺炎链球菌肺炎并发脑膜炎的患者应使用万古霉素治疗。

如果患者有假单胞菌感染的危险因素(如支气管扩张、长期使用抗生素、长期使用糖皮质激素)应联合使用抗假单胞菌抗生素并应覆盖非典型病原体,如环丙沙星加抗假单胞菌β内酰胺类或抗假单胞菌β内酰胺类加氨基糖苷类加大环内酯类或氟喹诺酮类。

临床上选取任何治疗方案都应根据当地抗生素耐药的情况、流行病学和细菌培养及实验室结果进行调整。关于抗生素的治疗疗程目前也很少有资料可供参考,应考虑感染的严重程度,菌血症、多器官功能衰竭、持续性全身炎症反应和损伤等。一般来说,根据疾病的严重程度和宿主免疫抑制的状态,肺炎链球菌肺炎疗程为7~10天,军团菌肺炎的疗程需要14~21天。ICU的大多数治疗都是通过静脉途径的,但近期的研究表明只要病情稳定、没有发热,即使在危重患者,3天静脉给药后亦可转为口服治疗,即序贯或转换治疗。转换为口服治疗的药物可选择氟喹诺酮类,因其生物利用度高,口服治疗也可达到同静脉给药一样的血药浓度。

由于嗜肺军团菌在重症CAP的相对重要性,应特别注意其治疗方案。虽然目前有很多体外抗军团菌活性的药物,但在治疗效果上仍缺少前瞻性、随机对照研究的资料。回顾性的资料和长期临床经验支持使用红霉素4g/d治疗住院的军团菌肺炎患者。在多肺叶病变、器官功能衰竭或严重免疫抑制的患者,在治疗的前3~5天应加用利福平。其他大环内酯类(克拉霉素和阿奇霉素)也有效。除上述之外可供选择的药物有氟喹诺酮类(环丙沙星、左氧氟沙星、加替沙星、莫西沙星)或多西环素。氟喹诺酮类在治疗军团菌肺炎的动物模型中特别有效。

病毒引起的CAP近年报道增多,尤其是流感病毒,如高致病性禽流感H5N1、H1N1、H7N9等,表现为重症肺炎的比例高,病死率高。由于病毒本身可致肺炎外,病毒性肺炎的患者还容易继发感染金黄色葡萄球菌和肺炎链球菌肺炎,故2014年10月《新英格兰医学杂志》发表的《社区获得性肺炎》一文中提倡对流感流行季节高度怀疑病毒性肺炎的重症患者,用奥司他韦(达菲)、头孢曲松(或头孢噻肟)、万古霉素(或利奈唑胺)联合治疗。

3.重症HAP的抗生素治疗

HAP应根据患者的情况和最可能的病原体而采取个体化治疗。对于早发的(住院4天内起病者)重症肺炎患者而没有特殊病原体感染危险因素者,应针对"常见病原体"治疗。这些病原体包括肺炎链球菌、流感嗜血杆菌、甲氧西林敏感的金黄色葡萄球菌和非耐药的革兰阴性细菌。抗生素可选择二、三、四代头孢菌素,β内酰胺类/β内酰胺酶抑制剂复合剂,氟喹诺酮类或联用克林霉素和氨曲南。

对于任何时间起病、有特殊病原体感染危险因素的轻中症肺炎患者,有感染"常见病原体"和其他病原体危险者,应评估危险因素来指导治疗:①如果有近期腹部手术或明确的误吸史,应注意厌氧菌,可在主要抗生素基础上加用克林霉素或单用β内酰胺类/β内酰胺酶抑制剂复合剂。②如果患者有昏迷或有头部创伤、肾衰竭或糖尿病史,应注意金黄色葡萄球菌感染,需针对性选择有效的抗生素。③如果患者起病前使用过大剂量的糖皮质激素或近期有抗生素使用史或长期 ICU 住院史,即使患者的 HAP 并不严重,也应经验性治疗耐药病原体。治疗方法是联用两种抗假单胞菌抗生素,如果气管抽吸物革兰染色见阳性球菌还须加用万古霉素(或可使用利奈唑胺或奎奴普丁/达福普汀)。所有的患者,特别是气管插管的 ICU 患者,经验性用药必须持续到痰培养结果出来之后。如果无铜绿假单胞菌或其他耐药革兰阴性细菌感染,则可根据药敏情况使用单一药物治疗。非耐药病原体的重症 HAP 患者可用任何以下单一药物治疗:亚胺培南、美罗培南、哌拉西林/他唑巴坦或头孢吡肟。

ICU 中 HAP 的治疗也应根据当地抗生素敏感情况以及当地经验和对某些抗生素的偏爱而调整。每个 ICU 都有它自己的微生物药敏情况,而且这种情况随时间而变化,因而有必要经常更新经验用药的策略。经验用药中另一个需要考虑的是"抗生素轮换"策略,它是指标准经验治疗过程中有意更改抗生素使细菌暴露于不同的抗生素从而减少抗生素耐药的选择性压力,达到减少耐药病原体感染发生率的目的。"抗生素轮换"策略目前仍在研究之中,还有不少问题未能明确,包括每个用药循环应该持续多久?应用什么药物进行循环?这种方法在内科和外科患者的有效性分别有多高?循环药物是否应该针对革兰阳性细菌同时也针对革兰阴性细菌?

在某些患者中,雾化吸入这种局部治疗可用以弥补全身用药的不足。氨基糖苷类雾化吸入可能有一定的益处,但只用于革兰阴性细菌肺炎全身治疗无效者。多黏菌素雾化吸入也可用于耐药铜绿假单胞菌的感染。

对于初始经验治疗失败的患者,应该考虑其他感染性或非感染性的诊断,包括肺曲霉感染。对持续发热并有持续或进展性肺部浸润的患者可经验性使用两性霉素 B。虽然传统上应使用开放肺活检来确定其最终诊断,但临床上是否活检仍应个体化。临床上还应注意其他的非感染性肺部浸润的可能性。

(三)糖皮质激素

糖皮质激素对重症肺炎的治疗一直存在争论。在随机对照的临床研究中,早期研究显示氢化可的松对入住 ICU 的重症 CAP 可降低病死率。但是,2010 年和 2011 年的两项双盲、随机对照研究使用糖皮质激素治疗 CAP 发现,40mg 甲泼尼龙,应用 7 天,没有发现任何临床的益处;而地塞米松应用 3 天可缩短住院时间 1 天。2011 年报道的两篇糖皮质激素治疗 H1N1 肺炎的对比研究,无论是欧洲还是亚洲患者,使用糖皮质激素没有任何益处,反而增加了病死率。2013 年发表的糖皮质激素治疗重症肺炎的荟萃分析,4 项研究共 264 例患者,应用糖皮质激素可以明显降低住院病死率,同时有学者认为由于资料的不均一性,临床上应用糖皮质激素时应考虑其利弊。因此,糖皮质激素对重症 CAP 的患者的辅助疗效还不明确。

(四)支持治疗

支持治疗主要包括液体补充、血流动力学、通气和营养支持,起到稳定患者状态的作用,而更直接的治疗仍需要针对患者的基础病因。流行病学证据显示营养不良影响肺炎的发病和危重患者的预后。同样,临床资料也支持肠内营养可以预防肺炎的发生,特别是对于创伤的患者。对于严重脓毒症和多器官功能衰竭的分解代谢旺盛的重症肺炎患者,在起病 48 小时后应开始经肠内途径进行营养支持，一般把导管插入到空肠进行喂养以避免误吸；如果使用胃内喂养，最好是维持患者半卧体位以减少误吸的风险。

(五)胸部理疗

拍背、体位引流和振动可以促进黏痰排出的效果尚未被证实。胸部理疗广泛应用的局限在于：①其有效性未被证实，特别是不能减少患者的住院时间。②费用高，需要专人使用。③有时引起 PaO_2 的下降。目前的经验是胸部理疗对于脓痰过多(>30mL/d)或严重呼吸肌疲劳不能有效咳嗽的患者是最为有用的，例如对囊性纤维化、COPD 和支气管扩张的患者。

使用自动化病床的侧翻疗法，有时加以振动叩击，是一种有效地预防外科创伤及内科患者肺炎的方法，但其地位仍不确切。

(六)促进痰液排出

雾化和湿化可降低痰的黏度，因而可改善不能有效咳嗽患者的排痰，然而雾化产生的大多水蒸气都沉积在上呼吸道并引起咳嗽，一般并不影响痰的流体特性。目前很少有数据支持湿化能特异性地促进细菌清除或肺炎吸收的观点。乙酰半胱氨酸能破坏痰液的二硫键，有时也用于肺炎患者的治疗，但由于其刺激性因而在临床应用上受到一定限制。痰中的 DNA 增加了痰液黏度，重组的 DNA 酶能裂解 DNA，已证实在囊性纤维化患者中有助于改善症状和肺功能，但对肺炎患者其价值尚未被证实。支气管舒张药也能促进黏液排出和纤毛运动频率，对 COPD 合并肺炎的患者有效。

第七节　呼吸衰竭

一、概述

急性呼吸衰竭是由于肺实质疾患、气道阻塞、创伤、休克等突发致病因素引起的肺通气和(或)换气功能迅速出现严重障碍，短时间内导致二氧化碳潴留和(或)输送到组织氧缺乏，进而危及患者生命的病理生理状态。

二、病因和发病机制

急性发作的各种影响肺实质，肺血管，呼吸道，呼吸肌及中枢呼吸中枢驱动的危险因素导致呼吸氧合功能和(或)体内 CO_2 排出障碍的一类临床综合征称之为急性呼吸衰竭，疾病发生时间可为即刻到一周。常见的危险因素包括肺部感染、肺动脉栓塞、呼吸道痉挛或阻塞、异物梗阻、呼吸肌麻痹、溺水、热射、中毒，脑外伤致呼吸中枢异常等。这些因素影响了维持呼吸功能的五大要素之一，使得患者通气，换气功能出现异常，表现为缺氧和(或) CO_2 潴留。

三、诊断要点

典型临床表现是呼吸困难。呼吸形式根据中枢或外周病变可表现为潮式呼吸、叹气样呼吸以及三凹征等。重者呼吸微弱或呼吸停止，可伴有口唇发绀，伴或不伴吸气喘鸣。患者缺氧或二氧化碳潴留可出现精神错乱、躁狂、昏迷、抽搐等。慢阻肺急性加重重度二氧化碳潴留者可出现球结膜水肿等。

诊断主要是靠血气分析的结果,在海平面不吸氧条件下如果动脉血氧分压<60mmHg,和(或)动脉血 CO_2 >45mmHg,可以诊断为呼吸衰竭。

实验室检查:根据原发疾病的不同,实验室检查可有多种异常。肺部感染可有血常规的异常,包括白细胞增高或降低;糖尿病酮症酸中毒可有血糖增高,血酮体阳性伴代酸;低钠,低血糖可见于相应的水电解质异常患者等。

判断急性呼衰的病因:包括中枢、气道、肺实质、细胞缺氧等。这些要依据病史,患者的临床表现和实验室检查指标。中枢性呼吸衰竭往往有误用药史,颅脑部创伤史等;气道阻塞有显著三凹征和哮鸣音;肺实质病变影像学有特征性改变;细胞缺氧如氰化物中毒往往是动脉血气分析结果氧分压正常,但 pH 可以有迅速降低,患者出现昏迷、恶心呕吐、呼吸困难等。

四、病情判断

根据临床表现和动脉血气分析可迅速判断患者的呼吸衰竭状态,根据动脉血 pH,氧分压等可以初步区分患者的危重状态。动脉血氧分压越低提示目前急需处理的必要性越大,但并不意味着病变的严重性。在 ARDS 患者氧合功能(动脉血氧分压/吸入气氧浓度)反映了肺内病变的程度,并可分为轻中重三个等级。在这些患者中,不仅是氧合指数与病死率相关,诊断时的危重评分,包括 APACHE Ⅱ、SOFA、MODS 与 LIS,都与预后与相关。重症肺炎的 CURB-65 和 PSI 评分与预后也相关,评分越高病死率也越高。

动脉血 pH 有个危急值,一般 pH 低于 7.25 或高于 7.55 需要紧急处理。低 pH 主要是可能同时伴随高钾,会导致心脏搏动骤停。过高的动脉血 pH 也有危险,组织缺氧加重,容易出现惊厥等。

五、治疗

呼吸衰竭病情复杂,并发症多,治疗上应采取综合措施。

治疗原则:首先应建立一个通畅的气道,给予氧疗,并保证足够的肺泡通气;针对不同病因,积极治疗原发病;及时去除诱因,如呼吸系统感染、痰液引流不畅阻塞气道、心力衰竭及不适当的给氧和使用镇静剂等;维持及改善心、肺、脑及肾功能,预防及治疗并发症,如酸碱失衡、肺性脑病、上消化道出血、心功能不全、心律失常、DIC 及休克等。下面着重讨论治疗上的几个问题。

(一)保持呼吸道通畅

呼吸衰竭患者,特别是慢性阻塞性肺疾病,各种原因导致昏迷等均有不同程度的气道阻塞,这是呼吸衰竭加重的重要因素,应积极清除痰液或胃反流液阻塞,可用多侧孔吸痰管通过鼻腔进入咽喉部吸引分泌物并刺激咳嗽,必要时用纤维支气管镜吸痰。所有患者应使用雾化、黏液溶解剂、解痉剂等辅助治疗。若以上方法都不能改善气道阻塞,应建立人工气道。

1.清除呼吸道分泌物

(1)呼吸道局部湿化和给药:积痰干结者可局部湿化和给药,使痰液稀释,易于引流咳出。

除设法保持室内空气湿润及机体的体液平衡外,可通过雾化吸入或气管内滴注以维持呼吸道湿润,同时局部应用化痰、解痉、消炎等药物,提高清除痰液的效果。

局部湿化、化痰及解痉药物的剂量及用法见表 2-5,可根据病情选用。为保持呼吸道湿润,减少痰液干结,可用蒸馏水或生理盐水;若有大量黏痰或脓痰,可用碳酸氢钠、溴己新、乙酰半胱氨酸等;伴有支气管痉挛时,则不宜使用乙酰半胱氨酸,此时可用 β_2 受体激动剂、肝素或糖皮质激素;酶制剂局部刺激性大,不宜长期吸入,此类药物为蛋白质或高分子物质,对有过敏性疾病或过敏性病史者最好不用。

表 2-5　常用局部湿化、化痰解痉药物剂量及用法

药名	剂量及用法
生理盐水	每次吸入 15 分钟或 3～5mL 滴入
2％～30％氯化钠液	每次吸入 15 分钟或 3～5mL 滴入
4％碳酸氢钠	每次吸入 15 分钟或 3～5mL 滴入
乙酰半胱氨酸	2％～5％溶液,2～5mL 雾化吸入,0.5～2mL 滴入,可加适量 0.5％异丙肾上腺素,以防支气管痉挛
溴己新	4mg,加入生理盐水 10mL 中,吸入或分次滴入,可加适量支气管解痉剂
α 糜蛋白酶	5mg,加入生理盐水 10mL 中,雾化吸入或分次滴入
肝素	5000 U,加入生理盐水 20mL 中,雾化吸入
沙丁胺醇	5mg,加入生理盐水 2～4mL 中,雾化吸入
特布他林	5mg,加入生理盐水 2～4mL 中,雾化吸入
布地奈德	1mg,雾化吸入

(2)祛痰剂:痰液黏稠可服用祛痰药物,促进痰液稀化,易于引流。常用药物有 10％氯化铵 10mL、溴己新 8～16mg、氨溴索 30mg 或菠萝蛋白酶 3 片,口服,每天 3 次,可根据情况选用。不能口服者,可静脉输注氨溴索。

(3)体位引流和导管吸痰:在采用上述措施外,还可配合以下方法,促进痰液排出。

对神志清晰、病情轻的患者,鼓励经常变换体位和用力咳嗽,帮助咳痰;或用导管刺激咽喉或气管引起咳嗽,并吸出部分痰液;或经环甲膜穿刺吸痰。如分泌物较多阻塞气道,可在吸氧下用纤维支气管镜冲洗及吸引气道分泌物。

环甲膜穿刺法:在患者颈前正中线甲状软骨以下,以手指确定三角形环甲膜之位置,在局麻下用 15 号针头,针头斜面向下,刺入气管。通过针嘴插入硬膜外麻醉用的细塑料管,深度以隆突以上为宜,然后拔除针头,固定塑料管。如欲激发咳嗽排痰,可用 1～2mL 生理盐水,快速滴入。如有效,可保留 1～2 周,定期注药及吸痰。此操作目前已少用。

对昏迷或危重患者,应及早行气管插管或气管切开,用导管吸痰。

2.解除支气管痉挛

引起支气管痉挛的因素很多,除疾病本身所致外,吸痰操作不当、气管内给药浓度过高或给药量过大、吸入气雾过冷、吸入干燥高浓度氧气过久或严重缺氧等均可引起或加重支气管痉挛,必须注意防治。

(1)氨茶碱:除有直接舒张支气管平滑肌作用外,还有兴奋延髓呼吸中枢、提高膈肌收缩力、增强支气管纤毛黏液净化功能、降低肺动脉阻力及利尿、强心等作用。对明显支气管痉挛的患者,用氨茶碱 $0.25g(5mg/kg)$,加入 50% 葡萄糖 40mL 中缓慢静脉推注(至少 $10\sim20$ 分钟),然后静脉滴注,有效血浆浓度为 $10\sim20\mu g/mL$,每天用量不超过 $1\sim2g$。病情较轻者,可口服茶碱缓释片。低氧血症及高碳酸血症患者用药后易产生毒性反应。老人,心、肾、肝功能减退,发热,肺部感染以及几乎所有呼吸衰竭患者,体内清除氨茶碱的速率都有不同程度的下降,用药量应偏小。

(2)β_2 受体激动剂:常用有沙丁胺醇(万托林)、特布他林(博利康尼)、班布特罗(帮备)、沙美特罗和福莫特罗等均可选用,可口服或吸入。目前主张吸入疗法,起效快,全身不良反应少。对并发冠心病、心功能不全及糖尿病者慎用,与氨茶碱合并使用时更应注意,剂量宜偏低。

(3)M胆碱能受体拮抗剂:常用有异丙托溴铵和噻托溴铵。异丙托溴铵除可喷雾吸入外,尚可雾化吸入,并可和沙丁胺醇联合使用。噻托溴铵具有选择性强、持续时间长的特点,对病情较稳定的患者也可使用。新近上市的噻托溴铵软雾剂对呼吸功能受损的患者可能更易于吸入,从而提高治疗效果。

(4)糖皮质激素:除可解除支气管痉挛作用外,还有抗炎、抗过敏、减少支气管分泌及减轻脑水肿等作用。对严重支气管痉挛者,可短期大剂量应用,常用甲泼尼龙 $40\sim240mg$,分次静脉推注;或氢化可的松 $100\sim300mg$,静脉滴注。疗程依据患者具体情况而定,在 $2\sim3$ 天停药为宜或在病程好转后,改为口服泼尼松。必须注意在用药中配合使用有效的抗生素,以控制感染,有消化道出血者应慎用。

(二)氧疗

氧疗的目的是提高肺泡氧分压,增加氧的弥散,提高 PaO_2,从而减轻因缺氧所致的重要器官的损害,缓解因缺氧所致的肺动脉收缩,降低右心室负荷。因此,氧疗应争取短时间内使 $PaO_2>60mmHg$ 或 $SaO_2>90\%$。

1.氧疗指征及给氧浓度

给氧浓度可分为低浓度($24\%\sim35\%$)、中浓度($35\%\sim60\%$)及高浓度($60\%\sim100\%$)。应根据呼吸衰竭类型选择不同的氧浓度。Ⅰ型呼吸衰竭以缺氧为主,不伴 CO_2 潴留,可给中或高浓度氧吸入。此类患者呼吸中枢兴奋性主要由血中 CO_2 水平调节,故血氧浓度迅速提高并不会导致呼吸抑制。Ⅱ型呼吸衰竭既有缺氧又有 CO_2 潴留,应低浓度给氧。因为此时呼吸中枢已适应了高碳酸血症,依靠缺氧对颈动脉体的刺激维持通气,血氧浓度迅速提高解除了颈动脉体对呼吸中枢的反射刺激导致呼吸抑制,加重了 CO_2 潴留。开始可用 24% 的浓度,吸入后如 $PaCO_2$ 升高不超过 $5\sim10mmHg$,患者仍可唤醒或有咳嗽,可把氧浓度提高至 28%,如 $PaCO_2$ 上升不超过 $20mmHg$,且病情稳定,则维持此浓度给氧已足够,必要时亦可稍增高氧浓度,但不宜超过 35%。

实际吸氧浓度可通过氧流量计算,在鼻导管或鼻塞吸氧时,可按以下公式计算:

$$实际吸氧浓度\% = 21\% + 4\% \times 氧流量(L/min)$$

式中,21% 为空气中的氧浓度,4% 乃每分钟供纯氧 1L 可增高的氧浓度,即 Andrews 的经验系数。

举例:患者拟用 25% 的氧浓度吸入,则给予氧流量 1L/min[21%＋4%×1(L/min)＝25%(实际吸入氧浓度)]。

目前文献上吸入氧浓度多用吸入氧分数(FiO_2)表示,21%～100% 氧浓度以 0.21～1.0 表示。

2.给氧装置和方法

(1)鼻导管:用 2mm 内径导管经鼻孔插入直达软腭上方。导管前端最好剪 2～3 个侧孔,使氧气气流分散射出,减少气流直接刺激引起局部不适,并可避免分泌物堵塞。

(2)鼻塞:塞入一侧鼻孔前庭吸氧,此法较鼻导管舒服,患者易接受。

(3)双鼻管:将两条短导管插入两侧鼻腔,通过"Y"管与输氧管道相通,此法患者多无不适感,目前在临床广泛应用。

(4)空气稀释面罩(Venturi 面罩):是按 Venturi 的原理设计的,氧射流产生的负压带入一定量的空气,稀释面罩内的氧浓度,故氧浓度可按需要调节。其优点是面罩内的氧浓度较稳定,不受患者潮气量和呼吸类型的影响,不需湿化。

(5)活瓣气囊面罩:是利用控制氧流量来调节吸入氧浓度的一种给氧装置。气囊内的储气量由输入的氧流量来控制,当储气囊的气量少于潮气量,在患者吸气时气囊内的气量被吸尽后,则空气即被吸入气囊,使气囊内氧浓度降低。此法吸氧浓度可达 95% 以上。

(6)其他:如氧气帐、高压氧舱和呼吸器给氧等,根据需要和条件使用。

以上给氧方法可根据给氧浓度来选择。给氧浓度如低于 30%,一般可用鼻塞、鼻导管、双鼻管或可调氧浓度面罩;如给氧浓度高于 30%,可用活瓣气囊面罩或空气稀释面罩。如经以上处理都不能改善氧合,则需要进行无创或有创机械通气。

3.氧疗监护

氧疗过程中,特别是重症呼吸衰竭和应用面罩者,应加强监护:①严密观察患者神志、呼吸及心血管状态。②高浓度(大于 60%)氧疗后,应注意可能发生氧中毒。氧中毒多发生于高浓度给氧后 1～2 天,症状包括胸骨后不适或烧灼样痛,吸气时加重、咳嗽、进行性呼吸困难等。胸部 X 线检查可见双肺小斑片状阴影。肺功能示肺活量减少、肺顺应性降低、无效腔与潮气量比值增加、$A-aDO_2$ 明显增加。为了避免氧中毒,对需长时间吸氧者,氧浓度不宜超过 60%,高浓度吸氧的时间不宜超过 1 天,最好每 4 小时改用鼻塞或鼻导管吸入 40% 浓度的氧 10～20 分钟,防止氧中毒。③Ⅱ型呼吸衰竭患者伴 CO_2 潴留,在氧疗过程中,应注意氧疗可能引起呼吸抑制导致 CO_2 潴留加重,发生 CO_2 麻醉,表现为呼吸变慢、变浅或意识障碍加重。此时应即给予呼吸兴奋剂或机械通气,以改善通气,促进 CO_2 排出。④氧疗过程中随着病情改善,可导致电解质变化,应定期复查血电解质,特别应注意血氯、钾的变化,并做相应的治疗。

4.停止氧疗指征

有以下指征可考虑停止氧疗。①神志清醒或改善并稳定。②发绀基本消失。③呼吸困难缓解,潮气量增大。④心率正常或变慢,血压正常及稳定。⑤$PaO_2 \geqslant 60mmHg$,停止吸氧后不再下降;停氧前应间断吸氧数天,患者一般情况保持稳定后,方可完全停氧。

(三)改善通气

1.呼吸兴奋剂的应用

主要目的在于防止和治疗肺泡低通气,使通气量增加,以纠正缺氧,促进 CO_2 排出。一般适用于中、重度Ⅱ型呼吸衰竭而无气道阻塞者。对氧疗中的患者,为预防氧疗可能导致的呼吸抑制或在撤离机械通气的前后为减少患者对呼吸机的依赖性,也可适当应用。

(1)尼可刹米(可拉明):可先用 0.375～0.75g(1～2 支)静脉推注,然后以 1.875～3.75g(5～10 支),加入 5%葡萄糖液 500mL 中静脉滴注。

(2)二甲弗林(回苏灵):8～16mg 静脉滴注。起效快,维持时间长。

(3)洛贝林(山梗菜碱):每次 3～9mg 静脉推注,每 2～4 小时 1 次;或 9～15mg 静脉滴注。效果不佳时,宜与尼可刹米交替使用。

(4)哌甲酯(利他林):每次 20mg 静脉推注或静脉滴注。作用和缓,毒性小。

(5)氨茶碱:0.5～0.75g,静脉滴注。除有支气管解痉作用外,尚可兴奋呼吸中枢。

(6)多沙普仑(吗乙苯吡酮):用量可按 1～2mg/(kg·h),静脉滴注。超过 3mg(kg·h),可有发热感、出汗、恶心、呕吐、血压升高、心率快、震颤等不良反应。一般给药 12～24 小时后,可酌情改为间歇给药,也可夜间给药。慢性呼吸衰竭者可口服。本药能直接刺激颈动脉体的化学感受器,反射性兴奋呼吸中枢,呼吸兴奋作用较强,安全范围较大,治疗量与中毒量之比为70∶1,是一种有效而安全的呼吸兴奋剂。但半衰期短,不适于长期使用。适用于呼吸中枢功能低下所致的低通气状态。呼吸肌疲劳的慢性阻塞性肺气肿者,最好避免使用;神经-肌肉系统病变引起的呼吸衰竭者应忌用。

对重症并需持续给药的呼吸衰竭患者,可用呼吸三联针:洛贝林 12mg、二甲弗林 16mg 及哌甲酯 20mg,混合于 5%葡萄糖液 250mL 中静脉滴注,滴速一般保持在 10～20 滴/分,根据病情适当调整。

应用呼吸兴奋剂注意事项:呼吸兴奋剂的应用要求患者具备 2 个条件,即气道基本通畅与呼吸肌功能基本正常。为此在应用中必须注意:①对有广泛支气管痉挛如严重哮喘和大量痰液潴留者,先解痉、祛痰、消除气道阻塞,否则 CO_2 不能顺利排出,反而增加呼吸功,使机体耗氧增加。②对神经-肌肉系统病变引起呼吸肌活动障碍者,不宜使用呼吸兴奋剂,因用药后不能发挥更大的通气效应。③脑缺氧或脑水肿导致频繁抽搐者慎用,否则会加重病情。④经治疗后病情好转,如神志转清、呼吸功能改善及循环状况良好时,不可突然停药,宜逐渐减量或延长给药间歇而至停药。⑤神志模糊或嗜睡患者,用药后神志转清时,宜抓紧时机,鼓励咳嗽排痰,加深自主呼吸,改善通气。⑥在治疗过程中,应进行血气监测,观察 $PaCO_2$ 下降速度,随时调整滴速,应注意 $PaCO_2$ 下降不宜过快,否则会引起呼吸性碱中毒或代谢性碱中毒(后者见于慢性阻塞性肺气肿,因碱储备代偿性增加所致),可引起脑血管收缩,血流减少,使脑缺氧加重,导致脑水肿。⑦呼吸兴奋剂作用短暂,且会增加耗氧,如应用 12 小时后病情无改善,则应停用,及早做气管插管或气管切开,进行机械通气;对已应用机械通气的患者,因有效的肺通气已建立,则不必使用呼吸兴奋剂。

2.气管内插管及气管切开

人工气道的建立,可保证气道通气,且便于吸痰、吸氧、滴药及进行机械通气。其指征是:

①处于嗜睡或昏迷状态,呼吸表浅或分泌物较多,阻塞上呼吸道者。②重度呼吸衰竭,严重 CO_2 潴留,经综合治疗 12～24 小时无效,需进行机械通气者。

对病程较短,估计病情在短期内可改善者,可采用气管内插管,可经口或经鼻插入。经鼻插入者,导管易于固定,留置时间可较长,患者较为舒服,可较好保持口腔卫生。其缺点是吸引较为困难,导管在鼻腔受压或扭曲,插入纤维支气管镜时亦较困难。目前认为经鼻插管还易于引起院内感染。经口插管的优点是可用大口径的导管,在紧急情况下操作较易,吸痰亦较容易。但清醒患者不易接受。无论经口或鼻插管,导管留置时间并没有绝对的限制。如肺功能严重损害,估计需长期应用呼吸支持者或需持续气道滴药者,应及早做气管切开。气管切开时,清醒或半清醒的患者较气管插管易于接受,且可减少无效腔 100～150mL,对改善通气有好处。但气管切开容易引起局部感染、气管内出血、皮下气肿,且切开后失去上呼吸道对空气的过滤、加温及湿润作用,易于加重肺感染。此外,慢性阻塞性肺气肿患者经常反复发生呼吸衰竭,不可能多次切开,因此必须掌握气管切开的指征。

气管内插管或气管切开过程中注意事项:①术前充分给氧,以免操作中因过度缺氧引起心搏骤停。②危重患者如需要气管切开,可先行气管内插管,保证通气的情况下切开,较为安全。③气管内插管深度以导管末端位于气管隆嵴上方 2～5cm 处为宜;如插管位置正常,双侧胸廓活动均匀,双肺呼吸音清晰;如只一侧胸廓活动,则可能插入过深,进入一侧主支气管(常为右主支气管),导致另一侧肺不张,该侧听不到呼吸音;如全胸无呼吸活动,则可能是误插入食管。④气管内插管或气管切开后,应尽量吸出痰液;吸痰前可用 2～4mL 生理盐水或 2%碳酸氢钠液滴入,稀释痰液,以易于引流吸引;操作中需严格执行无菌规程,最好每次更换吸痰导管。⑤年龄大、病史长、反复发作呼吸衰竭者,一旦气管切开,最好长期带套管,有以下好处:便于在家庭治疗,进行呼吸管理;可定期呼吸道湿化、给药、吸痰及机械通气;慢性阻塞性肺气肿患者如反复发生呼吸衰竭时,可避免多次气管切开。

3.有创机械通气

机械通气是使用人工方法或机械装置产生通气以代替、辅助或改变患者自主呼吸的一种治疗,亦是临床上治疗呼吸衰竭的最后手段。机械通气的目的包括:a.增大氧合。b.改善通气。c.降低呼吸功。d.降低心肌功。e.使通气模式正常化。

(1)适应证及禁忌证

适应证:①原发病治疗无效的进行性低氧血症,氧疗后血氧分压达不到安全水平(低于60mmHg)者。②原发病治疗无效的呼吸性酸中毒的进行性低通气者。临床上呼吸衰竭较重或意识障碍的患者,经综合治疗 12～24 小时,通气无改善或呼吸频率过快(超过 40 次/分)、过慢(低于 5 次/分)或呼吸暂停者,均可考虑用机械通气。禁忌证:①气胸或纵隔气肿未经引流者;②肺大疱;③出血性休克而血容量尚未补足者;④大咯血或严重肺结核者。

(2)呼吸机的类型和选择:呼吸机的分类方法有多种,以吸气相转换至呼气相的方法分类较为实用,可分为容量切换型、压力切换型和时间切换型。

容量切换型呼吸机:以电为动力,向患者气道送入预先设定的潮气量作为呼吸周期转换。此类呼吸机的特点是通气量较稳定,受气道阻力及肺顺应性的影响较小,且呼吸频率、潮气量和吸呼比(I：E)等参数容易调节。适用于气道阻力大、肺顺应性差的患者,如哮喘持续状态、肺水肿、广泛性肺实变、ARDS 等,对呼吸微弱或呼吸停止的重症呼吸衰竭可用于长期控制呼吸。

压力切换型呼吸机:以氧气或压缩空气为动力,以预定的压力作为呼吸周期转换。其特点是输入压力可以保持恒定,对循环影响较少,且结构简单、轻巧,能同步,可雾化给药。但通气受呼吸道阻力及肺顺应性变化的影响,故通气量不稳定。气道阻力大、肺顺应性差时通气量就小,且呼吸频率、I:E 及潮气量不能直接调节。适用于呼吸能力较强的严重肺疾患所致的呼吸衰竭。

时间切换型呼吸机:以呼吸机向气道内送气达设定的时间作为呼吸周期转换,呼气达到预定的时间则转为吸气。其特点是呼吸道阻力对呼吸时间无影响,只要调节压力,就能保证一定的潮气量,呼吸频率、I:E 及潮气量易于调节,可喷雾给药。

由于时间切换型和压力切换型不能保证稳定的潮气量,故容量切换型呼吸机最为常用。新一代的呼吸机除了容量切换以外,多数并有压力切换或时间切换。

临床上有时亦应用高频喷射呼吸机(HFJV)治疗呼吸衰竭。HFJV 是高频通气中常用的一种呼吸机,为非定量、非定压、开放型,以氧气为动力。通过喷射气流,加强患者气道内气体的对流和弥散作用而发挥气体交换效应,达到改善缺氧的目的。但对减轻 CO_2 潴留基本无效,且对 II 型呼吸衰竭者尚有加重 CO_2 潴留的危险。本装置的优点:①为开放通气,不对抗患者自主呼吸,易为患者接受,且不存在不同步问题,亦可随时给患者吸痰。②在通气期间能保持较低的通气正压及胸腔内压,对肺及气道不致引起损伤。③由于气道压低,潮气量小(等于或少于解剖无效腔气量),故不影响心排血量及不会引起低血压。但要取得有效的通气量,通气参数较难掌握是其缺点。适用于轻、中度慢性 I 型呼吸衰竭,特别者伴有心血管功能障碍者。对于急性 I 型呼吸衰竭伴有气胸、支气管胸膜瘘及肺大疱者,亦可选用,可以避免常规正压通气可能加重呼吸系统损伤的后果。

(3)机械通气参数的调节:①潮气量:以往把 10~15mL/kg 作为机械通气潮气量的标准,但从生理学角度看,该量超过正常人体自发呼吸潮气量的 2~3 倍,可以引起肺损伤。目前趋向于用 7~10mL/kg 或更少。②通气频率多用 12~18 次/分,新一代呼吸机通气频率的设定取决于通气模式。例如辅助/控制通气时,基础通气频率的设定比患者自主呼吸频率少 4 次/分左右,确保一旦患者自主呼吸中枢驱动突然减少时,呼吸机能够持续提供足够的通气容量;而在间歇强制通气(IMV)时,通气频率应根据患者的耐受情况,开始频率稍高,而后逐渐减少;在压力支持通气(PSV)模式时,则不用设定频率。③I:E 一般用 1:1.5 或 1:2,目前亦有用反比呼吸(IRV),即 I:E 大于 1:1,可促进动脉氧合;但 IRV 时,需使用肌肉松弛剂或镇静剂中止自主呼吸。④触发敏感性:自主呼吸的患者需调节触发敏感性,大多数呼吸机是以气道压的变化触发送气的,其敏感性可调节在 -2~$-1cmH_2O$。新一代呼吸机有些采用流量触发,流量触发即当自主呼吸达到预先设定的流量值时,呼吸机即送气。目前认为流量触发明显优于压力触发,可降低患者的吸气努力,减少呼吸功。流量触发敏感性在 1~15L/min,可根据患者情况调节。⑤吸气流量:辅助/控制通气和 IMV 可使用 60L/min 的吸气流量。⑥输入压力:一般可用 12~20cmH_2O。

(4)通气支持的类型:用于治疗呼吸衰竭患者的通气支持有 2 种基本方式,即 IPPV 和

IMV。两者的区别是IPPV时患者没有自主通气,而IMV时有部分呼吸是自主的。这两种方式或其他通气方式的选择多根据临床医师的喜好和经验来决定。一般来说,IPPV用于无自主呼吸和(或)有严重胸痛或胸壁疾病的患者。IMV则特别适用于呼吸肌功能正常的急性呼吸衰竭者,因为它有维持呼吸肌功能的优点。此外,一些患者觉得IMV比IPPV易耐受,较舒服;对于机械通气诱发心排血量明显降低的患者亦可采用IMV,因其对循环的影响较小。对于吸气努力与呼吸机不能同步者,IMV可提供足够的通气而不需用镇静剂或肌肉松弛剂。

除了上述2种基本通气方式以外,新一代呼吸机多有PSV或称压力支持自主通气。在患者自主呼吸的前提下,每次吸气都接受事先设定好的一定水平的压力限制(一般为$10cmH_2O$左右)支持通气,以辅助患者的吸气努力,减少呼吸功。故可以改善患者浅促的自主呼吸和帮助患者克服本身气道或人工气道的阻力,增加肺泡通气量。PEEP是另一种常用的支持通气方式,系指呼气时保持气道内正压,至呼气末仍处于某预先设定的正压水平。PEEP可提高肺的顺应性,增加功能残气量,避免呼气时肺泡早期闭合,改善换气效果,提高血氧。临床应用应从低水平起,先$2\sim4cmH_2O$,然后根据患者的情况酌情增加,每次增加$2\sim4cmH_2O$,最高一般不超过$15cmH_2O$。PEEP加上IPPV成为持续正压通气(CPPV),亦可以和IMV结合。此外,PEEP用于有自主呼吸患者时则成为持续气道正压通气(CPAP)。近年用双水平鼻面罩正压通气(BiPAP)呼吸机治疗呼吸衰竭亦取得满意效果,其优点是非创伤性、简便易行,适用于病情较轻、意识清醒的患者。

(5)停用呼吸机的指征和常用方法:患者短暂间断使用呼吸机时,一般停用呼吸机不会成为问题,而长期连续使用呼吸机人工通气者,在停用呼吸机时可能会出现呼吸困难,此因患者对呼吸机产生依赖思想。故在考虑停用呼吸机时,不要突然撤除人工通气,宜逐步停用,使患者有重新适应的过程。目前,测定呼吸系统气体交换和力学功能可在床边进行。停用呼吸机的常用方法有:①T管技术:在气管套管上连接一T型管,一端与氧源相连,保证局部氧环境的恒定;患者在间歇停用呼吸机期间,主要利用T型管内经过湿化的氧,在患者能耐受的情况下,短暂继而逐渐增大间断使用呼吸机的时间,直至最后脱离呼吸机。②IMV法:逐渐将呼吸机的呼吸频率减少,使患者自主呼吸次数不断增加,最后完全脱离呼吸机,亦可和压力支持并用。③PSV法:PSV除了帮助克服套管阻力外,其优点还在于维持患者和呼吸机之间的协调,有认为此法优于前两法。

4.无创通气

一般指无创正压通气(NPPV),指呼吸机通过口/鼻面罩与患者相连,而无须建立有创人工气道。近年来,该技术治疗急性呼吸衰竭已成为急救医学领域中一项重要的进展,其临床应用范围包括各类的急性呼吸衰竭:①急性缺氧性呼吸衰竭:心源性肺水肿,ALI/ARDS,肺炎,手术后或创伤后呼吸衰竭等。②急性高碳酸性呼吸衰竭:COPD急性加重,哮喘急性发作,阻塞性睡眠呼吸暂停,肺囊性纤维化,胸廓畸形,神经肌肉疾病,肥胖性低通气综合征等。③撤除有创通气后的序贯通气或气管拔管后再发呼吸衰竭等。多数研究证实早期应用NPPV可减少急性呼吸衰竭患者的气管插管率、ICU住院时间和ICU病死率。

NPPV与有创通气相比,其优点表现在:①患者不需要气管插管或气管切开等有创的人工气道,可以讲话、进食,故患者更易接受。②患者不会丧失气道自身的防御机制,因此呼吸机相关性肺炎等与机械通气有关的严重并发症也随之减少。③不需要经历拔管的过程。但也正是由于 NPPV 没有建立有创的人工气道,故与有创通气相比,其不足表现在:NPPV 不易对 FiO_2 进行精确调节,无法对危重患者提供有效的气道管理,并且会因口/鼻面罩漏气的问题而影响通气效果。临床上使用 NPPV 时要求患者具备以下基本的条件:①患者清醒能够合作。②血流动力学稳定。③不需要气管插管保护(即患者无误吸、严重消化道出血、气道分泌物过多且排痰不利等情况)。④无影响使用口/鼻面罩的面部创伤。⑤能够耐受口/鼻面罩。当患者不具备这些条件时,不宜行 NPPV。

NPPV 的通气模式理论上可包括所有的有创通气模式,常用的有:持续气道内正压(CPAP)通气、双水平气道内正压(BiPAP)通气、压力支持通气(PSV)、成比例辅助通气(PAV)等。其中 BiPAP 是急性呼吸衰竭最常用的通气模式,其包括吸气期气道正压(IPAP)和呼气期气道正压(EPAP)两个重要参数。IPAP 类似于 PSV,主要作用是在吸气时部分替代呼吸肌做功,从而降低自主呼吸做功、改善气体交换、增加潮气量及每分通气量、降低 $PaCO_2$、降低呼吸频率;EPAP 类似于 PEEP,是患者呼气时呼吸机提供的压力,主要作用为支撑气道、增加功能残气量,改善氧合。在 BiPAP 模式中,患者潮气量的大小很大程度上取决于 IPAP 与 EPAP 之间的差值:当调整 EPAP 后,如果想保持潮气量基本不变,需相应调整 IPAP 值。增加 IPAP 和(或)EPAP 均能增加平均气道压力,从而有利于氧合。

急性呼吸衰竭的患者在应用 NPPV 时必须对患者进行密切的监护,其意义不仅在于观察疗效,还在于发现治疗过程中的问题和不良反应,当临床确认 NPPV 效果不佳或患者病情继续恶化时,需及时转成有创通气。监测的内容包括:患者的生命体征(一般状态、神志、舒适程度等);呼吸系统症状和体征(痰液引流是否通畅,辅助呼吸肌动用是否减少或消失,呼吸困难症状是否缓解,呼吸频率是否减慢,胸腹活动度是否正常,双肺呼吸音是否清晰可闻,人-机协调性等);血液循环指标(患者心率、血压、尿量等);无创呼吸机通气参数(潮气量、压力、频率、吸气时间、漏气量等),经皮血氧饱和度(SpO_2)和动脉血气分析结果(pH、$PaCO_2$、PaO_2、氧合指数等);不良反应和并发症(呼吸困难加重、气压伤、胃肠胀气、误吸和排痰障碍、局部皮肤压迫损伤、鼻腔口咽部及眼部干燥刺激、不耐受/恐惧等)及其他(心电监护、胸部 X 线等)。

(四)控制感染

肺部感染常可诱发或加重呼吸衰竭,是呼吸衰竭较常见的原因之一。在综合治疗中应加强抗感染治疗。最好按痰或气道分泌物微生物或血培养的阳性菌株及药物敏感试验选用有效的抗生素,宜用足量、2 种以上的抗生素,全身及局部用药(如雾化吸入或气管内滴药),以提高疗效。如经多种抗生素治疗后肺部感染仍未能控制,应考虑可能存在以下因素,宜做相应治疗:①呼吸道引流不畅,分泌物贮积。②抗生素选择不当或更换过频,剂量不够。③病毒感染或二重感染,应特别注意真菌感染。

(五)纠正酸碱失衡及电解质紊乱

1.呼吸性酸中毒

对代偿性呼吸性酸中毒,除上述治疗外,积极改善肺泡通气,排出过多的 CO_2,不需补碱,往往可奏效。对失代偿性呼吸性酸中毒,如病情危急,pH<7.20,而又缺乏通气措施的情况

下,为应急可谨慎补碱,宜用 5％碳酸氢钠 150～200mL。呼吸性酸中毒时机体已进行代偿,补碱不宜过多,否则易致代谢性碱中毒。

治疗中必须注意碳酸氢钠应用后会产生 CO_2,需由肺排出,如有呼吸道阻塞,可加重 CO_2 潴留,需动脉血气分析监测或与呼吸兴奋剂或氨茶碱并用,以改善通气。

2.呼吸性酸中毒合并代谢性酸中毒

积极治疗引起代谢性酸中毒的原因,如严重缺氧、感染、休克等;同时采取有效措施改善通气,促进 CO_2 排出;根据血气改变适当补充碱性药物,如碳酸氢钠,使血 pH 升至正常范围。

3.呼吸性酸中毒合并代谢性碱中毒

针对引起代谢性碱中毒的原因进行治疗。纠正低血钾、低血氯,给予氯化钾,每天 3～6g,分次口服;严重低血钾者,尿量多于 500mL/d,可用 0.3％氯化钾 3～6g 静脉滴注,如每天尿钾大于 10g,可酌增剂量。单纯低氯者,可用氯化铵,每天3～6g,口服。重者可用 20％氯化铵 15mL,加入 5％葡萄糖液 300mL 中静脉滴注;肝功能不全者不宜用氯化铵,可用盐酸精氨酸 10～20g,加入 10％葡萄糖溶液 500mL 中静脉滴注,但有重症肾功能不全或无尿者慎用。

4.呼吸性碱中毒

如因机械通气过度引起者应减少潮气量,避免 CO_2 在短期内排出过多;亦可给予含 5％ CO_2 的氧气吸入,以提高 $PaCO_2$;有低血氯、低血钾者,及时纠正;有手足搐搦者,给予 5％～10％氯化钙 10mL 或 10％葡萄糖酸钙 10～20mL 静脉注射。

(六)改善心功能

呼吸衰竭患者如由于慢性呼吸疾病引起的,多有肺动脉高压或肺心病,老年患者有的还合并有冠心病,呼吸衰竭时可合并心功能不全。肺心病心功能不全多用利尿剂,原则上小量、缓速,效果不佳者可使用洋地黄制剂,但应注意在低氧、电解质紊乱的情况下易于发生洋地黄中毒,故使用时应予注意。

(七)营养和器官功能支持

积极进行营养支持,对低蛋白血症和贫血要纠正。患者多有其他器官功能的异常,如肝、肾功能,需积极进行治疗,防止病情恶化。

第三章

循环系统重症

第一节　急性冠脉综合征

一、概述

急性冠脉综合征(ACS)是一组由心肌缺血引起的临床综合征。不同类型急性冠脉综合征的治疗策略存在一定的差异,目前根据胸痛时心电图 ST 段是否抬高,将其分为 ST 段抬高的 ACS 即 ST 段抬高型心肌梗死(STEMI)和无 ST 段抬高的 ACS(NSTE-ACS),后者又根据心肌损伤标志物,即肌酸激酶同工酶(CK-MB)或肌钙蛋白的结果,分为非 ST 段抬高型心肌梗死(NSTEMI)和不稳定型心绞痛(UA)。临床表现取决于冠状动脉损伤的严重程度、血栓的大小和类型、缺血时间和程度以及心肌坏死的数量。

心肌梗死是急性冠脉综合征中最重要的组成部分,心肌梗死的规范化定义至关重要。2012 年 ESC/ACCF/AHA/WHF 公布了第 3 版心肌梗死全球统一定义:由于心肌缺血导致心肌细胞死亡。心肌梗死标准为:血清心肌标志物(主要是肌钙蛋白)升高(至少超过 99% 参考值上限),并至少伴有以下一项临床指标:①缺血症状。②新发的缺血性 EKG 改变(新的 ST-T 改变或左束支传导阻滞)。③EKG 病理性 Q 波。④影像学证据显示有新的心肌活性丧失或新发的局部室壁运动异常。⑤冠状动脉造影或尸检证实冠状动脉内有血栓。

新版定义中的第 5 条是新增加的内容,其意义在于强调一旦发生心肌梗死,应积极行冠状动脉造影来验证心肌梗死的原因,并尽早开始冠脉再通的治疗。

心肌梗死的临床分型:

Ⅰ型:由冠状动脉斑块破裂、裂隙或夹层引起冠脉内血栓形成,从而导致自发性心肌梗死。

Ⅱ型:继发于心肌需氧供需失衡,导致缺血的心肌梗死,例如冠状动脉痉挛、贫血、心律失常、呼吸衰竭、高血压、低血压。

Ⅲ型:疑似为心肌缺血的突发、未预料的心源性死亡,怀疑为新发的 EKG 缺血变化或新出现的左束支传导阻滞。但死亡发生于可取得血样本之前或血中生物标志物出现之前。

Ⅳ型:与冠状动脉介入手术(PCI)相关的心肌梗死,又分为 a 型和 b 型,a 型定义为 PCI 过程所致的心肌梗死,包括球囊扩张和支架植入过程,标准是:术前血清肌钙蛋白水平在正常范围,术后超过 99% 参考值上限的 5 倍,术前血清肌钙蛋白水平升高,术后该值升高大于 20%。

b 型定义为冠状动脉造影或尸检证实的伴发于支架内血栓导致的心肌梗死,标准是:冠脉造影或尸检所见有缺血相关血管有血栓形成,血清心肌标志物升高至少超过 99％参考值上限。

Ⅴ 型:冠状动脉旁路手术(CABG)相关的心肌梗死,血清肌钙蛋白水平超过 99％参考值上限的 10 倍。

二、病因

本病大多数主要在冠状动脉粥样硬化基础上发生血栓,导致血管完全性或不完全性闭塞;少数病因可为冠状动脉栓子(左房或左心室血栓,感染性心内膜炎等)、冠状动脉炎(Takayasu病,结节性多动脉炎,红斑狼疮,心脏移植时免疫介导血管变性等)、冠状动脉痉挛、冠状动脉口闭塞(主动脉夹层、梅毒性主动脉炎)、先天性冠状动脉畸形、心肌需氧超过供氧量等所致。情绪激动、饱食、受寒、急性循环衰竭为常见诱因。

三、发病机制

在动脉粥样硬化基础上,粥样斑块不稳定、裂纹或破裂,使斑块内高度致血栓形成的物质暴露于血液中,引起血小板在受损表面黏附、活化、聚集,形成血栓,伴或不伴血管收缩、微血管栓塞导致病变血管不完全或完全性闭塞,从而导致临床 STEMI 或 NSTE-ACS 的发生。

与稳定斑块相比,易损斑块具有如下特征:纤维帽较薄、脂质核较大,斑块小,但斑块肩部炎症细胞多,含大量的单核巨噬细胞和 T 淋巴细胞,血管平滑肌细胞含量较少。

斑块破裂的主要机制包括单核巨噬细胞或肥大细胞分泌的蛋白酶(例如胶原酶、凝胶酶、基质溶解酶等)消化纤维帽;斑块内 T 淋巴细胞通过合成 γ 干扰素抑制平滑肌细胞分泌间质胶原,使斑块纤维帽变薄更易破裂;动脉壁压力、斑块位置和大小、血流对斑块表面的冲击;冠脉内压力升高、血管痉挛、心动过速时心室过度收缩和扩张所产生的剪切力以及斑块滋养血管破裂,诱发与正常管壁交界处的斑块破裂。

血小板的活化和聚集是触发血管内凝血的始动因子。由于易损斑块的破裂,使血小板开始与血管内皮下胶原、组织因子、血管性血友病因子等接触并迅速被激活。激活的血小板释放二磷酸腺苷(ADP)、5-羟色胺(5-HT)、血栓素 A_2 和各种血小板因子,导致血小板在受损部位黏附和聚集,促使凝血酶原转变为凝血酶,凝血酶能使纤维蛋白原转变为纤维蛋白,并使凝血酶原转为凝血酶的过程加速,释放大量的血小板膜糖蛋白(GT)Ⅱb/Ⅲa 受体,并与纤维蛋白原结合,加剧血小板凝聚与血栓形成,造成部分或完全血管腔闭塞,最终导致心肌梗死。

四、临床特征

(一)临床症状

1.典型的临床表现

胸部不适或疼痛是 ACS 的主要症状,胸痛通常位于胸骨上段、中段或左胸部,呈压榨样疼痛或紧迫、烧灼感,疼痛范围约拳头或手掌大小,界限通常不很清楚,可放射至左肩、左臂尺侧、下颌部、牙齿等,可伴有出汗、恶心、呕吐、呼吸困难、窒息感、眩晕甚至晕厥。疼痛持续时间常超过 20 分钟,既往为稳定性心绞痛的患者,疼痛程度加重,原来有效的措施如停止活动、舌下含服硝酸甘油等不能很好地缓解症状。常见的诱发因素如体力活动或情绪激动、饱餐、便秘、寒冷、吸烟、心动过速或心动过缓、血压过高或过低、休克等也可诱发。

2.不典型的临床表现

· 牙痛、咽痛、上腹隐痛、消化不良、胸部针刺样痛或仅有呼吸困难,少数患者表现为急性左心功能不全、卒中、意识混乱等,常见于老年、女性、糖尿病、慢性肾功能不全或痴呆症患者。当临床缺乏典型胸痛,而首次心电图正常或临界改变时,常易被忽略,应注意连续观察。病史不典型的 ACS 患者临床上并不少见,而且更具挑战性,重要的是应询问患者在既往 1~2 周内是否有先兆性胸部不适的症状,部分患者只以消化道症状和恶心为主,使患者误认为是胃病并服用抗酸药。

(二)体征

体格检查是否有异常发现,取决于心肌缺血的部位、范围以及有无严重并发症。梗死范围小无并发症者常无异常体征。患者处于痛苦焦虑状态可伴有发热,但体温多不超过 38℃,伴有面色苍白、出汗、皮肤湿冷。血压多变,若无心源性休克,开始时血压大多偏高。神志清楚,但也可出现意识淡漠、嗜睡和精神症状。严重者呼吸频率加快,心功能不全时,可有新出现的肺部湿啰音或湿啰音增加。心脏听诊时可发现有心动过缓、心动过速,有时伴有心律不齐,心尖部可听到第三心音或奔马律。

(三)并发症

常见的并发症有:①心力衰竭。②心律失常。③休克。④乳头肌功能失调或断裂。⑤室壁瘤。⑥心脏破裂,包括左室流离壁破裂和室间隔穿孔。⑦心肌梗死后综合征(Dressler 综合征)。⑧栓塞。主要由室壁瘤内形成的附壁血栓脱落导致。

五、辅助检查

(一)心电图(ECG)

发生心肌缺血症状时记录到相应心电图改变是诊断 ACS 和选择治疗方案的重要依据。对怀疑 ACS 的患者应在到达急诊室或院前首次医疗急救系统后尽快完成 12 导联或 18 导联(常规 12 导联加 $V_{7\sim9}$、$V_{3R\sim5R}$ 导联)心电图。个别 ACS 患者早期心电图正常,有些心电图改变无特异性,但比较连续心电图所见仍不失为 ACS 诊断的可靠途径,故对病史提示或强烈提示 UA 或 AMI 存在,必须对患者进行严密观测,每隔 15~30 分钟进行连续 ECG 检查。

1.NSTE-ACS 心电图

主要表现为 ST 段压低或 T 波倒置,至少出现在两个或以上的相邻导联,可伴有 T 波、QRS 波改变,但部分患者的心电图完全正常。一般 NSTEMI 的 ST-T 动态演变持续时间较长,通常超过 24 小时,而 UA 的 ST-T 改变是一过性的,常在数分钟或数小时内恢复。当除 aVR 导联(此导联抬高超过 0.1mV)外,其他导联 ST 段均压低时,提示是左主干或相当于左主干或三支血管病变引起的非 ST 段抬高 AMI。

2.STEMI 心电图

表现为 ST 段呈弓背向上抬高,常有病理性 Q 波和 ST-T 动态演变。T 波倒置,往往宽而深,两支对称。T 波高尖可出现在 STEMI 超急性期,通常当患者到达医院时已不存在。左束支传导阻滞患者发生心肌梗死时,心电图诊断困难,与既往心电图进行比较,有助于诊断。

(二)心肌损害标志物

肌钙蛋白(cTn)较传统的 CK、CK-MB,肌红蛋白(Mb)更特异和更敏感,尤其是高敏肌钙蛋白,提升了早期诊断 AMI 的准确性,不仅可以用于诊断和风险分层,而且可以鉴别 NSTE-MI 和 UA,是诊断心肌坏死的首选指标。如果症状发作后 3~4 小时内 cTn 测定结果为阴性,应该在症状出现后 6~9 小时、12~24 小时再次监测。CK-MB 适用于诊断再发心肌梗死。肌红蛋白测定有助于早期诊断,但特异性较差。

(三)其他生化指标

血白细胞可以增高,血清游离脂肪酸、C-反应蛋白可以增高。BNP/NT-proBNP 是反应左心室功能不全敏感并且相对特异的指标。

(四)影像学检查

1.X 线胸片

X 线胸片能评价两肺有无淤血和肺水肿,观察心影大小。

2.超声心动图

超声心动图能显示节段性运动减弱、消失、矛盾运动,能评价收缩功能和心内结构,并有助于主动脉夹层、肺栓塞、主动脉瓣狭窄、肥厚型心肌病、心包积液的鉴别诊断。

3.冠状动脉造影

目前是确诊冠脉疾病的金标准,可以明确冠状动脉病变的严重程度。冠脉造影结合 ECG 表现和节段性运动异常有助于识别犯罪血管病变。

六、诊断思路

(一)诊断和危险分层

1.诊断

根据缺血性胸痛的临床病史、心电图的动态演变和血清心肌损伤标志物动态变化即可明确诊断。若 ECG 有相应导联 ST 段抬高则诊断为 STEMI,若无 ST 段抬高则诊断为 NSTEMI/UA。对 ST 段抬高型 AMI 患者,根据 Killip 分级法评估心功能。Ⅰ级:无明显的心力衰竭;Ⅱ级:有左心衰竭,肺部啰音<50%肺野,奔马律,窦性心动过速或其他心律失常,静脉压升高,肺淤血的 X 线表现;Ⅲ级:肺部啰音>50%肺野,可出现急性肺水肿;Ⅳ级:心源性休克,有不同阶段和程度的血流动力学障碍。

2.危险分层

对确诊的 ACS 患者,应用临床资料对患者进行危险分层是制定治疗策略的重要前提,有助于临床医生在急性期采取适当的诊疗措施,在病情稳定后采取更为个体化的二级预防策略。

进行危险分层的目的是检出高危患者,强化药物治疗,选择合适的实施冠脉介入治疗的时间。危险分层是一个连续的过程,需根据临床情况的变化而不断更新评估,并贯穿于 ACS 诊疗的全过程。通常危险分层的指标包括年龄、病史、胸痛发作的特点(如心绞痛发作时间长)、其他临床发现、心电图表现、心肌损伤血清标志物水平,有的还包括冠状动脉造影所见、血流动力学改变等。

高龄、女性、Killip 分级 Ⅱ～Ⅳ级、既往有心肌梗死史、心房颤动、前壁心肌梗死、肺部啰音、收缩压<100mmHg、心率>100 次/分、糖尿病、肌钙蛋白明显升高等独立危险因素使 STEMI 患者死亡风险增加。

对 NSTE-ACS 患者就诊时即刻评估风险,依据病史、临床表现、心电图特征和心肌损伤标记物水平分为低危、中危和高危。

ACS 的 TIMI 危险积分为:年龄≥65 岁;有 3 个或以上冠心病易患因素——高血压、糖尿病、冠心病家族史、高脂血症和吸烟;严重心绞痛——24 小时内 2 次以上发作;已知冠心病,冠脉狭窄≥50%;ST 段压低或抬高;心肌酶增高,7 天内应用阿司匹林。每项计 1 分,共计 7 分,0～2 分低危,3～4 分中危,5～7 分高危。该积分系统的优点是简单易用,缺点是一些纳入因素如冠脉狭窄程度在就诊时难确定,此外没有包括 Killip 分级、心率和血压等重要危险因素。

在大规模临床研究基础上,还有多个危险分层模型应用临床,其中用于 NSTE-ACS 的常用模型还有 PURSUIT 风险模型、GRACE 风险模型(全球急性冠状动脉事件注册)。GRACE 积分系统精细,还适用于评价 ST 段抬高型心肌梗死患者预后情况,但计算较复杂,GRACE 评分可以在线计算。用于 STEMI 的常用模型还有 CARDILAC、PAMI 风险模型。

(二)鉴别诊断

1.主动脉夹层

近年来发现该病并非罕见疾病,起病有类似 AMI 的前胸部疼痛不适,但常更为突然,多有向背部放射的严重撕裂样疼痛伴有呼吸困难或晕厥,但无典型的 AMI 心电图变化者,应警惕主动脉夹层。当累及冠状动脉时可并发急性心肌梗死,以累及右冠状动脉多见。根据夹层累及的部位不同,可同时有相应脏器受累的症状和体征,超声心动图、CTA 和 MRI 有助于明确诊断。

2.急性肺栓塞

其临床表现为与 ACS 有部分重叠,但常表现为突发呼吸困难,可伴胸痛、咯血及严重低氧血症,心电图、D-二聚体检测及肺动脉 CTA 可明确诊断。

3.气胸

气胸表现为急性呼吸困难、胸痛和患侧呼吸音减弱,胸片可以明确诊断。

4.急性心包炎

急性心包炎表现为胸膜刺激性疼痛,向肩部放射,前倾坐位减轻,听诊可闻及心包摩擦音。心电图表现除 aVR 导联外的其余导联 ST 段呈弓背向下型抬高,无镜像改变。超声心动图有鉴别诊断价值。

5.急腹症

急性胆囊炎、胆石症、消化性溃疡、急性胰腺炎、急性胃肠炎等患者,可有剑突下或上腹部疼痛,有时向后背放射,可伴晕厥、呕吐或休克,易与 AMI 上腹部疼痛、恶心、呕吐相混淆,但仔细询问病史,腹部体征及心电图和心肌损伤标志物检查可作鉴别。

七、治疗

(一)一般治疗

1.紧急处理

吸氧和建立静脉通道。严重低氧血症者,需面罩加压吸氧或气管插管并机械通气。持续心电、血压和血氧饱和度监测。

2.抗血小板治疗

若无禁忌证,所有患者均应即刻嚼服肠溶阿司匹林 150~300mg,对计划行直接 PCI 者,PCI 前加服氯吡格雷 300~600mg。

3.镇痛

可予吗啡 3~5mg 静脉缓慢注射,必要时每 5~10 分钟重复 1 次,总量不宜超过 15mg。不良反应有恶心、呕吐、低血压和呼吸抑制。一旦出现呼吸抑制,可每隔 3 分钟静脉注射纳洛酮 0.4mg,最多 3 次。

4.硝酸甘油

对无禁忌证的患者应立即舌下含服硝酸甘油 0.3~0.6mg,每 5 分钟重复 1 次,总量不超过 1.5mg,同时评估是否需静脉用药。通常使用硝酸甘油静脉滴注 12~24 小时,应从低剂量开始。

5.纠正水、电解质酸碱平衡失调

6.休息和饮食

无并发症者卧床休息 1~3 天,有并发症者则需延长,以后先在床上活动,逐渐可在床旁和室内活动。AMI 患者需禁食到胸痛消失,然后给予流质、半流质,逐步过渡到普通饮食。所有患者均应使用缓泻剂。

(二)溶栓治疗

溶栓治疗对 STEMI 早期(<12 小时)有益,而对 NSTEMI/UA 有害无益。虽然近年来 STEMI 急性期行直接 PCI 已成为首选方法,但当前我国尚难以普遍应用。溶栓治疗具有快速、简便、经济、易操作的特点,特别是因各种原因使就诊至血管开通时间延长至获益降低时,静脉溶栓仍然是较好的选择。

1.溶栓治疗适应证

(1)发病 12 小时以内,就诊医院不具备急诊 PCI 治疗条件;不能迅速转运;无溶栓禁忌证的 STEMI 患者。

(2)就诊早(发病≤3 小时),不能及时进行介入治疗者,虽具备急诊 PCI 治疗条件,但就诊至球囊扩张时间与就诊至溶栓开始时间相差>60 分钟,且就诊至球囊扩张时间>90 分钟者,应优先考虑溶栓治疗。

(3)再梗死患者,如果不能在症状发作后 60 分钟内进行冠状动脉造影和 PCI,可予溶栓治疗。

(4)发病 12～24 小时仍有进行性缺血性疼痛、至少 2 个胸导联或肢体导联 ST 段抬高＞0.1mV 的患者,若无急诊 PCI 条件,经过选择的患者也可溶栓治疗。

2.禁忌证

(1)既往有脑出血病史、6 个月内缺血性卒中或短暂性脑缺血病史(不包括 3 小时内的缺血性卒中)、脑血管结构异常(如动静脉畸形)、颅内恶性肿瘤、痴呆或已知的其他颅内病变。

(2)可疑主动脉夹层。

(3)活动性消化性溃疡、活动性出血或者易出血体质(不包括月经来潮)。

(4)3 个月内的严重头部闭合性创伤或面部创伤,2 周内不能压迫止血部位的大血管穿刺。

(5)目前血压控制不良,收缩压≥180mmHg 或者舒张压≥110mmHg。

(6)创伤在 3 周内,者持续＞10 分钟的心肺复苏,者 3 周内进行过大手术,4 周内有内脏出血。

(7)感染性心内膜炎。

(8)妊娠。

(9)2 年内曾应用过链激酶者既往有此药物过敏史。

(10)目前正在应用抗凝剂,因为国际标准化比值(INR)水平越高,出血风险越大。另外,根据综合临床判断,患者的风险/效益比不利于溶栓治疗,尤其是有出血倾向者,包括严重肝肾疾病、恶病质、终末期肿瘤等。由于中国人群的出血性卒中发病率高,因此,年龄＞75 岁患者应首选 PCI,选择溶栓治疗时应慎重,酌情减少溶栓药物剂量。

3.溶栓剂和治疗方案

明确 STEMI 诊断后应尽早用药,就诊至溶栓开始时间＜30 分钟。

(1)阿替普酶(rt-PA):有 2 种给药方案,第一种全量 90 分钟加速给药法:首先静脉推注 15mg,随后 0.75mg/kg 在 30 分钟内静脉滴注(不超过 50mg),继之 0.5mg/kg 于 60 分钟内静脉滴注(不超过 35mg)。第二种半量给药法:首先静脉推注 8mg,之后 42mg 于 90 分钟内静脉滴注。半量给药法血管开通率偏低,因此,建议使用按体重计算的加速给药法。溶栓前先静脉注射肝素 60U/kg(最大量 4000U),继以 12U/(kg·h)(最大1000U/h),使 APTT 值维持在对照值1.5～2.0 倍(50～70 秒),静脉肝素维持 48 小时。由于低分子肝素应用方便,不需监测凝血时间,严重出血并发症低,建议用低分子肝素替代。

(2)链激酶(SK):150 万 U 溶于 100mL 生理盐水中,60 分钟内静脉滴注。

(3)尿激酶(UK):是我国应用较广的溶栓剂,150 万 U 溶于 100mL 生理盐水,30 分钟内静脉滴入。

4.疗效评估

血管再通的间接判定指标:

(1)60～90 分钟内抬高的 ST 段至少回落 50%。

(2)TnT(I)峰值提前至发病 12 小时内,CK-MB 酶峰提前到 14 小时内。

(3)2 小时内胸痛症状明显缓解。

(4)治疗后的 2～3 小时内出现再灌注心律失常,如加速性室性自主心律、房室传导阻滞

(AVB)或束支传导阻滞突然改善或消失,者下壁心肌梗死患者出现一过性窦性心动过缓、窦房传导阻滞伴或不伴低血压。上述 4 项中,心电图变化和心肌损伤标志物峰值前移最重要。血管再通的直接判定指标是冠状动脉造影,标准为 TIMI 2 或 3 级血流表示再通,TIMI 3 级血流为完全性再通,溶栓失败则梗死相关血管持续闭塞 TIMI 0～1 级血流。

5.并发症

主要风险是出血,尤其是颅内出血,大多发生在溶栓治疗 24 小时内。一旦发生颅内出血,应采取积极措施。

(1)立即停止溶栓、抗血小板和抗凝治疗。

(2)降低颅内压,适当控制血压、抬高床头 30°、静脉滴注甘露醇等,必要时行神经外科手术。

(3)必要时 24 小时内每 6 小时给予新鲜冰冻血浆 2U;4 小时内使用过普通肝素的患者,鱼精蛋白中和(1mg 鱼精蛋白中和 100U 普通肝素),如果出血时间异常,可输入6～8U血小板。

(三)经皮冠状动脉介入治疗(PCI)

1.STEMI 的经皮冠状动脉介入治疗

该方法包括直接 PCI、溶栓后紧急 PCI、早期溶栓成功或未溶栓患者 PCI。

直接 PCI:Ⅰ类推荐:①如果即刻可行,且能及时进行(就诊到球囊扩张时间<90 分钟),对症状发病 12 小时内的 STEMI(包括正后壁心肌梗死)或伴有新出现或可能新出现左束支传导阻滞的患者应行直接 PCI。②年龄<75 岁,在发病 36 小时内出现休克,病变适合血管重建,并能在休克发生 18 小时内完成者,应行直接 PCI,除非因为患者拒绝、有禁忌证和(或)不适合行有创治疗。③症状发作<12 小时,伴有严重心功能不全和(或)肺水肿(KillipⅢ级)的患者应行直接 PCI。④常规支架植入。Ⅱa 类推荐:①有选择的年龄≥75 岁、在发病 36 小时内发生心源性休克,适于血管重建并可在休克发生 18 小时内进行者,且患者既往心功能状态较好、适宜血管重建。②患者在发病 12～24 小时内具备以下 1 个或多个条件:严重心力衰竭、血流动力学或心电不稳定、持续心肌缺血者,推荐直接 PCI。

溶栓后紧急 PCI:Ⅰ类推荐:接受溶栓治疗的患者具备以下任何一项,推荐其接受冠状动脉造影及 PCI 治疗:①年龄<75 岁、发病 36 小时内的心源性休克、适合接受再血管化治疗。②发病 12 小时内出现严重心力衰竭和(或)肺水肿(KillipⅢ级)。③有血流动力学障碍的严重心律失常。Ⅱa 类推荐:①年龄≥75 岁、发病 36 小时内已接受溶栓治疗的心源性休克,适合进行血运重建、冠状动脉造影及 PCI 的患者。②溶栓治疗后血流动力学或心电不稳定和(或)有持续缺血表现者。③溶栓45～60分钟后仍有持续心肌缺血表现的高危患者,包括有中等或大面积心肌处于危险状态(前壁心肌梗死,累及右心室的下壁心肌梗死,胸前导联 ST 段下移)的患者急诊 PCI 是合理的。Ⅱb 类推荐:不具备上述Ⅰ类和Ⅱa 类适应证的中、高危患者,溶栓后进行冠状动脉造影和 PCI 治疗的策略也许是合理的,但其益处和风险有待进一步确定。

早期溶栓成功或未溶栓患者 PCI:详细临床评估后,择期 PCI 的推荐指征为:①病变适宜 PCI,有再发心肌梗死表现、有自发或诱发心肌缺血表现、有心源性休克或血流动力学不稳定、左心室射血分数<0.40、心力衰竭、严重室性心律失常。②急性发作时有临床心力衰竭的证据,尽管发作后左心室功能尚可(LVEF>0.40)。③对无自发或诱发心肌缺血的梗死相关动脉的严重狭窄于发病24小时后也可考虑。

2.NSTE-ACS 的经皮冠状动脉介入治疗

对这部分患者进行血运重建的目的是减少心肌缺血发作,防止病情进一步恶化发展为心肌梗死或发生猝死。根据冠状动脉造影确定的病变范围和严重程度及合并的疾病选择治疗方式。根据危险分层决定是否行早期血运重建治疗(选择紧急<2小时,早期<24小时以及延迟72小时内)。高危患者主张最初72小时行诊断性冠脉造影,根据病变情况作血运重建治疗。对极高危患者可行紧急侵入性治疗,即持续或反复发作的心肌缺血;自发的 ST 段动态演变(压低>0.1mV 或短暂抬高);前壁导联 $V_2 \sim V_6$ 深 ST 段压低,血流动力学不稳定;严重室性心律失常。

(四)抗血小板治疗

1.阿司匹林

如能耐受,所有患者均应长期口服,剂量 $75 \sim 100 mg/d$,有胃肠道出血史、溃疡病或存在多个消化道出血危险因素的患者,应使用质子泵抑制剂和胃黏膜保护剂,减低胃肠道出血风险。

2.氯吡格雷

对阿司匹林过敏或因胃肠道疾病不能耐受者,可使用氯吡格雷 75mg/d,接受 PCI 治疗,尤其植入药物洗脱支架的患者,术后维持治疗至少 12 月。

3.西洛他唑

该药不作为常规抗血小板药物,当出现阿司匹林或氯吡格雷过敏或抵抗时,可考虑使用,每日 2 次,每次 50mg。

4.糖蛋白 II_b/III_a 受体拮抗剂

目前临床使用的有阿西单抗、依替巴肽和替罗非班 3 种,均需静脉给药,适用于行急诊PCI 的患者以及未行 PCI 的高危患者。阿西单抗是单克隆抗体的片段,依替巴肽是一种环形肽,替罗非班是一种拟肽素分子。阿西单抗用法:先静脉推注 0.25mg/kg,以后 $0.125 \mu g/$(kg·min)(最大 10ug/min)维持静脉滴注 12 小时。依替巴肽用法:先静脉推注 $180 \mu g$,10 分钟后再静脉推注 $180 \mu g$,以后 $2 \mu g/$(kg·min)维持 $12 \sim 24$ 小时。替罗非班用法:先静脉推注 $25 \mu g/kg$,以后 $0.15 \mu g/$(kg·min)维持 24 小时。II_b/III_a 受体拮抗剂不推荐和溶栓药常规联合应用,因出血并发症增加,年龄>75 岁的患者,会增加颅内出血风险。在双联及抗凝治疗下不推荐常规应用,可用于血栓负荷重的患者,可能获益较多。

(五)抗凝治疗

所有无明确禁忌证的患者均应接受抗凝治疗。

1.普通肝素(UFH)

初始推注剂量 $60 \sim 70 IU/kg$,然后静脉输注 $12 \sim 15 IU/$(kg·h),最大为 1000IU/h,48 小时后停用。治疗期间需监测 APTT(最佳目标值 $50 \sim 70$ 秒,正常上限的1.5~2.5 倍)和监测血

小板计数以及时发现肝素诱导的血小板减少症。

2.低分子肝素(LMWH)

目前临床常用的制剂有达肝素、依诺肝素和那屈肝素。无需监测 APTT,临床应用方便,通常为 1mg/kg 皮下注射,每日 2 次,如果肌酐清除率<30mL/h,减量为 1mg/kg 皮下注射,每日 1 次,直到出院或 8 天。依诺肝素是目前主要应用的肝素,疗效肯定。

3.华法林

超声心动图提示心腔内有活动性血栓,口服华法林 3～6 个月,合并心房颤动,不能耐受阿司匹林和氯吡格雷,可长期服用华法林,维持 INR 2～3。

(六)抗心肌缺血治疗

1.硝酸酯类

最初 24～48 小时静脉滴注硝酸酯类药物,用于缓解持续缺血性胸痛,控制高血压或减轻肺水肿;发病 48 小时后,为控制心绞痛复发或心功能不全,如不妨碍 β-受体阻滞剂和血管紧张素转换酶抑制剂的使用,仍可静脉或口服应用;如不存在复发性心绞痛或心功能不全,继续使用硝酸酯类药物可能对患者有帮助。如患者收缩压低于 90mmHg 或较基础血压降低>30%、严重心动过缓(心率<50 次/分钟)或心动过速(心率>100 次/分钟)、高度怀疑右心室梗死,则不推荐使用硝酸酯类药物。常用硝酸酯类药物包括硝酸甘油、硝酸异山梨酯和 5-单硝酸异山梨醇酯。静脉滴注硝酸甘油应从低剂量(5～10μg/min)开始,酌情逐渐增加剂量(每 5～10 分钟增加 5～10μg),直至症状控制、收缩压降低 10mmHg(血压正常者)或 30mmHg(高血压患者)。在静脉滴注硝酸甘油过程中应密切监测血压,尤其大剂量应用时。如果出现明显心率加快或收缩压≤90mmHg,应减慢滴速或暂停使用。静脉滴注硝酸甘油的最高剂量不超过 100μg/min。静脉滴注二硝基异山梨酯的最初剂量范围为 2～7mg/h,开始剂量 30μg/mm,观察 30 分钟以上,如无不良反应,可逐渐加量。静脉用药后可使用口服制剂(如硝酸异山梨酯或 5-单硝酸异山梨醇酯等)维持治疗。硝酸酯类药物的不良反应有头痛、反射性心动过速和低血压等,会引起青光眼患者眼压升高。

2.β-受体阻滞剂

若患者无心力衰竭、低心排、心源性休克或其他反指征(PR 间期>0.24 秒、Ⅱ 或 Ⅲ 度房室传导阻滞、哮喘、反应性气道疾病)时,应于发病后 24 小时内口服 β-受体阻滞剂并持续至出院后。以下情况需暂缓使用 β-受体阻滞剂:①有心力衰竭体征。②有低心排血量的依据。③有心源性休克高危因素(年龄>70 岁、收缩压<120mmHg、心率<60 次/分钟或窦性心率>110 次/分钟)。④有其他 β-受体阻滞剂相对禁忌证。常用药物包括阿替洛尔、美托洛尔、比索洛尔、卡维地洛等,宜从小剂量开始,逐渐增加剂量,并观察心率、血压和心功能状况,使用时应结合患者的临床情况,采取个体化治疗方案。

3.血管紧张素转换酶抑制剂(ACEI)和血管紧张素受体阻滞剂(ARB)

所有患者均应尽早接受 ACEI 治疗,只要无使用 ACEI 禁忌证。对不能耐受 ACEI 者,给予 ARB。心肌梗死早期 ACEI 应从低剂量开始,逐渐加量。不推荐常规联合应用 ACEI 和 ARB;对能耐受 ACEI 的患者,不推荐常规用 ARB 替代 ACEI。ACEI 的禁忌证:收缩压<

90mmHg、严重肾衰竭、双侧肾动脉狭窄、移植肾或孤立肾伴肾功能不全、过敏或导致严重咳嗽者以及妊娠、哺乳妇女。

4.醛固酮受体拮抗剂

已接受 β-受体阻滞剂、ACEI,LVEF≤0.40,有心力衰竭症状和糖尿病患者,可给予醛固酮受体拮抗剂。

5.他汀类药物

应在住院后即刻或 24 小时内行空腹血脂水平测定,并以此作为治疗的参考值,无论基线 LDL 水平是多少,均应尽早给予他汀类药物,除非有禁忌证,使 LDL <2.6mmol/L,进一步降至<1.8mmol/L。长期维持治疗有利于冠心病二级预防。常用的他汀类药物有:阿托伐他汀 10～80mg/d、普伐他汀 10～40mg/d、瑞舒伐他汀 10～20mg/d、辛伐他汀 20～40mg/d、氟伐他汀 40～80mg/d 等。

6.钙通道阻滞剂

该药主要目的是控制血压和缓解症状,在应用 β-受体阻滞剂、硝酸酯类药物和 ACEI 后,仍有心绞痛症状或难以控制的高血压的患者,可加用长效二氢吡啶类钙离子拮抗剂。如患者不能耐受 β-受体阻滞剂或有禁忌证时,可应用非二氢吡啶类钙离子拮抗剂维拉帕米或地尔硫䓬。非二氢吡啶类钙离子拮抗剂不宜用于左室收缩功能不良的患者。

(七)冠脉旁路移植术(CABG)

STEMI 患者冠脉病变不适宜 PCI,但伴反复心肌缺血、心源性休克、严重心力衰竭,其他高危表现(机械性并发症)时,应紧急行 CABG。紧急 CABG 术前可继续服用阿司匹林,但尽可能停用氯吡格雷 24 小时、阿西单抗 12 小时、替罗非班 2～4 小时。约 10% 的 NSTE-ACS 患者需行 CABG 治疗,但通常在内科病情稳定后数日内进行。

八、最新进展

(一)新型抗血小板药

1.普拉格雷

该药是不可逆的 ADPP2Y12 受体拮抗剂,起效时间 30 分钟,与氯吡格雷相比,它对血小板的抑制作用起效更快、更强、更持久,而不良反应与氯吡格雷相似。研究表明对于 PCI 治疗前的 ACS 患者,普拉格雷能降低其心血管死亡、非致死性心肌梗死、非致死性卒中的发生率。普拉格雷负荷量 60mg,维持量 10mg,每天 1 次,普拉格雷不推荐用于年龄>75 岁、体重<60kg、既往有卒中史或一过性脑缺血史患者。

2.替卡格雷

该药是首个可逆性 ADPP2Y12 受体拮抗剂,不需要代谢性激活,半衰期 12 小时,起效时间 30 分钟,与氯吡格雷相比,起效迅速,作用持久,但失效也较快,停药后血小板功能恢复较快。替卡格雷不仅能降低心血管死亡率,而且不增加大出血的发生率,因此在 ACS 治疗中比普拉格雷更有优势。不良反应包括呼吸困难、增加室性停博和无症状尿酸增高,呼吸困难在最初治疗 1 周内最高,不建议用于有传导阻滞的患者。替卡格雷负荷量 180mg,维持量 90mg,

每天两次。

3.坎格雷洛

该药是一个可逆性 ADPP2Y12 受体拮抗剂,静脉制剂,目前正在进一步的临床研究,评估其安全性和疗效。

(二)抗凝药

1.磺达肝癸钠

该药是第一个人工合成的Ⅹa因子选择性抑制剂,相比依诺肝素,显著减少65岁以上患者的出血风险,不与血小板结合。半衰期17小时,每天1次静脉或皮下用药,皮下注射的生物利用度可达100%。建议 NSTE-ACS 患者2.5mg皮下注射,每天1次,治疗一般不超过8天。给药时不必监测血小板数、抗Ⅹa因子活性及凝血功能。磺达肝癸钠是抗凝药物治疗"后低分子肝素时代"的先行者,但不能单独用于接受直接 PCI 支架植入的 STEMI 患者,以防止导管内血栓形成的风险。STE-ACS 磺达肝癸钠治疗建议:①保守治疗者优先选用。②拟进行早期介入治疗者,可以选择。③出血危险较高的患者,应该首选,优于低分子肝素和普通肝素。④推荐剂量:2.5mg皮下注射,每天1次,一般不超过8天。STEMI 磺达肝癸钠治疗建议:①进行直接 PCI,不建议使用。②选择链激酶溶栓治疗,辅助抗凝。③未接受再灌注治疗。④推荐剂量:首次静脉注射2.5mg,以后2.5mg皮下注射,每天1次,一般不超过8天。

2.比伐卢定

该药是直接凝血酶抑制剂,可直接结合Ⅱa因子,抑制凝血酶介导的纤维蛋白原向纤维蛋白转化,对肝素诱导的血小板减少症患者,可替代肝素,在 PCI 患者中应用,具有出血危险少的优势。直接 PCI 时建议剂量:静脉推注0.75mg/kg,之后静脉滴注1.75mg/(kg·h),操作结束时停止使用。

由于血栓形成在 ACS 发生、发展中起着重要的作用,而凝血酶的激活是血栓形成的中心环节,目前已有口服直接凝血酶抑制剂达比加群以及口服直接Ⅹa抑制剂(阿哌沙班、利伐沙班等)应用于 ACS 患者的临床研究,但价值有待进一步证实。近年的临床研究表明 ACS 后在双联抗血小板(阿司匹林加氯吡格雷)基础上加利伐沙班(2.5mg,每天2次)可以改善患者预后,而加用达比加群、阿哌沙班并不能改善预后。新型口服抗凝药目前仅用于病情稳定的患者,尚不清楚及早开始口服抗凝药物治疗是否有同样的安全性,是否可预防早期缺血性事件的发生。

第二节　高血压急症

一、概述

高血压急症是指高血压患者在疾病发展过程中或在某些诱因作用下,短期内(数小时或数天)血压显著地或急骤地升高[收缩压(SBP)>200mmHg,舒张压(DBP)>130mmHg],常同时伴有心、脑、肾及视网膜等靶器官功能损害的一种严重危及生命的临床综合征,若DBP>

140～150mmHg 和（或）SBP＞200mmHg,无论有无症状亦视为高血压急症。

在发达国家和比较发达国家,原发性高血压是成年人最常见的多发病之一。我国曾进行了 3 次普查,1959 年的患病率不到 5%,1979—1980 年全国 29 个省市对 15 岁以上的人群进行普查,升为 7.7%,1990—1991 年第 3 次普查,估计全国至少有 6000 万高血压患者,其中高血压急症的发病率占 5% 左右,目前估计全国至少有 1.6 亿高血压患者。我国高血压患者高血压急症并发的心、脑血管病又是使人致残、致死或猝死的常见原因,因此对高血压急症的诊治理应引起医务人员的重视。

高血压急症根据临床表现可分为 3 类:①高血压危象:是在高血压的基础上,因某些诱因使周围细小动脉发生暂时性强烈痉挛,引起血压进一步急骤升高而出现的一系列血管加压危象的表现,并在短时间内发生不可逆的重要器官损害,可发生于各期缓进型高血压,亦可见于急进型恶性高血压。②高血压脑病:是指在高血压病程中发生急性脑部循环障碍,引起脑水肿和颅内压增高而产生的一系列临床表现,可出现于任何类型的高血压,但多见于近期内血压升高者,如急性肾小球肾炎、妊娠高血压综合征,也可发生于急进型或严重缓进型高血压伴明显脑动脉硬化的患者。③急进型恶性高血压:是由各种原因引起血压持续显著地升高(DBP常＞130mmHg),病情迅速发展,出现严重的视网膜病变(K-W 眼底分级Ⅲ级以上)和肾功能障碍,如不及时恰当治疗,易导致尿毒症、急性左心衰、甚至死亡,预后不良。眼底改变为视网膜出血、渗出为急进型高血压,若出现视盘水肿即为恶性高血压。本病为一种特殊类型的高血压,其典型的病理变化为小动脉纤维坏死和(或)增殖硬化,以肾脏的改变最为明显。各型高血压均可发展为急进型恶性高血压,其中以肾脏疾病引起者最多。

从治疗的观点出发,将高血压急症分为两类:①需在 1 小时内将血压降至适当水平的高血压急症:包括高血压脑病、高血压并急性左心衰、不稳定型心绞痛和急性心肌梗死、高血压合并肾功能不全、先兆子痫、嗜铬细胞瘤危象,这类患者常伴有急性靶器官损害。②需在 24 小时内将血压降至适当水平的高血压急症:包括急进型恶性高血压、妊娠高血压、围术期高血压等。

高血压急症的病因复杂,临床表现多样,预后亦随病因、病情轻重不同而有所不同。多数患者病情较温和,进展较慢,虽症状明显但发作持续时间较短,对降压药物较敏感,预后较好。但少数患者病情严重,进展较快,预后差。

急进型恶性高血压如不及时有效的治疗预后极差,一年生存率为 10%～20%,多数在半年内死亡,死因为尿毒症、心力衰竭、急性脑血管病、心肌梗死、主动脉夹层分离等。该病的预后与血压水平、靶器官损害程度有密切关系。

二、病因

(一)高血压危象

在原发性高血压和某些继发性高血压患者中,某些诱发因素易引起高血压危象,其发生的病因有多种,常见的有:①缓进型或急进型高血压,其中一期和二期患者均可发生。②多种肾性高血压包括肾动脉狭窄、急性和慢性肾小球肾炎、慢性肾盂肾炎、肾脏结缔组织病变所致高血压。③内分泌性高血压,其中有嗜铬细胞瘤、肾素分泌瘤等。④妊娠高血压综合征和卟啉病

（紫质病）。⑤急性主动脉夹层血肿和脑出血。⑥头颅外伤等。在上述高血压疾病基础上，如有下列因素存在，高血压患者易发生高血压危象。研究已证实的诱发因素是：①寒冷刺激、精神创伤、外界不良刺激、情绪波动和过度疲劳等。②应用单胺氧化酶抑制剂治疗高血压或同时食用干酪、扁豆、腌鱼、啤酒和红葡萄酒等，一些富含酪氨酸的食物。③应用拟交感神经药物后发生节后交感神经末梢的儿茶酚胺释放。④高血压患者突然停服可乐定等某些降压药物。⑤经期和绝经期的内分泌功能紊乱。

（二）高血压脑病

常见病因包括：①原发性高血压：原发性高血压的发病率占1％左右，高血压病史较长，有明显脑血管硬化者更易发生高血压脑病。既往血压正常而突然出现高血压的疾病亦易发高血压脑病，如：急进性高血压和急性肾小球肾炎。②继发性高血压：如妊娠高血压综合征、肾小球肾炎性高血压、肾动脉狭窄、嗜铬细胞瘤等血压中等程度增高，也有发生高血压脑病的可能。③某些药物或食物诱发高血压脑病：少见情况下，高血压患者应用单胺氧化酶抑制剂的同时，又服用萝芙木类、甲基多巴或节后交感神经抑制剂，也会引起与高血压脑病相似的症状；进食富含胺类的食物也可诱发高血压脑病。④颈动脉内膜剥离术后：高度颈动脉狭窄患者行颈动脉内膜剥离术后，脑灌注突然增加，亦可引起高血压脑病。

（三）急进型恶性高血压

常见病因：①1％～5％的原发性高血压可发展为急进性（恶性）高血压。②继发性高血压易发展成该型的疾病有：肾动脉狭窄、急性肾小球肾炎、嗜铬细胞瘤、库欣综合征、妊娠毒血症等。诱因：在极度疲劳、寒冷刺激、神经过度紧张和更年期内分泌失调等诱因促使下易发生急进型恶性高血压。

三、发病机制

（一）高血压危象的发病机制

多数学者认为由于高血压患者在诱发因素的作用下，血液循环中的肾素、血管紧张素Ⅱ、去甲肾上腺素和精氨酸加压素等收缩血管的物质突然急剧升高，引起肾出、入球小动脉收缩，这种情况持续存在，导致压力性多尿，继而发生循环血容量减少，血容量减少又反射性引起血管紧张素Ⅱ、去甲肾上腺素和精氨酸加压素生成增加，使循环血中血管活性物质和血管毒性物质达到危险水平。小动脉收缩和舒张交替出现，呈"腊肠"样改变，小动脉内皮细胞受损、血小板聚集，导致血栓素等有害物质释放形成血栓。组织缺血、缺氧，并伴有微血管病性溶血性贫血及血管内凝血，血小板和纤维蛋白迁移，内膜细胞增生，动脉狭窄，血压进一步升高，形成恶性循环。此外，交感神经兴奋性亢进和血管加压性活性物质过量分泌，不仅引起肾小动脉收缩，而且也会引起全身周围小动脉痉挛，导致外周血管阻力骤然增高，则使血压进一步升高，从而发生高血压危象。

（二）高血压脑病的发病机制

其发病机制尚未完全阐明，有两种学说：①过度调节或小动脉痉挛学说：正常情况下，在一定的血压范围,脑血管随血压变化而舒缩,血压升高时脑部血管收缩,血压下降时血管扩张,以保持相对稳定的脑血流量,此即脑血流的自动调节机制。当血压急剧升高,脑膜及脑细小动脉强烈收缩,导致脑缺血和毛细血管通透性增加,引起脑水肿、颅内压增高。②自动调节破裂学说:当血压明显上升时,自动调节机制破坏,原先收缩的脑血管因不能承受过高的压力而突然扩张,产生所谓强迫扩张现象,结果脑血流量增加,脑灌注过度,血浆渗入血管周围组织而导致脑水肿和颅内高压,产生一系列临床症状。

(三)急进型恶性高血压的发病机制

本病发病机制还不明确,其发生可能与下列因素有关:①血压升高的水平、速度及同时存在的靶器官损害。②肾素-血管紧张素系统功能亢进。③免疫功能的异常。④吸烟。⑤激肽系统的异常。

四、临床特征

(一)一般症状与体征

可出现头痛、头晕、烦躁不安、精神萎靡、意识障碍、视力障碍、胸痛、气短、呼吸困难、心悸、水肿、少尿、无尿及血尿等症状。体征表现为血压明显增高,心率增快,心律失常,心脏杂音,奔马律,双肺湿性啰音,腹部血管杂音。神经系统体征,如肢体肌力、语言表达、定向力改变等。

(二)三种高血压急症的临床表现

1.高血压危象

(1)发病突然,历时短暂,但易复发。

(2)SBP升高程度比DBP显著,可达200mmHg。

(3)自主神经功能失调的征象:如烦躁不安、口干、多汗、心悸、手足震颤、尿频及面色苍白等。

(4)靶器官急性损害的表现:①冠状动脉痉挛时可出现心绞痛、心律失常或心力衰竭。②脑部小动脉痉挛时出现短暂性脑局部缺血征象。表现为一过性感觉障碍,如感觉过敏、半身发麻、瘫痪失语,严重时可出现短暂的精神障碍,但一般无明显的意识障碍。③肾小动脉强烈痉挛时可出现急性肾功能不全。④其他:当供应前庭和耳蜗内小动脉痉挛时,可产生类似内耳眩晕的症状;视网膜小动脉痉挛时,可出现视力障碍,肠系膜动脉痉挛时,可出现阵发性腹部绞痛。

2.高血压脑病

(1)多发生于原有脑动脉硬化的患者,以DBP升高为主,常>120mmHg,甚至达140～180mmHg。

(2)脑水肿、颅内压增高和局限性脑实质性损害的征象。首发表现为弥散性剧烈头痛、呕吐,一般在12～48小时内逐渐加重,继而出现烦躁不安、嗜睡、视物模糊、黑蒙、心动过缓。如发生局限性脑实质损害,可出现定位体征,如失语、偏瘫、痉挛和病理反射等。

(3)脑积液检查显示压力明显升高,约10%并发心、肾功能危象。经积极降压治疗,临床症状体征消失后一般不遗留任何脑部损害后遗症。

3.急进性恶性高血压

（1）多见于肾血管性高血压及大量吸烟患者，且年轻男性居多。

（2）SBP、DBP 均持续升高，少有波动，DBP 常持续≥130mmHg。

（3）症状多而明显，进行性加重，并发症多而严重。常于 1～2 年内发生心、脑、肾损害和视网膜病变，出现脑卒中、心力衰竭、尿毒症和视力障碍。

五、辅助检查

（一）尿常规

可有蛋白尿、血尿。

（二）尿 VMA

可呈阳性。

（三）血液

游离肾上腺素和（或）去甲肾上腺素增高。血糖升高，血清肌酐、尿素氮升高，电解质紊乱。

（四）心电图

可有心肌缺血，心律失常、左室高电压的表现。

（五）眼底检查

视盘水肿、渗出和出血。

（六）脑脊液

偶见少量红、白细胞，蛋白含量稍增加。高血压脑病时脑脊液检查压力明显增高。

（七）脑电图

可出现局限性异常或双侧同步锐慢波，有时表现为节律性差。

（八）X 线胸片

可有肺水肿或心脏增大的表现。

（九）超声心动图

室间隔和左室后壁对称性肥厚，主动脉内径增宽等。

六、诊断思路

（一）高血压急症的诊断

（1）收缩压大于 200mmHg 和（或）舒张压大于 140～150mmHg 时，无论有无症状均应诊断为高血压急症。

（2）短期内（数小时或数天）血压显著的或急骤的升高（SBP＞200mmHg，DBP＞130mmHg），伴有心、脑、肾、视网膜和大动脉等重要器官发生急性功能严重障碍，甚至衰竭。

（3）多数患者有原发性或继发性高血压病史，少数患者可因首发高血压急症而发病。需注意高血压患者血压升高的速度比血压水平更重要，如短期内平均压升高大于 30% 有重要临床意义。

（二）高血压急症的靶器官损害

1.心血管系统

出现急性心力衰竭或急性心肌缺血的症状和体征,如发绀、呼吸困难、肺部啰音、缺血性胸痛(心绞痛/急性心肌梗死)、心率加快、心脏扩大等。

2.中枢神经系统

出现头痛、头晕或眩晕、耳鸣、平衡失调、眼球震颤、视力障碍、抽搐、意识模糊、嗜睡或昏迷等。伴有自主神经功能失调症状:如异常兴奋、发热、出汗、口干、皮肤潮红(或面色苍白)、恶心、呕吐、腹痛、尿频、手足震颤等;并发急性脑血管病者可有神经系统定位体征。

3.肾脏

肾脏受损会出现少尿、无尿、蛋白尿、管型、血肌酐和尿素氮升高。

4.眼底

出现三度以上眼底改变(渗出、出血、视盘水肿)。

七、治疗

（一）一般治疗

吸氧、卧床休息、心理护理、环境安静、监测生命体征,维持水、电解质平衡、防治并发症等。

（二）迅速降低血压

选择适宜有效的降压药物,放置静脉输液管,静脉滴注给药,同时应经常不断测量血压或无创血压监测。静脉滴注给药的优点是便于调整给药的剂量。如果情况允许以及早开始口服降压药治疗。

（三）控制性降压

高血压急症时短时间内血压急剧下降,有可能使重要器官的血流灌注明显减少,应采取逐步控制性降压,即开始的 24 小时内将血压降低 20%～25%,48 小时内血压不低于 160/100mmHg。如果降压后发现有重要器官的缺血表现,血压降低幅度应更小些。在随后的 1～2 周内,再将血压逐步降到正常水平。

（四）合理选择降压药

高血压急症处理,要求降压药起效迅速,短时间内达到最大作用;作用持续时间短,停药后作用消失较快;不良反应较小。另外,最好在降压过程中不明显影响心率、心排出量和脑血流量。硝普钠、硝酸甘油、尼卡地平和地尔硫草注射液相对比较理想。在大多数情况下,硝普钠往往是首选的药物。

（五）避免使用的药物

应注意有些降压药不适宜用于高血压急症,甚至有害。利血平肌内注射的降压作用起始较慢,如果短时间内反复注射会导致难以预测的蓄积效应,发生严重低血压,引起明显嗜睡反应,干扰对神志状态的判断。因此,不主张用利血平治疗高血压急症。治疗开始时也不宜使用强力的利尿降压药,除非有心力衰竭或明显的体液容量负荷过度,因为多数高血压急症时交感神经系统和 RAAS 过度激活,外周血管阻力明显升高,患者体内循环血容量减少,强力利尿是危险的。

(六)高血压急症常用降压药物及应用

1.血管扩张剂

(1)硝普钠是目前最有效的降压药物之一,也最常用于治疗高血压急症。特点起效快(即刻),持续时间短(2～3 分钟),便于调节。用法:硝普钠 25～50mg 加入 5％ 葡萄糖 250～500mL,以每 $100\mu g/mL$ 滴入,剂量由小到大 $0.25～10\mu g/(kg\cdot min)$ 逐渐增加滴速,最大滴速时间不超过 10 滴/分钟,血压控制后用小剂量维持。血压一般控制在 150～160/90～100mmHg 为宜。注意药物使用时应避光,避免光照下易分解而增加毒性。硝普钠可用于各种高血压急症,在通常剂量下不良反应轻微,有恶心、呕吐、肌肉颤动。滴注部位如药物外渗可引起局部组织和皮肤反应。硝普钠在体内红细胞中代谢为氰化物,长期或大剂量使用可能发生硫氰酸中毒,尤其是肾功能损害者。

(2)硝酸甘油:扩张静脉和选择性扩张冠状动脉与大动脉。用法:开始时以 $5～10\mu g/min$ 速率静滴,然后每分钟增加滴注速率至 $20～50\mu g/min$。降压起效迅速,停止后数分钟降压作用消失。硝酸甘油主要用于急性左心衰或急性冠脉综合征时高血压急症。不良反应有心动过速、面部潮红、头痛、呕吐等。

2.肾上腺素能受体阻滞剂

(1)乌拉地尔,为选择性 α_1 受体阻滞剂,是近年来临床上应用较多的一种新型强力降压药,通过阻滞血管突触后 α_1 受体和兴奋中枢 5-HTIA 受体而起降压作用。能抑制延髓心血管中枢的交感反馈调节,从而可防止反射性心动过速,对阻力血管和容量血管均有扩张作用,故可用于伴肾功能不全者,也可用于伴脑卒中者。用法:一般 25mg 加入 20mL 生理盐水中缓慢静注,5 分钟无效者可重复一次,也可继之以 75～125mg 加入 250～500mL 液体内静滴。

(2)酚妥拉明,为非选择性 α 受体阻滞剂,最适用于血液循环中儿茶酚胺升高引起的高血压危象,如嗜铬细胞瘤。用法:5～10mg 加入 20mL 葡萄糖液中静注,待血压下降后改用 10～20mg 加入 250mL 葡萄糖液中静滴,以维持降压效果。酚妥拉明可引起心动过速,增加心肌耗氧量,故伴冠心病者慎用。

(3)拉贝洛尔,同时阻滞 α 和 β 肾上腺素受体,其 β 受体阻滞作用无选择性,静注时其自身 α 和 β 阻滞作用强度为 1：6。适用于高血压伴心绞痛和心肌梗死者,对慢性肾功能不全者无不良影响,亦适用于主动脉夹层分离者。因血压降低之同时不减少脑血流量,所以亦可用于脑卒中。用法:一般以 25～50mg 加入 20～40mL 葡萄糖液中缓慢静注,15 分钟后无效者可重复一次,也可以 2mg/min 速度静滴。伴哮喘、心动过缓、房室传导阻滞者禁用。

3.钙拮抗剂

(1)硝苯地平:二氢吡啶类钙通道拮抗剂。用法:4mg 加入 200mL 葡萄糖中静滴,初始10 分钟,滴速为每分钟 30 滴,一般在 5 分钟内出现显著降压效应,如血压不降则可加至每分钟 60 滴。

（2）尼卡地平：二氢吡啶类钙通道拮抗剂，作用迅速，持续时间较短，降压同时改善脑血流量。用法：开始从 $0.5\mu g/(kg \cdot min)$ 静脉滴注，逐步增加剂量到 $6\mu g/(kg \cdot min)$，主要用于高血压危象或急性脑血管病时高血压急症。不良反应有心动过速、面部潮红等。

（3）地尔硫䓬：非二氢吡啶类钙通道拮抗剂。降压同时具有改善冠状动脉血流量和控制快速性室上性心律失常作用。用法：配置成 50mg/500mL 浓度，以 5～15mg/h 速率静滴，根据血压变化调整速率。主要用于高血压危象或急性冠脉综合征。不良反应有面部潮红、头痛等。

（4）维拉帕米：非二氢吡啶类钙通道拮抗剂，用法：5～10mg 加入 20mL 葡萄糖液中缓慢静注，最大降压效果出现在注射后 2～5 分钟，维持 30～60 分钟，也可根据血压情况以 3～25mg/h 的速度静滴 1～2 小时。窦性心动过缓、病窦综合征、房室传导阻滞及合并心力衰竭者禁用。

（七）几种常见高血压急症的治疗

急性脑血管病、高血压急症合并急性左心衰竭、高血压急症合并急性心肌梗死、高血压急症合并心律失常、高血压急症合并肾功能不全的治疗。

1.主动脉夹层分离

大约有 80% 的主动脉夹层分离患者伴有高血压。高血压是促使主动脉夹层分离形成的因素之一，也是导致夹层血肿扩展的原因之一。控制血压、降低心肌收缩力、解除疼痛是治疗主动脉夹层分离的关键。治疗的目标是：将收缩压控制在 100～120mmHg，心率控制在 60～75 次/分，这样才能有效终止主动脉夹层继续分离，缓解疼痛。可选用拉贝洛尔或血管扩张剂硝普钠与 β-受体阻滞剂普萘洛尔合用，既能降低血压、控制心率，又能降低心肌收缩力，减慢左室收缩速度使夹层不再扩展，缓解疼痛。

2.嗜铬细胞瘤

此为儿茶酚胺诱发的高血压危象，典型发作有 4"P"症状：头痛、心悸、苍白、出汗，其特点是交感神经张力突然增高。应首选 α 受体阻滞剂酚妥拉明，次选柳氨苄心安或硝普钠加 β-受体阻滞剂。若同时有心动过速或室性早搏需用 α₁ 受体阻滞剂，为防止 α 介导的周围血管收缩作用不受对抗，在给予 β-受体阻滞剂之前，均应给予 α 受体阻滞剂。

3.妊娠高血压

血压 >170/110mmHg 时应及时予以治疗，以防止母亲发生中风或子痫。

（1）首选硫酸镁解除小动脉痉挛，一般采用 25% 硫酸镁 10mL 加入 50% 葡萄糖 20mL 缓慢静脉推注，继以 25% 硫酸镁 40mL 加入 10% 葡萄糖 1000mL 静滴（1g/h），每日 1 次，将血压降至 140/90mmHg。

（2）如无效，可加用冬眠疗法。

（3）硝普钠或硝酸甘油静滴亦可选用。应避免血压下降过快，幅度过大，影响胎儿血供。

（4）钙拮抗剂可抑制子宫平滑肌收缩，影响产程进展，不宜用于妊娠晚期。

（5）妊娠高血压急症常伴血容量不足，故利尿剂慎用。

（6）ACEI 和所有 AgⅡ受体拮抗剂应避免使用。

八、最新进展

（一）高血压与自身免疫

近年来发现，高血压病患者中存在着针对心血管调节受体的自身抗体，尤其是抗 G 蛋白偶联受体的自身抗体，可能在原发性高血压尤其是恶性高血压、难治性高血压中起着较重要的作用。在难治性高血压患者中，自身抗体阳性组的蛋白尿和肾功能损害发生率明显高于抗体阴性组，提示原发性高血压的进展与自身免疫反应有关。有研究表明，高血压患者的血清中有高滴度的抗核抗体（ANA）、抗平滑肌抗体等自身抗体。ANA 是机体免疫细胞产生的针对自身细胞核成分的抗体，这些抗体在原发性高血压患者中的出现也提示存在自身免疫现象。也有研究发现，部分高血压患者体内有 β_1 受体和 M_2-受体自身抗体，可能参与了肾损害的病程，可能是引起高血压肾损害的重要因素之一。这进一步提示自身免疫反应在高血压的发展以及并发症中也具有重要意义。过高的血压可以引起外周血管阻力的急剧升高，进而引起血管和肾脏组织更大地损害，导致具有免疫原性的受体成分释放和血管抗原暴露，在部分易感人群中可以诱导自身免疫应答，产生抗血管受体自身抗体。这些自身抗体可能参与了原发性高血压特别是难治性高血压的病理过程、促进了靶器官损害的发生。

高血压一直认为是肾脏功能、血管功能以及变化的中枢神经系统信号相互作用的结果，然而大脑中的氧化应激、血管功能以及肾脏病变促进高血压的机制并没有完全被弄清；这些系统是如何参与 T 细胞活化以及氧化事件是如何促进 T 细胞激活的。David 等发现，大脑的室周器（CVO）存在氧化应激，尤其是穿窿部可能参与了这个过程，因为这些区域缺乏良好的血脑屏障，因此受循环中信号物质的影响，比如说血管紧张素-Ⅱ。Lob 等通过对心率和血压多变性的研究表明，室周器胞外过氧化物歧化酶编码基因（SOD3）的切除显著地增强了交感神经的活性，认为交感神经的激活能够促进 T 细胞活化。通过研究还表明，高血压可能与体内新型抗原有关，认为这些新型抗原可能是氧化调节物质，如蛋白质、脂肪、类核酸或是核酸、细胞膜组成成分暴露后的反应性产物等，它们通过诱导细胞凋亡和细胞质内抗原的释放起作用，这些抗原一般是免疫特有的或是通过其他未知的机制起作用。小分子的热休克蛋白被认为与动脉粥样硬化中新型抗原有关，在高血压动物肾脏中也是增加的，这很可能与血压小幅度的升高和机械的牵拉伤害血管外周组织有关。在缺乏 T 和 B 细胞的大鼠中，血管紧张素能够升高收缩压达 135mmHg，该结果与缺乏 p47-phox 抗体的大鼠用抗氧化物治疗是相似的，因此，氧化信号系统和炎性物质缺乏时，甚至是高剂量的血管紧张素-Ⅱ或是其他一些刺激物仅能将血压增加到高血压的亚临床水平。有学者认为，高血压性刺激物通过中枢神经系统和外周器官引起中介物质的增加，导致新型抗原物质的形成，促进了 T 细胞的活化，进而又导致靶器官如肾脏和外周血管炎性物质形成，最终导致血压的升高，致使没有治疗的亚临床高血压进展为最终的严重性高血压，甚至出现高血压急症，这可能解释了临床上可观察到的普通的亚临床高血压发展到显性高血压的进程。

（二）新型超短效钙拮抗剂-丁酸氯维地平

氯维地平是第三代二氢吡啶类钙拮抗剂，目前在急诊室针对难治性高血压有重要地位，通过阻断 L 型通道选择性地抑制细胞外 Ca^{2+} 内流,从而起到舒张小动脉平滑肌、降低外周血管阻力的作用,同时可以增加每搏出量和心输出量。由于其大约 1 分钟的超短半衰期,氯维地平静脉应用起效迅速,停药后失效迅速,便于短时间内滴定式调整剂量,减少过量导致低血压的风险,降压治疗可控性更高。氯维地平的代谢和清除所需的血浆酯酶广泛存在,不依赖基础肝、肾功能。在心肌缺血的动物实验中,氯维地平被证实可以减轻缺血/再灌注损伤,改善肾脏功能和内脏血流量。氯维地平治疗重症高血压有效性研究(VELOCITY)评价了氯维地平的安全性和有效性。该研究共入组 126 例高血压危象患者,其中 81% 已有靶器官损害,在应用氯维地平 30 分钟后,89% 的患者降到了目标血压,达目标血压平均用时 10.9 分钟,平均用量为 5.7mg/h。

第三节　心力衰竭

一、慢性心力衰竭

心力衰竭是由于心脏结构或功能性疾病导致心室充盈和射血能力受损,使心排血量不足以满足全身代谢对血流的需要而引起的一组临床综合征。其主要临床表现是引起运动耐量受限的呼吸困难与疲乏以及液体潴留导致的肺淤血与肢体水肿。它们都可损害患者的功能状态和生活质量,但是这两种表现不一定同时出现,有些患者运动受限但是无明显液体潴留,而另一些患者则主要表现为水肿,但是无明显呼吸困难或疲乏。由于并非所有患者在初次或接下来的评估时都有容量负荷过重,因此目前主张应用"心力衰竭"这一术语替代老的术语"充血性心力衰竭"。

(一)病因

影响心排血量有心脏的是前负荷、后负荷、心肌收缩力、心率、心肌收缩协调性五大因素,其中单个或多个因素的改变均可影响心脏功能,甚至发生心力衰竭。

1.原始性心肌舒缩功能障碍

这是引起心力衰竭最常见的原因。

(1)心肌病变:心肌病变主要见于心肌病、心肌炎、心肌纤维化及心肌梗死等,它们可导致心肌的舒缩功能受损。

(2)心肌代谢障碍:由于心肌缺血、缺氧,引起心肌能量代谢障碍或伴酸中毒使产能减少而致心肌舒缩功能障碍,常见于冠心病、慢性肺心病、休克和严重贫血等疾病。

2.前负荷过重

即容量负荷过重,心室舒张期回心血量过多,如主动脉瓣或二尖瓣关闭不全,室间隔缺损,动脉导管未闭等均可使左心室舒张期负荷过重,导致左心衰竭;先天性房间隔缺损可使右心室舒张期负荷过重,导致右心衰竭。贫血、甲状腺功能亢进等高心排血量疾病,由于回心血量增多,加重左、右心室的舒张期负荷,而导致全心衰竭。

3.后负荷过重

即压力负荷过度,是指心脏在收缩时所承受的阻抗负荷增加,此时室壁收缩应力也随之升高。如高血压、主动脉瓣狭窄或左心室流出道梗阻,使左心室收缩期负荷加重,可导致左心衰竭。肺动脉高压,右心室流出道梗阻,使右心室收缩期负荷加重,可导致右心衰竭。

4.心室收缩不协调

冠心病心肌局部严重缺血导致心肌收缩无力或收缩不协调,如室壁瘤。

5.心室顺应性降低

主要影响左心室松弛性的疾病(如高血压性心脏病、肥厚性心肌病),心脏的后负荷加重,心肌缺血或纤维化主要通过延缓左心室的主动松弛而影响左心室充盈。主要影响左心室僵硬度的疾病(如心肌淀粉样变性、原发性限制性心肌病),早期常有左室松弛性减退,晚期则左心室僵硬度增加,进而影响左室充盈。

(二)诱因

1.感染

病毒性上呼吸道感染和肺部感染是诱发心力衰竭的最常见诱因,感染除可直接损害心肌外,发热使心率增快也加重心脏的负荷。

2.心律失常

尤其是快速性心律失常,如阵发性心动过速、心房颤动等,均可使心脏负荷增加,心排血量减低,而导致心力衰竭。

3.妊娠分娩

妊娠期孕妇血容量增加,分娩时由于子宫收缩,回心血量明显增多,加上分娩时的用力,均加重心脏负荷。

4.输液或输血过快或过量

液体或钠的输入量过多,血容量突然增加,心脏负荷过重而诱发心力衰竭。

5.严重贫血或大出血

使心肌缺血、缺氧,心率增快,心脏负荷加重。

6.其他

包括体力劳动过强、情绪激动、心肌缺血、缺氧、肺栓塞,不适当地改变治疗及过多的摄入钠等。

(三)临床表现

心力衰竭患者的症状可以缓慢出现,也可以急性出现。主要包括肺和(或)体循环静脉淤血、高压以及组织动脉灌流不足三大基本综合征。根据其分类不同分述如下。

1.左心衰竭

左心衰竭是心衰中最常见和最重要的类型。它分为左心室和左心房衰竭两种,前者更重要。左心衰竭的主要症状是急性或慢性肺淤血表现,包括以下几点。

(1)疲倦、乏力:早期左心衰竭时患者常诉疲倦与乏力。一般体力劳动即可引起疲劳感,可能是心力衰竭的血流再分布及运动骨骼肌循环和代谢障碍所致。

(2)呼吸困难:①劳力性呼吸困难。最初发生在重体力劳动时,随着病情发展,心脏功能进一步减退,即使在轻体力劳动或活动时也会出现症状,呼吸困难逐渐加重。②阵发性夜间呼吸困难。是左心衰竭的典型表现。发作时间多在夜间熟睡1~2小时之后。轻者,患者突然因感觉胸闷和气急而惊醒过来,若立即坐起,呼吸困难可逐渐消退。多数患者气喘甚为严重,又称为心脏性或心源性哮喘,严重的发作可超过1小时,为心脏性哮喘持续状态。③端坐呼吸。端坐位能减少下肢的静脉血液回流及增加肺活量,患者借以缓解平卧时的呼吸困难。④急性肺水肿。发作时患者明显气急,端坐呼吸,极度气喘,大汗,可伴剧烈咳嗽,咳大量泡沫痰,典型者为大量粉红色泡沫痰,严重者泡沫样血痰可从口鼻涌出。患者极度烦躁不安,有窒息感,濒死感。面色青灰、发绀。血压一般升高,伴心源性休克者血压显著降低,四肢末梢湿冷、发绀。心率增快,心尖区常常可闻及舒张期奔马律,可以闻及基础性心脏病杂音。双肺闻及大量湿啰音,双肺底湿啰音更显著。

(3)咳嗽、咯血、嘶哑:咳嗽有时可为心力衰竭发作前的主诉症状。咳嗽多在体力劳动或夜间平卧时加重,同时可咳出泡沫痰,急性肺水肿时,可咳出大量粉红色泡沫样痰。尖瓣狭窄,急性肺水肿或肺梗死等均可引起咯血,色鲜红,量不定。左肺动脉扩张时,可以压迫喉返神经而引起嘶哑。

(4)发绀:多见于口唇、耳垂及四肢末端。轻度发绀,在颧骨隆起部的皮肤上特别显著,多见于慢性肺充血病例(二尖瓣狭窄)。急性左心衰竭时可出现明显发绀。

(5)夜尿增多:正常人夜间0~1次小便,白天比夜间的尿量多,而左心衰竭的患者夜尿增多,多见于早期左心衰竭者。

(6)左心衰竭后心脏变化:①心脏扩大。以左心室增大为主,心界常常向左下扩大。但急性心肌梗死引起的左心衰竭及风心病二尖瓣狭窄引起的左心房衰竭,可无左心室扩大,后者仅有左心房扩大。②舒张期奔马律。是左心衰竭的重要体征,如使患者的心率增加,并取左侧卧位,做深吸气,奔马律即易于听到。③肺动脉瓣区第2心音亢进。是肺循环阻力增加,肺动脉高压的结果。④其他。第2心音逆分裂,在呼气时更为明显;左心室明显扩张时可发生相对性二尖瓣关闭不全而出现心尖区收缩期杂音,多呈吹风样,有时粗糙,多在Ⅱ级以上,可占全收缩期。严重者可出现快速室性心律失常,可能是心力衰竭患者猝死的主要原因。交替脉亦为左心衰竭的早期重要体征之一,但往往被忽视。

(7)肺变化:左心衰竭后肺底湿啰音、哮鸣音或干啰音,呼气及吸气均有明显困难。肺水肿发作时,双肺满布湿啰音、哮鸣音。在间质性肺水肿时,肺部无干湿啰音,可能仅有肺呼吸音减弱。

(8)胸腔积液:左心衰竭病例中约25%有胸腔积液,胸腔积液多是双侧性,但也可单侧出现,右侧多见。

(9)其他症状:可有失眠、心悸甚至夜间心绞痛。脑缺氧严重者,可有呼吸节律改变伴有嗜睡或烦躁,神志错乱等精神症状(心源性精神病),严重病例可发生昏迷。

2.右心衰竭

由于体静脉(包括门静脉)压升高、体循环淤血,引起各脏器的功能障碍和异常表现。

(1)胃肠道症状:长期胃肠道淤血可引起食欲缺乏、恶心、呕吐、腹胀、上腹疼痛等症状。个别严重病例,可能发生失蛋白性肠病。

(2)肝区疼痛、肝大及黄疸:右心衰竭病例均有肝大和压痛,且常发生在周围皮下水肿之前,因此是右心衰竭的最重要及最早出现的体征之一。用手压迫右心衰竭患者的腹部任何部位或肿胀肝可产生颈静脉充盈加剧(肝颈静脉反流现象或肝颈反流征),是右心衰竭的重要征象。慢性心力衰竭患者,长期肝淤血,可形成心源性肝硬化。

(3)肾症状:肾脏淤血引起肾功能减退,可有少尿、夜尿症状。多数右心衰竭患者的尿含有少量蛋白,少数透明或颗粒管型和少数红细胞。血浆非蛋白氮可高出正常限度。

(4)呼吸困难:在左心衰竭的基础上发生右心衰竭后,因肺淤血减轻,故呼吸困难较左心衰竭时有所减轻,但开始即为右心衰竭者,仍可有不同程度的呼吸困难。

(5)中枢神经系统症状:极少数患者可有烦躁不安、眩晕、健忘和个性改变。

(6)心脏变化:右侧心力衰竭多由左心衰竭引起,呈全心扩大,除原有心脏病的体征外,可闻及右室舒张期奔马律。右心室显著扩大,可引起相对性三尖瓣关闭不全,在三尖瓣听诊区可闻及收缩期吹风样杂音。此杂音可向心尖部传导,但不超过左腋前线,随心衰好转而减弱,且心尖部第1心音不减弱。当右心室肥厚显著时,可有心前区抬举样搏动,即在胸骨下段左缘,有收缩期强而有力的搏动。剑突下常可见到明显的搏动,亦有右室增大的表现。

(7)皮下水肿、腹水与胸腔积液:水肿是右心衰竭的重要体征,水肿往往从低垂部位开始,站立活动者以脚、踝内侧和胫骨前部,仰卧患者以骶骨部位为显著。严重右心衰竭病例常呈全身性水肿。腹水可见于慢性右心衰竭或全心衰竭的晚期患者,腹水为漏出液。

(8)静脉充盈与搏动:右心衰竭患者,由于上、下腔静脉压升高,使颈外静脉,手背静脉及舌下静脉等浅表静脉异常充盈。颈外静脉充盈较肝脏肿大或皮下水肿出现早,为右心衰竭的早期征象。

(9)发绀:左、右心衰都可引起发绀。口腔黏膜发绀者为中枢性,口腔黏膜红润者为末梢性。左心衰竭主要由于肺淤血引起肺泡氧弥散障碍(中枢性发绀),右心衰竭的发绀主要由于淤滞性缺氧(末梢性发绀)。全心衰竭者,发绀呈混合性。

(10)其他:严重、持久的右心衰竭病例,心包腔内可有异常数量的液体漏出,发生心包积液。

3.全心衰竭

血液循环是连续的、不可分割的,左、右心衰竭迟早会同时存在,甚至可同时发生(如弥散性心肌炎),呈全心衰竭,同时具有左、右心衰竭的表现。

(四)辅助检查

1.实验室检查

患者可以有低氧血症、来自乳酸性酸中毒的代谢性酸中毒和低钠血症。有低血压或休克的患者,其肾、肝功能检查可有异常。

2.心电图

心电图检查可发现心房和心室肥大、心动过速或其他心律失常及心肌缺血或梗死等基础心脏病变。心律失常(如心房纤颤或心房扑动)可以是心力衰竭的诱因,也可能是其结果。因高血压或致肥大因素而发生扩张型心肌病或严重左室肥大的患者,心电图可以发现与左室肥大有关的传导或电压异常。心动过速可能提示血流动力学功能不良。

3.X 线检查

胸部 X 线片对于除外肺部疾病(特别是 ARDS 和严重肺炎)非常重要。患有扩张型或肥厚性心肌病的患者,胸部 X 线片可显示心脏扩大。瓣膜性心脏病的患者可能只有轻度心脏扩大或单个心腔扩张。心源性肺水肿患者的常见特征包括中心或肺门周围浸润,肺门动脉和静脉均有扩张,两侧肺门阴影增大,密度加深,肺野模糊,血管纹理增粗。直立位时肺上部血管扩张和明显的肺叶间隔,其中肺叶间隔常为双侧、对称性的。患者常有胸腔积液。右心衰竭继发于左心衰竭者,胸部 X 线片显示心脏向两侧扩大;单纯右心衰竭者,可见右房及右室扩大,肺野清晰。上腔静脉阴影增宽,可伴有单侧或双侧胸腔积液。

4.其他检查

超声心动图、放射性核素、创伤性及无创性血流动力学检测等。

(五)诊断

1.诊断依据

心力衰竭的诊断是综合病因、病史、症状、体征及客观检查而做出的。首先应有明显的器质性心脏病的诊断,心力衰竭的症状是诊断的重要依据。疲乏、无力等心排血量不足的症状无特异性,诊断价值不大。而左心衰竭的肺循环淤血引起的呼吸困难,右心衰竭的体循环淤血引起的颈静脉怒张、肝大、水肿等是诊断心衰的重要依据。

2.诊断要点

(1)肺水肿:呼吸困难、端坐呼吸、湿啰音和哮鸣音;异常胸部 X 线片显示肺门周围充血;低氧血症。

(2)心源性休克:低血压;由于灌注减少而导致肾脏、肝脏和中枢神经系统的功能异常;乳酸酸中毒。

(3)心脏肥大、心室射血分数减少或室壁运动异常、肺动脉楔压升高、心排血量降低。

(4)可有既往已知病因,如瓣膜性心脏病或心肌病,但也有缺血的结果或继发于严重高血压。

3.分级诊断

NYHA 首先制订出最常应用于心力衰竭功能受损程度的 NYHA 分级方法。该分级系统依诱发症状的活动程度将患者分为下列四级。

(1) Ⅰ级:日常活动不受限制。即体力活动不受限,一般体力活动不引起过度或不相适应的乏力、心悸、气促和心绞痛。无心力衰竭体征,通常称心功能代偿期。

(2) Ⅱ级:日常活动后有症状。即体力活动稍受限制,休息时无症状,但中等体力活动时(如常速步行 1500～2000m 或登三楼等)即出现疲乏、心悸、呼吸困难等症状及心衰体征,亦称一度或轻度心力衰竭。

(3) Ⅲ级:稍活动即有症状。即体力活动明显受限,休息时无症状,轻微体力活动(如日常家务劳动、常速步行 500～1000m),即出现心悸、呼吸困难或心绞痛等症状及肝大、水肿等体征,亦称二度或中度心力衰竭。

(4) Ⅳ级:静息状态下有心力衰竭症状。即不能胜任任何体力活动,休息时仍有疲乏、心悸、呼吸困难或心绞痛及明显的心力衰竭体征,如内脏淤血及显著水肿,亦称三度或重度心力衰竭。

4.阶段诊断

随着循证医学证据的不断增加,有关心力衰竭的诊疗指南和建议不断更新,2001 年美国成人慢性心力衰竭诊疗指南提出了一种新的心力衰竭分级方法,包括了该疾病的发生和进展的全过程。该方法将心力衰竭分为 A、B、C、D 四个阶段。

(1)阶段 A:存在有发展为心力衰竭可能的高危因素但没有心脏结构性病变的患者。

(2)阶段 B:有心脏结构性病变,但从来没有出现过心力衰竭症状的患者。

(3)阶段 C:为过去或目前有心力衰竭症状并有心脏结构病变的患者。

(4)阶段 D:终末期患者,需要特殊治疗。

传统的"纽约心功能分级"只包括了后两个阶段。新的分级方法包括了可能发展为心力衰竭的危险因素和心脏结构变化阶段。在左室功能不全和症状出现以前便采取治疗措施可降低心力衰竭的病残率和病死率。新的分级方法是对传统 NYHA 分级方法的补充而不是替代。更加注重从心力衰竭发生的源头和进程上防治心力衰竭。对于每个慢性心力衰竭患者或有发展为心力衰竭高度危险的患者,应正确判断其心衰所处的阶段,并根据不同阶段采取针对性的干预措施。

(六)鉴别诊断

心力衰竭的临床特征如呼吸困难、端坐呼吸、啰音和喘鸣等也可能由于肺炎、ARDS、液体负荷过重、COPD 或哮喘恶化所致,应注意鉴别。心影扩大可能是由于心包积液而非心脏本身扩大所致。如患者主要表现为右心衰竭的症状和体征,应考虑肺病导致的肺心病或肺动脉高压的可能。因心力衰竭而发生低血压的患者应与低容量性休克、感染性休克和肺栓塞的患者相鉴别。

(七)治疗

1.治疗目的

①纠正血流动力学异常,缓解症状。②提高运动耐量,改善生活质量。③防治心肌损害进一步加重。④降低病死率。

2.治疗原则

①去除或限制病因。②减轻心脏负荷。③增强心肌收缩力,改善心脏功能。④心力衰竭时神经内分泌激活的干预治疗。⑤支持疗法与对症处理。

3.病因治疗

大多数慢性心力衰竭的病因都有针对病因的方法,如控制高血压目前已不困难;药物、介入及手术治疗可以改善冠心病。但原发性扩张型心肌病等则办法不多。病因治疗的最大障碍是发现和治疗过晚,很多患者常满足于短期治疗缓解症状,拖延时日终至发展为严重的心力衰竭而不能耐受手术,失去了治疗时机。

4.消除诱因

常见的诱因为感染特别是呼吸道感染,应积极选用适当的抗菌药物治疗。对于发热持续

1周以上者应警惕感染性心内膜炎的可能性。心律失常特别是心房颤动也是诱发心力衰竭的常见原因,对心室率很快的心房颤动,如不能及时复律应尽快控制心室率。潜在的甲状腺功能亢进、贫血等也可能是心力衰竭加重的原因,应注意检查并予以有效治疗。

5.一般措施

(1)休息:控制体力活动,避免精神刺激,降低心脏负荷,有利于心功能的恢复。但长期卧床易发生静脉血栓形成甚至肺栓塞,同时也使消化功能减低,肌肉萎缩。因此,对需要静卧的患者,应帮助患者进行四肢被动活动。恢复期的患者应根据心功能状态进行适量的活动。

(2)控制钠盐摄入:心衰患者血容量增加,且体内钠水潴留,因此减少钠盐的摄入有利于减轻水肿等症状,注意在应用强效排钠利尿药时,过分严格限盐可导致低钠血症。

6.药物治疗

大多数慢性心力衰竭患者需常规合用 3 类药物:利尿药、ACEI 或 ARB、β 受体拮抗药。有液体潴留的患者应当使用利尿药直到干重,继续使用利尿药可以防止再次出现体液潴留。即使患者对利尿药的反应很好,也应当及早并维持联合使用 ACEI 和 β 受体拮抗药,除非患者不能耐受,因为这些药物对患者的长期预后有好处。作为第四种药物,地高辛的使用可以减轻症状、防止再住院、控制心率和增加运动耐量。

(1)利尿药:最常用的襻利尿药是呋塞米,但有些患者对该类利尿药中其他药物反应较好(如托拉塞米),因为这些药物吸收更好,持续时间更长。在心力衰竭门诊患者中,利尿药起始剂量通常较小,逐渐增加剂量直到尿量增加,体重减轻,通常为 0.5~1.0kg/d。可能需要进一步增加利尿药剂量或使用次数以维持利尿药的疗效和体重下降。治疗的最终目标是消除体液潴留的体征,如颈静脉压升高和外周水肿,利尿药通常与中度饮食食盐(3~4g/d)控制相结合。

(2)肾素-血管紧张素-醛固酮系统(RAAS)抑制药:ACEⅠ、ARBs 和醛固酮受体拮抗药可以从多个部位对 RAAS 进行抑制。

ACEI 在心力衰竭治疗中的主要作用机制为:①扩血管作用。②抑制醛固酮。③抑制交感神经兴奋性。④可改善心室及血管的重构。所有左室收缩功能障碍所致的心力衰竭患者都需应用 ACEI,除非有 ACEI 的禁忌证或不能耐受治疗。由于 ACEI 对提高生存率有益,应当尽早开始使用并坚持治疗。处于休克边缘的患者应首先纠正心力衰竭,待病情稳定后再重新评价 ACEI 的使用。

ACEI 目前种类很多,在选择应用时主要考虑其半衰期长短,确定用药剂量及每日用药次数。

ACEI 的不良反应较少,大多数 ACEI 的不良反应是由于该类药物的两种主要药理学作用所致:对血管紧张素的抑制和对激肽的增强作用。也可能发生其他不良反应(如皮疹和味觉障碍)。刺激性咳嗽可能是患者不能耐受治疗的一个原因,有肾功能不全者应慎用。首次剂量宜小,以免使血压过低。

血管紧张素受体阻断药(ARBs)的发展基于以下原因:①在 ACE 被抑制时,通过替代途径,AngⅡ仍持续产生。②抑制 RAS 而不抑制激肽酶,可以产生与 ACEI 同样的益处,而且可减少发生不良反应的危险。长期使用 ARBs 治疗所产生的血流动力学、神经体液和临床疗效与 ACEI 的疗效相似。然而,ARBs 与 ACEI 合用无明显益处,还增加不良反应。

　　螺内酯等抗醛固酮制剂是保钾利尿药,在心力衰竭治疗中应用已有较长的历史。有中重度心衰症状以及近期失代偿的患者或心肌梗死早期左室功能异常的患者可以加用小剂量的醛固酮受体拮抗药。近年来的研究证明小剂量(亚利尿药量,20mg,每天1～2次)的螺内酯对抑制心血管的重构,改善慢性心力衰竭的远期预后有很好的作用。应用的主要危险是高钾血症,长期应用应监测血钾和肾功能。

　　目前,在慢性心力衰竭治疗中,ACEI仍然是抑制RAAS的第一选择,但ARBs可作为替代药物使用。目前不主张三种RAAS抑制药常规同时使用。

　　(3)β受体拮抗药:已经证明可有效降低慢性心力衰竭患者死亡危险的β受体拮抗药有三种:比索洛尔、琥珀酸美托洛尔(选择性抑制 β_1 受体)和卡维地洛(抑制 α_1、β_1 和 β_2 受体)。注意并不是所有β受体拮抗药都有效,临床试验已发现布新洛尔无效而短效美托洛尔效果较差。阶段C的心力衰竭患者应使用上述三种药物中的一种。联合使用ACEI和β受体拮抗药有相加的增益作用。

　　所有左心室收缩功能不良且病情稳定的患者均需使用β受体拮抗药,除非有禁忌证或不能耐受。β受体拮抗药的起始剂量要非常小,如果能够耐受,可逐渐增加剂量。应当避免中断β受体拮抗药的治疗,否则将导致临床症状的恶化。

　　使用β受体拮抗药时可能出现体液潴留和心力衰竭恶化、乏力、心动过缓和传导阻滞、低血压四种不良反应。

　　(4)洋地黄:洋地黄糖苷作用机制:通过抑制 Na^+-K^+-ATP 酶而在心力衰竭患者治疗中发挥作用,心肌细胞 Na^+-K^+-ATP 酶的抑制导致心脏收缩情况的改善,数十年以来,洋地黄在心衰中的益处一直归功于这种正性肌力作用。然而,近期的证据表明,洋地黄的益处可能部分与非心肌组织中 Na^+-K^+-ATP 酶的抑制有关。迷走神经传入纤维 Na^+-K^+-ATP 酶的抑制增加了心脏压力感受器的敏感性,继而降低了中枢神经系统的交感传出。另外,通过抑制肾脏的 Na^+-K^+-ATP 酶,洋地黄减少了肾小管对钠的重吸收,从而使转运至远端肾小管的钠量增多,抑制了肾脏的肾素分泌。根据这些观察提出了假说,即在心衰中洋地黄的作用主要是减轻了神经体液系统的激活,并不是它的正性肌力作用。

　　洋地黄在心力衰竭中的实际适应证应用:①在利尿药、ACEI(或 ARB)和β受体拮抗药治疗过程中持续有心力衰竭症状或对治疗无反应的症状严重的患者可以加用地高辛。②地高辛治疗也可被延迟到患者对 ACEI 和β受体拮抗药治疗产生反应后或在使用神经激素拮抗药治疗后仍有症状的患者中使用。③另一种策略为在这种有症状的患者中开始使用醛固酮拮抗药,推迟加用地高辛,除非患者对治疗无反应或不能耐受醛固酮拮抗药。④如果患者服用地高辛但未服用 ACEI 或β受体拮抗药,地高辛治疗不应停止,但适宜的治疗应为开始使用神经激素拮抗药。⑤在心衰合并慢性房颤的患者中,常规服用地高辛,但在控制心室率方面,β受体拮抗药与地高辛合用更有效,特别是在运动过程中。由于β受体拮抗药改善生存率,并能有效地控制心率,地高辛应作为心率控制的辅助用药。⑥对于液体潴留或低血压等症状急性恶化的患者,并不推荐地高辛作为稳定心衰症状的初始治疗。这样的患者应该首先接受心衰的适宜治疗(通常静脉用药)。在症状稳定后,可开始使用地高辛,作为长期治疗策略的一部分。⑦如果患者有显著的窦房结或房室结阻滞,不应给予地高辛治疗,除非已安装了永久起搏器治疗。在服用其他抑制窦房结或房室结功能以及影响地高辛水平(例如胺碘酮或β受体阻滞药)药物的患者,应谨慎使用,即使患者通常耐受了地高辛治疗。

多种强心苷可以应用于心力衰竭的治疗,但地高辛是最常用也是唯一在安慰剂对照试验中评价过的。在慢性心力衰竭治疗中没有理由使用其他强心苷。

地高辛常以每日 0.125～0.25mg 的剂量起始和维持。如果患者超过 70 岁、肾功能受损或体重低应以低剂量(每日或隔日 0.125mg)起始。心衰治疗中很少使用或需要大剂量(例如每日 0.375～0.50mg)地高辛。不需要在起始治疗时使用负荷剂量。根据有限证据,建议所使用的地高辛剂量达到 0.5～1.0ng/mL 的血药浓度。

治疗风险:应用地高辛时应注意剂量和改变其分布的因素,大多数心衰患者可良好耐受。大剂量应用地高辛时可发生不良反应。主要不良反应包括心律失常(如异位和折返心律及传导阻滞)、胃肠道症状(例如厌食、恶心、呕吐)、神经系统症状(例如视觉障碍、定向障碍和意识错乱)。明显洋地黄中毒时血清地高辛浓度常＞2ng/mL。然而,血药浓度较低时也可发生中毒,尤其在低血钾、低血镁或甲状腺功能减退时。同时应用红霉素、琥乙红霉素、伊曲康唑、环孢霉素 A、维拉帕米、奎尼丁时地高辛血药浓度增加,增加洋地黄中毒的可能。使用这些药物时应减小地高辛的剂量。螺内酯不抑制地高辛的分布;某些地高辛抗体与螺内酯发生交叉反应。此外,低体重和肾功能受损时地高辛浓度也可能升高。

(5)硝酸异山梨酯:适用于左心室充盈压上升,出现肺淤血或肺水肿的表现,而无周围循环灌流不足者。不良反应有头痛、低血压及反射性心动过速。肥厚型心肌病、青光眼等均不能应用。为避免发生耐药现象,给予至少 10h 的"无硝酸盐的间歇期"和联合应用 ACEIs 或肼屈嗪可减少耐药。

(6)间断静脉正性肌力药物:虽然短期和长期正性肌力药(如多巴胺或米力农)治疗可以增加心排量,但是长期口服这些药物并不改善症状或临床状态,且显著升高病死率,尤其是重症心衰患者。

7.其他治疗

(1)呼吸支持技术:许多心力衰竭患者会出现呼吸节律异常,包括陈-施呼吸和睡眠呼吸暂停。睡眠呼吸障碍是独立于其他已知的危险因素以外的心衰危险因素。其心力衰竭的危险性超过了高血压、卒中和冠心病等其他心血管疾病的危险性。尽管无直接证据表明治疗睡眠呼吸障碍能预防心力衰竭,但持续正压通气能改善已存在左室功能不全的阻塞性或中枢性呼吸睡眠暂停综合征患者的左室结构和功能。

(2)体外反搏:体外反搏装置包含能缠绕在下肢的可充气袖带,与心脏收缩同步充气放气,用以降低收缩期负荷和增加舒张期冠状动脉灌注。已证实体外反搏可以使冠心病患者心绞痛发作频率降低、程度减轻,这种临床效果的机制可能为改善冠状动脉血管床的内皮功能。目前不推荐在有症状的左室心脏功能降低患者中常规应用这一方法。

8."顽固性心力衰竭"及不可逆心力衰竭的治疗

"顽固性心力衰竭",又称为难治性心力衰竭,是指经各种治疗,心衰不见好转,甚至还进展者,但并非指心脏情况以至终末期不可逆者。对这类患者应努力寻找潜在的原因,并设法纠正,如风湿活动、感染性心内膜炎、贫血、甲状腺功能亢进、电解质紊乱、洋地黄类过量、反复发生的小面积的肺栓塞等；或者患者是否有与心脏无关的其他疾病（如肿瘤）等。同时调整心衰用药，强效利尿药和血管扩张药及正性肌力药物联合应用等。对高度顽固水肿也可试用血液超滤。

不可逆心衰患者大多是病因无法纠正的，如扩张型心肌病、晚期缺血性心肌病患者，心肌情况已至终末状态不可逆转。其唯一的出路是心脏移植。从技术上看心脏移植成功率已很高，5 年存活率已可达 60％以上，但限于我国目前的条件，尚无法普遍开展。

（八）预后

主要决定于原有心脏病的情况及心功能不全的程度以及对治疗的反应。绝大多数经及时正确的抢救均能获得显著缓解，伴有心源性休克、持续 SPO_2、PaO_2 低而不能纠正者，诱因和病因不能及时去除或无诱因的情况下发生者预后差，晚期患者预后差。

二、急性心力衰竭

急性心力衰竭（AHF）是指心力衰竭的症状急性发作或加重，并伴有血浆脑利钠肽水平的升高，是一组由多种病因引起急性临床综合征，其临床症状多表现为伴随血压升高的突发呼吸困难。其中，15％～20％为新发心力衰竭，大部分 AHF 则为原有慢性心衰的急性加重，临床上以急性左心衰最为常见。随着人口老龄化和医疗水平提高，心力衰竭已成为本世纪最重要的心血管疾病。另外，AHF 起病急、变化快，常危及生命，需立即进行医疗干预，是急诊常见的内科危重病之一。且 AHF 预后差、病死率高，住院病死率为 3％，6 个月再住院率约 50％，5 年病死率高达 60％，给社会和患者带来的经济负担很大，也使 AHF 管理面临严峻的挑战。

近年来，AHF 成为各国学者关注的焦点，目前慢性心衰的治疗已取得重要进展，而 AHF 的治疗进展相对较少，且 AHF 的指南中大部分治疗决策缺乏循证医学的证据，主要依据专家推荐意见。与慢性心力衰竭相比，直到 2005 年欧洲心脏协会（ESC）才颁布了 AHF 的诊疗指南，2012 年 ESC 更新了急慢性心衰治疗指南，但指南中关于 AHF 治疗仍然主要以经验或专家意见为基础，推荐措施的证据级别相对不足。2015 年 ESC 发布了 AHF 患者院前及入院早期处理的专家共识，新共识特别强调了 AHF 应该有一个和急性冠脉综合征非常相似的"及时治疗"的理念，对于 AHF 院前和急诊科及时就诊提出的建议亮点颇多。随之，于 2016 年 2 月 ESC 下属的急性心血管治疗协会（ACCA）发布了关于 AHF 患者从急诊科安全出院指南。可见，对于 AHF 的诊疗，院前和急诊科起的作用越来越重要。

（一）影响因素

多种心外因素可以通过改变心负荷导致急性心力衰竭。

（1）体循环或肺循环高压或大面积肺栓塞引起的后负荷增加。

（2）由于液体入量过多或由于肾衰竭、内分泌疾病导致的排泄过少从而引起前负荷增加。

（3）由于感染、甲亢、贫血、Paget 病引起的高心排血量状态。心力衰竭可以同时合并其他器官疾病。严重的心力衰竭亦可引起致死性多器官衰竭。

（二）发病机制

1.急性衰竭心脏的恶性循环

AHF综合征最后的共同点是重度心肌收缩无力，心排血量不足以维持末梢循环的需要。不考虑AHF基础病因，AHF的恶性循环（如无恰当治疗）会导致慢性心力衰竭和死亡。为了能使急性心衰患者对治疗有反应，心功能不全必须是可逆的。这对于由于心肌缺血、顿抑或冬眠引起的急性心衰是极其重要的，因为心肌缺血、顿抑或冬眠引起的心功能不全经过合理的治疗后是可以恢复正常的。

2.心肌顿抑

心肌顿抑是心肌长期缺血后发生的心肌功能不全，即使在恢复正常的血流后，心肌顿抑仍可短期持续存在，这种现象是实验性和临床上的描述。功能不全的机制是氧化超负荷、Ca^{2+}体内平衡的改变、收缩蛋白对Ca^{2+}的敏感性下降和心肌抑制因子的作用等。心肌顿抑的强度和持续时间取决于先前心肌缺血损伤的严重性和持续时间。

3.心肌冬眠

心肌冬眠被定义为由于冠脉血流严重减少所致心肌损伤，但心肌细胞仍然完整。通过改善心肌血流和氧合作用，冬眠心肌能恢复它的正常功能。冬眠心肌可视为对氧摄取减少的一种适应，以预防心肌缺血和坏死。

4.心肌冬眠和心肌顿抑同时存在

当顿抑心肌仍保留收缩能力并对收缩刺激有反应时，冬眠心肌可以通过血流的再通和组织摄氧的恢复及时恢复。因为这些机制取决于心肌损伤的持续时间，要逆转这些病理生理学改变必须尽快恢复组织摄氧和血流。

（三）临床表现

可以表现为急性起病或慢性心力衰竭急性失代偿，患者可以有以下不同的临床表现。

1.心力衰竭急性失代偿

新发或慢性心力衰竭失代偿。具有急性心力衰竭的症状和体征，但较轻微，并不符合心源性休克、急性肺水肿或高血压危象的标准。

2.高血压性AHF

具有心力衰竭的症状和体征并伴有高血压和相关的左室功能不全，胸部X线片示急性肺水肿。

3.肺水肿

由胸部X线证实。伴有严重的呼吸困难，并有满肺的爆裂音和端坐呼吸，治疗前呼吸室内空气血氧饱和度<90%。

4.心源性休克

心源性休克被定义为在纠正前负荷后，由于心衰引起的组织灌注不足，血流动力学参数无明确的规定。心源性休克通常是有血压下降（收缩压<90mmHg或平均动脉压下降>30mmHg）和（或）尿量减少[<0.5mL/(kg·h)]，脉搏>60次/分，有或无器官充血证据等特征。低心排血量综合征可以发展为心源性休克。

5.高心排血量心力衰竭

该病具有高心排血量的特征,通常心率较快(由心律失常、甲状腺功能亢进、贫血、Paget病、医源性或其他机制引起)、四肢温暖、肺充血,有时在感染性休克中伴有低血压。

6.右心衰竭

该病有颈静脉压增高、肝大和低血压等低心排血量综合征的特征。

(四)临床分级或分型

在心脏监护病房和重症监护病房联合使用急性心衰的不同分类。根据临床表现和胸部 X 线片改变进行 Killip 分级,根据临床表现和血流动力学特点进行 Forrester 分型。这些分级已通过急性心肌梗死后发生的急性心衰证实,并应用于新发的急性心力衰竭。

1.Killip 分级

Killip 分级是在治疗急性心梗时临床用来评估心肌梗死的严重性。

(1)Ⅰ级:无心力衰竭征象,肺部无啰音,但 PCWP 可升高。

(2)Ⅱ级:轻至中度心力衰竭,肺啰音范围<肺野 50%,可出现 S_3 奔马律,持续性窦速,有肺淤血 X 线表现。

(3)Ⅲ级:重度心力衰竭,肺啰音范围>肺野 50%,可出现急性肺水肿。

(4)Ⅳ级:心源性休克,症状包括低血压(SBP≤90mmHg)、少尿(<20mL/h)、皮肤湿冷、发绀、呼吸加速、脉快。

(5)Ⅴ级:心源性休克合并急性肺水肿。

2.Forrester 泵衰竭分型

按血流动力学改变和临床表现将急性心肌梗死分为四型,见表3-1。有研究表明,Ⅰ型的病死率为 2.2%,Ⅱ型为 10.1%,Ⅲ型为 22.4%,Ⅳ型为 55.5%。

表 3-1　Forrester 泵衰竭分型

类型	CI[L/(min·m²)]	PCWP(mmHg)	临床表现
Ⅰ型	≥2.2	≤18	无周围灌注不足及肺淤血,无泵衰竭症状及体征
Ⅱ型	≥2.2	>18	无周围灌注不足,有肺淤血,早期可无临床表现
Ⅲ型	<2.2	≤18	有周围灌注不足,无肺淤血,见于右心梗死及血容量不足
Ⅳ型	<2.2	>18	有周围灌注不足及肺淤血,严重类型

(五)诊断依据

根据症状和体征,结合 ECG、胸部 X 线检查、生化标记物或多普勒超声心动图等检查结果,一般可确诊,但应根据标准分为收缩性或舒张性功能不全,前向性或后向性左心或右心功能不全。

(六)辅助检查

1.心电图(ECG)

在急性心力衰竭中普通心电图是异常的。心电图可以确定心律,帮助确诊急性心衰的病因并评估心脏的负荷状态。在急性冠状动脉综合征时做心电图是必要的。心电图可以描述出急性左室、右室劳损或左房、右房劳损，心包炎及先前存在的左室和右室肥大或扩张型心肌病。12 导联心电图和持续心电监护可以发现心律失常。

2.胸部 X 线和影像技术

对于所有的急性心力衰竭患者可以早期即行胸部 X 线和其他影像学检查，以评估先前的心肺情况（心脏的形状和大小）和肺充血，用于诊断、疾病进展的随访或确定对治疗的反应不稳定性。胸部 X 线片可以鉴别心力衰竭来源于炎症还是肺部感染。肺部 CT 同时进行或不进行对比血管造影和闪烁扫描可确定肺的病理改变和诊断大的肺栓塞。CT 或经食管超声检查可用于主动脉夹层的诊断。

3.实验室检查

急性心力衰竭的患者除需要进行血常规、肝肾功能、血电解质、凝血指标等常规实验室检查外，尚应进行动脉血气分析，用以评估氧含量、肺通气状况以及内环境的酸碱状况。

4.心脏超声

对于评估潜在急性心力衰竭或并发急性心力衰竭患者心脏功能和结构的改变，尤其是在急性冠脉综合征中，心脏超声是重要的检查工具。多普勒-心脏超声可以用以评估局部或左心室和右心室功能、瓣膜结构和功能、可能存在的心包病变、急性心肌梗死的机械并发症以及在很少情况下观察占位性病变。可以通过主动脉多普勒成像或肺时间速度轮廓测定评估心排血量。多普勒-心脏超声亦可以用于评估肺动脉压（通过三尖瓣反流血量）和测量左室前负荷。在急性心衰的患者，心脏超声并不如右心导管检查有效。

5.其他检查

在冠脉-动脉相关并发症如不稳定型心绞痛或心肌梗死时，血管造影是重要的，在血管造影基础上进行血管重建治疗可以促进预后。通过其他检查不能解释持续很久的急性心力衰竭，可以进行冠脉造影。肺动脉导管（PAC）插入可以帮助诊断急性心力衰竭。

（七）院前诊疗策略

回顾以往研究发现，急诊和院前 AHF 患者不同于住院患者的临床特征，绝大多数 AHF 患者的血压正常或升高，伴有肺淤血症状和体征，而不是低心输出量，并且老年和女性患者占多数。对 AHF 流行病学特点分析，奠定了其院前和急诊阶段 AHF 治疗推荐的理论基础。

2015 年 ESC 发布的 AHF 患者院前及入院早期处理专家共识强调尽早开始治疗，指出 AHF 患者尽早接受治疗会有更多的潜在获益。AHF 患者获得早期及时治疗的方式之一在于院前即开展急救。新共识指出 AHF 患者在院前阶段可以从如下方面获益：尽早进行无创监测，包括血氧、血压、呼吸频率及连续心电监测等；根据临床情况决定是否氧疗，若血氧饱和度<90%时给予常规氧疗；呼吸窘迫者给予无创通气，使用持续气道正压通气更具有可操作性；根据血压或充血程度决定是否应用药物血管扩张剂和（或）利尿剂；尽快转运至最近有心血管病房、CCU/ICU 的医院；一旦进入急诊科/CCU/ICU，立即开始临床检查、评估及治疗。上述措施突出了 AHF 治疗上越来越强调"急诊战线前移"。

（八）急诊诊疗策略

AHF 病情危重紧急，需立即处理，通常诊断与治疗同时进行。初始评估和治疗时，需密切监测生命体征,尽快完善相关检查。对于 AHF 患者抢救成功的关键是对患者迅速做出正确的诊断和病情评估,并及时给予规范的药物治疗。有研究表明,对于 AHF 患者及时的治疗干预能够改善患者预后及住院天数。

1.急诊评估与监测

急诊初始评估要体现"先救命、后辨病"原则。关键第一步是判断患者呼吸困难程度、血流动力学情况以及心脏节律,并可根据"严重程度评分"进行初始评估,若为休克、急性冠脉综合征(ACS)高风险、评分为高危患者,不必等待脑钠肽(BNP)等的实验室结果,即应尽快开始抢救。此外,要常规进行心电图、实验室检查等,影像学中应合理应用 X 线、CT、超声检查。

对全部可疑的 AHF 患者均需进行心电图检查,以初步判断常见病因,如是否存在 ST 段抬高型心肌梗死。在 AHF 患者中,心电图经常有异常,但无特异性的临床价值。此外,实验室检查包括血浆脑利钠肽,如 BNP 或 N 氨基末端脑钠肽(NT-proBNP)以及肌钙蛋白、D-二聚体、肌酐、尿素、血糖、电解质、血常规等。近年来,国内外指南已公认血浆脑利钠肽是心衰诊断中的客观指标,有助于鉴别 AHF 与其他原因所致呼吸困难。2012 年 ESC 心力衰竭指南建议当 NT-proBNP<300ng/L,BNP<100ng/L 可排除 AHF。另外,血浆脑利钠肽也可反映病情严重程度、预后。通过研究发现,NT-proBNP 水平与心力衰竭症状的严重程度(基于 NYHA 分级)相关。大宗人群研究证实,BNP/NT-proBNP 是 AHF 患住院死亡的独立预测因素。D-二聚体在怀疑急性肺栓塞患者中应进行检测。此外,常规血气分析是非必要手段,主要用于氧合不能通过脉搏血氧饱和度监测的患者、合并心源性休克的、合并急性肺水肿或既往有慢性阻塞性肺疾病病史的患者。

胸部 X 线检查是胸部影像学中应用最广泛的,在评估肺静脉充血、胸腔积液、间质水肿或肺泡水肿有特异性,有助于排除其他原因导致的呼吸困难。肺部 CT 对明确病变性质和鉴别诊断肺栓塞有临床价值。另外,超声可提供额外的信息,近 10 年来急诊医生应用床旁超声越来越多。床旁超声心动图可助于判断 AHF 的主要原因,大致评估心脏功能、鉴别心包积液。床旁胸部超声显示 B 线提示肺水肿,提高了肺水肿的临床诊断。即时的超声检查在绝大多数病例的初始评估中并不需要,除非患者存在血流学动力学异常。通过上述检查,大部分 AHF 患者可确诊。

2.急诊治疗

在 2012 年 ESC 更新的急慢性心衰治疗指南中,提出 AHF 治疗目标:即刻目标(在急诊、CCU 或 ICU)、中间目标(住院期间)及出院前和长期管理目标。2015 年发布的 ESC 新共识并不是替代目前指南,而是对早期院前、院内处理、急诊管理提供当前视点,为临床医生提供指导。AHF 的抢救与治疗首先要达到迅速治疗症状,恢复氧合、改善血流动力学、减少肾损害的即刻目标。目前新共识提出药物治疗关键是首选利尿剂,次选血管扩张剂,不常规使用吗啡,除心源性休克外,通常不应用正性肌力药物及缩血管药物,并强调治疗期间频繁检查患者生命体征、脉搏血氧饱和度、尿量等。

(1)氧疗和机械通气:低氧可增加患者短期死亡风险,因此对于低氧血症($SpO_2<90\%$)应常规给予氧疗,出现呼吸窘迫的患者建议尽早给予无创机械通气。无创通气可改善呼吸窘迫,并降低机械通气气管插管率。若出现酸中毒或高碳酸血症,尤其对于既往有慢性阻塞性肺疾

病病史或出现疲劳的患者,无创通气首选压力支持-呼气末正压通气(PS-PEEP)模式。出现呼吸衰竭、意识障碍或全身衰竭者,可考虑行有创机械通气。

(2)利尿剂:利尿剂是治疗 AHF 的首选药物,静脉使用袢利尿剂能有效减轻淤血状态。大多数 AHF 患者因肺水肿导致呼吸困难,经利尿剂的治疗可迅速缓解症状。研究发现,对于 AHF 患者早期使用利尿剂可改善患者预后。所有 AHF 均应考虑静脉给予呋塞米 20～40mg。如果确认存在容量负荷过重,对于新发的心力衰竭或没有用口服利尿剂维持治疗的患者,应静脉应用呋塞米 40mg,如果正在应用维持剂量口服利尿剂的慢性心力衰竭患者,静脉注射呋塞米的剂量至少应等同于口服剂量呋塞米或相当剂量。

(3)血管扩张剂:静脉血管扩张剂是 AHF 的第二位常用药物。血管扩张剂是通过扩张周围血管减轻心脏前和(或)后负荷,改善心脏功能。目前达成的共识是,如果收缩压≥110mmHg,可以静脉应用血管扩张剂,亦可选择舌下给予硝酸酯类药物。注册研究显示,早期运用(<6 小时)扩血管药物可降低死亡率,延迟给药则与高死亡率相关。对有明显二尖瓣狭窄或主动脉瓣狭窄的患者,血管扩张剂应慎用。此外,奈西立肽(重组人 BNP)是一种以血管扩张为主兼有利尿作用的血管扩张剂,最近研究发现,当给予常规治疗(主要为利尿剂)时,加用此药可减轻 AHF 患者呼吸困难的症状。

(4)吗啡:除心源性休克外,AHF 患者不推荐常规应用阿片类药物。小规模研究显示吗啡有降低前、后负荷,减慢心率和缓解呼吸困难的作用。ADHERE 研究显示,吗啡与更高的机械通气率、ICU 住院时间、死亡率有关。

(5)缩血管药物:拟交感神经药物或缩血管药物在 AHF 患者(心源性休克)中作用有限,仅适用于在血容量充足时,仍有持续低血压、低灌注状态的患者。当收缩压>110mmHg 时不推荐应用血管收缩药物。长期应用可增加左室后负荷,并有类似于正性肌力药的不良反应。

(6)其他:心衰患者合并心房颤动时,推荐可静脉给予强心苷类药物快速控制心室率。β受体阻滞剂亦可作为心衰合并心房颤动患者控制心室率的一线药物。2015 年 ESC 指南还提出,对于因慢性心衰失代偿而出现的 AHF 患者,应尽力维持改善患者病情的循证口服药物治疗,除非患者存在血流动力学不稳定,高钾血症或严重肾功能损害。特别是β受体阻滞剂,除心源性休克外的 AHF 患者均可安全地继续应用β受体阻滞剂。对于初发的 AHF 患者,应在血流动力学稳定后尽快启用循证口服药物治疗。

(九)治疗

AHF 患者经过急诊初始治疗病情相对稳定后就需要决定患者转出急诊科后的去向,即进入重症监护室、入住普通病房或是回家。目前数据显示,大约 80% 的 AHF 患者通过急诊被收入院,可见急诊科医师在 AHF 患者的治疗和去处起着重要的作用。然而,不必要的住院可能导致医疗费用的增加及住院相关的并发症。由于缺乏急诊科出院的明确指导规范,急诊医生往往出于谨慎,让大多数 AHF 患者住院,主要是因为患者出院后医生无法评估治疗效果、进行有效干预。另外,错误的从急诊科"出院回家"的决定,不仅可能导致患者预后不良,也存在潜在的诉讼风险。鉴于此,为了帮助医生决定患者转出急诊科后的去向,于 2016 年 2 月 ESC-ACCA 发布了关于 AHF 患者从急诊科安全出院指南,指南中均给出了相应的方案,这是向着追赶心肌梗死治疗路径、建立 AHF 相似标准的第一步。

新指南建议只有在明确诱因、确定危险分层和评估治疗效果之后，AHF 患者才可以从急诊科安全出院，并强调了急诊观察单元在允许患者回家、不需住院中的重要作用。在开始制定决策之前，对患者早期评估的要点之一是明确急性发病的原因。例如，发病由不当饮食引起，可以通过临时增加利尿剂治疗，随后可从急诊科出院；若同时伴有急性冠脉综合征、肺部感染或心律失常，则需要住院治疗。研究表明，超过 50% 的 AHF 患者至少存在 1 种以上的病因，在急诊评估中需及时明确病因和早期治疗。

另外，对 AHF 患者准确进行危险分层，目的是对 AHF 患者制定决策建立客观和理性的标准。但目前大多数急诊科并未执行这一步骤，主要是因为没有合适而有效的工具，而且，对于 AHF 患者没有明确的低风险定义。目前，对于识别存在高风险、预后不良和住院获益更大的 AHF 患者时相对容易，而确定低危 AHF 患者仍具有挑战性。并且，排除了高风险并不等同于确定 AHF 患者为低风险，因此需要量表工具来帮助急诊医生做决定。近年来，至少已发布 10 余个量表，但大多数数据来源于住院 AHF 患者，并不适用于急诊。目前仅有 2 个分层量表来源于急诊 AHF 患者的队列研究，分别是渥太华心衰风险量表（OHFRS）和急诊心脏衰竭死亡率风险等级（EHFMRG）。OHFRS 来源于 6 个急诊科的 559 例 AHF 患者，其数据模型包含 10 个临床变量，可得出轻度辨别能力，将 BNP 纳入后并无明显差异。EHFMRG 来源于加拿大 84 个急诊科的 7433 例 AHF 患者，是基于 10 个急诊相关变量（如年龄、收缩压、心率等）来评估 AHF 患者 7 天死亡率，其辨别能力高于 OHFRS，并简单易用，将来可能应用于预测 AHF 患者风险。另外，EHFMRS 中并未包含 BNP。指南指出，反映 AHF 预后的 BNP 可能会给患者的危险分层提供帮助。然而，量表评分可作为临床医生决策的辅助工具，并不能取代临床经验丰富的医生。

此外，新指南强调了急诊观察单元在制定临床决策中的重要作用。一些医院设立了专门的急诊观察单元，在观察期间可以对患者进行危险分层。对于症状较轻的患者来说，入住观察单元是一种不错的方法，可以方便观察临床改善情况，获得专家建议，接受相关的教育和指导，安排出院后的预约等，从而允许患者直接出院，无需住院治疗。若条件允许，心衰团队医生可协助为患者做出院前评估。另外，即使患者的风险较低，患者从急诊科出院前，主治医师也应在出院前告知患者一些注意事项，包括鼓励患者进行自我护理，要有配偶或其他监护人，提供药物治疗，安排随访事宜，建议何时寻求帮助等。如果发现患者无法自我护理，即使风险较低，也应住院治疗。若医院无急诊观察单元时，几乎所有的 AHF 患者都应住院治疗。另外，指南规定第一次发作 AHF 的患者不宜从急诊科直接出院，应强制住院治疗。过渡到门诊管理背后的主要目标是降低成本，防止住院相关并发症和再住院，并在患者习惯的环境中提供医疗服务。从急诊安全出院，无论是对 AHF 患者的生活质量还是对社会成本，都将产生重大影响。

三、循环功能监测

循环功能监测是监护病房的任务之一。新型换能器的研究成功和电子技术高速发展，使监测项目日臻精确和简便，为危重患者的诊治提供了有力的依据，提高危重症的救治成功率。

（一）一般监测

1.监测呼吸

急性左心衰竭表现为阵发性呼吸困难，又称心源性哮喘。休克、创伤或重症感染的患者早期呼吸多浅快，呈现呼吸性碱中毒，随着病情发展可出现酸中毒，严重时呼吸可窘迫，呼吸频率＞每分钟35次，有明显的缺氧症状。

2.监测意识状态

循环功能障碍，早期在代偿机制的作用下患者意识清楚，但表情淡漠或烦躁不安，以后可出现谵妄、模糊、嗜睡、昏睡甚至昏迷、重时可致脑不可逆性损害。

3.观察面色

急性心功能不全发作时表现为面色青灰口唇发绀。急性失血、创伤或剧痛、面色苍白，重症感染发展至微循环障碍时可表现为发绀。

4.观察皮肤

监测皮肤温度，观察皮肤有无黄疸，淤血或出血点；观察表皮有无溃破、脱屑、皮疹、皮下小结，对感染的诊断有利；休克期和休克晚期可以出现大理石样花纹，皮肤温度低、大汗等。

5.体温监测

观察发热程度，发热时的热型对疾病的种类及感染的病原菌有一协助诊断作用。在机体本身和微循环良好的状态下血温＞肛温＞腋温，每级差 0.5～1℃。当严重感染、休克、皮肤厥冷时血温可达 40℃，腋温仅 35～37℃，此常表示预后不良。

（二）基本监测

1.心电监测

常采用床旁心电监测，也可应用遥测心电图，以便及时发现各种类型的心律失常和先兆，发现可能影响血流动力学的心律失常、心肌供血情况以及电解质（特别是钾离子）对心电活动的影响，便于观察和及时治疗。尤其注意识别尖端扭转型室速与持续性室速，两者处理截然不同。前者需用异丙肾上腺素、起搏等而不用利多卡因、胺碘酮。心室率＞每分钟150次，心动周期缩短，心脏舒张期充盈不足；在慢性心律失常要重视 HR＜每分钟45次的严重心动过缓和二度Ⅱ型、三度房室或窦房传导阻滞的识别。监护导联主要观察心律，且心电监测易受环境干扰、电极位置、导电性能、患者肌肉活动等影响产生伪差，应加以识别和排除。需全面观察心电变化者仍应按常规导联心电图监测。对心率监测可采用：①实时监测瞬时的心率值，用数码显示，若超过预先规定的心率范围，监护仪可以报警。②趋势监测用示波器，显示数小时内的心率的数值，以曲线形式显示一定时间内心率的趋势。

2.压力监测

（1）动脉血压：监测动脉血压，对急性心肌梗死、休克患者更为重要，如血压过高，增加后负荷，使心肌耗氧量增加，扩大梗死面积；血压过低，影响冠状动脉灌注，SBP＜70mmHg，肾灌注减少，发生少尿。血压监测分为无创和有创两种方法。无创血压记录，常用间断袖带测压法，由机器自动完成和显示。有创法为动脉内插管直接监测，可以连续记录压力曲线，显示血压趋势图，反映一段时间内血压波动情况。在危重患者和麻醉监护时及间接测压有困难的患者如休克状态或用缩血管药物时,均需动脉插管直接测量血压,所测数值较袖带血压表高 $10\sim30mmHg$。

(2)静脉压:主要反映右房及右室舒张期负荷。右心功能不全时,因代偿性循环血容量增加及体循环充血,静脉压可增高,其增高程度与心功能不全的程度相关。可用穿刺方法测定颈静脉(中心静脉压)和肘静脉压。中心静脉压(CVP)正常为 $6\sim12cmH_2O$,过低表示血容量不足或静脉回流受阻,应给予补液,过高提示输入液体量过多或存在心功能不全,如 $>16cmH_2O$ 应暂停输液,给予利尿或强心药。肘静脉压正常为 $3.0\sim14.5cmH_2O$,右心衰竭时可增加到 $15\sim25cmH_2O$。

3.出入液量监测

病情严重者要 $4\sim8$ 小时总结 1 次出入量,以便及时调整。另外在肾功能正常时,尿量可以反映内脏的血流灌注,并由此评估内脏的循环状态。

4.动脉血气分析

除能了解患者的血液氧合指标外,并能对患者体内的酸碱状态做出直观的诊断。当休克发生时,组织细胞缺血缺氧,易发生代谢性酸中毒,而酸中毒又可使毛细血管通透性增强,因此,血气分析可以指导治疗和判断预后。

5.X 线检查

床边胸部 X 线片检查对心力衰竭、急性肺损伤等的诊断有一定帮助。特别是计波摄影和选择性心室造影,对心肌梗死的病情估计有一定帮助。紧急冠状动脉造影为经皮冠状动脉球囊扩张术和冠状动脉旁路移植(搭桥术)提供资料。近年来通过其他造影技术,如数字式减影心血管造影技术、磁共振、电子计算机 X 线断层扫描对心肌梗死出现的并发症与其他原因所致心源性休克进行鉴别。

6.实验室检查

(1)血常规:大出血后数小时红细胞计数与血红蛋白即显著降低,失水患者则发生血液浓缩而红细胞计数增高。严重感染者大多有白细胞总数及中性粒细胞增多,可见到中毒颗粒、核左移,嗜酸粒细胞可能减少,休克时白细胞计数常增高,并发弥散性血管内凝血时,血小板计数呈进行性降低,出、凝血时间延长。

(2)血细胞比容:对判断有否血容量减少或血液浓缩有帮助。数值高于正常提示血液浓缩,低于正常提示出血或血液稀释,当周围末梢血的血细胞比容比中心静脉血的血细胞比容高出容量 3% 时,则表明有外周血管明显收缩,常用于指导休克的输液治疗。

(3)尿常规:当病变累及肾时,可出现蛋白尿、红细胞、白细胞及管型。

(4)血液生化:血糖增高、血丙酮酸及乳酸增高,二氧化碳结合力降低。血乳酸的正常值为 $(1.0\pm0.5)mmol/L$。血浆乳酸水平可受肝功能、儿茶酚胺分泌等许多因素的影响,但非循环因素往往 $<5mmol/L$,一般不会伴有酸中毒。如低灌注和缺氧,乳酸将显著升高,且伴有严重的酸中毒。如同时检测血乳酸和丙酮酸盐,两者之比增大(正常约为 $10:1$),则有助于组织缺氧的判断。肾功能减退时血尿素氮、肌酐可增高。血清钠可偏低,血清钾高低不一,少尿时血清钾可增高。肝功能受损时血转氨酶、乳酸脱氢酶均可增高,严重休克时,血非酯化脂肪酸常明显增高。

（5）血清酶学检查：急性心肌梗死并发心源性休克时，心肌酶谱均明显增高，尤以肌酸磷酸激酶同工酶 CK-MB 敏感性和特异性高，分别达 100％ 和 99％，其持续时间和升高幅度有助于判断梗死范围和严重程度。

（6）有关弥散性血管内凝血（DIC）的检查：休克晚期常并发 DIC，血小板计数呈进行性下降。凝血酶原时间延长，纤维蛋白原常降低，纤维蛋白降解产物（FDP）增多（反映纤维蛋白溶解亢进），发生 DIC 时，血浆鱼精蛋白副凝集试验（3P 试验）阳性。此外，尚可做鞣酸化红细胞凝集抑制免疫试验、乙醇凝胶试验等，DIC 者常呈阳性。

7.血流变学检查

休克时血流速度缓慢，微循环血液淤滞，加上血浆外渗，血液黏滞性增高，测定全血和（或）血浆比黏度常增高，当合并 DIC 时，初期呈高凝状态，后期为低凝。

8.眼底及甲皱检查

可反映微循环灌注情况，休克时眼底检查可见小动脉痉挛和小静脉扩张，严重时可查见视网膜水肿。甲皱检查通常在环指甲皱部位。休克时甲皱微血管的管襻数目显著减少，排列紊乱，小动脉痉挛、小静脉扩张，血流减慢，严重者有红细胞凝集，微血栓形成。在甲床上加压后放松时可见毛细血管内血流充盈时间延长等。

9.病原学检查

对临床疑为感染的患者，应根据具体情况留取痰、尿、胆汁、引流液、浆膜腔积液、创面分泌物、血管进行细菌学培养，必要时应进一步做厌氧菌及 L 型细菌等特殊培养，并做药敏试验。

（三）监护仪应用

1.动态心电图

对心力衰竭监测价值优于常规心电图，对心力衰竭合并心律失常者，监测价值更大。可及早发现洋地黄毒性反应，及时观察洋地黄应用时的心率和 ST 段趋势图、室性心律失常等，因此用以评价洋地黄毒性反应，便于恰当地掌握洋地黄正确剂量。

2.动态血压监测

监测提示早晨心脏性猝死发生率较高，可能与血压升高、心肌缺血、心律失常之间有某种因果关系，对于危重病患者尤其循环功能不全者进行动态监测血压更能较早发现病情变化，及时正确选择治疗方案。

3.心率变异性（HRV）

HRV 是指窦性心律在一定时间内，通过测量连续正常 P-P 间期变化的变异规律，了解心率变异程度，判断其对心血管活动的影响。对判断急性心肌梗死、心力衰竭的预后及 ARDS 等有一定临床意义。

4.脉搏血氧饱和度（SpO_2）监测

对机体缺氧的灵敏度高于心电图和临床表现。动态变化对临床的诊断与治疗意义尤佳。

5.潮气终末二氧化碳（$ETCO_2$）

广泛用于 ICU 病房、麻醉患者和机械通气患者。它不但反映通气功能，还能间接地反映循环功能状态，当心排血量增加时，其值增加。

6.经皮氧张力监测（PtCO$_2$）

在外周灌注减少时，PtCO$_2$将随着局部流量的变化而变化，且反应较快，比传统的监测指标如血压、心率、尿量等更敏感。如果 PtCO$_2$下降，而 PaO$_2$正常或 PtcCO$_2$/PaO$_2$<0.8，则提示循环恶化、容量不足，心排血量下降或局部血管收缩，对于成人尤应注意其自身动态变化。

7.胃肠黏膜内酸度（pHi）监测

pHi 能作为全身低灌流的早期和灵敏的标志。ICU 患者通过输液和使用变力性药物，使 pHi>7.35，则提高危重患者的生存率。目前临床上多使用 tonometen 管间接地检测胃肠黏膜内酸度和循环状态。

8.放射性核素检查

主要包括心肌灌注显像和核素心血管造影。用于心功能检测的核技术常用方法有核听诊器，首次通过核素显像和门电路血池平衡法。核听诊器可对每搏量进行监测，对区别不同类型心律失常引起的血流动力学变化特别有意义。对房颤患者，核听诊器能区别血流动力学改变是由于心律失常或是心肌本身病变所致。核听诊器对心力衰竭患者应用扩血管药物时的药效学评价十分有用。

9.超声心动图

对心力衰竭患者临床评价有其特殊功能，直接观察心内结构和功能。

10.其他

可通过心机械图（包括心尖冲动图、颈动脉搏动图、颈静脉图；桡动脉脉搏图）、阻抗图（心阻抗血流图、肺阻抗血流图、肝阻抗血流图），心音图等进行无创性血流动力学监测。

（四）血流动力学监测

血流动力学监测是研究、观察和指导治疗急危重症的重要手段，尤其自 1970 年 Swan-Ganz 气囊漂浮导管应用于临床后，为救治心血管及其他危重患者开创了新局面。借助 Swan-Ganz 气囊漂浮导管经外周或中心静脉插入心脏右心系统和肺动脉进行床旁心脏及肺血管压力和心排血量等参数的测定，可了解病情和指导治疗。由于方法简便、精确，可连续观察而又相对安全，此项检查可为临床抢救危重患者提供可靠的血流动力学改变程度的客观数据，从而使患者得到及时、准确和合理的救治。

1.基本原理

心脏的泵血功能表现为心排血量（CO），后者取决于以下三个因素的相互作用：①前负荷：即心室舒张末期的容量和压力关系。②后负荷：在完整的心脏水平，后负荷表示心室在排血时心室壁肌纤维的张力。③心肌收缩力：在前、后负荷无变化的情况下，心脏工作效能的变化即是心肌收缩力的变化。在心脏舒张期终末，主动脉瓣和肺动脉瓣之间形成一个共通的液流内腔，在无二尖瓣狭窄时，左心室舒张末压（LVEDP）与左心房平均压（mlAP）近似，亦即基本与肺静脉内压（PVP）相当。若采用床旁漂浮导管插入法，使导管尖端至肺小动脉，并将气囊充气，使这一支肺小动脉暂时"嵌闭"，那么导管顶端所接受的压力称之为肺小动脉楔压（PAWP），就相当于 PVP，亦即 mlAP 或 LVEDP，故临床上可用来监测左心室前负荷，有利于判断左心功能不全。当然对于左心功能不全的判断，最理想的是直接测定左心室功能，但由于需要左心导管检查,不宜临床普遍应用,故目前多用 Swan-Ganz 气囊漂浮导管通过测定 PAWP 来间接了解 LVEDP,同时根据测得的 CO 及其他数据,可比较全面、准确地反映循环功能状态,有利于分析和判断急性心脏衰竭、休克及呼吸衰竭等严重病情。

在传统的肺动脉导管进行改进基础上可以进行连续温度稀释法测定心排血量,相当于右心室部位装入一热释放器,热释放器在安全范围内连续地按非随机双侧序列将热能释放入血,经右心室血释放后,随右心室收缩,血液流到导管顶端,由于该处被稀释后血温下降而使传感器产生一系列电位变化,形成与冷盐水相似的温度稀释曲线,从而计算出肺动脉血流速度和心排血量。与传统的温度稀释法比较,减少了仪器定标和注射盐水带来的许多影响因素,对危重患者的监测非常有用,但因其复杂性、价格昂贵性、临床应用不十分普遍。

另外,为减少心导管创伤程度,近来采用微型心导管做床边压力监护,收到较好效果。主要根据电压力计测得压力曲线来了解导管顶端所到达部位,并获得压力参数。

2.导管结构

Swan-Ganz 气囊漂浮导管由不透 X 线的聚氯乙烯制成,导管外径 2.3mm(F7),长 110mm。管分四腔:①第 1 腔通导管顶端,可测定肺动脉压(PAP)肺小动脉楔压(PAWP)。②第 2 腔开口在距管端 30cm 的导管侧面,当导管顶端位于肺小动脉时,此侧孔在右心房内,除可测定右心房压(RAP)外,还可作为进行热稀释法测定心排血量时注入低温生理盐水的通道。③第 3 腔与管端的小球囊相通,充气后导管可随血流漂浮而进入肺动脉及其远端。④第 4 腔是实心部分,为一根与距离管端 4cm 处的热敏电阻相连的导线,用来测定肺动脉血温。热敏电阻导线自管尾引出,连接于心监护仪,从第 2 腔近侧端注入 4℃ 以下生理盐水进入右心房,液体随血流进入肺动脉,位于肺动脉处的热敏电阻感知肺动脉内血液温度下降情况,即可在微机化的心监护仪上显示出根据热平衡原理算出的右心室心排血量。通常情况下,如无二尖瓣、主动脉瓣狭窄及关闭不全和心脏左向右分流,左、右心排血量相似,测定右心室心排血量可反映左心室心排血量。

漂浮导管与右心导管作比较,具有以下特点:①球囊充气后,导管易于顺血流漂入肺动脉,其气囊位置可按压力波形定位而无须 X 线。②球囊对心内膜刺激较小,从而减少心律失常和心肌损伤。③在有右心室扩大或肺动脉瓣狭窄情况时,漂浮导管检查成功率较高。④集测压、计算心功能及采血功能为一体。

3.适应证

(1)急性心肌梗死,特别是合并严重心力衰竭、低排综合征、休克和严重的机械并发症如室间隔穿孔或急性二尖瓣关闭不全等,拟进行或已进行主动脉内气囊反搏术。

(2)急性呼吸衰竭,尤其是 ARDS 的监测,鉴别心源性或非心源性肺水肿。

(3)各类休克的血流动力学指标和连续监测。

(4)危重患者和心脏大血管手术患者在术中及术后的监测和处理。

(5)判断血管活性药物、正性肌力药物、阻滞药、机械呼吸、血液透析及辅助循环的疗效等。

(6)借助漂浮导管技术进行临时性心脏起搏、超速抑制、心腔内心电图记录等。

4.禁忌证

包括:①肝素过敏者。②出血性疾病、凝血机制障碍及近期内有体循环或肺循环栓塞。

③白细胞减少和免疫功能低下。④穿刺或切开部位有化脓性感染。⑤心内膜炎、心肌炎、风湿病活动和严重心律失常。

5.注意事项

(1)漂浮导管的最佳嵌入部位应在肺动脉较大分支。充气时进入到嵌入部位,放气后又退回原处。若位于较小的动脉内及血管分叉处,球囊可发生偏心充气或部分充气后导管顶端提前固定。当导管顶端碰到肺动脉壁时,肺动脉压(PAP)波形呈平线或呈较 PAP 高而逐渐上升的压力波形,此为假楔压。加压和偏心充气易造成处于收缩的肺血管破裂,此时应在球囊放气后,将导管退出 1～2cm。

(2)肺小动脉楔压测量记录后,应立即放出球囊气体,一般持续充气时间不宜超过 2～3 分钟,最长不应超过 5 分钟。

(3)自发呼吸和机械通气的患者,均应在呼气终末测量 PAWP,以消除吸气期胸内负压的影响。此外用呼气末正压(PEEP)的患者,胸膜腔内压升高,PEEP 每增加 $5cmH_2O$,PAWP 将升高 1mmHg。

(4)如测不到 PAWP,可能导管没有到达适当嵌入部位,充气不足或球囊破裂,必要时用 X 线定位。

(5)测压错误常见于以下情况:①导管和换能器位置或压力定标不准确。②导管漏水和管内有空气或凝血块,可使压力偏低。③导管碰到肺动脉壁,位于肺小动脉分支内和充气过多,可使压力偏高。

(6)测压后立即拔管者,穿刺局部沙袋压迫止血;测压后留置导管者,用宽胶布固定,穿刺侧肢体制动。穿刺插管的皮肤开口处需每天消毒和更换敷料。

(7)应尽量缩短漂浮导管留置时间,最长不超过 7 天。

(8)应使用肝素液(10U/mL)间断冲洗导管(每半小时 1 次)或微量泵内持续肝素化注射,防止导管阻塞和栓塞。

(9)每 4 小时测定肺动脉压和肺小动脉楔压并记录。

(10)热稀释法测定心排血量时,一般以充气后能测出 PAWP 提示导管位置较合适,抽取无菌 4℃以下生理盐水 10mL 经导管第 2 腔快速、均匀注入右心房内,应立即注入,注入时间以<4 秒为宜。

6.并发病及其处理

据报道肺动脉插管术总并发症率高达 75%,主要有以下几种。

(1)气囊破裂:多见于肺动脉高压患者或导管重复多次使用及球囊过度扩张的情况。应在术前仔细检查导管的完整性;注意充气适度,速度不宜过快。一旦发生球囊破裂(充气阻力消失或腔内抽出血液)应予拔出更换。

(2)心律失常:常因导管尖端刺激心肌壁、瓣膜或腱索所致。术前可预防性注入利多卡因,术中出现心律失常时,应改变导管位置,同时给予抗心律失常药物或立即拔管。

(3)肺栓塞:由于导管在肺动脉中多次移动或球囊过度扩张等促使血栓形成并引起栓塞。注意球囊应间断缓慢充气,充气量不要太大,球囊充气的持续时间一般不应超过 2～3 分钟,并常使用肝素液(10U/mL)间断冲洗或持续微量泵肝素化注射。应尽量缩短置管时间。

（4）局部感染和静脉炎：常因消毒或无菌操作技术不严所致。应严格消毒和无菌操作，定期更换敷料。若置管时间已超过 48 小时者，为了预防感染可酌情使用抗生素。

（5）气胸：多因锁骨下静脉穿刺时误伤胸膜所致。应注意进针部位、方向和深度。

（6）导管扭曲打圈、打结：由于导管质软或操作过猛、插入过长、过快引起。术前应注意选择好导管，避免插入过长。如发生扭曲，应退出更换导管。一旦发现打结，应以手法细心将导管轻送轻抽及旋转使之松开。

（7）肺出血和肺动脉破裂：由于肺高压患者的肺动脉壁脆而薄，如球囊过度充气，可致出血或破裂而引起大出血与休克。应注意不能过度充气，尽量缩短测量 PAWP 时间。

（8）其他：尚有可能发生血栓或栓塞、静脉痉挛、心脏压塞等情况。

第四节　主动脉夹层

一、概述

主动脉夹层（AD）是指血液通过主动脉内膜裂口进入主动脉壁中层形成血肿并造成动脉壁的分离，形成夹层血肿，是最常见的主动脉疾病之一。如果不进行恰当和及时的诊断和治疗，破裂的机会非常大，死亡率也非常高。近年来，经食管彩色超声、磁共振血管造影、CT 血管造影等影像学检查技术的应用以及认识水平的提高，使其早期诊断成为可能，从而降低了病死率。

二、认识的历史、发展

早在 1900 年，美国学者面对主动脉疾病治疗手段缺乏、死亡率居高不下的情景，曾总结道："没有一种疾病如主动脉瘤那样令外科医师蒙羞"，足以说明此类疾病的凶险。而主动脉夹层是急性主动脉疾病中病情凶险、进展较快、死亡率较高的一种，亦是最严重的急性大动脉综合征（也被称为急性胸痛综合征）之一。主动脉夹层的标志是主动脉壁内膜和中层撕裂形成内膜撕裂口，搏动性的高压血流经内膜撕裂口直接穿透病变中层，将中层分离形成夹层。

主动脉外科早期的发展基本都是围绕动脉瘤来进行的。由于急性主动脉夹层的早期手术死亡率很高，Myron Wheat 介绍了对 Debakey Ⅲ型动脉夹层药物等保守治疗方法。随着深低温停循环技术以及术中人工血管材料的出现，从 20 世纪 60 年代开始，主动脉夹层的手术治疗才蓬勃发展起来。然而对于该病的病因却一直在探索当中。最初认为。年龄增长和高血压似乎是最重要的两个因素。但是后来发现，主动脉腔内血流动力学变化是主动脉夹层形成的最重要的原因之一。后续研究发现多数主动脉夹层患者中层退行性变的程度比同龄人程度大。目前认为是首要易患因素为主动脉壁中层胶原及弹力纤维蛋白退行性变，即所谓的囊性中层坏死。此外还有诸如先天遗传病、发育不良或是后天动脉炎、外伤等因素，均可导致主动脉夹层。

虽然罗列出如此多的病因。临床上 70%～90% 主动脉夹层患者伴有高血压或高血压病史。研究证明血流动力学变化（如主动脉腔内压力、管壁压力、切应力、血流速度和方向等）在主动脉夹层发生和发展方面起着非常重要而复杂作用。这些作用如何导致如此多千变万化的夹层改变,仍然值得去继续研究。

三、主动脉夹层分型

(一)国际分型

分型的目的是指导临床治疗和评估患者预后。DeBakey 分型和 Stanford 分型是两种目前被广泛应用的主动脉夹层的传统国际分型。前者根据原发内膜破口起源位置及夹层累及范围,后者仅以夹层累及范围分型。DeBakey Ⅰ型:内膜破口位于升主动脉近端,夹层累及升主动脉和主动脉弓,范围广泛者可同时累及胸降主动脉和腹主动脉;DeBakey Ⅱ型:内膜破口位于升主动脉,夹层范围局限于升主动脉;DeBakey Ⅲ型:破口位于左锁骨下动脉开口以远,升主动脉和主动脉弓未受累,夹层范围局限于胸降主动脉者为Ⅲa,夹层广泛者同时累及腹主动脉为Ⅲb。部分 DeBakey Ⅲ型可发生夹层向主动脉弓和升主动脉逆向撕裂,被称为逆撕型 DeBakey Ⅲ型。Stanford 分型,凡夹层累及升主动脉者均为 A 型,包括 DeBakey Ⅰ型和 DeBakey Ⅱ型;仅累及胸降主动脉为 Stanford B 型,即 DeBakey Ⅲ型。但 DeBakey Ⅲ型逆撕累及主动脉弓为 Stanford B 型,而同时累及升主动脉为 Stanford A 型。

主动脉夹层除按其病变部位分类,还可以按其持续时间分类,以最初症状发作至临床评估或诊断时间长短来定义。急性主动脉夹层是指发病在 2 周以内的夹层,而慢性是指发病在 2 周或 2 周以上的夹层。主动脉夹层死亡率及其进展的风险随着时间的推移而逐步降低。

(二)国内改良细化分型

目前,主动脉夹层诊疗策略完全遵循传统的 DeBakey 和 Stanford 分型,这些分型主要反映夹层累及的范围和内膜破口位置,不能准确地反映主动脉夹层病变程度和预后,不能准确地指导个性化治疗方案和最佳手术时机及方式的选择。国内学者通过系统的临床应用研究,结合大量主动脉夹层治疗经验,根据国人主动脉夹层的特点及主动脉夹层病变范围和程度,在国际通用 Stanford 分型基础上,提出了国人主动脉夹层改良细化分型,以指导临床医生制定主动脉夹层个性化治疗方案、确定手术时机、决定手术方式和预后评估。

1.StanfordA 型主动脉夹层细化分型

(1)根据主动脉根部病变细化分型,主要依据主动脉窦部管径、有无主动脉瓣交界撕脱及程度和有无主动脉瓣关闭不全及程度。

A1 型:窦部正常型,窦管交界和其近端正常,无或仅有一个主动脉瓣交界撕脱,无主动脉瓣关闭不全。

A2 型:主动脉根部轻度受累型,主动脉窦部管径小于 3.5cm,夹层累及右冠状动脉导致其开口处内膜部分或全部撕脱,有 1 个或 2 个主动脉瓣交界撕脱,轻度或中度主动脉瓣关闭不全。

A3 型:主动脉根部重度受累型,窦部管径 3.5~5.0cm,大于 5.0cm,窦管交界结构因内膜撕脱破坏,重度主动脉瓣关闭不全。

（2）根据弓部病变细化分型

①C型:复杂型,符合下列任意一项。

a.原发内膜破口位于弓部或其远端,夹层逆向剥离至升主动脉或近端主动脉弓部;b.弓部或其远端有动脉瘤形成(管径大于5.0cm);c.头臂动脉有夹层剥离或动脉瘤形成;d.病因为马方综合征。

②S型:单纯型

原发内膜破口位于升主动脉,不合并上述C型任何病变。

诊断根据实际情况排列组合分型,如AIC型。

2.Stanford B型主动脉夹层细化分型

（1）根据胸腹主动脉扩张部位和程度细化分型

B1型:胸降主动脉近段型,主动脉无扩张或仅有胸降主动脉近段扩张,中远段无扩张或管径接近正常。

B2型:全胸降主动脉型,整个胸降主动脉扩张,腹主动脉无扩张或管径接近正常。

B3型:全胸降-腹主动脉型,整个胸降主动脉和腹主动脉均有扩张。

（2）根据弓部有无夹层累及细化分型

①C型:复杂型,夹层逆向累及左锁骨下动脉开口或远端主动脉弓部。

②S型:单纯型,远端主动脉弓部未受累,夹层位于左锁骨下动脉开口以远。

诊断根据实际情况排列组合分型,如BIC型。需要注意的是夹层近端逆向累及和范围决定是C型或S型,而远端累及范围不影响细化分型。

四、临床表现基本特点与特殊体征的识别

胸背部剧烈疼痛是急性主动脉夹层最常见的临床症状,占74%～90%。无心电图ST-T波改变的胸部和(或)背部等处剧烈不缓解的疼痛是急性主动脉夹层最常见的首发症状(部分患者疼痛不显著,考虑与起病缓慢有关),疼痛一般位于胸部的正前后方,呈刺痛、撕裂痛、刀割样痛。常突然发作,很少放射到颈、肩、手臂,这一点常可与冠心病鉴别。国外学者对急性主动脉夹层患者的疼痛进行分析,95%患者有疼痛表现,而其中85%为突发,64%患者表现为刀割样疼痛,51%有撕裂痛表现。73%位于胸部,53%伴背痛,30%伴腹痛。升主动脉及主动脉弓部夹层以前胸痛为主,降主动脉夹层以胸背痛为主。疼痛的另一特点为放射性,通常与夹层扩展方向一致,当疼痛向腹部甚至大腿放射时,则提示夹层向远端撕裂。

由于主动脉关系到全身各个脏器供血,主要分支血管受累导致脏器缺血会导致不同的症状和体征,所以主动脉夹层的伴随症状可以千变万化,也导致该病的误诊率很高,临床医生需要时刻警惕。重要血管受累的临床表现有:①夹层累及冠状动脉开口可导致急性心肌梗死或左心衰竭,患者可表现典型冠状动脉综合征,如胸痛、胸闷和呼吸困难,心电图ST段抬高和T波改变。根据文献报道约38%急性主动脉夹层患者早期被误诊为急性冠状动脉综合征、肺栓塞和其他胸肺疾病。②夹层累及无名动脉或左颈总动脉可导致中枢神经症状,文献报道3%～6%的患者发生脑血管意外。当夹层影响脊髓动脉灌注时,脊髓局部缺血或坏死可导致

下肢轻瘫或截瘫。③夹层累及一侧或双侧肾动脉可有血尿、无尿和严重高血压,甚至急性肾衰竭。④夹层累及腹腔动脉、肠系膜上及肠系膜下动脉可表现为急腹症及肠坏死等,偶尔腹腔动脉受累引起肝脏梗死或脾脏梗死。⑤累及下肢动脉可出现急性下肢缺血症状,如无脉、疼痛等。

在急性期,主动脉夹层死亡率或猝死率极高,其血流动力学变化非常复杂。部分患者可表现为不同程度低血压症状,其主要原因是:①假腔破裂出血导致失血性休克或假腔内血液不同程度渗漏到主动脉周围或胸腔。②假腔破裂出血进入心包导致心包积液或急性心脏压塞。③夹层累及冠状动脉导致急性心肌梗死或急性心室纤颤。④夹层累及冠状动脉或主动脉瓣重度关闭不全导致急性充血性左心衰竭。

急性期后一些患者低血压状态可能有一定好转,为患者进一步治疗创造了有利机会;但部分患者假腔内血液进一步渗漏到主动脉周围或胸腔导致循环血量进一步减低或血流动力学状态进一步恶化。一些患者急性期后血流动力学状态好转或变平稳,几小时、几天或数年没有再发生假腔内血液急性渗漏或破裂出血。有报道称大约38%的患者两上肢血压及脉搏不一致,此为夹层累及或压迫无名动脉及左锁骨下动脉,这可以造成所谓的"假性低血压",甚至可能造成不必要的升压和扩容治疗。

少数患者急性期没有明显血流动力学变化和临床症状,而被漏诊或误诊。假腔内血液慢性渗漏或破裂出血引起纵隔血肿和(或)胸腔积血,压迫周围组织可引起如声音嘶哑、吞咽困难和上腔静脉综合征等症状。引起肺炎和肺不张会出现不明原因发烧和呼吸困难等症状。

高血压或有高血压史也是急性主动脉夹层最常见的临床表现之一,特别是 Stanford B 型主动脉夹层约 80%~90% 有高血压。某学者报道的 236 例主动脉夹层患者中 80% 伴有高血压。因血压升高可能会进一步扩大夹层撕裂范围或增加假腔内血液急性渗漏或破裂出血的危险,控制患者血压是急性期治疗主动脉夹层的重要措施之一。

五、诊断及各影像学检查的特性

经过多年的发展,对于主动脉夹层的认识有了很大的提高。由于其起病急骤,病情凶险,因此对于该病的诊断力求简洁准确,这样才能不延误治疗,关键是接诊医生需要时刻警惕此病,注意和急性心肌梗死(AMI)、肺栓塞及急腹症等相关疾病鉴别。而目前主动脉夹层的诊断,症状仅能帮助推测和怀疑该病,确诊有赖于各项影像学检查。

临床研究证明横断影像学,包括多排螺旋计算机体层摄影(MDCT)、磁共振成像(MRI)和经食道内超声(TEE),对于诊断和排除急性主动脉夹层是非常准确和可靠的。

(一)影像学检查的主要目的

①根据影像学特征,明确有无急性主动脉夹层,做出定性诊断。②如果主动脉夹层诊断明确,需进一步评价夹层累及主动脉的范围,明确主动脉夹层的分型。③明确主动脉夹层内膜破口或再破口(内膜出口)的大小、位置和数量。如果诊断 Stanford B 型主动脉夹层,需测量内膜破口与左锁骨下动脉开口的距离和远端主动脉弓部管径。④测量受累主动脉最大管径、真腔和假腔的管径,明确主动脉有无扩张及程度,真腔和假腔的大小、形态,真/假腔比值,假腔内是

否完全血栓或部分血栓形成。⑤主要分支血管受累情况,包括冠状动脉、头臂动脉、腹腔动脉、肠系膜上动脉、肾动脉和四肢动脉是否受累,明确有无脏器梗死或灌注减低。⑥如果诊断 Stanford A 型主动脉夹层,需测量主动脉瓣环、窦和窦管交界管径,明确主动脉瓣膜和窦是否受累、有无主动脉瓣关闭不全及程度或马方综合征。⑦评价左心功能情况。⑧明确有无其他并发症,如心包积液、胸腔积液、主动脉破裂和动脉瘤等。

(二)胸部平片

胸部平片对主动脉夹层的诊断缺乏特异性,但通过一些间接征象结合无明显心电图改变的典型疼痛症状,常可提出提示性诊断意见,为尽早进行如 MDCT 和 MRI 等定性检查争取时间。

(三)X 线主动脉造影

主动脉造影过去一直被视为诊断主动脉夹层的"金标准",根据文献报道,其敏感性为 88%,特异性为 95%。但由于有创性及检查时间较长等缺点,对于 Stanford A 型急性主动脉夹层,通常不主张冠状动脉造影,可能会增加患者的死亡率和并发症。

(四)超声心动图

与 CT 和 MRI 相比,经胸超声心动图(TTE)的最大优点是操作简单和费用低。它可以移动到床旁,能对病情较重或血流动力学不稳的临床可疑急性主动脉夹层或急性主动脉综合征患者进行检查。超声也可以同时评价心脏和瓣膜功能及异常。对 Stanford A 型主动脉夹层诊断的敏感度可达 78%~100%,但对 Stanford B 型主动脉夹层诊断的敏感度仅为 36%~55%。一些不典型急性主动脉综合征患者,由于病史不清楚、没有特异性临床症状和体征或临床上可疑急性心肌梗死和急性肺栓塞,经胸超声心动图可能出现漏诊或延误诊断。因此,它仅作为急性主动脉综合征的筛查手段,一旦发现异常或临床上不能排除急性主动脉综合征,应进一步进行其他影像学检查。

(五)多排螺旋 CT 血管成像

近年来由于 CT 的迅猛发展,多排螺旋 CT(特别是 64 排螺旋 CT)的出现,实现了真正意义的胸主动脉 3D 容积血管成像。这使得 CT 对主动脉疾病和急性主动脉综合征的临床应用急剧增加。根据国外文献报道,约 61% 以上的急性主动脉综合征患者首选 CT 检查。与 MRI 相比多排螺旋 CT 更适合于急性主动脉综合征的诊断,其检查速度更快和更安全。由于不受金属伪像影响,多排 CT 更适合于主动脉腔内支架隔绝术后患者的复查。

最近应用的"急性胸痛综合征"或"胸痛三联症"的多排螺旋 CT 方案是采用心电门控采集,即"一站式"检查同时显示冠状动脉、主动脉和肺动脉,达到诊断或排除急性冠状动脉综合征、急性主动脉夹层和肺栓塞目的。为急诊科医生快速准确地对急性胸痛的诊断和分类提供了可能。

碘对比剂的使用仍然是 CTA 的主要问题之一,特别是过敏体质、老年和肾功能不全患者。

（六）磁共振成像

目前 MRI 已被视为主动脉夹层诊断的"金标准"。根据文献报道 MRI 对主动脉夹层诊断的特异度和敏感度接近 100%。其主要优点是：①多平面和多序列成像，可提供主动脉夹层形态、功能和血流信息，有利于主动脉夹层综合评价和复杂性主动脉夹层的诊断。②属无创和没有电离辐射的检查。另外，MRI 可不用对比剂进行血管成像，也可用对比剂进行血管成像，但 MRI 血管成像应用的不是碘对比剂，而是比碘对比剂更安全的钆螯合剂。③可同时提供心脏形态结构、功能和主动脉瓣膜功能信息。对于心包积液、胸腔积液和破裂出血等并发症的显示更敏感。

MRI 主要缺点是：①MRI 检查速度相对较慢，患者能否配合对图像质量影响大。②检查时患者监护和抢救不方便，不利于急性或重症患者检查。因此，在国内外多数医院或研究所仍将 CTA 作为主动脉夹层或急性主动脉综合征首选影像学方法。③带铁磁性金属异物患者为 MRI 检查的禁忌证，如心脏起搏器等。另外，尽管主动脉支架多数用非铁磁性金属制成，MRI 检查是安全的。但可产生金属伪像，通常 MRI 不用于主动脉支架术后复查。④一些有幽闭恐惧症患者也不适合于 MRI 检查。

六、治疗

本症是一种由心胸外科、血管外科、心脏内科和影像科等医师共同参与处理的危急心血管疾病。

（一）非手术治疗

一旦疑为本病，应分秒必争地明确诊断和治疗，不论何型的主动脉夹层均应首先开展药物治疗，其目的是控制疼痛、降低血压及心室收缩速率，防止夹层进一步扩展或破裂及其他一些严重并发症的发生。应立即将患者送入监护室，卧床休息，监测血压、心律及心率、尿量、心电图等，必要时可插入 Swan-Ganz 导管监测心排血量、肺动脉楔压、中心静脉压等作为病情、用药与输液的监测指标。

1.镇痛

根据疼痛程度及体重可选用布桂嗪（强痛定）、哌替啶（杜冷丁）或吗啡，一般哌替啶 100mg 或吗啡 5～10mg 静脉注射效果好，必要时可每 6～8 小时 1 次。

2.控制血压

根据入院时血压测量情况可选用硝酸甘油、硝普钠或阿弗那、尼卡地平等。如入院时收缩压为 20～22kPa 时，可用输液泵静脉滴注或微量泵静脉注射硝酸甘油 0.2～1mg/(kg·min) 或尼卡地平 2～10mg/(kg·min)，用法同硝酸甘油，也可合并口含异山梨酯（消心痛）5mg 或硝苯地平（心痛定）10mg，随时调节剂量使收缩压降至 13.3～17.3kPa(100～130mmHg)、平均动脉压为 8～9.33kPa(60～70mmHg) 为宜。为缓解疼痛，必要时可暂时使收缩压降至 10.7～12kPa(80～90mmHg)，维持心、脑、肾正常器官功能所允许的最低水平。但尿量应保持 30mL/h，长期使用硝酸甘油有耐药倾向，若收缩压＞22kPa 或硝酸甘油无效时，则改用硝普钠

50mg 溶于 5% 葡萄糖溶液 250~500mL 中,用输液泵滴注,开始剂量 25~50mg/h,逐渐调节剂量,使收缩压维持在上述水平。待血压得到满意控制,病情稳定,改口服降压药,继续控制血压水平。

3.降低左心收缩力与收缩速率

使用血管扩张剂可降低心脏负荷增加心脏收缩力,导致电压变化率的升高,引起主动脉夹层恶化。因此,应用 β 受体阻滞药较血管扩张药更为重要,故在临床上,应当血管扩张药与 β 受体阻滞药合并应用,通常使用的药物为普萘洛尔(心得安)0.5mg 缓慢静脉注射,总量不超过 5mg,注意观察心率和血压,若患者伴有肺气肿或阻塞性气管疾病,则改用美托洛尔 0.1mg 静脉注射,间隔 5 分钟再静脉注射 1 次,达负荷剂量后,改为口服 5~15mg,每 4~6 小时 1 次或维拉帕米(异搏定)5~10mg,每 6~8 小时 1 次;也可口服阿替洛尔(氨酰心安)12.5~50mg,一日 2 次。病情稳定后立即行进一步检查,明确诊断后,若有手术指征者,行外科手术治疗。无并发症 B 型(Ⅲ型)主动脉夹层应以非手术治疗控制血压。因为其导致重要器官功能损害的机会较少,而且这类患者的平均年龄偏高,合并有影响手术效果的其他心血管疾病存在。但 A 型(Ⅰ型和Ⅱ型)主动脉夹层应选择外科手术,药物治疗只作为手术前准备。

(二)手术治疗

外科手术是切除内膜撕裂口,防止夹层破裂所致的大出血,重建因内膜片或假腔造成的血管阻塞区域的血流。

1.A 型主动脉夹层

各学者对 A 型(Ⅰ型和Ⅱ型)主动脉夹层采用手术治疗的观点一致,手术方法也相对标准化,主要由心胸外科医师完成。通过对 20 世纪 60—70 年代药物和手术治疗大量病例的回顾性分析发现,急诊手术已作为治疗升主动脉夹层的主要选择。在 50 年代试行的修复升主动脉夹层的手术,因过高的死亡率和并发症发生率而无法开展。60—70 年代,随着手术例数增加、灌注技术提高、血管材料改进等,使 A 型主动脉夹层的手术疗效远超过药物治疗。学者们的研究结果基本相同,已将这一原则应用于所有急性 A 型主动脉夹层的患者,且未发生其他严重并发症。为了防止急性 A 型主动脉夹层破裂或恶化,应尽早选择手术治疗,慢性期患者经观察病情恶化,也需手术。主动脉夹层破裂可引起严重的并发症,如主动脉破裂、心脏压塞、重度主动脉瓣关闭不全、心脑供血严重障碍等,均应紧急采用手术治疗。除抢救手术外,对晚期系统性疾病患者,如心、脑、肝、肾功能失代偿者,严重血液系统疾病和凝血机制障碍者,各种严重感染,各种慢性消耗性疾病和伴恶性肿瘤者,应视为手术禁忌证患者。

(1)手术前准备

①主动脉夹层破裂造成心包积血和(或)血胸的患者,应立即进行抗休克治疗,必要时在局部麻醉下行剑突下穿刺,缓解心脏压塞或行胸腔闭式引流,迅速将患者送至手术室,准备急诊手术,血型和凝血功能等必要检查可在手术室内进行。

②采取各种措施改善心、脑、肺、肝、肾功能。

③术前预防呼吸道感染,必要时应用祛痰剂和支气管扩张剂。

④术前预防性应用广谱抗生素。

⑤对有凝血机制障碍者应酌情加以纠正。

⑥备足血源。

(2)手术方式:A型患者的手术需在体外循环下进行,经股动脉和冠状动脉开口分别插管给血。在近无名动脉处钳夹主动脉。手术的关键是找到内膜破口位置,明确夹层远端流出道情况,根据病变不同,采用不同的手术方式。

①对主动脉瓣环未受累者,则在横向切断升主动脉后,上、下切端整个周长各用聚四氟乙烯垫片"双三明治"缝合加固,再端端缝合升主动脉或间置人造血管。

②主动脉瓣环受累者,在剥离的主动脉壁中层内放置聚四氟乙烯垫片,加固主动脉上、下切端的全周,缝合于升主动脉或间置人造血管。

Bachet等报道,用明胶-间苯二酚-甲醛胶将两层剥离的主动脉边缘牢固地"黏固"在一起,使剥离的主动脉变韧并呈革样改变。这种胶在西欧和南美已广泛采用,经验表明,由于它使两端的缝线收得更紧,损伤更轻,获得极好的效果。

③主动脉瓣受累伴中、重度反流者,将主动脉瓣与升主动脉切除,修复远端剥离的内膜,并用带瓣人造血管替换和左、右冠状动脉再植。

④主动脉弓夹层的处理极为棘手。直到最近,除非发生破裂,多采用药物治疗。有学者报道,采用深低温停循环或低流量中等低温并做脑灌注,可取得良好的效果。急诊手术死亡率仍高达20%~40%。

另一个问题是剥离起源于远端并向近端延伸,后期发生的假性动脉瘤需要手术,虽然可通过手术消除假腔,但内膜撕裂的部位可在主动脉阻断位置以外,也可能在手术中未被发现。因此,最重要的是必须认清整个内膜的撕裂口,修复主动脉弓。

2.B型(Ⅲ型)主动脉夹层

(1)手术治疗指征和禁忌证:对此型患者手术治疗指征和手术时机至今仍有争议。大多数学者认为,急性期出现下列情况应急诊手术:①主动脉夹层破裂出血。②进行性血胸或纵隔增宽以及严重的内脏或肢体缺血。③无法控制的疼痛。④接受正确的药物治疗后,夹层分离进行性扩展。⑤大剂量药物治疗不能控制高血压。但是近年来,通过一系列的回顾性研究表明,在上述情况下进行急诊手术,由于患者全身状况通常较差,所以手术风险很大,术后死亡率可高达50%,而对于一部分全身情况稳定,但有迟发性破裂或瘤样形成可能的夹层患者,却错过了手术风险相对较小的时机。为此,学者们又补充了下列几点,作为急性期低危患者的早期手术指征:主动脉最大管径大于4~6cm;主动脉夹层的迅速增大(每年大于10mm);内膜撕裂的持续开放;马方综合征或其他结缔组织病患者;长期进行糖皮质激素治疗的患者;主动脉峡部缩窄或异位左锁骨下动脉者。

至于慢性期Ⅲ型主动脉夹层,目前比较一致的观点认为,其手术指征为夹层动脉瘤形成(直径>5cm)以及内脏、下肢动脉严重缺血者。手术禁忌证同上述A型主动脉夹层。

(2)外科手术方法

①破口切除人造血管置换术:这是Ⅲ型主动脉夹层分离最彻底的手术方法。主要达到下述3个目的,即切除内膜撕裂孔和夹层动脉瘤;缝闭假腔;重建下肢和内脏血供。

对于单纯无动脉瘤形成Ⅲ型主动脉夹层分离,目前主张行高位降主动脉(含内膜撕裂孔)切除和人造血管置换。但对于夹层伴动脉瘤形成,累及低位降主动脉或腹主动脉者,需要行全程降主动脉瘤或胸、腹主动脉瘤切除和人造血管间置移植。此类手术创伤相当大,术后截瘫和死亡发生率高达17%和26%。为此,目前普遍主张在术中主动脉阻断的过程中,采用各种转流方法对阻断远端进行灌注,以维持内脏和脊髓的必要血供。常用的转流方法:Gott管转流、左心房.股动脉转流;股动、静脉之间的转流等。其中股、动静脉转流为目前备受推崇的一种转流方法,它是通过股静脉的插管,将下半身的回流静脉血引入膜肺,经过氧合后,再将静脉血导入同侧股动脉,维持脊髓、内脏和下肢的持续供血。本法创伤较小,操作简便,通过心内吸引可将血液回收,术中失血少,虽然需要大剂量肝素化,但总的来说利大于弊。

值得注意的是,由于夹层假腔的存在,在转流插管时,应谨防插入假腔,为此,近来有学者建议,转流前可先行远端腹主动脉瘤段内膜开窗,甚至人造血管植入,然后插管,则无后顾之忧。此外,通过肋间动脉回植保护脊髓也可取得良好效果。

对于远端吻合口的处理,传统的做法是将真、假两腔缝闭,但鉴于部分Ⅲ型主动脉夹层分离者,其内脏和下肢是由假腔供血,为此有学者建议,可在远端吻合口处剪去部分内膜瓣片再行吻合,保持真、假两腔的同时供血。但也有研究表明,在非马方综合征的患者,移植物远端单纯与真腔吻合,内脏血供并不受影响,只是脊髓缺血改善不明显。

由于夹层的主动脉壁非常薄弱,因此在移植物吻合时,需将真、假两腔予以加固,除了以往的"三明治"方法外,近来还有许多文献报道了各自的加固方法,概括起来有以下几种:外膜内翻盖住内膜加固;生物黏合剂(即生物胶)填充假腔加固,目前使用较多的为明胶-间苯二酚-福尔马林混合胶(GRF胶);此外,还有氰基丙烯酸酯胶、AdvaSeal和纤维素胶、带环人造血管套扎等。

②主动脉成形术:鉴于大范围夹层切除人造血管置换术围手术期死亡率很高,因此又有学者探索仅在内膜撕裂处修补,并缝闭真、假两腔,来治疗Ⅲ型主动脉夹层分离,取得良好的近期效果,但远期疗效有待观察。

③"象鼻干"术:本术式最初报道用于治疗真性胸主动脉瘤和DeBakeyⅠ型主动脉夹层分离。由于本法能解决降主动脉近端吻合的技术难题,近年来也开始应用于Ⅲ型主动脉夹层的手术,即打开降主动脉后,近心端与移植物吻合固定,移植物远端则漂浮在降主动脉腔内,盖过内膜撕裂孔,使血流均从真腔经过,而假腔内血栓形成,从而达到治疗的目的。此术式主要适用于急性期真腔较大的Ⅲ型主动脉夹层。对慢性Ⅲ型主动脉夹层,因假腔很大且粘连明显,故移植物植入相当困难。此外,对于内脏和下肢由假腔供血者,尚需进一步做远端内膜瓣片开窗,而对假腔持续开放者,则需行人造腔内支架植入,将移植物远端也固定在主动脉壁上,从而闭合假腔。移植物过短无法覆盖瘤腔,过长则可能影响脊髓血供,因此有些学者主张以长10cm最为适宜。

④内膜开窗术:是最早应用于治疗急性期主动脉夹层并取得长期存活的术式。它通过近端夹层的内膜部分切除,缝闭远端假腔,使假腔血流重新流入真腔,从而起到降低近端血流的压力,恢复血流,减少破裂机会的目的。本术式对降主动脉夹层伴动脉瘤形成者不适用,而且

新近的夹层血流动力学研究表明,防止夹层破裂的根本方法是内膜撕裂部位的切除和血管重建。因此目前主张,高危患者采用开窗术;夹层伴腹主动脉瘤样扩张者,行开窗、动脉瘤切除和人造血管移植术;作为对远端内脏和下肢缺血或由假腔供血者,保持真、假两腔同时供血的辅助术式。

⑤血管架桥术:主要应用于上述手术后,内脏和下肢血供仍未改善或者是高危伴腹主动脉夹层的患者。包括三类术式:第一类是从夹层分离近端的锁骨下动脉、腋动脉,甚至升主动脉,架桥至远端缺血的内脏和下肢动脉。但手术操作复杂,远期通畅率不高。第二类是从血供未受夹层影响的髂-股或内脏动脉,架桥至缺血的内脏和下肢动脉,如股-股转流术、脾-肾转流术、肠系膜上-肾动脉旁路术等。第三类是升主动脉-腹主动脉人造血管转流术。

3.术后处理

除按一般开胸和开腹处理外,还应注意下列各项。

(1)术后应在 ICU 监护,严密注意生命体征的变化,监测中心静脉压和尿量,确保尿量每小时在 30mL 以上。

(2)术后应用抗生素至少 2 周,预防感染。

(3)应用体外循环的患者,术后应观察神志、两侧瞳孔和对光反射等情况,及早发现有无脑栓塞。

(4)注意下肢活动情况和皮肤感觉,观察有无脊髓的损害。

(5)行主动脉瓣置换术者,应做抗凝治疗 1 年。

(6)术后仍需控制血压,可减少渗血和假性动脉瘤的发生。

(7)术后应卧床 2～3 周,术后 3 个月内避免重体力活动。

(8)术后定期复查有无夹层分离的复发和主动脉瘤的形成等,必要时再次手术。

4.主动脉夹层手术疗效

随着诊疗和麻醉技术的提高,手术死亡率明显下降。A 型主动脉夹层的死亡率为 5％～20％,这取决于从夹层的发生到手术之间时间的长短。慢性夹层的死亡率要低得多(5％～10％),降主动脉夹层急诊手术的死亡率为 10％～20％,这主要是因为许多患者已有并发症的存在。A 型主动脉夹层,对手术死亡率最有影响的因素有肾功能异常、心脏压塞、缺血和手术时机的选择。B 型主动脉夹层(降主动脉)对手术死亡率最有影响的因素包括肾或内脏器官的缺血、年龄等,是主要的危险因素。人造血管与质地松脆的主动脉缝合处和其周围的出血,是最常见的死亡原因。通过报道的 546 例患者,是文献中主动脉夹层手术治疗最大的一组病例报道。在该组病例中,后期最常见的死亡原因是心肌梗死和脑卒中。5 年和 10 年生存率:A型主动脉夹层分别为(67％±8.9％)和(67％±1.7％);而 B 型主动脉夹层则为(64％±5％)和(34％±10％)。再次夹层分离是主动脉夹层治疗中必须重视的问题。未经治疗的慢性夹层分离患者和手术后的患者,必须做 X 线胸片和 CT、MRI 等影像学复查,并进行长期随访,以发现再次分离者。再次手术的危险性更大。患者可因瘤体扩大、破裂或因悬吊处理的主动脉瓣再次发生反流而需要手术。

第五节　胸主动脉瘤

一、概述

主动脉管壁各层在不同病因的影响下变薄弱或者组织结构受到损害时,动脉壁在正常或者高血压的作用下会扩张,形成主动脉瘤。胸主动脉包括升主动脉、主动脉弓和降主动脉。胸主动脉瘤指的也就是这三段部位的主动脉瘤。主动脉是循环系统血运的一根主要的连续的管道,由于解剖关系,病因和发病因素不同,胸主动脉瘤往往涉及邻近段的主动脉,也可以是全身动脉病变的一部分。当然也有相当病例是单发于或者局限于某部位。降主动脉瘤向下延续至不同部位的腹腔段主动脉称为胸腹主动脉瘤(TAAA)。主动脉瘤病因病理中的主动脉夹层撕裂有专门的论述。这里介绍的是有关升主动脉、主动脉弓和降主动脉段的胸主动脉瘤以及涉及邻近组织的处理问题。

二、病因学与发病机制

胸主动脉瘤病理分型和其他动脉瘤一样,真性、假性、夹层撕裂、创伤性等。动脉瘤的形式大致可以分成是弥散性的瘤样扩张或者称纺锤状的,囊状的即盲袋型,还有多发性的主动脉瘤。

病因也因为年代的变迁,发病率也有所变化,大致有以下几点。

(1)胸主动脉瘤多由退行性变所致(黏液瘤的黏液样退行性变、主动脉硬化)。

(2)主动脉夹层撕裂。

(3)马方综合征。

(4)Ehlers-Danlos综合征(综合征的特点是皮肤弹性过度,为一种具有遗传倾向的胶原异常性疾病)。

(5)各种病菌感染(过去多见于梅毒)。

(6)多发性主动脉炎(又称 Takayasu病,指主动脉及其主要分支的慢性进行性非特异性炎症,原因可能与自身免疫有关)。

(7)外伤(急性或者慢性)。

(8)外科手术后(如主动脉缩窄手术后或者升主动脉和主动脉瓣置换后,人工心脏瓣膜感染,瓣周脓肿,反复发作的瓣周漏)。

(9)患者本身固有的主动脉组织结构改变,加上急性或者慢性的高血压作用形成主动脉瘤。

三、适应证

急性外伤(常见于坠落,交通事故中的撞击所致降主动脉狭部的撕裂等)或者动脉瘤破裂(可以局部破裂到胸腔,慢性主动脉瘤也可以因为浸润到食管、支气管而发生咯血、吐血等)在无法进行主动脉内支架介入治疗时应该紧急手术。

大部分慢性的胸主动脉瘤患者都可以择期外科治疗，手术适应证可以参考以下几点。

（1）胸主动脉瘤的直径大于 5cm。已经有很多的研究表明，主动脉瘤直径超过 5cm 的并发症（如破裂），没有进行治疗的死亡率高于直径小于 5cm 者。

（2）胸主动脉瘤扩张迅速，在连续数月或者数周之内增长速率是其本身的直径 10% 以上。

（3）患者有胸主动脉瘤，近期出现和胸主动脉瘤有关的症状，如疼痛、胸部压迫感、咯血、吐血、贫血、呼吸困难等，巨大的胸主动脉瘤可以压迫食管引起吞咽困难。

（4）年龄不是限制手术的绝对因素，但是如果一般情况很差，合并其他重要器官病变时，年龄是一个参考。

（5）在升主动脉瘤和弓部主动脉瘤病例合并主动脉瓣关闭不全时，一并手术。降主动脉瘤合并主动脉瓣关闭不全，先外科纠正主动脉瓣病变。

（6）冠心病患者应先治疗冠心病，合并升主动脉瘤病例，一起外科治疗。慢性阻塞性肺部疾病患者要检查肺功能。

（7）马方综合征有专门外科手术指南，但是基本上也可以遵循这个原则。如果马方综合征有家族史，诊断明确可以更积极手术。

（8）A 型主动脉夹层撕裂，一旦确诊，特别是已经发生心包积液或者有心脏压塞症状应该立即手术。因为，夹层撕裂一旦发展到主动脉瓣窦，夹层中的高压的血流可以使主动脉瓣叶向左心室内脱垂，引起急性主动脉瓣关闭不全，左心室扩张而致急性心衰，影响左右冠状动脉窦血供会使心肌急性缺血。心脏压塞是动脉瘤破裂的征象，要刻不容缓地准备手术。

（9）升主动脉瘤合并急性主动脉瓣细菌性感染或者带瓣复合人工血管置换后人工心脏瓣膜感染，瓣周脓肿以及所致的假性升主动脉瘤都要用同种异体升主动脉带瓣移植物或者自体肺动脉瓣（Ross 手术）或者采用无任何人工织片的无支架带瓣生物人工血管。

四、临床检查

胸部 X 线平片可以显示胸主动脉影增宽。可见扩大的主动脉瘤壁突出、钙化的轮廓，动脉瘤的钙化也可以在标准的前后位或侧位片上见到。经食管超声心动图检查能提供胸主动脉各段的图像。新一代的超声机都带有经食管检查的特殊探头，高清晰的图像一般可以满足诊断的需要，但是在无名动脉和左颈动脉这段弓部由于气管穿插在主动脉和食管之间，经食管超声不能显示这段主动脉。螺旋计算机断层（CT）成像现在已经成为主动脉瘤常规检查诊断手段，它所拍摄的通过轴向的或矢状的横切面呈电影模式重建成形后可以显示完整的主动脉，不仅提示了发病的部位和范围，而且显示了病变的程度，主动脉壁的结构和邻近器官周围血管的关系。360° 的全方位旋转使外科医生从不同的角度观察和了解到胸主动脉的情况。增强的计算机断层和造影剂还提供了主动脉的内腔壁的血栓、主动脉夹层的存在、壁内的血肿、纵隔血肿、主动脉破裂。还用于胸主动脉瘤手术后的常规复查，提供再手术时升主动脉瘤和胸骨的间隙，避免再开胸时损伤主动脉。在患者有肾功能不全，不能使用造影剂时，磁共振血管造影（MRA）可以替代螺旋计算机断层检查，避免患者过多地暴露于 X 线。而磁共振成像（MRI），是使用射频能量和一个强大的磁场产生影像。局限性有两个，因为磁性关系患者体内不能有任何含铁东西，如起搏器，金属义肢，甚至固定胸骨的钢丝等。该方法费用昂贵。主动脉造影诊断胸主动脉瘤已经有几十年的临床历史,现在仍然是一个常用的方法。它能详细显示动脉瘤的范围,分支血管受累,分支血管异常狭窄的损害。但是主动脉造影术是一种有创检查,使用对肾功能有损害的造影剂。在患者需要排除冠心病等其他情况下,可以考虑应用。

五、治疗

(一)升主动脉瘤

升主动脉瘤诊断明确后,应尽早施行外科手术治疗。治疗原则是切除病变段升主动脉,替换为人造血管。伴有主动脉瓣关闭不全者,尚需同期施行主动脉瓣替换术。由于手术过程中需阻断升主动脉血流,因此应注意保护心、脑、脊髓及内脏器官不受缺血、缺氧损害,左心室也不因排血受阻产生急性扩大而衰竭。操作技术:胸骨正中切口,经右心房、右心耳,分别于上、下腔静脉内插入引血导管或者在右心房内插入单根引血导管,经股总动脉插入给血导管。经房间沟左心房切口或经右上肺静脉于左心室内放入减压引流导管。开始体外循环后,即将体温降至25℃左右。心包膜腔内注入冰生理盐水做局部深降温。游离动脉瘤远侧与无名动脉之间的远段升主动脉,钳夹阻断血流后,纵向切开动脉瘤前壁,于左、右冠状动脉开口放入导管,加压注入冷心脏停搏液。在动脉瘤近、远端切断升主动脉瘤,近端切口距冠状动脉开口至少应在5mm以上。用长度和口径合适不需预凝的涤纶或Gore-Tex人造血管,与升主动脉远侧和近侧切端做端端吻合术。用3-0号涤纶缝线做全层贯穿连续缝合吻合口后壁,后壁吻合完成后,再连续缝合吻合口前壁。另一种方法是切开动脉瘤后保留其后壁不予切断,将人造血管放入动脉瘤腔内做吻合术。吻合口全部完成后,于人造腔内注入液体,如吻合口有渗漏,需添加缝合数针。排除人造腔内残留气体后,缓慢放松升主动脉阻断钳。通过体外循环升温,待体温达35℃以上,心脏恢复有力搏动后,停止体外循环。切开的主动脉瘤壁可包绕在人造血管外,缝合两侧切缘,起加固和止血作用。

升主动脉瘤伴有主动脉瓣关闭不全者,通常需切除动脉瘤和主动脉瓣后施行主动脉瓣替换术和动脉瘤切除及人造血管移植术。这种手术比较复杂,操作难度较大,可以采用下述三种方法。

1.同时分别施行主动脉瓣替换和升主动脉瘤切除及人造血管移植术

适用于主动脉瓣窦不扩大、冠状动脉开口未上移的病例。

操作技术:手术需在体外循环结合中等度低温和心肌保护措施下进行。经股总动脉插管给血,阻断升主动脉远段,纵向切开动脉瘤前壁,切除主动脉瓣叶,将人工主动脉瓣与主动脉瓣瓣环缝合固定。然后在距冠状动脉开口至少5mm处横向切断升主动脉,再用一段人造血管分别与升主动脉近段切端和远段切端做端端吻合术。完成人造血管移植术后,可用动脉瘤壁包绕加固人造血管。

2.升主动脉瘤及主动脉瓣切除和带瓣人造血管移植术(Bentoll术)

适用于主动脉瓣窦扩大、冠状动脉开口向上移位的病例。在建立体外循环结合低温和采用保护心肌措施下,于升主动脉瘤远侧阻断升主动脉。纵向切开动脉瘤前壁,切除主动脉瓣。选用尺寸合适并经预凝处理的带主动脉瓣人造血管,先将带瓣人造血管与主动脉瓣瓣环用带垫片的缝线做间断褥式缝合或连续缝合,缝线间距 2mm 左右,以免发生渗血。切下左冠状动脉开口及其相邻的主动脉壁,在人造血管的对应部位用电烙刀切开直径 8～10mm 的小孔。用 4-0 号 Prolene 缝线将左冠状动脉开口与人造血管切开的小孔做连续缝合。再切下右冠状动脉开口及其相邻的主动脉壁,与人造血管的对应部位另切开的一个小孔做连续缝合。再施行人造血管与升主动脉远切端的端端吻合术。

3.升主动脉袋状动脉瘤切除术

切除升主动脉袋状动脉瘤因不需要阻断升主动脉血流,故不必应用体外循环。前胸中线切口,纵向劈开胸骨,推开胸膜,切开心包,显露并分离动脉瘤后在动脉瘤基部靠近主动脉壁处放置无创伤血管钳,用带垫片缝线在血管钳下方先交锁褥式缝合主动脉壁全层,然后靠近血管钳切除动脉瘤,再连续缝合一层。

治疗效果:升主动脉瘤外科治疗的手术病死率已降到 5%～10%。梅毒性主动脉炎所致的动脉瘤和并发夹层动脉瘤的病例早期病死率较高。术后生存的病例 90%症状消失或显著减轻,心功能恢复到Ⅰ或Ⅱ级。1992 年 Dake 应用 SG 治疗升主动脉瘤获得成功后,在临床广泛应用。

(二)主动脉弓动脉瘤

主动脉弓动脉瘤的治疗原则是切除主动脉弓动脉瘤,并做人造血管移植术,恢复主动脉及其主要分支的正常血流。手术中必须注意保护心、脑、脊髓及内脏器官不发生缺血损害,具体保护措施有下述几种方法。

1.人造血管临时分流术

体表低温麻醉,做前胸中线切口,纵向锯开胸骨,切开心包膜,查明动脉瘤近、远端的范围,游离动脉瘤近端和远端的升主动脉、降主动脉,全身肝素化,先后部分钳夹升主动脉壁和降主动脉壁,分别与一段人造血管做端侧吻合术,再在人造血管上缝接一根分叉人造血管,分别将两个分支与无名动脉和左颈总动脉做端侧吻合术。这样在阻断主动脉弓血流时,血液可经人造血管从升主动脉流入降主动脉和两侧颈动脉。在人造血管与升主动脉、降主动脉的吻合口与动脉瘤之间,放置无创伤血管钳阻断动脉瘤血流,并在无名动脉、左颈总动脉和左锁骨下动脉根部放置阻断钳。切除动脉瘤后,再用长度和口径合适的另一段人造血管替代主动脉弓。人造血管的两端分别与升主动脉和降主动脉切端做端端吻合术。无名动脉、颈总动脉和左锁骨下动脉的切端分别与人造血管前壁切口做端侧吻合术。主动脉弓替换术完成后,先去除阻断降主动脉的血管钳,排尽人造腔内残存的气体,再去除阻断升主动脉、无名动脉、左颈总动脉和左锁骨下动脉的血管钳,恢复主动脉弓血流。最后拆除供临时分流的人造血管,分别缝补升主动脉、降主动脉和两侧颈动脉切口。

1957 年,DeBakey 应用人造血管临时分流术替换主动脉弓获得成功。此法适用于动脉瘤病变仅限于主动脉弓而升主动脉和近段降主动脉管壁正常,便于与人造血管施行端侧吻合术的病例。此法可不需要应用体外循环,但其主要缺点是需施行多个吻合口,有些吻合口拆除后又需缝补,手术操作困难、复杂,所需时间很长,术后吻合口和缝补处出血的危险性增多,目前已较少应用。孙立中采用 4 分支人造血管主动脉弓部替换法,已在临床应用,取得了较好的效果。

2.体外循环结合主动脉弓三分支和冠状动脉分别灌注法

在全身体外循环结合中等度(25～28℃)低温下施行手术。经右心房、右心耳切口于上、下腔静脉内放入引血导管或者于右心房内放入单根引血导管。左心房内放入减压导管,于股总动脉、右锁骨下动脉、左颈总动脉、左锁骨下动脉和冠状动脉分别插入给血导管。为了保证主动脉弓三分支和冠状动脉分支得到合适的灌注压力和流量,宜给每一根给血导管分别配备一个血泵,每根导管每分钟灌注流量约为500mL。阻断升主动脉、降主动脉和主动脉弓三分支后,切除主动脉弓动脉瘤;用一段人造血管替换主动脉弓。人造血管的两端分别与升主动脉和降主动脉做端端吻合术。为简化手术操作,减少吻合口,可在升主动脉壁上方将主动脉弓三分支的起点处连同邻近的升主动脉壁完整切下,与人造血管相应部位的切口做补片状吻合术。

3.体外循环结合深低温(10～15℃)和中断灌注法

胸骨正中切口,切开心包,经右心房、右心耳切口放入上、下腔静脉内引血导管或于右心房内放入单根引血导管,左心房内放入减压引流导管,股动脉插入给血导管。开始体外循环即将体温降至鼻咽温15～20℃。于动脉瘤近端升主动脉和主动脉弓三分支根部分别放置无创血管钳阻断血流。经升主动脉根部注入冷心脏停搏液。然后停止经股动脉给血,约10秒后阻断静脉给血导管,按主动脉弓动脉瘤病变的具体情况施行动脉瘤切除及人造血管移植术。动脉瘤病变局限于主动脉弓近段及下壁者可切除动脉瘤后,用人造血管替换近段主动脉弓及其下壁,保留主动脉弓上壁及主动脉弓三分支。

袋状主动脉弓下壁动脉瘤则可切开动脉瘤,显露主动脉壁破口后,用织片缝补,再以动脉壁加固缝合。

动脉瘤病变范围累及整个主动脉弓者,则需施行全弓替换术。钳夹升主动脉及主动脉弓三分支后,为了减少操作难度和缩短手术时间,不必在动脉瘤外进行解剖分离,而在动脉瘤中部做纵切口,取出动脉瘤内血栓,注意勿使碎屑落入降主动脉。选用口径合适的人造血管经预凝处理后,先在动脉瘤腔内与降主动脉做端端吻合术,用3-0Prolene缝线衬以小垫片做间断褥式缝合或连续缝合。检查吻合口无渗漏后,在人造血管上壁切开椭圆形切口与主动脉弓三分支起始点部及其周围主动脉弓上壁做补片状吻合术。降主动脉及主动脉弓三分支与人造血管吻合完成后,患者置于头低体位,靠近升主动脉钳夹人造血管,缓慢地恢复经股动脉给血并排尽人造腔内残留气体后,放松主动脉弓三分支阻断钳,开始体外循环复温,修剪人造血管另一端后,与升主动脉做端端吻合术。放松阻断人造血管的血管钳,于升主动脉插入排气针,排除气体后再去除阻断升主动脉的血管钳,检查多处吻合口有无漏血,如有漏血需补缝数针。心脏搏动有力,体温到达35℃以上,即可停止体外循环。修剪动脉瘤壁,使之紧紧包绕人造血管。拔除心腔及动脉插管,按常规操作结束手术,在深低温下中断体外循环灌注的安全时限以不超过45分钟为宜。

(三)降主动脉瘤

降主动脉动脉瘤的外科治疗方法是切除动脉瘤替换以人造血管。术中需阻断降主动脉,为了避免由此而引起的躯体上半部高血压和脊髓、内脏发生缺血缺氧损害,可在动脉瘤近、远侧主动脉之间置入直径 7~9mm 的硅胶临时外分流导管,从左锁骨下动脉或主动脉弓分流部分血液入股动脉或远段降主动脉,完成人造血管替换术后拔除外分流导管。另一种方法是做左心转流术,可采用下述几种方式。①左心房-股动脉转流术:全身肝素化后,于左心房插入引血导管,股动脉插入给血导管,从左心房引出的部分氧合血液通过血泵注入股动脉,供血到躯体下半部,而由心脏搏出的血液则供应躯体上半部。②股静脉-股动脉转流术:全身肝素化后,于左侧股静脉插入引血导管,左侧股动脉插入给血导管,从股静脉引出的血液进入氧合器进行氧合,氧合后的血液通过血泵输入股动脉。此法简便,应用日趋增多。应用左心转流术躯体下半部灌注量应维持在每分钟 1000mL 左右,灌注压 4kPa(30mmHg)以上即可保护肾脏功能。如动脉瘤病变比较局限,阻断主动脉血流的时间在 30 分钟以内,则仅需应用体表降温以增强脊髓的缺血缺氧耐受力,并于术中应用静脉滴注硝普钠控制上半身高血压,无须应用外分流或左心转流等方法。进入胸腔后先局部游离动脉瘤近、远侧主动脉。大多数病例动脉瘤近端在左锁骨动脉下方,仅需在主动脉弓远段放置阻断钳。如动脉瘤近端紧靠左锁骨下动脉开口,则需在左颈总动脉与左锁骨下动脉之间钳夹主动脉弓,同时钳夹左锁骨下动脉。然后于动脉瘤远侧放置降主动脉阻断钳。阻断血流后,纵向切开动脉瘤。缝扎主动脉后壁肋间动脉开口。但对于长段降主动脉瘤应注意尽可能保留数支肋间动脉。为此可斜向切断降主动脉的一端,保留肋间动脉开口部位的主动脉后壁,然后用一段口径比主动脉略小、长度适当并经过预凝处理的人造血管分别与主动脉近、远段切端做端端吻合术。吻合术完成后,先放松远段主动脉阻断钳,排尽人造腔内存留的气体,并观察吻合口无漏血后,缓慢地松开主动脉远、近段阻断钳,以免引起松钳后低血压,缝合动脉瘤壁包绕裹紧人造血管。

近年来,广泛采用胸主动脉动脉瘤腔内修复术(TEVAR),利用腔内人造血管支架隔绝术成功治疗降主动脉动脉瘤,对动脉瘤颈离左锁骨下动脉 10mm 的短段降主动脉动脉瘤效果最好,其最大的优点是创伤小、出血少、恢复快、死亡率低。下面就 TEVAR 术进行介绍。

1.TEVAR 针对的人群

目前广泛接受的观点是,75 岁以上的患者,如果主动脉解剖学结构合适,应该用 TEVAR 支架植入进行治疗。患有 COPD 的患者应该尽可能采用 TEVAR 手术,以避免开胸手术带来的巨大风险。TEVAR 术也应用于疼痛加重或胸主动脉瘤破裂的患者,TEVAR 常比开放性手术所需的时间更短。最近对开放性手术与 TEVAR 术治疗破裂胸主动脉瘤的荟萃分析表明,与开放性手术相比,TEVAR 术后 30 天内死亡率显著降低。最近的研究也发现,大部分胸主动脉瘤患者都将从 TEVAR 术治疗中受益。然而,TEVAR 术虽然节省了住院时间,降低相关死亡率和并发症的发病率,但在一定程度上增加了住院费用。

2.目前胸主动脉瘤腔内修复的指征

TEVAR 的适应证适用于具有适当的近端和远端主动脉锚定区的退行性主动脉瘤。在欧洲和澳大利亚广泛使用开窗式和多分支的腔内移植物,而这可能使得如今在美国大部分地区进行的杂交手术在未来被淘汰。随着许多新技术的进展,与开放性主动脉瘤修复或药物治疗相比,覆膜支架移植的适应证具有较低的短期死亡率,但目前对其远期效果的随访依然欠缺。无论如何,治疗主动脉瘤患者的医师术前应考虑许多问题,包括患者年龄、并发症、症状、预期寿命、生活质量、主动脉直径、动脉瘤形态和程度、支架锚定区的范围、覆膜支架的特性、治疗费用和操作人员的经验,综合评估后决定让患者接受何种干预。

3.胸腔内血管腔内修复与观察

由于诸多并发症而不适合进行开放性修复的患者是否应行主动脉瘤腔内修复尚缺乏相关前瞻性随机对照实验。有学者检查了 46 例无症状胸降主动脉疾病患者,这些患者由于年龄超过 80 岁(47.8%)和合并症(84.8%)而被认为是开放性手术的高危人群。21 例患者接受 TEVAR 治疗,另外 25 例患者因解剖结构不符合或拒绝介入手术而从 TEVAR 中排除。整个队列的全因死亡率是 50%。但实际死亡时间的中位数在两组之间是不同的(对照组,9.2 个月;TEVAR 组,24.9 个月;$P=0.01$)。生存分析显示,24 个月时 TEVAR 的生存率明显提高。有学者研究中,传统手术风险较高的胸腹主动脉瘤患者被纳入一项前瞻性试验来评估一种新的腔内移植系统,进行高分辨率 CT 检查后,为每位患者定制支架。尽管没有对照组,有学者通过腔内修复技术治疗了 Ⅰ~Ⅲ 型($n=28$)和 Ⅳ 型($n=45$)主动脉瘤共 73 例患者。93% 的患者(68/73)获得技术成功,30 天的死亡率为 5.4%(4/73)。主要围手术期并发症共 11 例(15%),包括截瘫(2.7%)、新发透析(1.4%)、呼吸机支持延长(6.8%)、心肌梗死(5.4%)和轻度出血性卒中(1.4%)。有学者的结论是,对于非高危人群中涉及内脏节段的主动脉瘤的腔内修复是可行的,具有较低的死亡率及并发症发生率。

治疗效果:胸主动脉瘤的手术病死率与动脉瘤发生的部位、长度、患者年龄、并存的心脏血管疾病等密切相关。近 20 年来,随着体外循环和转流技术的发展以及人造血管和外科操作技术的进步,手术病死率已较以往明显降低。目前升主动脉和降主动脉瘤的手术死亡率在 10% 左右。主动脉弓动脉瘤的手术死亡率则从 50% 降至 15%~20%。术后主要并发症有出血、脑缺氧、截瘫、肾衰竭等。术后 5 年生存率为 50%~60%。

(四)胸主动脉瘤的腔内治疗

有学者首次报道了腹主动脉的腔内动脉瘤修复术(EVAR)后,有学者在 1994 年 12 月引入了与胸主动脉相同的支架移植概念。这些支架移植物是为每位患者定制设计的,为自膨氏扩张不锈钢支架覆盖着涤纶覆膜。经过 20 年的发展,胸主动脉瘤腔内修复术(TEVAR)已成为治疗主动脉瘤的标准。自 2005 年首次使用商业化的体内移植物 TAG 支架(AZ),胸主动脉瘤的腔内治疗一直在快速发展。有学者在 2001 年使用分支移植支架进行主动脉瘤首次全腔内修复,保留了全部 4 条内脏动脉。大多数关于 TEVAR 的临床研究表明,与开放性手术相比,TEVAR 已经成为治疗胸主动脉瘤的主要方式,并且已经显示出较好的早期和中期结果。

1.TEVAR 手术过程

全身麻醉或者局部麻醉后,根据术前 CTA 影像确定入路,通过外科手术显露股动脉或者穿刺一侧股动脉及左侧肱动脉,放入猪尾巴导管至升主动脉行 DSA 造影。根据术前主动脉 CT 血管成像检查测量结果,于胸主动脉段植入戈尔公司 TAG 支架或美敦力公司覆膜支架,通过左侧肱动脉内的猪尾巴导管造影确定左锁骨下动脉的解剖位置及近端锚定区的长度后,行胸主动脉支架释放后,行 DSA 确认主动脉支架是否通畅、有无内漏形成,关闭切口。术后密切监测患者有无短暂性脑缺血、脑卒中、脑梗死、心肌梗死或其他神经系统并发症。术后口服阿司匹林和氯吡格雷 6 个月。

（1）病变仅累及左锁骨下动脉：对于部分胸主动脉瘤近端锚定区不足的患者可行烟囱支架植入或者行左锁骨下动脉激光原位开窗术。某医院血管外科团队率先在国内外采用激光原位开窗治疗累及弓部的主动脉疾病，并取得了满意的效果。具体过程：一般在局部麻醉下行左锁骨下动脉原位开窗术。穿刺一侧股动脉和左肱动脉，放入猪尾巴导管至升主动脉行 DSA。经左肱动脉放入 55.0cm 的 6French 长鞘至左锁骨下动脉与主动脉弓交叉点。于降主动脉段植入覆膜支架，支架覆盖左锁骨下动脉后，采用 4mm×40.0mm 球囊导管与波长为 810nm 半导体光纤轻柔抵住胸主动脉支架，采用 18W 能量激光维持 3 秒，行激光原位开窗术。球囊导管内造影检查确认开窗成功后，换用 0.035in 超硬导丝，行球囊扩张原位开窗术。采用 8.0mm 球囊导管再次扩张后，植入覆膜支架（直径为8.0～13.5mm）。左锁骨下动脉开窗成功后，行 DSA 确认主动脉支架和主动脉弓上分支原位开窗是否通畅、有无内漏形成，术后关闭切口。

（2）病变累及主动脉弓上 3 个分支：全身麻醉后，穿刺一侧股动脉，放入猪尾巴导管至升主动脉行 DSA。无菌条件下切开、显露头臂干动脉、左颈总动脉和左锁骨下动脉，行颅内动脉转流术。根据术前主动脉 CT 血管成像检查测量结果，于降主动脉段植入 TAG 支架，于升主动脉段植入 c-TAG 支架，两支架间重叠长度≥3.0cm。胸主动脉支架释放后，采用 4mm×40.0mm 球囊导管与波长为 810nm 半导体光纤轻柔抵住胸主动脉支架，采用 18W 能量激光维持 3 秒，行激光原位开窗术。球囊导管内造影检查确认开窗成功后，换用 0.035in 硬导丝，行球囊扩张原位开窗术。采用 8.0mm 球囊导管再次扩张后，植入覆膜支架（直径为 8.0～13.5mm）。左颈总动脉开窗成功后，采用同样方法行头臂干和左锁骨下动脉原位开窗术。

2.TEVAR 术后管理

术后密切监测患者有无短暂性脑缺血、脑卒中、脑梗死、心肌梗死或其他神经系统并发症，术后口服阿司匹林和氯吡格雷 6 个月。Keith 等在一系列 278 例患者中发表了 10 年间 TEVAR 的结果。只在术后患者发现神经改变的情况下才插入脊髓引流导管。TEVAR 后，如发生神经系统改变，患者被转移到重症监护病房。平均动脉压增至 110mmHg，每小时进行一次神经学检查，如果存在显著的运动缺陷，则插入脊髓引流管。如果神经系统症状在 2～3 小时内消失，医生会自行决定是否继续保持平均动脉压超过 110mmHg。如果在 2～3 小时内未见改善，则进行磁共振成像评估脊髓缺血情况。在试验的 278 例患者中，有 12 例因不符合纳入条件而被排除。在剩下的 266 例患者中，16 例（6.0%）在 30 天内出现脊髓缺血的情况。16 例患者中有 10 例行选择性脊髓引流，其中 3 例（30%）神经功能完全恢复，4 例（40%）部分恢复。如果患者神经功能恢复，术后第 2 天可拔出引流管。在没有接受脊髓引流的患者中，有 66.7% 的患者完全康复，通过药物的支持得到进一步恢复。迄今为止，对于脑脊液引流的时机尚未达成共识。分别于术后 3、6、12 个月行 CTA 血管成像检查，评估开窗支架通畅性及有无内漏形成。

3.TEVAR 结果及讨论

尽管过去 5 年有大量的文献报道，但没有随机试验比较 TEVAR 和开放手术治疗胸主动脉瘤。大多数单中心和登记报告包括解剖位置和覆膜支架类型的组合及不同程度的紧急性，这使得对结果的评估有些困难。一般而言，技术上的成功被定义为将覆膜支架输送至预期的位置,同时术中造影提示动脉瘤不存在Ⅰ型或Ⅱ型内漏。临床成功则增加了动脉瘤相关死亡、破裂、内漏和干预的结果。

自 2004 年 McWilliams 等首次报道覆盖左锁骨下动脉后,采用连续切割球囊对胸主动脉支架行原位开窗术,重建主动脉弓上分支后,原位开窗术以其微创、对术者腔内技术要求不苛刻、手术时间短、无须定制、费用不高、可在急诊患者中开展等显著优点,从诸如杂交手术、烟囱技术、开窗分支支架技术等现行腔内手术方式中脱颖而出,成为血管外科医师重建主动脉弓上分支的有力武器。

目前国际主流原位开窗术方法包括射频探针、穿刺针或尖导丝、原位逆行开窗术和激光原位开窗术,其各具优、缺点。国内使用较多的是穿刺针和激光原位开窗术。正如 Riga 等的研究结果显示,穿刺针对入路角度要求很高。诚然,若入路点至开窗部位路径笔直且短,如解剖学显露的左颈总动脉,则穿刺针优势十分明显。穿刺针需在合适方向产生机械力,对常于起始部和主动脉弓间出现锐角的左锁骨下动脉而言,其应用常受限。因此,穿刺针多数情况下需外科技术辅助,如在锁骨上窝做一切口,从而获得笔直且短的穿刺路径。同时,因穿刺针针尖尤为尖锐,存在无意穿破血管壁导致假性动脉瘤、术中大出血甚至死亡的风险。激光原位开窗术首创于 Murphy 等,该团队于 2009 年报道了一例急性主动脉创伤修复术中对 Dacron 支架行激光原位开窗术、重建左锁骨下动脉的年轻病例。激光可采取诸如肱动脉等远端动脉入路,通过导管尖端传递能量,利用热效应打孔开窗,术者无须担心覆膜支架材料会化为血栓或栓子。激光光纤通过灵活的导向导管,轻松到达需开窗部位,未激活激光时不会误伤血管壁,其可控性与安全性均优于穿刺针。

某医院血管外科较早将半导体激光应用于下肢深静脉瓣膜功能不全和静脉畸形治疗,并拥有成功经验,使用的 810nm 波长的半导体激光以其选择性吸收血红蛋白、低组织穿透性(穿透深度约为 0.3mm)、几乎无气泡产生的优良特性,成为主动脉弓部疾病原位开窗术的最佳选择。半导体激光的波长、能量范围和脉冲间隔选择取决于目标动脉和腔内移植物类型、尺寸。以往研究者多数仅使用 10W 能量,有学者建议可将半导体激光能量调至 14~18W。高水平半导体激光能量可在短时间完全破坏聚四氟乙烯 PTFE 和聚酯纤维 Dacron 支架织物,从而可能减少潜在缺血时间,将术中操作时间限制在不超过 2 分钟,降低脑动脉缺血引起并发症的风险。

半导体激光原位开窗术窗孔清洁光滑,保证了支架结构和功能完整;光纤相对柔软灵活,善于处理复杂变异的主动脉弓上分支,手术流程简明、难度低、时间短,易于学习和操作。本研究结果显示,其术后开窗支架通畅性好,内漏、短暂性脑缺血、脑卒中、脑梗死、心肌梗死或其他神经系统并发症发生率及病死率均较低。采用半导体激光原位开窗术行胸主动脉腔内修复术治疗主动脉弓部疾病安全可行,近期疗效较好。该技术极大扩展了胸主动脉腔内修复术的应用范围,使主动脉弓部疾病不再是困扰血管外科医师的难题,但其远期疗效尚需进一步验证。

第六节 心律失常

一、概述

心律失常是一种临床常见病,各种心血管疾病及/或多种诱因可导致心律失常,也可见于单纯心电活动紊乱所致心律失常而无明显器质性心脏病。心律失常的急性发作或加重具有起病急、复杂多变、进展快的特点,如不能正确判断及时处理,可引起血流动力学恶化,甚至危及生命。心律失常急性发作可发生在任何时间地点,社区、基层医院以及临床各科室都可能遇到。心律失常的紧急处理具有其自身的规范,并应顾及基础疾病的治疗和诱发因素的纠正。

二、解剖学与电生理基础

直至最近,心房颤动(又称房颤)的发病机制尚不完全清楚,其病理基础可能是由于器质性心脏病病变,改变了心房内的血流动力学状态,应力改变的长期作用或者因为炎症、纤维化,引起了心房组织结构的再塑、影响细胞电生理的离子再塑以及电生理变化。电生理的改变导致了心房局部折返环的形成,而多个折返环形成可能是房颤的主要发病机制。

实验和临床研究阐述了心律失常的发生过程,从单纯的房扑到复杂的房颤主要取决于三种电生理特征:①心房内巨折返。②心肌的被动传导未立即处于巨折返回路状况。③房室传导。这些电生理成分的相互作用决定了标准导联心电图 P 波的形态和 QRS 波群的规则性。实验研究和临床实践皆证实房颤时不一致传导、双向阻滞和巨折返回路的发生。1991 年有学者概述了房扑和房颤机制的概念:房扑总是在单折返回路的基础上发生,一些形式的房颤也可以由此回路引起,但是大多数的复杂形式房颤是多折返回路的结果。

由于心房内的折返环大多环绕左、右心耳,上、下腔静脉、肺静脉、冠状窦等开口处存在。因此,这些部位的心房组织通过手术切割或消融被隔离成多个电绝缘的区域犹如迷宫状,而称为迷宫手术,与此同时,迷宫手术确保术后窦房结冲动能沿着专一径路传至房室结,恢复窦性心律,同时使房室同步收缩,恢复心房的收缩功能。

三、诊断

(一)临床表现

房颤绝大多数发生在有器质性心脏病的患者,其中以风湿性二尖瓣病变、冠心病及高血压心脏病最为常见,亦见于心肌病,甲状腺功能亢进,心包炎,房间隔缺损及其他病因的心脏病。无器质性心脏病证据或高血压史的房颤称为特发性房颤或单纯性(孤立性)房颤。美国胸部外科医师协会循证医学研究部公布的"指南"中将房颤分类为:①阵发性房颤(能自发中止的)。②持续性房颤(不能自发中止的)。③永久性房颤。其中①和②两类,在 Cox 分类中均归为间歇性房颤。③为持续性房颤。

(二)体格检查

房颤典型的体征是心律完全不规则、心音强弱不等及脉搏短绌。

（三）实验室检查

1.心电图

P波消失，代之以房颤波。

2.24小时动态心电图

能记录房颤，有助于房颤的分类，并可协助病态窦房结综合征的诊断。房颤时易漏诊病态窦房结综合征，去除房颤后或房颤间歇病态窦房结综合征出现可致严重后果。以下情况应排除房颤合并病态窦房结综合征：①慢性房颤未用药物而伴缓慢心室率。②阵发性房颤，若合并病态窦房结综合征也是慢-快综合征的一种类型。③年龄大，年龄≥75岁窦房结细胞仅剩下正常人的10%。④心房大小正常的房颤比心房扩大者较多合并病态窦房结综合征。动态心电图检查对病态窦房结综合征有较高诊断价值。术前明确病态窦房结综合征可作同期安装起搏器准备。

3.超声心动图

主要是为了解：①有无左房血栓存在的表现。②左房大小，一些学者认为，左房直径大于5cm，应予减容到5cm左右，有利于房颤的治疗效果。③作为常规检查，以了解有无器质性心脏病和心脏功能状况。经食管超声对左房血栓的检出和术中检查应用更有意义。

四、手术适应证

外科治疗房颤的手术，根据目前的情况可大致上分为四类，它们在手术适应证方面基本相似，但也确有不同之处。

（一）标准迷宫Ⅲ型手术

即Cox迷宫Ⅲ型手术，手术适应证：

1.房颤

1年以上的持续性或阵发性房颤，药物治疗无效或不能耐受。有学者在过去10多年中所进行的这项手术，都是在和心脏瓣膜手术同期完成的，考虑到房颤病史短的病例，在心脏瓣膜手术或心脏瓣膜手术加左房折叠减容术操作后，有可能使房颤转为窦性心律，因此，选择房颤病史1年以上。

2.血栓栓塞

发现左房血栓或有暂时或永久性神经缺损史。

3.原发病

有心脏病需要手术而又未失去时机，可同期做房颤手术。缩窄性心包炎不宜做通过切断缝合完成的房颤手术。

4.再次手术

心脏病术后做迷宫手术，因粘连而难度增加，但也有学者的报道中包括了再次心脏手术时同期迷宫手术成功。

5.Cox列出的手术禁忌证

①左心功能重度不全。②肥厚型心肌病。③怀疑心肌病，伴有中等或中等以上的心室功

能不全。

6.房颤病史过长,左心房过于巨大可能是手术消除房颤的不利因素。

(二)消融房颤手术的适应证

1.房颤

从已报道的文献看,手术时机一般是房颤病史 6 个月以上,但也有 3 个月的,持续性或阵发性房颤,药物治疗无效或不能耐受。

2.器质性心脏病

目前消融手术多在房颤合并心瓣膜病或冠心病等器质性心脏病时,这些器质性心脏病需要手术而又未失去时机时同期手术,也有报道与先天性心脏病同期手术;如为无原发病的单纯性(孤立性)房颤,则选择外科微创手术或经皮穿刺导管消融术。

3.血栓栓塞

如有左房血栓则应在体外循环下,心脏停搏中,首先完成去除血栓,在去栓之前,在心脏跳动中做心外膜消融当然是禁忌的,也因此,术前确定有无左房血栓十分重要,如能在术前术中经食管超声检查,则更为可靠。

(三)微创房颤手术的适应证

这里所称的微创手术,专指 Wolf 微创迷宫手术。Wolf 手术组提出了如下有关适应证的具体内容。

1.适应证

①年龄 18～80 岁。②阵发性和孤立性房颤患者尤其适合。③有明显症状,同时无需手术治疗的严重的器质性心脏疾患。④抗心律失常药物治疗无效或不能耐受。⑤心脏彩超检查左室射血分数≥30%。⑥对华法林或阿司匹林等抗凝或抗血小板药物治疗存在禁忌证。⑦既往有血栓栓塞史,如卒中或一过性脑缺血发作。⑧导管消融后房颤复发。

2.禁忌证

①合并严重的器质性心脏病。②左房和(或)心耳内有血栓形成。③既往有心脏手术史。④左心房内径>65mm。⑤有肺静脉狭窄。⑥过度肥胖。

(四)其他房颤手术的适应证

1.左侧迷宫手术的适应证

虽然有关房颤的机制直至最近仍然存在争论,但肺静脉和左房后部对房颤发生的作用早已充分肯定,标准迷宫Ⅲ型的结果提示了这种见解的正确性。近些年来,有一些学者通过研究认为,90%以上的阵发性房颤是由肺静脉及其周围的异位触发点引起,又有一些学者认为,基质和触发两因素是慢性房颤得以维持的重要因素,而且解剖定位于左心房和肺静脉。因此,不少学者主张不再做经双房的迷宫术,而做部分迷宫术,根据上述理论选择了左侧迷宫。左侧迷宫的适应证与标准迷宫Ⅲ型手术是一致的。

2.右侧迷宫手术的适应证

1998 年已有学者报道,按迷宫手术右房侧的线路思路进行手术。适应证为先天性心脏病(Ebstein 畸形、先天性三尖瓣关闭不全、继发孔型房间隔缺损)合并阵发性房颤或房扑。在矫正先天性畸形同期,做右侧迷宫手术。

2006 年尚有国内学者报道"改良房切口治疗器质性心脏病合并房扑或房颤",在做房间隔缺损、动脉导管未闭、二尖瓣或二尖瓣加主动脉瓣手术同期,做此手术。该手术可归入右侧迷宫手术的概念。

五、术前准备

如准备在体外循环心内直视下手术,则按一般体外循环手术术前准备。继续强心利尿以及能量合剂的应用,改善全身状态和保护心脏功能。术前 4 天停用华法林,必要时术前两天注射依诺肝素或法安明 2 次/天。术前 7 天停用阿司匹林,必要时可在手术当天才停用。微创手术需有特殊器械。各种消融手术则选择性地准备各自有关的设备。

六、手术方法

(一)标准迷宫Ⅲ型手术的手术方法

标准迷宫Ⅲ型手术是其他各种治疗房颤手术的手术原理与手术线路的基础,也是手术效果对照的金标准,在手术技术熟练,手术时间不至于过长,在一定适应证下,做标准迷宫Ⅲ型手术可获得房颤手术中的最佳疗效。标准迷宫Ⅲ型手术常常和二尖瓣手术同期进行。

标准迷宫Ⅲ型手术和同期瓣膜手术可作如下安排,有利于减少主动脉阻断时间:主动脉阻断前完成右房切割;主动脉阻断后完成房间隔和左房切割及其切口缝合;根据需要可完成同期心瓣膜等手术;开放主动脉钳后完成右房切口缝合,根据需要可完成三尖瓣成形术。

标准迷宫Ⅲ型手术的切割路线包括了右心房、左心房及房间隔三个部位,在此后出现的右侧迷宫、左侧迷宫就切割或消融的线路而言,标准迷宫Ⅲ型手术的右心房切口和左心房切口,分别是它们的原型。也就是说,右侧迷宫与左侧迷宫是从右房切口与左房切口派生出来或者改良而成的,因此,熟悉标准迷宫Ⅲ型手术的操作,颇为有用。

标准迷宫Ⅲ型手术(Cox/maze Ⅲ procedure)的主要程式如下。

1.切口

做胸部正中切口,纵向劈开胸骨,纵行切开心包膜。

2.插管

全身肝素化后作主动脉插管。在上腔静脉与右心房连接处的上方约 2cm 处作荷包缝线,用直角管插入上腔静脉引流管。下腔静脉插管荷包缝线作在下腔静脉与右心房连接处的靠前侧,有利于以后在其下缘作进入下腔静脉的切口和缝合切口,一般也选用直角管作插管。

3.右心房切口与"右侧迷宫"手术线路原型

(1)右心耳切口:离上腔静脉前侧与右心房连接处至少 2cm 的右心耳部位,切除右心耳。

(2)右心房游离壁切口:提起右心耳残端,在右心耳的上一切口中点开始切开右心房游离壁约 2cm,这一切口与右房室沟平行。

(3)右心房后纵切口:即右心房第三个切口。此切口应尽量靠后,以避免损伤窦房结,可在带蓝色的右心房游离壁与较厚实带白色的右心房后壁之间切开。下端达下腔静脉入口处下腔静脉,但宜立即缝合至下腔静脉插管上方 1cm 处,以防在以后的操作中撕裂。继续向上切开,上端达上腔静脉入口的上腔静脉侧后壁。由于前述的上腔静脉做了直接插管,方便了上端切开上腔静脉的入口和继续有限深入到上腔静脉后外侧壁。即使在使用能源做消融时,也在腔静脉与右房连接处保留用手术做切开的操作,以免直接影响窦房结。

(4)右心房第四个切口:即与右心房后纵切口垂直的切口。此切口在下腔静脉插管口上方约 1cm,切开右心房游离壁,向前向上牵起游离壁即见此切口与三尖瓣之间的右心房心内膜,向三尖瓣环延长此切口,全层切开后即见房室沟脂肪垫,为离断可能残留于脂肪垫表面的心房肌纤维,可使用小圆刀片或神经拉钩离断,由于在三尖瓣瓣环往往有右心房和右心室组织的相互折叠,为防止可能有纤维残留,传导电脉冲通过切口,因此,在切口的三尖瓣瓣环端施加冷冻,用 3mm 冷冻探头,-60℃,2 分钟。用 4-0 prolene 缝线自该切口顶端起缝合约 1/2 该切口。

(5)右心房前壁切口:即右心房第五个切口。此切口开始于右心耳切除后的前中基部,接着将右心房游离壁向上向前牵起,充分显露右心房前中部内表面的心内膜,其外大多与房室沟脂肪垫相邻,然后将此右心房前中部切口延长达三尖瓣平面,用小圆刀片或神经拉钩离断脂肪垫表面的心房肌纤维,同样,为了防止可能有纤维残留,传导电脉冲通过切口,而在切口的三尖瓣瓣环施加冷冻,用 3mm 冷冻探头,-60℃,2 分钟。然后在三尖瓣环切口顶端开始用 4-0 prolene 线向心耳方向完全缝闭此右心房切口。至此,右心房切口已全部完成。

4.左心房和房间隔切口与左侧迷宫手术线路原型。

(1)左心房右纵切口:如同作二尖瓣手术的切口,此切口位于房间沟后侧。

(2)房间隔切口:开始于房间隔的后上部位上腔静脉开口下方 2～3cm 处,切断厚实的卵圆窝前缘,然后朝冠状静脉窦方向切开卵圆窝组织本身,止于卵圆窝底部。

在做切开缝合的左侧迷宫时,作此房间隔切口,而在消融左侧迷宫术中,常不在房间操作。

(3)隔离肺静脉开口的左房切口:左心房右纵切口向下延续,在二尖瓣与肺下静脉开口之间切开左心房后游离壁,左心房右纵切口向上延续,绕过左肺上静脉开口左上缘,两者会师完成隔离肺静脉开口的切口。

(4)切除左心耳:将左心耳向内翻转,然后切除左心耳。缝合左心耳切口,并在左心耳切口下缘至隔离肺静脉切口之间,用 1.5cm 冷冻探头,-60℃,2 分钟冷冻。

(5)左心房后下垂直切口:自二尖瓣后叶瓣环中点至隔离肺静脉切口,切开房壁全层,用小圆刀片或神经拉钩离断残存的心肌纤维,切口下脂肪垫中有冠状静脉窦,切断其前侧的结缔组织,剥离冠状静脉窦后,对其施行一周圈的冷冻,用 1.5cm 冷冻探头,-60℃,3 分钟冷冻钩端所点处,缝闭切口。如需要作二尖瓣手术,可接着完成,由于显露极佳,在成形或换瓣(往往做连续缝合固定瓣膜)时可明显缩短主动脉阻断时间。缝合左心房后下垂直切口及部分隔离肺静脉切口。在二尖瓣后叶瓣环中点和其邻近的冠状静脉窦处的操作,有学者认为对心房扑动的治疗有针对性。

(6)缝闭隔离肺静脉切口:缝闭隔离肺静脉切口时先缝上、下两边,再缝闭下边达房间隔平面,然后再缝闭上边,操作比较方便。

(7)缝闭房间隔的切口:在完全缝闭隔离肺静脉切口的上边前,先缝闭房间隔切口,自卵圆窝底部开始,向右上缝闭卵圆窝和卵圆窝前缘切开处的后层(左侧),与隔离肺静脉开口切口的上边缝合会师。至此,完成了左房切口的全部缝合。

5.缝闭右心房切口

完成左心房切口的缝闭后,接着开放主动脉钳,使心脏复跳。在开放主动脉后,如需做三尖瓣成形术,此时即可进行,然后完成尚未完全缝闭的右心房切口。至此完成了标准的 Cox 迷宫Ⅲ型手术的全过程。

(二)消融房颤手术的手术方法

1.冷冻消融术

切割加不同范围的冷冻,在迷宫手术开展之初即已开始,有学者曾在 Cox 迷宫Ⅱ型的线路上用冷冻消融代替手术刀切割。标准迷宫Ⅲ型手术大部分为切割但有 5 个点也是用冷冻的。2000 年,Cox 等又报道了用冷冻探头做出 Cox 迷宫Ⅲ型手术的标准切口。

(1)能源和消融原理:冷冻消融术应用液氮或氩,经探头作用于局部组织,温度达 $-60℃$,探头施加组织上的时间为 $2\sim3$ 分钟。组织损伤后在头 24 小时出现冷冻和溶解过程,48 小时后表现炎症和出血,约 12 周组织纤维化和瘢痕形成,阻止电传导。

(2)消融线路:参考标准迷宫Ⅲ型手术左房切口线路做左侧迷宫手术;参考右房切口线路做右侧迷宫手术。

2.射频消融术

射频在目前的消融房颤手术中,用得最多。

(1)能源和消融原理:射频消融术是应用分子振动产生的热能,作用于组织,在探头接触的局部,温度达到 $50\sim60℃$,接触时间为 $90\sim120$ 秒,使局部组织发生凝固,细胞和胶原纤维破坏,数周后形成瘢痕,阻止电传导。

(2)消融线路:目前射频消融的线路,大多选择以标准迷宫Ⅲ型手术中左房切口为原型的左侧迷宫线路。其中有:①眼镜形线路:分别环绕两侧上、下肺静脉开口处的心房壁(肺静脉袖),各做一椭圆形圈,再从其中一个圈做一单线连接到二尖瓣环。②马蹄形线路:在上述线路基础上,再做一条单线,连接两个眼镜形线路。此外,还有在眼镜形线路基础上加多条单线,连接两侧眼镜形线路的多种做法。

如果做右侧迷宫,其线路则是参考标准迷宫Ⅲ型手术中的右房切口,在实施中常常是用手术刀做右房切开切口,如前述的右房后纵切口等,再加射频消融做另一些部位的消融线。

实施射频消融,有从心外膜(外科,不停跳或停跳心脏)和从心内膜(外科,停跳心脏;内科,心导管)施加射频进行的。外科用的探头有单极描笔式和双极钳夹式两种,后者依次分别钳夹左侧或右侧上、下肺静脉开口外边的左心房壁,操作方便;单极探头画单线方便。双极探头常配备仪器显示表示消融已透彻到位,单极主要靠术者用手感觉和时间控制来达到要求。有的学者想方设法用双极钳夹作一条消融单线,例如从左房切口线上开始,做连接肺静脉消融线与二尖瓣瓣环的连线。

3.微波消融术

(1)能源和消融原理:微波消融设备主要包括微波发射仪和治疗探头。微波发射仪发射

2.45GHz电磁波,通过探头作用于组织,能量输出范围是 20～75W。消融术的能量为 40～45W,频率为 50～60Hz,温度为 50℃,作用时间 20～30 秒,导致局部组织烧伤,中心为坏死心肌,周围可有壁内出血,6 个月发现已呈现瘢痕现象。

(2)消融线路:见射频消融术。

4.超声消融术

由多个中心的一批学者,包括 Cox 等,联合报道了用超声波的消融术。

(1)能量和消融原理:超声波与射频、微波同属于电磁波,但上述报道中认为,在做经心外膜途径的消融时,超声与射频、微波不同,也和冷冻不同,不会发生热减弱效应,能穿过心外膜脂肪传播。消融时为高强度聚焦超声,3.8～6.4MHz 及 15～130W。

(2)消融线路:在上述报道中,消融操作均在无体外循环,心脏跳动中,在同期心脏手术之前进行,分别用一套消融探头做环肺静脉开口的左房袖处的消融,完成时间为 10 分钟,用另一消融探头手握做二尖瓣环和环肺静脉开口消融线之间的线状消融,完成时间为 1 分钟。其线路为"左侧迷宫"概念,但不做左心耳切除。

(三)Wolf 微创迷宫(又称微创消融房颤手术)手术的方法

有学者报道了这种微创手术,治疗无明显器质性心脏病的孤立性(或称单纯性)房颤。

该手术需双腔管气管插管,在两侧胸壁各做 3 个肋间小切口,分别为:①手术操作入口,沿第 3 肋间,前端为腋前线,长约 5cm。②胸腔镜设备入口。③消融设备入口,约 1cm。运用特殊的手术器械、双极射频消融探头及其配备设备,根据左侧迷宫思路,做双侧肺静脉隔离(眼镜形线路)的消融以及左心耳切除或闭合(钳闭)。

七、术后处理

做心耳切除的房颤手术,术后可能出现与心脏内分泌(心房利钠肽)有关的体液潴留,用螺内酯可以预防或治疗。

在做各种消融房颤手术后,术后 3 个月内,甚至 6 个月如还出现房颤,常可选择可达龙作为控制性治疗,必要时选择直流电除颤后药物维持。

微创消融房颤手术前停用华法林抗凝者,可在术前当晚恢复服用华法林。

八、疗效

(一)几种主要术式的对比

1.导管消融术的疗效

对于间歇性(阵发性和持续性)房颤成功率高;但对许多永久性房颤患者疗效不足,这些患者最好接受更广泛的线路套路,包括肺静脉隔离,加上一些其他线形消融,打断左房中的大折返。未能被广泛采用的原因尚有入路问题,导管导引困难,手术时间长及成功率的不稳定等。

此外,有文献列出的并发症有肺静脉狭窄,穿孔出血,周围组织器官损伤,如食管穿孔,血栓栓塞,冠状动脉损伤及窦房结损伤。这些并发症也可或多或少发生于其他消融房颤手术中。

2.标准迷宫手术的疗效

15 年随访,消除房颤率为 80%～95%,在孤立性房颤为 94%,房颤伴二尖瓣疾病则高达

97%,血栓栓塞并发症免除率为 99.4%。

但是,原创手术的复杂性,切断-缝合技术需要体外循环和心脏停搏,阻碍了被广泛采用,即使用微创和冷冻改良,仍然由于创伤太大而妨碍大组病例应用。

此外,标准迷宫手术中如切断冠状动脉分支而未即时缝扎,可造成术后心包腔内出血并发症;由于切断-缝合本身花时间,若在复杂的心脏手术同期进行或患者综合情况较差时,术后更易出现体外循环心脏直视手术后的一些并发症。

3.消融房颤手术的疗效

标准迷宫手术的费时间,由消融代替切断-缝合而显著改观,通过报道射频消融行迷宫手术治疗房颤,完成射频消融的心脏停搏时间为 10~15 分钟,明显短于标准迷宫Ⅲ型手术。消融也为外科发展不停跳非体外循环技术,包括微创技术治疗房颤,用于选择性病例创造了条件。广泛采用各种能源做消融,已使外科手术治疗房颤明显增加,尤其是需要同时做心脏手术时选择同期做房颤的消融手术,这些心脏手术最多的是二尖瓣手术,其次是主动脉瓣或(和)冠状动脉搭桥手术。

消融手术中射频和微波消融术应用于临床的时间较短,超声则更短,目前的报道多为近、中期随访结果。各种消融手术的治愈率接近,为 70%~85%,何种方法更为有效、简便和安全尚无定论。

房颤手术失败是指房颤手术后 6 个月以上仍存在永久性或阵发性房颤,对抗心律失常药物治疗无反应。房颤手术后发生短暂的房颤比较常见,但许多患者在术后 3~6 个月均能恢复为窦性心律,术后服用胺碘酮,β-受体阻滞剂是控制的有效方法。因此,如果术后的窦性心律需要靠药物维持或需用心脏起搏器,暂时不能认为是房颤手术的失败。

目前消融手术尚存在的问题有以下几点。

(1)术中消融的透壁性和连续性的评估,尤其是使用单极探头时。据说高强度聚焦超声在透壁性上有优势。非透壁的消融或者隔离肺静脉的环形消融线不连续,从肺静脉发出的电冲动就可逃逸出去,使房颤复发。

(2)安全性:术中如为增加消融的透壁性采取延长消融时间、加大输出功率或操作技术不当,可导致心房壁穿孔、食管损伤及冠状动脉损伤。采用消融手术应避免对周围组织特别是对食管的损伤,在经心内膜消融时,应撤出食管超声探头。

4.微创房颤手术的疗效

电视胸腔镜辅助双侧肺静脉隔离加左心耳切除治疗房颤手术不产生胸骨劈开或开胸切口不良反应。有学者报道一组 27 例,平均术后随访 6 个月。23 例大于 3 个月,其中 21 例消除了房颤,消除率 91.3%。术后 3~6 个月的 12 例做磁共振血管造影,显示正常,无肺静脉狭窄。出手术室时全部拔除了气管插管,无围术期死亡,手术时间 178.4±55.9 分钟(93~299 分钟),住院日(3.3±1.0)(2~5 天),无晚期死亡,术后 3 个月无需抗心律失常药物者 65.29%(15/23)。没有 1 例需植入起搏器。3 例有小并发症(右侧气胸,右前臂静脉炎,怀疑心包炎各 1 例)均很快治愈,另有 1 例术后 3 周心衰与可能房颤,经抗心律失常药物和电击复律,术后 3.5 个月心力衰竭加剧为房扑(电生理研究为右房扑线),药物治疗(包括胺碘酮)有效,发出稿件时为正常窦性心律。

（二）一些可能影响疗效的因素

一些学者认为左房过大,房颤病史过长及原发心脏病种类,对房颤的治愈率有影响,但也有学者否定。有学者对左房过大者均作折叠术,希望缩小到 5cm 直径。如果二尖瓣为原发心脏病变,疗效较好,已被一些学者认同。窦房结功能对疗效影响较大,学者在术前通过 24 小时动态心电图和手术台上做房颤手术操作前电击除颤等评估,已证明有用,迷宫Ⅲ型手术线路已不影响窦房结血供,做右心房消融或右侧环肺静脉口消融时,影响窦房结的解剖机会较多,宜注意避开。做左心耳切除,可能有助于消除血栓形成的一个重要部位,在标准迷宫和 Wolf 微创迷宫手术中都是实施的。房颤手术后出现房扑的问题,Cox 早已强调在标准迷宫Ⅲ型手术中,必须包括二尖瓣后叶瓣环中点部位的冠状静脉窦处的操作,否则就不是迷宫手术,近些年来,国外和国内的一些做左侧迷宫(射频或微波消融)的报道或资料中,术后房扑发生率较高,可能与忽略了对冠状静脉窦的处理有关。至于自主神经节的消融及 Marshall 韧带的切断问题,更有待于探讨。

第四章

消化系统重症

第一节　上消化道出血

一、概述

上消化道出血(UGIH)是指屈氏韧带以上的消化道(食管、胃、十二指肠、胰腺、胆道)疾病引起的出血,也包括胃-空肠吻合术后的上段空肠等部位的病变引起的出血。上消化道出血分为食管胃静脉曲张出血与急性非静脉曲张性上消化道出血。上消化道大出血一般指在数小时内失血量超过1000mL或循环血量的20%以上;或一次出血量500mL以上,出现直立性头晕,心率>120次/分,收缩压<90mmHg,比原来基础血压低25%以上;或24小时内需输血2000mL以上;或1~2天内血红蛋白(Hb)<70g/L,红细胞计数(RBC)<3×10^{12}/L,红细胞比容<0.25L。上消化道大出血的临床表现主要是呕血和黑便,常伴血容量减少引起的急性周围循环衰竭。上消化道大出血是上消化道及全身疾病常见的严重并发症之一,如不及时诊治,尤其是高龄、有严重伴随病的患者易致死亡,病死率约为10%。因此,迅速确定病因、出血部位,准确估计出血量和及时处理,对预后有重要意义。

二、病因

(一)上消化道疾病

①食管疾病:如食管癌、食管炎、食管贲门黏膜撕裂综合征(Mallory-Weiss综合征)、食管裂孔疝、食管器械损伤、食管化学损伤等。②胃、十二指肠疾病:如消化性溃疡、急性糜烂出血性胃炎或十二指肠炎、胃癌、胃血管异常、胃手术后病变、胃黏膜脱垂、胃黏膜平滑肌瘤、淋巴瘤、壶腹周围癌等。

(二)上消化道邻近器官与组织的病变

①胆道疾病:如胆道感染、胆囊或胆管癌、胆道受压坏死等。②肝脏疾病:如肝硬化、肝癌、肝脓肿或肝血管瘤、肝外伤等。③胰腺疾病:如急性胰腺炎、胰腺癌等。④其他:如主动脉瘤破入食管、胃或十二指肠、纵隔肿瘤或脓肿破入食管等。

(三)全身性疾病

①血液病:如血友病、血小板减少性紫癜、白血病、弥散性血管内凝血。②血管性疾病:如

过敏性紫癜、动脉粥样硬化、多种原因引起的血管炎等。③其他：如急性胃黏膜损伤（多因酒精、非甾体类抗炎药以及严重创伤、烧伤、大手术后、休克等各种应激引起）、尿毒症、结节性多动脉炎、流行性出血热、钩端螺旋体病等。

按照发病率高低，常见急性 UGIH 的病因依次为：消化性溃疡、食管胃底静脉曲张破裂、应激性胃黏膜病变（如糜烂性出血性胃炎）和消化道肿瘤，其中消化性溃疡大约占所有急性 UGIH 的 50%。

三、发病机制

UGIH 的基本病理改变是消化道黏膜、基层，甚或浆膜层的血管因糜烂、坏死、溃疡或破裂而出血。由于病因不同，其出血机制也不尽相同。①消化性溃疡出血，多为十二指肠球后溃疡或胃小弯穿透性溃疡侵蚀较大血管所致。②肝硬化引起的 UGIH，主要是食管胃底静脉曲张破裂出血，其次为门脉高压性胃病及肝源性溃疡，均与门脉高压有关。此外，因肝脏合成凝血因子减少或脾功能亢进时血小板减少以及毛细血管脆性增加所致的凝血机制异常，直接或间接促进了 UGIH。③急性胃黏膜病变引起的 UGIH，主要是因药物及各种应激因素破坏了胃黏膜屏障功能，氢离子逆弥散，侵袭血管，产生多发性糜烂和表浅溃疡所致。④上消化道肿瘤发生缺血性坏死、表面糜烂或溃疡、侵袭血管而出血。⑤其他原因引起的 UGIH 也是因病变侵袭血管或血管破裂或血管功能受损、血小板减少、凝血因子减少而致的出、凝血功能障碍引起。

四、临床特征

（一）症状与体征

上消化道大出血的临床表现主要取决于病变的性质、部位、出血量和速度。

1.呕血与黑便

呕血与黑便是 UGIH 的特征性表现。不管出血部位在幽门上或下，只要出血量大，就可出现呕血与黑便。大出血时呕出的血液呈鲜红或暗红色，兼有血块。如在胃内停留时间长，多为棕褐色或咖啡色，系血液经胃酸作用而形成正铁血红素所致。黑便可呈柏油样，黏稠而发亮，系血红蛋白中的铁经肠内硫化物作用而形成硫化铁所致。出血量很大时，粪便可呈暗红色甚至鲜红色，酷似下消化道出血，大便性状为血量多、粪质少、血与粪便均匀混合。食管胃底静脉曲张破裂出血具有突然起病，出血量大，易反复，难以控制的特点。

2.其他表现

可有上腹部不适、急性上腹疼痛、反酸、饱胀、恶心、肠鸣音亢进等表现。在休克控制后常伴有低热，一般 <38.5℃，可持续 3～5 天。发热可能是失血性周围循环衰竭后引起丘脑下部体温调节中枢功能不稳定所致。但其确切发热机理尚不清楚。

（二）并发症

1.急性周围循环衰竭

出血量较大，若在短时间内出血量超过 1000mL 以上时，患者常出现周围循环衰竭的症状,除头晕、乏力、心悸外,常伴冷汗、四肢厥冷、脉搏细弱、心跳加速、心音低钝、呼吸气促、血压下降等失血性休克表现。少数患者在出血后有一过性晕厥或意识障碍(系暂时性或一过性脑缺血所致)。部分患者,尤其是老年患者可有烦躁不安的表现,系脑缺氧所致。应特别注意,老年患者因动脉硬化,即使出血量不大,也可出现意识障碍。

2.失血性贫血

大量出血后,因血管及脾脏代偿性收缩,红细胞比容及血红蛋白可暂时无明显改变。随后,组织液渗入血管内,使血液稀释,一般经 3～4 小时可出现贫血。

3.其他

肝硬化引起的大出血极易引起水、电解质紊乱、肝性脑病等并发症。

另一种情况是急性心肌梗死后出现上消化道出血。近年来,随着冠状动脉介入治疗的发展和再血管化后抗栓、抗凝药物的广泛应用,上消化道出血的发生率呈现明显增加的趋势。因此,人们将注意力更多地集中在急性心肌梗死后上消化道出血上,而忽略了上消化道出血引发的急性心肌梗死。

通过研究显示,在诸多的造成急性心肌梗死的上消化道出血病因中,肝硬化所致的食管胃底静脉曲张所占比例最高。其原因可能与长期肝硬化所致的肝硬化性心肌病有关。肝硬化患者的基础心输出量增加,但血管压力反应下降,外周血管阻力和动脉压力下降,导致心肌的收缩性和(或)舒张性减弱。通常情况下病情表现隐匿或轻微,只有在某些应激状态下,如不恰当的体育运动、药物使用不当、大出血和手术,才会诱发心功能减退,甚至出现心力衰竭或猝死。此外血流动力学的不稳定以及止血药如促凝血药物酚磺乙胺、抗纤维蛋白溶解药物如氨甲环酸以及具有缩血管作用的药物如卡巴克络和垂体后叶素的使用均促进了此类患者缺血事件的发生。

文献报道,上消化道出血合并急性心肌梗死患者往往缺乏典型心绞痛的症状,而突出表现为上消化道大出血和因严重失血引起的相关症状,如头晕、心悸、腹痛、恶心等。有研究显示,56% 的患者出现神经系统症状,如晕厥、眩晕或急性精神错乱等。但也有研究显示,上消化道出血合并急性心肌梗死的患者中,有胸痛者占 50%,呼吸困难 22%,恶心、出汗 15%,心悸 6%。临床工作中人们往往过多担心大出血所造成的严重后果,而将注意力更多地放在大出血的临床表现上,再加上此类患者急性心肌缺血的症状不典型,致使部分合并急性心肌梗死的患者未能早期诊断、及时干预,这也是造成本病漏诊和高死亡率的主要原因。目前本病的发病机制还未完全明了,公认的发病原因可能与以下因素有关:①由于出血量大,低血容量导致机体组织和心肌低灌注,造成心肌组织急性缺血、甚至在动脉硬化的基础上出现冠脉血流中断。这是诱发急性心肌损伤的重要原因。②出血致血红蛋白减少,氧合血红蛋白浓度降低,到达心肌细胞的氧供量减少,诱发心肌缺血。同时出血、脱水,甚至休克致心排出量骤降,冠脉灌流量锐减。③失血后反射性引起交感神经兴奋,儿茶酚胺释放增加,引起血管收缩、心率加快、心肌收缩力增强,导致心肌负荷和氧需求量增加。除此之外,交感神经兴奋还引起冠脉痉挛,诱发心肌缺血。④大量出血引起血小板功能活性增强,纤溶酶原激活剂抑制剂活性增高,抗凝血酶水平下降,凝血机制被激活,机体处于高凝状态,诱发血栓形成。⑤出血后部分止血药物的使用加重了心肌缺血的发生。

先前的研究未对上消化道大出血合并急性心肌梗死患者进行危险分层,诊断标准也未达成统一意见。目前普遍认为存在冠心病的危险因素、既往冠心病史、入院时低血压、老年患者、病情严重以及低血红蛋白浓度是此类疾病的易患因素,而反复的上消化道出血更容易引发急性心肌梗死。由于部分患者缺乏典型急性心肌梗死的心电图改变(通过研究显示,90%的患者出现非 ST 段抬高型心肌梗死的表现。而有研究显示,36%的患者表现为非 Q 波型心肌梗死,64%表现为 Q 波形心肌梗死),既往还借助于肌酸激酶同工酶(CKMB)和超声心动图来判断心肌损伤的情况。但随着超敏肌钙蛋白在急性冠脉综合征诊断中的运用,hs-cTNI 在上消化道出血合并急性心肌梗死诊断中的价值显得尤为重要。但升高到什么程度即可以诊断急性心肌梗死目前也没有统一标准。有研究显示,肝硬化引起的上消化道大出血患者中,hs-cTNI 升高至正常低线的 32%即有左室受损的表现。但需要指出的是,hs-cTNI 仅在上消化道出血合并急性冠脉综合征患者中升高,而不是像肾功能不全、肺栓塞、心功能不全那样非特异性升高。有研究显示,hs-cTNI 升高者血红蛋白的浓度明显低于 hs-cTNI 正常的患者[(8.1±1.8)g/dL;(8.9±1.8)g/dL;$P<0.05$],提示,hs-cTNI 升高和血红蛋白浓度呈负相关,即血红蛋白浓度越低,急性心肌梗死的发生率越高。因此,及时输血、纠正贫血是治疗本病的一个重要环节。但目前也没有充分的循证学依据表明,血红蛋白升高到什么程度是心肌缺血得以纠正的基线水平。有研究显示,老年患者红细胞压积由 28.9%升至 47.7%后,心肌缺血得到明显改善。

上消化道出血一旦合并急性心肌梗死,其死亡率明显增加升高(合并急性心肌梗死和单纯上消化道出血死亡率分别为 33%;8%,$P<0.01$)。因此,在治疗上消化道大出血的同时,应注意心肌缺血的保护,同时要避免使用诱发心肌缺血的药物。此类患者应保持安静、保暖、吸氧,及加强护理、防止呕吐物吸入呼吸道。及时补液、输血,并纠正酸碱平衡及电解质紊乱,及时恢复周围循环状态。但应视患者心功能情况决定补液的速度和量,不能以牺牲患者心功能为代价过度补液。建议监测中心静脉压的前提下决定补液的速度和补液的量。血管活性药物有收缩血管、增加心肌收缩力、心肌氧耗和诱发心律失常的作用,应慎用。由于治疗大出血和治疗心肌缺血的药物存在矛盾,给临床治疗带来许多困惑。如抗栓药物,阿司匹林、ADP 受体抑制剂、Ⅱb/Ⅲa 受体拮抗剂以及抗凝药物均增加了出血事件的发生,属于这类患者的禁忌。而止血药物如血管加压素和特利加压素的使用可使冠脉收缩加重心肌缺血缺氧。而促凝血药物和抗纤维蛋白溶解药物的使用可使血液浓缩,血黏度增加,聚集,易使血栓形成,也是此类患者的禁用药物。目前还没有证据表明,生长抑素、质子泵抑制剂有收缩冠状动脉和诱发血栓形成的不良反应,可以作为药物治疗的首选。扩血管、改善心肌缺血的硝酸酯类药物可引起严重低血压、眩晕、心悸、晕厥等不良反应,应结合患者生命的情况和心绞痛症状的情况酌情使用。而β-受体阻滞剂虽然能降低心肌收缩力和心肌氧耗,可以改善心肌缺血、降低心肌梗死面积和临床预后,但此类药物所引发的心率减慢、血压降低不容忽视,尤其存在低血压、休克者,应慎用。而他汀类药物的使用也应根据具体病因不同以及是否存在冠状动脉硬化斑块而进行个体化治疗,尤其是肝硬化合并食管胃底静脉曲张患者,此时已经出现肝功能损伤、肝酶升高,继续使用他汀类药物无疑使已经受损的肝功能雪上加霜,应属禁忌。三磷酸腺苷、乙酰辅酶 A、磷酸肌酸等能改善心肌能量代谢,稳定心肌细胞 Na^+-K^+-ATP 酶活性,改善心肌缺血、预防急性心肌梗死面积迁延等方面发挥作用。有文献报道如需紧急胃肠内镜检查或胃镜下止血,在此之

前建议输血,因为内镜操作会加重心肌负荷,加重心肌缺血事件的发生。

因部分上消化道出血并发急性心肌梗死患者无急性心肌缺血的典型症状而容易漏诊,给临床预后的判断和治疗带来隐患。因此,在抢救上消化道出血、治疗基础疾病的同时,应警惕急性心肌梗死发生的可能,尤其冠心病的高危人群,应反复查心电图、超声心动图和心肌损伤标准物,注意其动态变化,争取早诊断、早治疗,提高治疗的成功率,同时要观察有无急性心肌梗死不良并发症的发生,及时处理,避免不良事件发生。

五、辅助检查

(一)血常规

血红蛋白、红细胞计数、红细胞比容降低,呈正细胞、正色素性贫血,可出现晚幼红细胞。出血 24 小时内网织红细胞增高,至出血后 4~7 天可高达 5%~15%,止血后逐渐降至正常。UGIH 后 2~5 小时,白细胞增高,止血后 2~3 天恢复正常,若伴有脾功能亢进者,白细胞计数可不增高。

(二)血尿素氮

UGIH 后,血液中蛋白分解产物在肠道吸收,致血尿素氮升高,一般在大出血后数小时开始上升,24~48 小时达高峰,大多>14.3mmol/L,若无明显脱水或肾功能不全的证据,仅血尿素氮升高或持续超过 3~4 天,提示上消化道仍有出血。此外,因血容量不足,肾血流减少,肾小球滤过率下降,氮质潴留,亦可使血尿素氮增高。如无活动性出血的证据,血容量已补足,但尿量少,血尿素氮持续增高,提示肾性氮质血症、肾衰竭。

(三)内镜检查

内镜检查是病因诊断、确定出血部位和性质的关键,诊断准确率为 80%~94%。还可预测再出血的危险性,并能进行镜下止血治疗。一般主张在出血后 24~48 小时内进行急诊胃镜检查。检查前先建立静脉通道,纠正休克,充分补充血容量,改善贫血(Hb 上升至 70g/L),在备血、监护及相应止血措施下进行。食管胃静脉曲张并非内镜检查禁忌。

(四)选择性动脉造影检查

对内镜检查无阳性发现,有活动性出血又不适宜进行内镜检查者,可选择血管造影,还可同时做栓塞止血治疗。可进行选择肠系膜上动脉插管造影检查。多主张在出血的情况下立即行造影检查,其出血的部位或病变的性质多数可获得诊断,如发现造影剂从某破裂的血管处溢出,则该血管处即是出血的部位。当发现异常的病变血管时,可根据该异常血管影做出是否有血管畸形的病因诊断。血管造影属侵袭性检查,有发生严重并发症风险,对严重动脉硬化、碘过敏和老年患者禁用。

(五)B 型超声波检查

如发现肝硬化、门静脉高压的特征性改变,即有利于肝硬化的诊断;如发现局部胃黏膜显著增厚则有利于胃癌的诊断。

(六)CT 或 MRI 检查

对诊断肝硬化、胆道病变及胰腺病变有较大的帮助,也有利于中、晚期胃癌的诊断。

(七)X 线钡餐检查

一般而言,在大出血时不宜行 X 线钡餐检查,因有可能加重出血或再出血,故多主张钡餐检查在出血停止、病情稍稳定后进行。但此时钡餐检查的诊断阳性率明显降低,如对急性胃黏膜病变、应激性溃疡等的诊断会发生困难,因为这些病变可在短期内恢复正常,但是钡餐检查对于食管静脉曲张、消化性溃疡或胃癌等病变,仍有重要的诊断价值。

六、诊断思路

首先要判断是否有上消化道出血,再判断出血的严重程度,最后做病因诊断。

(一)UGIH 的诊断

根据有引起 UGIH 的原发病史,出现呕血、黑便等症状、体征以及相关辅助检查,可做出 UGIH 的诊断。诊断时注意,有时患者已发生 UGIH,但并无呕血与黑便,此时早期诊断常有困难,必须密切观察病情,测量血压、脉搏以及时进行胃镜或直肠指检,有助于尽早做出诊断。

(二)出血量的估计

①粪便隐血试验阳性,提示每日出血量>5mL。②黑便提示每日出血量>60mL,柏油便提示每日出血量在 500~1000mL;短时间内 UGIH 超过 1000mL 的患者也会出现血便,同时常会伴有血容量不足的临床表现。③胃内储积血量在 250~300mL,可引起呕血。④一次出血量不超过 400~500mL 时,因轻度血容量减少可由组织液与脾贮血所补充,故并不引起全身症状。出血量少时呕吐物为咖啡色;出血量大时,可呈暗红色或鲜红色;贲门以上食管出血,即使量不大也可以呕血,且色较鲜红。一般而言,出血量的大小与破裂血管的大小、是动脉或静脉破裂有密切关系。较大静脉血管破裂,其出血量大;小动脉破裂的出血量也大;广泛的毛细血管渗血,其出血量一般也较大。

(三)病情严重程度分级

病情严重度与失血量呈正相关。如根据血容量减少导致周围循环的改变来判断失血量,休克指数(休克指数=心率/收缩压)是判断失血量的重要指标之一。根据出血程度临床分为 3 级。

轻度:失血量<500mL,即占全身总血量的 10%~15% 时,无明显的脉搏加快、血压降低等全身表现,部分患者可出现头晕、心慌。休克指数为 0.5。

中度:失血量 500~1000mL,占全身总血量 20% 左右时,可出现血压下降,但收缩压仍在 80~90mmHg 以上;脉搏增快,每分钟达 100 次左右;血红蛋白降至 70~100g/L;可出现一时性晕厥、口渴、心烦、少尿以及短暂性休克。休克指数为 1。

重度:失血量>1500mL,占全身总血量的 30% 以上时,血压下降,收缩压<80mmHg,较基础血压下降 25% 以上;脉搏>120 次/分,血红蛋白<70g/L;可出现神志恍惚、面色苍白、四肢厥冷、冷汗、少尿或无尿等失血性休克的表现。休克指数>1.5。

（四）判断出血是否停止

有下列迹象,应认为有继续出血或再出血,需及时处理。①反复呕血或黑粪次数增多,粪质稀薄,甚至呕血转为鲜红色,黑便变成暗红色,伴有肠鸣音亢进。②周围循环衰竭的表现经补液、输血而血容量未见明显改善,虽暂时好转而又恶化;经快速补液、输血,中心静脉压仍有波动或稍有稳定继之又下降。③红细胞计数、血红蛋白测定与红细胞比容继续下降,网织红细胞计数持续增高。④在补液和尿量足够的情况下,血尿素氮持续或再次增高。⑤胃管内抽出新鲜血。

（五）出血病因和部位的诊断

(1)若有慢性周期性、节律性上腹疼痛,特别是出血前疼痛加重,出血后疼痛减轻或缓解,考虑消化性溃疡,必要时紧急做胃镜检查,可对食管、胃、十二指肠等病变的性质和出血情况明确诊断。

(2)若有服用阿司匹林等药物史、酗酒史或应激状态者,可能为急性胃黏膜损害。

(3)既往有病毒性肝炎、血吸虫病或慢性酒精中毒病史,并有肝病与门脉高压的临床表现者,可能是肝硬化所致出血。由于脾常在上消化道出血后暂时收缩,诊断时不应过分强调脾大的依据。

(4)对中年以上的患者,近期出现上腹痛,伴有食欲减退、消瘦者,应警惕胃癌的可能性。

(5)出血后短期内发现血清胆红素增高,应考虑胆道出血、肝硬化或壶腹肿瘤等。

七、治疗

（一）一般治疗

患者应绝对卧床休息,保持安静,平卧并将下肢抬高。头偏向一侧、保持呼吸道通畅,避免将血液误吸入气管。吸氧,禁食,密切观察呕血、黑便、尿量、神志、皮肤与甲床色泽、肢体温度、周围静脉特别是颈静脉充盈情况。定时复查红细胞计数、血红蛋白、血细胞比容与血尿素氮,心电监护,尽可能进行中心静脉压测定,以指导液体输入量。必要时留置胃管,观察出血情况。

（二）补充血容量

1.紧急输液

①立即配血。②尽快建立静脉通道,最好经锁骨下静脉插管。③输液速度:先快后慢。④液体种类及选择:可用生理盐水、平衡液、等渗葡萄糖液、血浆或其他血浆代用品、浓缩红细胞、全血。失血后因血液浓缩,应首先静脉快速滴注平衡液或胶体液,最好维持血红蛋白浓度在 100g/L,红细胞比容在 30%;若失血量较大,Hb 浓度<70g/L 时,可输浓缩红细胞;严重活动性大出血(急性失血量超过总量的 30%)时,应尽早输入足量新鲜全血。⑤输液量:输入液体或血的量应根据病因、尿量、血压,心肺病史。有条件的最好结合中心静脉压调整输液、输血的量及速度。

2.输血指征

①收缩压<90mmHg,较基础收缩压降低幅度>30mmHg。②血红蛋白<70g/L,红细胞

比容＜25％。③心率＞120 次/分。血容量已补足的指征有：四肢末端由湿冷青紫转为温暖、红润；脉搏由快、弱转为正常、有力；收缩压接近正常，脉压大于 30mmHg；肛温与皮温差从大于 3℃转为小于 1℃；中心静脉压(5～13cmH$_2$O)。UGIH 的死亡很大程度上与年龄和严重并发症的临床表现有关。

(三)止血

1.内镜下止血

对于急性非静脉曲张性上消化道大出血内镜下止血为首选，可对出血灶喷洒凝血酶或0.1％肾上腺素、巴曲酶等，适用于胃黏膜糜烂、渗血、活检后出血、溃疡出血等，对出血量大者效果较差。还可用热探头、电凝、激光、微波止血或上止血夹。对于食管胃静脉曲张出血，内镜下止血是控制活动性出血和预防再出血的主要措施，可局部注射硬化剂、套扎疗法，胃底静脉曲张可局部注射组织黏合剂，为手术创造条件。

2.药物止血

适用于无法内镜治疗或止血失败者，与内镜治疗联合运用。

(1)抑酸药：抑制胃酸分泌的药物可提高胃内 pH，促进血小板聚集和纤维蛋白凝块的形成，避免血块过早溶解，有利于止血和预防再出血，又可治疗消化性溃疡。常用质子泵抑制剂(PPI)有埃索美拉唑、奥美拉唑、泮托拉唑、兰索拉唑、雷贝拉唑。用法：奥美拉唑 80mg 静脉推注，继以 8mg/h 的速度滴注 72 小时，也可用泮托拉唑等。根据 2010 年急性非静脉曲张性UGIH 国际共识认为：内镜治疗前 PPI 治疗并不能降低再出血率、手术率和死亡率，但可有效减少干预措施、降低成本、提高安全性，尤其对高风险征象者，因此可考虑内镜检查前行 PPI 治疗以降低病灶级别、减少内镜干预，但不应延迟内镜检查。2012 年《美国消化性溃疡出血诊治指南》指出，内镜检查前使用 PPI 可降低病灶级别，尤其是在不能早期进行内镜检查或内镜医师技术有限的情况下——对内镜治疗前 PPI 的治疗提出了有条件的推荐。内镜治疗后，基本药物治疗是用抑酸药，PPI 为目前推荐药物，疗效较为确切，要尽早应用。此外，还可用 H$_2$ 受体拮抗剂(H$_2$RA)，如雷尼替丁、法莫替丁等。

(2)止血药：止血药物的疗效尚未证实，不推荐作为一线药物使用。可口服凝血酶、云南白药等，也可静脉注射维生素 K$_1$；或用去甲肾上腺素 8mg 加入 100～200mL 冰生理盐水口服或鼻胃管灌注；或肌内注射或皮下注射巴曲酶 1U，严重出血时同时静脉注射 1U 的巴曲酶。

(3)生长抑素及其衍生物：该药主要作用机制是，减少内脏血流、降低门静脉阻力；抑制胃酸和胃蛋白酶分泌；抑制胃肠道及胰腺肽类激素分泌。是肝硬化急性食道胃底静脉曲张出血的首选药物之一，亦可用于急性非静脉曲张出血的治疗。其特点：可迅速有效控制急性上消化道出血；预防早期再出血的发生；有效预防内镜治疗后的肝静脉压力梯度(HVPG)升高，从而提高内镜治疗的成功率；可显著降低消化性溃疡出血患者的手术率；对于高危患者，选用高剂量生长抑素在改善患者内脏血流动力学、出血控制率和存活率方面均优于常规剂量。因不伴全身血流动力学的改变，该类药物可安全应用于消化道出血患者，止血率为 80％～90％，无明显不良反应。目前推荐：14 肽的天然(或人工合成)生长抑素(ST)和人工合成的 8 肽生长抑素奥曲肽(OT)。生长抑素的用法：静脉给予 250μg 的负荷剂量后，继之以 250μg/h 持续静滴，维持 5 天,注意该药在滴注过程中不能中断,如中断超过 5 分钟要重新给予负荷剂量。对高危患者可高剂量(500μg/h)输注,这个剂量在改善患者内脏血流动力学、出血控制率和存活率方面均优于常规剂量,可根据患者病情多次重复 250μg 冲击剂量快速静脉滴注,最多可达 3 次。奥曲肽的负荷用量为 100μg,继之以 25~50μg/h 持续静滴,维持 5 天。尽管生长抑素对非食道胃底曲张静脉出血疗效不确切,由于生长抑素无明显不良反应,美国学者对等待内窥镜检查不明病因的 UGIH 患者仍推荐使用。

(4)血管加压素及其衍生物:该类药物通过收缩内脏血管,减少门脉血流量,降低门脉压,达到止血目的。常用的药物包括垂体后叶素、血管加压素、特利加压素。一般推荐血管加压素 10U 缓慢静脉推注,之后以 0.2~0.4U/min 持续静脉滴注 72 小时,根据血压调整剂量。常见不良反应有腹痛、血压升高、心律失常、心绞痛,甚至心肌梗死等(高血压、冠心病者忌用)。但由于其较重不良反应,限制临床应用,尽管其衍生物特利加压素已被证实可以提高 UGIH 生存率,在欧洲已广泛应用到临床,但在美国并未被批准应用于治疗上消化道出血。常联用硝酸甘油 10~15μg/min 静脉点滴,舌下含服硝酸甘油 0.6mg,每 30 分钟一次,以减少血管加压素的不良反应及协同降低门静脉压。国内仍可用垂体后叶素替代血管加压素。

(5)抗生素:应当指出的是,美国肝病协会将抗生素应用 7 天作为预防再发食道胃底曲张静脉出血重要手段,可见肝硬化合并出血的患者预防性使用抗菌药物的重要性。肝硬化合并静脉曲张出血的患者(35%~66%)出现细菌感染的症状与非肝硬化住院患者(5%~7%)相比更为常见。在此类的患者中,预防细菌感染可降低静脉曲张再出血的风险,并可改善生存率。肝硬化合并静脉曲张出血的患者细菌感染的最主要的起因包括自发性腹膜炎、尿道感染和肺炎,常见革兰阴性菌感染。因此,对于肝硬化合并静脉曲张出血的患者应当给予 7 天的抗菌药物。选用喹诺酮类抗生素,对喹诺酮类耐药者可使用头孢类抗生素。

3.三腔二囊管压迫止血

气囊压迫止血适用于食管静脉及近贲门部的胃底静脉破裂出血,有确切的近期止血效果。由于患者痛苦大,并发症多(如吸入性肺炎、窒息、食管炎、食管黏膜坏死、心律失常等),且近年来药物治疗和内镜治疗的进步,目前已不推荐气囊压迫止血作为首选措施,其应用限于药物不能控制出血时,作为暂时止血用,以赢得时间去准备更好的止血措施。三腔管压迫时间一般为 24 小时,若出血不止可适当延长至 72 小时,但不宜过长。

4.介入治疗

经药物和内镜治疗无效时,可选择介入治疗。

(1)持续动脉注射法和动脉栓塞疗法:上消化道动脉出血的介入治疗包括持续动脉注射法和动脉栓塞疗法。持续动脉注射法是经导管持续灌注血管收缩剂,而动脉栓塞疗法是用栓塞剂阻塞出血动脉。常用的栓塞剂有自体凝血块、吸收性明胶海绵、聚乙烯醇以及无水乙醇等。

(2)部分脾动脉栓塞术:目前普遍认为食管胃底静脉曲张与门静脉压力增高相关,而肝硬化患者门静脉血约 1/3 来自脾静脉,部分脾动脉栓塞术(PSE)通过栓塞脾动脉分支减少了脾脏到门静脉的血流量,继而降低门静脉压力。与脾切除相比,部分脾动脉栓塞更安全有效,主要表现在手术过程简单快捷,局麻下就可完成。由于保留了部分脾脏功能从而保存了脾脏。

(3)经皮经颈静脉肝内门-体分流术(TIPS):对于反复出血且应用内镜治疗或者药物治疗

无效,可以考虑 TIPS,但由于可以引起肝性脑病和置管阻塞,不推荐为食管胃底静脉曲张出血的首选。

5.手术治疗

经上述治疗,上消化道大出血仍不能得到有效控制,脉率、血压不稳定,诊断不明且无禁忌证者,可考虑手术治疗。对于食管胃静脉曲张出血仅在药物和内镜治疗无效,无法进行经颈静脉肝内门-体分流术情况下使用。

有关资料显示:首次大出血病死率为 28.7%,曲张静脉一旦发生出血,短时间内再出血概率很大,再出血死亡率明显增高,大出血后 24 小时、48 小时内手术病死率分别为 20%、38%,48 小时以后手术者为 45%。因此,不失时机地对部分大出血患者果断施行手术治疗是抢救患者生命的重要措施。

手术指征是:大量出血并穿孔,幽门梗阻或疑有癌变者;年龄在 50 岁以上,有心肾疾病,经治疗 24 小时以上仍出血不止者;短时间内出血量很大,出现休克征象者;急性大出血,经积极应用各种止血方法仍出血不止,且血压难以维持正常者;近期反复出血,其溃疡长期不愈合;门静脉高压,反复大出血或出血不止者。

八、最新进展

内镜检查是目前对上消化道出血进行病因诊断和判断出血部位的首选方法。除明确出血部位和病因诊断外,还可通过内镜进行止血治疗。内镜治疗主要适用于炎症、糜烂、溃疡、食管胃底静脉曲张、血管畸形、损伤、肿瘤等导致的渗血,上消化道手术治疗或内镜治疗出现的局部出血,局部食道等部位出现撕裂而出现的出血以及全身性疾病、血液病等发生的出血。而对于休克患者、不适于内镜插入的患者、内镜治疗无效的患者、经内镜治疗后出现再出血情况严重的患者,则不适于勉强进行内镜治疗。下面就上消化道出血患者的内镜治疗进行阐述。

(一)内镜应用的时机

大多数 UGIH 都应在 24 小时内行内镜治疗,但是高危和低危患者则推荐不同。对血流动力学稳定、无严重多病共存的低危患者是否应早期胃镜检查有不同意见。早期胃镜检查,能明显缩短住院时间和减少住院费用。而前面提到 Blatchford 评分为 0 者,不行内镜治疗对患者预后无影响。因此总体而言,对低危患者早期胃镜检查并不重要。而对高危患者,最近一项观察性研究发现,高危患者(Blatchford 评分≥12),12 小时后进行胃镜检查,患者术后死亡率为 44%,若早期胃镜检查,患者术后死亡率则为 0%,显然 12 小时后的胃镜检查患者死亡率明显高于早期胃镜检查者。总之,急诊内镜检查一般在入院 12～24 小时以内进行,对急性大出血患者应尽快进行,急诊内镜检查有很高的诊断率,并可看到 90% 的出血病灶。此外,早期内镜检查还可预测复发出血的危险性和实施早期治疗。

(二)内镜检查前的药物治疗

临床实践表明:在内镜治疗前,静脉给予红霉素可以改善黏膜的可见性。最近在《中华消化内镜杂志》上发表的 Meta 分析:在内镜治疗前给予红霉素和甲氧氯普胺,明显的降低重复内镜检查确认出血来源的需要,但在血制品的需要、住院时间和外科的需要方面没有不同,因此该方法并不是常规推荐的。上消化道出血紧急内镜检查处理同一般内镜检查,但此时插入内镜往往胃内有较多的血液或血凝块,视野欠清晰,检查前是否洗胃目前尚有不同意见,主张插胃管用冰生理盐水洗胃者认为可以去除血块,易于观察和治疗,且冰生理盐水具有收缩血管作用,利于止血,但是,洗胃时液体易反流入气管,插管时的机械刺激有时反而加重出血,因此也有人不主张洗胃。在促使胃排空方面,红霉素是众所周知的刺激因素,该药有较强的胃肠反应,可潜在地应用于内镜检查前视野的清除。内镜前使用促动力药物可促进胃内积血排空。

内镜检查前辅助质子泵抑制剂(PPI)疗法,可在强酸环境抑制血小板凝集和血浆凝结,并可导致已形成的血栓的溶解。PPI可迅速中和壁细胞产生的胃酸,可稳定新形成的血栓。共识指南上支持在诊断性内镜检查前或者内镜治疗前PPI给药。一项综合了6项RCT的荟萃分析,共纳入2223例患者,结果显示:内镜检查前质子泵抑制剂PPI治疗组与对照组的死亡率、再出血率及手术率无明显差别。但内镜检查前PPI治疗显著降低内镜治疗者的镜下高危征象及需要在内镜下治疗的比例。另一项发表在《新英格兰医学》杂志的研究也得出了相似结果,该研究是唯一的一项针对"在内镜实施前采用大剂量弹丸式注射PPI,继之持续静脉维持的治疗方法的研究"。基于该证据,对于那些延迟内镜检查或不能及时完成内镜检查者,可以考虑预先使用PPI,然而也不能因此就取消或过度推迟内镜检查。

(三)内镜下治疗

内镜检查可以迅速了解出血部位、程度、性质,还能及时进行直视下止血治疗,包括内镜下局部用药法、热凝固法、药物喷洒法、金属夹法等。

1.局部用药法

在内镜直视下,经内镜注射针将某种止血或硬化药物注射于出血灶内,达到止血的目的。常用的药物有:无水乙醇、高渗钠-肾上腺素溶液、1∶10000肾上腺素注射液、5%鱼肝油酸钠及1%乙氧硬化醇、1%加四烃基硫酸钠、立止血等。药物可直接注射于出血血管内,也可在出血部位周围3~4处注射。这种方法适用于血管显露的活动性出血。有效的数据显示最初有效率可达95%左右。新指南禁止单独注射肾上腺素,因为证据表明使用热凝止血效果明显好于单独注射肾上腺素;如要使用药物,则需联合一种热凝或机械止血方法,这样可以提高热凝或机械止血的效果。

2.热凝固法

热凝固法可使局部产生高热,使蛋白凝固、组织水肿、血管收缩并激活血小板,血管内腔变小或闭塞,进而血栓形成,达到止血效果。现常用的有高频电凝法、Nd-YAG激光照射法、微波法和热探头法。

(1)微波法:是指通过热能使组织蛋白、血管及组织发生凝固从而达到止血目的。一般采用电极与出血部位接触,反复凝固,拔出电极时为防止组织发生粘连,可采用解离电流通电后再拔出,其有效率可达92%左右,其优势在于手术时间短、操作简便、定位准确、不损伤肌层、对人体无害、不良反应小等。但术中患者可能会感到轻微灼烧感、大而深的溃疡易发生穿孔,且在操作上要求使用电极头及时间均要合适,以防止拔出电极后再次出血。

(2)激光法:是指利用激光的光凝固作用,使血管内膜发生血栓,从而达到止血的作用。用于内镜下止血的有氩激光及石榴石激光(Nd.YAG),止血成功率在$80\%\sim90\%$,但对治疗食管静脉曲张出血的疗效尚有争议。激光治疗出血的并发症不多,有报道曾有发生穿孔、气腹以及照射后形成溃疡,导致迟发性大出血的病例。如患者胃积血多,血凝块可吸收激光,反而影响其止血效果,而且光速如不能达到出血源,也会对止血效果产生影响。激光法对技术要求及设备要求均较高,疗效与其他凝固法相近,因此没有在临床得到广泛推广。

(3)热探头法:利用热探头的电极达到蛋白质凝固、止血的作用,其止血率可达到97%左右,对操作技术要求较高,如血管喷血情况,热量易造成分散流失,较为严重的并发症为胃穿孔。热探头法较激光、电凝等方法安全,对组织的损伤少。

(4)高频电凝法:电凝止血必须确定出血的血管才能进行,决不能盲目操作。因此,要求病灶周围干净。如胃出血,电凝止血前先用冰水洗胃;对出血凶猛的食管静脉曲张出血,电凝并不适宜。操作方法是:用凝固电流在出血灶周围电凝,使黏膜下层或肌层的血管凝缩,最后电凝出血血管。单极电凝比双极电凝效果好,首次止血率为88%,第2次应用止血率为94%。这种方法如视野不清可能影响止血效果,且对操作技术要求较高,因而使用受到一定限制。

3.药物喷洒法

该法主要适用于黏膜糜烂渗血、肿瘤破溃渗血、面积较大但出血量不大或球后溃疡不易注射的上消化道出血患者。选用止血疗效显著的药物。一般应首先清除凝血块,暴露出血病灶,再喷药。本法对溃疡病活动性出血或黏膜病变出血效果显著。常用的止血药物:8%去甲肾上腺素、凝血酶、$5\%\sim10\%$孟氏液(碱式硫酸铁溶液)、生物蛋白胶等。这种方法操作简便,可直接作用于出血部位,凝血时间短,无不良反应。这种方法仅适用于少量出血,且止血效果不稳定,血块易脱落,有发生再次出血的可能。

4.机械压迫法

(1)金属夹法:其原理是将特制的金属钛小夹子经内镜活检孔送入消化管腔,对准出血部位,直接将出血的血管或撕裂的黏膜夹住,起到机械压迫止血及“缝合”作用,伤口愈合后金属夹子会自行脱落,夹子一般在$1\sim3$周后自行脱落,随粪便排出体外。该法适用于直径<3mm的血管破裂出血及局灶性出血,尤其适用于消化道溃疡出血,对小动脉出血的治疗效果更好,也可用于曲张静脉破裂出血。操作时应注意深浅度。这种方法成功率可达100%,且无并发症发生,是一种安全、经济实用的治疗方法。

(2)食管曲张静脉套扎术:近年来,皮圈结扎法的应用范围在逐渐扩大,除治疗静脉曲张出血外,已成为内镜治疗消化道非静脉曲张出血的一种新方法。本法对杜氏病出血尤其适用。1986年首先报道其原理如同内痔吸引套扎法。于内镜前端安置一套叠硬塑圈,内套圈内联结一尼龙线经活检孔送出,外侧部套一橡皮圈,内镜负压吸住曲张静脉,拉紧套圈时即将橡皮圈推出套住曲张静脉,如此反复可全部结扎粗大的曲张静脉,止血率达90%。其优点是不引起注射部位出血,无系统性并发症,近年来受到推崇。缺点是细小突出不显著的曲张静脉无法结扎。

(3)缝合止血法:主要适用于胃肠小动脉出血,如息肉及黏膜下肿瘤摘除术后基底部中央小动脉出血。对溃疡渗血及弥散性出血不宜应用。

5.冷冻止血法

采用液氮或液体二氧化碳作为冷冻液,用冷冻杆接触和喷射冷冻气体的方法,能够迅速极度地降温,使局部组织坏死、凝固从而达到止血目的。但因操作比较复杂,需要特制的仪器,所以应用并不十分广泛。

6.超声探头法

超声探头法是通过内镜活检孔利用超声探头成像指示内镜治疗的一种方法。多普勒超声探头可清楚地发现黏膜下的出血血管,利用控头可进行硬化剂注射,以达到快速、准确止血的目的。

7.内镜下不同方法联合治疗

为了提高上消化道出血的内镜治疗效果,国内外不少学者采取不同方法联合治疗,取得了比单一方法治疗更好的效果。主要有局部喷洒药物加注射药物治疗,高频电凝加局部药物注射等。

(四)应用内镜治疗后的药物治疗

1.内镜治疗后 PPI 的维持治疗

高级别证据推荐高危患者(即喷射性出血、活动性渗血、血管显露或附着血凝块)成功进行内镜治疗后,可以大剂量使用 PPI(静脉弹丸式注射 80mg,继之 8mg/h 静脉滴注维持 72 小时)降低再出血率及死亡率。最近一项对患者内镜治疗后用以上方法与安慰剂对照的亚组分析研究显示:对活动性渗血者即使仅用安慰剂,患者再出血率也低(4.9%),提示对于活动性渗血患者也许不需要使用大剂量 PPI 进行内镜后维持治疗。

2.幽门螺杆菌根除治疗

对消化性溃疡出血的所有患者都应该进行幽门螺杆菌检测。研究发现:快速尿素酶试验存在 79% 的假阴性率,快速尿素酶试验联合活检组织检测的灵敏度只有 86%。因此在上消化道出血的情况下,快速尿素酶试验阴性的所有患者过一段时间再检测的推荐是有意义的。随机试验 Meta 分析幽门螺杆菌根除治疗和持续的抗内分泌治疗对于预防再出血的疗效评估中显示:根除治疗组明显降低再出血的风险。因此,凡有幽门螺杆菌感染的消化溃疡,无论初发或复发、活动或静止、有无并发症,均应予以根除幽门螺杆菌治疗,目前推荐 PPI 或胶体铋为基础加上两种抗生素的三联治疗方法。治疗失败后的再治疗比较困难,可换用另外两种抗生素,采用 PPI、胶体铋合用两种抗生素的四联疗法。

(五)再次内镜检查

内镜检查后 24 小时内无须常规复查内镜,对于临床证实存在再出血的患者,可以再次进行内镜下止血,对部分患者可以考虑手术或介入治疗。最近一项病例回顾性分析研究显示,对内镜和药物治疗失败的患者,进行动脉栓塞治疗成功率可达 90% 以上,栓塞治疗成功后的再出血率为 33%。

第二节　急性重症胰腺炎

一、概述

急性胰腺炎(AP)是指多种病因引起的胰酶激活,以胰腺局部炎症反应为主要特征,伴或不伴有其他器官功能改变的疾病。临床上,大多数患者的病程呈自限性,20%～30%患者病情凶险。总体病死率为5%～10%。

重症急性胰腺炎(SAP)是指急性胰腺炎伴有脏器功能障碍或出现坏死、脓肿或假性囊肿等局部并发症者或两者兼有。腹部体征:上腹部明显的压痛、反跳痛、肌紧张、腹胀、肠鸣音减弱或消失等,腹部包块,偶见腰肋部皮下淤斑征(Grey-Tumer征)和脐周皮下淤斑征(Cullen征)。可以并发一个或多个脏器功能障碍,也可伴有严重的代谢功能紊乱,包括低钙血症(血钙<1.87mmoL/L)。增强CT为诊断胰腺坏死的最有效方法,B超及腹腔穿刺对诊断有一定帮助。APACHEⅡ评分≥8分。Balthaza CT分级系统≥Ⅱ级。死亡率为20%,伴有严重并发症的患者死亡率可高达50%。

暴发性急性胰腺炎是重症急性胰腺炎的一个特殊类型,是指凡在起病72小时内经正规非手术治疗(包括充分液体复苏)仍出现脏器功能障碍,常继发腹腔间隔室综合征者。

二、病因

重症急性胰腺炎的病因较多,且存在地区差异。在确诊急性胰腺炎基础上,应尽可能明确其病因,并努力去除病因,以防复发。

(一)胆道结石

近年来的研究表明,重症急性胰腺炎中有70%是由胆道微小结石引起的,这种微小结石的成分主要是胆红素颗粒,其形成与肝硬化、胆汁淤积、溶血、酗酒、老龄等因素有关。微小结石的特点是:①大小不超过3～4mm,不易被B超发现。②胆红素颗粒的表面很不规则,一旦进入胰管,容易损伤胰管而引起炎症和感染。③胆石的大小与急性胰腺炎的危险性呈反比,微小胆石引起的急性胰腺炎比大结石引起的急性胰腺炎更为严重。若临床上怀疑此病,可做急诊内镜逆行胰胆管造影(ERCP)或十二指肠引流,将收集到的胆总管内的胆汁进行显微镜检查,即可明确诊断。

(二)高脂血症

近年来高脂血症引起胰腺炎明显增多,尤其是体型肥胖伴有高血脂、脂肪肝和家族性高血脂病史的患者。目前认为高脂血症胰腺炎的发生与血胆固醇无关,而与血三酰甘油(TG)密切相关。血三酰甘油在5.65～11.30mmol/L之间,且血清呈乳状的胰腺炎称为高三酰甘油血症性胰腺炎。脂蛋白酶(LPL)是内、外源性脂肪代谢的关键酶,可将乳糜微粒和极低密度脂蛋白中的三酰甘油水解成甘油和脂肪酸,对血三酰甘油的清除起着重要作用。家族性LPL缺乏或家族性脂蛋白CII(ApoCII)缺乏可导致机体脂代谢障碍,引起血三酰甘油水平的增高。

（三）酗酒或暴饮暴食

患者以男性青壮年为主，暴饮暴食和酗酒后，可因大量食糜进入十二指肠、酒精刺激促胰液素和胆囊收缩素释放而使胰液分泌增加，进而引起乳头水肿和肝胰壶腹括约肌痉挛，最终导致重症急性胰腺炎发病。

（四）其他病因

如壶腹乳头括约肌功能不良、药物和毒物、逆行性胰胆管造影（ERCP）后、十二指肠乳头旁憩室、外伤、高钙血症、腹部手术后、胰腺分裂、壶腹周围癌、胰腺癌、血管炎、感染（柯萨奇病毒、腮腺炎病毒、获得性免疫缺陷病毒、蛔虫症）、自身免疫（系统性红斑狼疮、干燥综合征）、α_1-抗胰蛋白酶缺乏症等。

三、发病机制

（一）胰腺的自身消化

重症急性胰腺炎的发病机制主要是胰液对胰腺及其周围组织自身消化的结果。正常人胰液在体内不发生自身消化，是因为有几种防御机制：①胰管上皮有黏多糖保护层。②胰腺腺泡有特异的代谢功能，可阻止胰酶侵入细胞内。③进入胰腺的血流中有中和胰酶的物质等。此外，胰蛋白酶等大部分胰酶在分泌时以不激活的状态存在，即以酶原的形式存在，此时无自身消化作用。上述的正常防御功能遭到破坏，如胰管阻塞、刺激胰酶分泌的作用突然增加、感染的胆汁或十二指肠液侵入腺泡等因素，均可导致胰管内压增加、腺泡破裂，暴发性地释放出所有胰酶，包括蛋白酶、脂肪酶和淀粉酶等，从而造成了胰酶的自身消化。

此外，在急性胰腺炎时许多酶系统也被激活：①胶原酶可使炎症扩散。②弹性硬蛋白酶可损害血管壁，引起出血。③蛋白水解酶复合体可使组织坏死进一步蔓延、扩散。④脂肪酶可以使胰周脂肪组织（如肠系膜根部、小网膜囊、腹膜后间隙、肾床、主动脉两侧、盆腔等）形成脂肪坏死区，钙离子和坏死的脂肪结合形成皂化斑，这是血钙下降的原因之一。同时，胰腺本身的坏死组织分解溶化后可产生血管活性物质，如血管舒缓素、激肽及前列腺素等，使周围血管张力降低，加上胰周大量液体渗出、血容量锐减、血压下降均可进一步造成循环功能紊乱以及肾脏损害。此外，坏死毒素中尚有心肌抑制因子和休克肺因子，可以引起心、肺功能的损害。各器官功能障碍还可涉及肝脏和中枢神经系统等，所有这些病变统称为"酶性休克"。

（二）细胞因子在致病中的作用

炎性细胞因子在急性胰腺炎导致的全身性炎症中起重要作用。在急性胰腺炎中炎性细胞因子互相关联和累积，可导致血管渗漏、低血容量、多系统器官衰竭等危象的发生。研究证明，急性胰腺炎受损的胰腺组织作为抗原或炎症刺激物，激活了巨噬细胞而释放出炎症介质，造成细胞因子网络和免疫功能紊乱，很可能就是急性胰腺炎易于从局部病变迅速发展为全身炎症综合征（SIRS）以及多系统器官衰竭的重要原因。有学者报道重症急性胰腺炎合并脓毒败血症的患者，其免疫功能及激素水平均发生变化，54.3%的患者因血中胰岛素和 C 肽减少而发生高血糖；47.3%的患者早期皮质醇含量增高，当合并脓毒败血症时，其中的 67.3%患者出现皮质醇及 T 淋巴细胞活性下降,免疫应答细胞减少。脓毒败血症时补体系统的连锁反应可激活产生 C3a、C4a、C5a 等过敏毒素,这些毒素均使血管渗透性增加,促进细胞因子释放,TNF、IL-1、IL-6、IL-8 和 PAF 等增多。因而认为检测血液中此类细胞因子的浓度,有助于判断胰腺病变的严重程度、病情的发展和预后等。与此同时,急性胰腺炎患者也存在一些保护性细胞因子和内生性细胞因子拮抗剂,主要有:IL-2、IL-10、可溶性 TNF 受体(STNFR)和 IL-1 受体拮抗剂(IL-1ra),这些因子可用于治疗重症急性胰腺炎,减轻胰腺和其他脏器的损伤,缓解病情,改善预后,降低死亡率。

近年来人们注意到白细胞及其代谢产物,如细胞质、弹性蛋白酶等酶类物质和氮氧化合物等在加重胰腺的炎症反应中可能起一定作用,可导致多系统并发症的发生,同时还注意到微循环障碍可能是引起胰腺坏死的重要因素。

四、临床特征

(一)腹痛

腹痛是重症急性胰腺炎的主要临床表现之一,持续时间较长,如有渗出液扩散入腹腔内可致全腹痛。少数患者,尤其是年老体弱者可无腹痛或仅有轻微腹痛,对于这种无痛性重症急性胰腺炎应特别警惕,很容易漏诊。

(二)黄疸

如黄疸呈进行性加重,又不能以急性胆管炎等胆道疾病来解释时,应考虑有重症急性胰腺炎的可能。

(三)休克

常有不同程度的低血压或休克,休克既可逐渐出现,也可突然发生,甚至在夜间发生胰源性猝死或突然发生休克而死亡。部分患者可有心律不齐、心肌损害、心力衰竭等。

(四)高热

在急性胰腺炎感染期,由于胰腺组织坏死,加之并发感染或形成胰腺脓肿,患者多有寒战、高热,进而演变为败血症或真菌感染。

(五)呼吸异常

早期可有呼吸加快,但无明显痛苦,胸部体征不多,易被忽视。如治疗不及时,可发展为急性呼吸窘迫综合征。

(六)神志改变

可并发胰性脑病,表现为反应迟钝、谵妄,甚至昏迷。

(七)消化道出血

可并发呕血或便血。上消化道出血多由于急性胃黏膜病变或胃黏膜下多发性脓肿所致;下消化道出血多为胰腺坏死穿透横结肠所致。

(八)腹水

合并腹水者几乎都为重症急性胰腺炎。腹水呈血性或脓性,腹水中的淀粉酶常升高。

（九）皮肤黏膜出血

患者的血液可呈高凝状态，皮肤黏膜有出血倾向，常有血栓形成和局部循环障碍，严重者可出现弥散性血管内凝血（DIC）。

（十）脐周及腰部皮肤表现

部分患者的脐周或腰部皮肤可出现蓝紫色斑，提示腹腔内有出血、坏死以及血性腹水。脐周出现蓝紫色斑者称为 Cullen 征，腰部皮肤出现蓝紫色斑者则称为 Grey-Tumer 征。

五、辅助检查

（一）血、尿淀粉酶

一般急性胰腺炎患者的血、尿淀粉酶均呈 3 倍以上的升高，若在升高的基础上又突然明显降低，则提示预后不良。

（二）血清正铁血红蛋白（MHA）、C-反应蛋白（CRP）

当腹腔内有游离血液存在时，MHA 可呈现阳性，有助于重症急性胰腺炎的诊断。坏死性出血性肠炎、肠系膜血管阻塞时也可以出现 MHA 阳性，应注意鉴别。发病 72 小时后 CRP＞150mg/L，提示胰腺组织坏死。

（三）血常规、血气分析、生化指标

血常规 WBC＞$12.0×10^9$/L，血气 pH＜7.3，BE＜－3，伴发 ARDS 时氧分压＜60mmHg，生化指标乳酸＞2.0mmol/L，低钙血症（血钙＜1.87mmoL/L），伴发急性肾衰竭时 Scr＞176.8μmol/L，伴发凝血功能障碍时 PT、APTT 时间均延长。

（四）腹部 X 线平片

如有十二指肠或小肠节段性扩张或右侧横结肠段充气梗阻，常提示有腹膜炎及肠麻痹的存在。前者称为警哨肠曲征，后者称为结肠切割征，多与重症急性胰腺炎有关。

（五）B 超

B 超可发现胰腺明显肿大、边缘模糊、不规则、回声增强、不均匀等异常，胰腺中还可有小片状低回声区或无回声区。

（六）CT

CT 是诊断重症急性胰腺炎的重要手段，准确率可达 70%～80%。可显示胰腺和胰后的图像。重症急性胰腺炎可见肾周围区消失、网膜囊和网膜脂肪变性、密度增厚、胸腔积液、腹水等病变。根据炎症的严重程度分级为 A-E 级。A 级：正常胰腺。B 级：胰腺实质改变，包括局部或弥漫的腺体增大。C 级：胰腺实质及周围炎症改变，胰周轻度渗出。D 级：除 C 级外，胰周渗出显著，胰腺实质内或胰周单个液体积聚。E 级：广泛的胰腺内、外积液，包括胰腺和脂肪坏死、胰腺脓肿。D～E 级：临床上为重症急性胰腺炎。

六、诊断思路

(一)诊断

具备急性胰腺炎的临床表现和生化改变,且具下列之一者:局部并发症(胰腺坏死,假性囊肿,胰腺脓肿);器官衰竭;Ranson≥3;APACHE Ⅱ 评分≥8;CT 分级为 D、E。

有助于重症急性胰腺炎的诊断:①有暴饮、暴食、外伤、手术、肾衰竭等诱导因素。②原有胆道疾患,突然发生持续性上腹部剧痛,并且血常规和尿素氮明显升高,血钙低于正常。③凡病情危重、有黄疸和休克的急腹症或原因不明的急腹症患者,都应做血、尿淀粉酶检查。④对诊断不明的可疑病例,除常规进行 B 超检查外,尚须进一步做诊断性腹腔穿刺检查,如发现腹水为血性、无臭味,镜检主要成分为红细胞、正铁血红蛋白升高、多核细胞增多、涂片无细菌,腹水中的淀粉酶升高,则应考虑为重症急性胰腺炎。⑤病情复杂、诊断不能明确的急腹症患者,经内科治疗后病情仍无好转,甚至恶化,则应在 12~24 小时内行急诊手术,通过剖腹探查明确诊断。

(二)并发症

1.全身并发症

全身并发症包括 ARDS、急性肾衰竭、心肌损伤、凝血功能障碍、胰性脑病、肠梗阻、消化道出血等。

2.局部并发症

(1)急性液体积聚:发生于病程早期,胰腺内或胰周或胰腺远隔间隙液体积聚,并缺乏完整包膜。

(2)胰腺坏死:增强 CT 检查提示无生命力的胰腺组织或胰周脂肪组织。

(3)假性囊肿:有完整非上皮性包膜包裹的液体积聚,内含胰腺分泌物、肉芽组织、纤维组织等。多发生于急性胰腺炎起病 4 周以后。

(4)胰腺脓肿:胰腺内或胰周的脓液积聚,外周为纤维囊壁。

(三)鉴别诊断

1.急性胆囊炎、胆石症

急性胆囊炎、胆石症与重症急性胰腺炎有相似之处,但两者还是有明显的区别。急性胆囊炎、胆石症的疼痛多位于右上腹,并向右肩部放射,常有反复发作史,多伴有畏寒、发热、寒战及黄疸;而重症急性胰腺炎的疼痛多位于上腹部,疼痛较急性胆囊炎或胆石症更为剧烈,且向左侧腰部放射,疼痛一般不能被镇痛解痉剂所缓解。重症急性胰腺炎的血、尿淀粉酶常升高,而急性胆囊炎、胆石症患者的血、尿淀粉酶多正常,若为胆源性胰腺炎,临床上则更难鉴别,常在手术中方能明确诊断。

2.消化性溃疡急性穿孔

本病与急性胰腺炎的鉴别诊断比较困难,但典型的胃、十二指肠溃疡穿孔患者多有慢性溃疡病史,穿孔前有长短不一的消化性溃疡发作症状,并且有突然出现的全腹痛,体格检查可发现腹壁呈板状腹,肝浊音界缩小或消失,肠鸣音消失,X 线检查可见膈下游离气体,血、尿淀粉酶正常,腹腔穿刺的抽出液内偶可见有食物残渣。

3.胆道蛔虫症

突然发病,多见于儿童及青壮年,上腹部剑突下的钻顶样疼痛,疼痛的发作与缓解无规律性。主要临床特点为症状严重,但体征轻微,血、尿淀粉酶正常,若合并有急性胰腺炎,则淀粉酶可升高。

4.肠系膜血管栓塞

腹痛多位于中腹部,疼痛不如急性胰腺炎严重,但腹胀较急性胰腺炎明显,肠管坏死后腹痛可缓解或消失,有时伴有休克。

5.急性肠梗阻

常有剧烈的腹痛,并伴有呕吐,淀粉酶可升高,特别是高位绞窄性肠梗阻。肠梗阻患者腹痛的阵发性加剧较重症急性胰腺炎更为明显,腹痛时伴有肠鸣音亢进,呕吐后腹痛即可缓解。腹部检查可见肠型,腹部 X 线检查可见肠腔有多个气液平面。

6.急性肾绞痛

急性胰腺炎有时需与左肾及左输尿管结石相鉴别,由泌尿系统结石引起的肾绞痛多为阵发性绞痛,向会阴部放射,并合有血尿、尿频、尿急、尿痛等尿路刺激症状。

7.心肌梗死

由于重症急性胰腺炎常有心血管系统的损害,心电图上也可出现心肌梗死样改变,故与冠状动脉粥样硬化性心脏病、心肌梗死的鉴别十分重要。心肌梗死多有冠心病史,胸前有压迫感和胸闷.心电图常有各种心肌梗死表现,肌酸磷酸激酶升高,多无急腹症表现。

七、治疗

根据近年来的指南和专家意见,对于 AP 治疗仍提倡多学科协作治疗的基础上采取个体化治疗,其包括病因治疗、一般治疗、内镜和外科治疗。下面对以上治疗方法逐一进行阐述。

(一)病因治疗

AP 的病因包括胆管结石、饮酒、暴饮暴食和高脂血症等。一项包括 932 名急性胰腺炎患者的回顾性研究,发现 40% 为胆源性、25.6% 为特发性、22% 为酒精摄入、3.9% 为继发 ERCP 术后。近期的研究显示对于急性胆源性胰腺炎(ABP),早期有效解除梗阻对缓解病情发展、减少机体创伤具有重要的作用,病情稳定后即可行胆囊切除术或胆道探查术;高血脂血症导致的胰腺炎,应该早期实施降血脂措施,必要时通过血液滤过、血浆置换以阻止病情进展,自身免疫性胰腺炎需要及时使用激素治疗。

(二)一般治疗

1.胃肠减压、禁食水和补液治疗

胃肠减压和禁食水有助于让胰腺休息,减轻胰酶的分泌和改善胃肠道的负荷,尤其适用于存在胃潴留或胃肠道动力障碍的 MSAP 和 SAP 患者。及早进行液体复苏,有助于稳定内环境及器官功能的保护,除合并有心血管和(或)肾脏疾病外,所有的患者均应积极补液,在最初的 12~24 小时,早期积极的静脉补液最为有利,同时应对液体需求频繁进行再评估。

2.营养支持治疗

目前推荐 MSAP 和 SAP 患者肠道功能恢复后即行肠内营养支持治疗。对 MSAP 或 SAP 患者肠外营养、肠内营养、直到进食,是一个序贯、渐进的过程。发病 1 周左右 SIRS 下调,体液负平衡开始出现,但机体仍处应激状态,分解代谢远大于合成代谢,能量消耗远高于正常人。此时部分患者可行肠外营养,热量逐步增加。由于 MSAP 或 SAP 常合并糖代谢和脂质代谢障碍,因此,动态监测血糖和血脂并采取相应调控措施非常重要。一般而言,对有糖尿病和高脂血症的患者,血糖应控制在<10mmol/L,甘油三酯应≤5.65mmol/L。一旦患者胃肠道功能恢复、腹胀减轻,应尽早行肠内营养,营养制剂应根据患者的情况选择,开始阶段宜选用短肽、游离氨基酸制剂,以利于吸收。而后期可选用含膳食纤维制剂。对于血糖波动大、胰岛素抵抗严重者,可选用短链脂肪酸类制剂,同时给予谷胺酰胺类制剂,热量逐步增加,并最终过渡到全肠内营养、肠内营养+口饲和全口饲。实施序贯营养治疗可以加速胰腺坏死积液的吸收与局限,降低坏死组织合并感染的发生率,从而降低并发症发生率及病死率。

3.早期通过空肠营养管进行肠内营养是否必要仍存在争议

目前认为,早期应用肠内营养不仅保护肠黏膜屏障功能、减少全身感染和多脏器功能衰竭、还可降低手术干预率和病死率。2011 年的一项研究表明,早期经鼻空肠管肠内营养能够明显降低病死率和感染发生率。但是随后在 2014 年《新英格兰医学》杂志发表随机对照试验,结果显示早期应用空肠营养管进行管饲的患者与 72 小时后经口进食的患者比较,主要感染发生率或死亡率比较并无差异。因此,目前的研究不支持对所有的 SAP 患者早期应用空肠营养管。

4.止痛

剧烈疼痛不但导致患者痛苦异常,又可使 Oddi 括约肌痉挛,加重病情。在严密观察病情下,可注射盐酸哌替啶。不推荐应用吗啡或胆碱能受体拮抗剂,前者会收缩壶腹乳头括约肌,后者则会诱发或加重肠麻痹。

5.抗生素

预防性抗生素的应用尚存争议,但依据我国国情,最新修订的指南对于易感人群(如胆源性、高龄、免疫功能低下等)建议使用抗生素治疗,可选择喹诺酮类、头孢菌素类、碳青霉烯类及甲硝唑等抗生素行预防感染治疗。

6.抑酸

质子泵抑制剂主要是通过抑制壁细胞上 H^+-K^+-ATP 酶的活性减少胃酸分泌,升高胃液 pH,防止应激性溃疡及消化道出血,还可以通过抑制胃酸间接抑制胰酶的分泌,目前主张短期内使用。

7.抑酶

生长抑素及类似物是一种较好的胰液及胰酶分泌抑制剂在 AP 发病初期开始应用均能在一定程度上控制病情发展,减少并发症的发生,从而缩短临床治愈时间。在试验性胰腺炎动物模型中被证实能有效地降低胰腺炎的死亡率,缩短血淀粉酶恢复正常的时间。而许多临床试验未能证实其降低 AP 死亡率有统计学意义。因此在临床治疗 AP 特别是急性重症胰腺炎中的治疗作用仍需做长期全面的评估。

8.中医治疗

中药具有清除肠源性内毒素,保护肠道的屏障功能,抑制肠道细菌移位,抑制炎性细胞因子过度表达、抗氧化、清除氧自由基、改善微循环、诱导胰腺腺泡细胞凋亡等作用。《重症急性胰腺炎中西医结合诊治指南(2014 年,天津)》肯定了中医在胰腺炎中治疗的作用。根据 AP 的病机特点,早期以疏肝理气、清热解毒、祛湿泻下为法。方多选用四逆散、小柴胡汤、茵陈蒿汤、龙胆泻肝汤、大承气汤、柴芍承气汤等加减。发展期以清热通腑泻下、凉血活血为治疗大法,在清热泻下基础上加以活血化瘀之品。方用桃仁承气汤、大承气汤、大陷胸汤、清胰汤等。极期出现变证,如热淤血证、流注痈疡、热深厥深、气血暴脱、脏衰证时,应根据不同情况给予相应处理。恢复期主要表现为瘀留正伤或见肝脾不和、肝胃不和、热灼津伤、胃阴不足之证,宜以调理脾胃、疏肝化湿为法以防止余邪留滞,方用平胃散、柴胡疏肝散、桃仁六君子汤、养胃汤等加减。

9.腹腔间隔室综合征(ACS)治疗

MSAP 或 SAP 患者常合并 ACS,当腹内压＞20mmHg(1mmHg＝0.133kPa)时常伴有新发器官衰竭,因而成为 MSAP 或 SAP 死亡的重要原因之一。ACS 的处理措施包括胃肠道减压、导泻、镇痛、镇静,使用肌松剂及床边血滤减轻组织水肿,超声或 CT 引导下腹腔内与腹膜后引流减轻腹腔压力。

(三)内镜治疗

内镜下对 AP 的病因及并发症进行治疗在近年来飞速进步。针对 ABP,近年来的研究证实早期解除梗阻可以减少全身并发症和局部并发症、缩短病程,解除梗阻的方法包括传统手术和内镜治疗。传统手术创伤较大,使处于应激状态的机体遭受二次打击,增加并发症和病死率。因此,早期内镜治疗已成为 AP 的一线治疗手段。因 ERCP 操作相关并发症较少,操作较为安全,因此建议 SABP 患者早期行 ERCP 治疗。一项 Meta 分析纳入 11 项随机对照研究共809 例患者,结果证实,与早期保守治疗相比,早期 ERCP 治疗能显著降低重症急性胆源性胰腺炎(SABP)患者的病死率和器官衰竭的发生率。《中国内镜杂志》发表的一项随机对照研究共纳入 38 例妊娠合并重症 AP 患者,结果显示,内镜治疗效果明显优于单纯内科治疗,未出现操作相关并发症。因此认为,妊娠期重症 AP 患者给予早期 72 小时以内 B 超引导内镜下十二指肠乳头括约肌切开术和鼻胆管引流术安全可行。

2015 年美国消化内镜学会执行委员会制定的有关 AP 内镜诊治的几条推荐意见:①对于年龄超过 40 岁的特发性 AP 患者,若病史、体格检查、实验室检查以及磁共振成像(MRI)或CT 腹部影像学检查未能明确病因,建议采用 EUS 评估(中等质量证据)。②对于单次发作的AP,不推荐行诊断性 ERCP(高等质量证据)。③对特发性、急性、复发性胰腺炎,怀疑 2 型胰腺 Oddi 括约肌功能障碍(SOD)的评估,当 Eus 或磁共振胰胆管成像检查发现正常且不怀疑为胆结石、泥沙或慢性胰腺炎者。推荐可考虑 ERCP 及 Oddi 括约肌测压,替代措施包括ERCP 结合经验性胆管和(或)胰管括约肌切开术(中等质量证据)。④怀疑但未经证实的自身免疫性胰腺炎(AIP)病例,推荐 Eus 引导下活组织检查,尽管细针穿刺抽吸术对年龄较大的患者排除潜在恶性疾病有益,但可能需要更大规模的临床试验去支持。⑤对于 1 型胰腺 SOD 或经测压证实为 2 型胰腺 SOD 患者,推荐胆管和(或)胰管括约肌切开术(高等质量证据)。

2015 年日本修订了 AP 诊治指南,认为预防性临时胰管支架置入是一种有效预防 ERCP 术后胰腺炎的内镜手术。但是考虑其风险和成本,建议仅用于易并发 ERCP 术后胰腺炎的高危患者。感染性胰腺坏死的建议同 2013 年美国 AP 诊治指南相似:当临床症状及血检结果恶化时,应考虑感染性胰腺坏死的可能。当发现感染伴一般情况加重时,建议采取经皮穿刺引流或者内镜下引流作为相应诊疗手段。如有可能,在感染性胰腺坏死发生 4 周后(坏死组织被充分包裹)应开始介入治疗。对感染性胰腺坏死进行介入治疗首先考虑经皮穿刺引流(腹膜后)或内镜下引流,若症状无明显改善,则进行坏死组织清除术。推荐内镜下或采用腹膜后途径进行坏死组织清除术。

近两年国内外对 AP 并发症的处理的主流方法是经 EUS 引导下经胃置入哑铃型覆膜金属支架进行引流和清创。来自澳大利亚的一项包含 47 例患者的全国研究显示,哑铃型金属支架治疗胰周液体积聚的长期成功率达 94.4%,不良事件包括:支架移位、脓毒症、出血、支架闭塞。

(四)外科治疗

《急性胰腺炎诊治指南(2014)》建议综合临床表现,明确诊断为感染性坏死者应考虑手术治疗。美国胃肠病协会指南指出,感染性 SAP 在经过系统的内科治疗后仍出现 MODS、临床症状不断恶化,再选择手术治疗。外科治疗的指征主要是胰腺局部并发症、继发感染或产生压迫症状。手术治疗应遵循延期原则,一旦判断坏死感染可立即行针对性抗生素治疗,严密观察抗感染的疗效,稳定者可延缓手术。超声或 CT 引导下经皮穿刺引流(PCD)胰腺或胰周感染的脓液,可作为手术前的过渡治疗。胰腺和胰周感染性坏死的手术指征及时机:临床上出现脓毒血症、CT 检查发现气泡征。如细针穿刺抽吸物涂片或培养找到细菌或真菌,可诊断为感染性坏死,须考虑手术治疗。胰腺感染性坏死的手术方式以内引流手术为主,可行腹腔镜下手术或开腹手术。

综上所述,急性胰腺炎诊断方面的进展体现在不但要对疾病准确诊断,还要包括病程分期、严重程度分级及并发症。而治疗方面的进展主要表现为营养支持治疗的规范化及内镜治疗的发展。

第三节　急性重症胆管炎

一、概述

急性胆管炎是指由细菌感染所致的胆道系统的急性炎症,常伴有胆道梗阻。当胆道梗阻比较完全,胆道内细菌感染较重时,则发展为急性重症胆管炎(ACST),也称为急性梗阻性化脓性胆管炎(AOSC),是外科重症感染性疾病之一,主要是由于胆道结石、寄生虫等原因导致胆道梗阻、胆汁引流不畅、胆管压力升高,细菌感染胆汁并逆流入血,引起胆源性败血症和感染性休克。其早期主要临床表现为肝胆系统损害,后期可发展成全身严重感染性疾病,最终引起多器官功能衰竭。急性重症胆管炎病情重、病死率高，国外报道为 17%～50%，国内报道为 16.2%～19.35%，现仍为外科的一大难题。

二、病因

胆道的梗阻与感染是发病的两个主要因素。梗阻的常见原因是结石、寄生虫、胆管狭窄、肿瘤等。国内外报道有差异，国内主要是胆总管结石，其次为胆道寄生虫和胆管狭窄，而国外则主要是恶性肿瘤、胆道良性病变引起狭窄、先天性胆道解剖异常、原发性硬化性胆管炎等。近些年随着手术、内镜及介入治疗的增加，由胆肠吻合口狭窄、PTC、ERCP、置放内支架等引起者逐渐增多。梗阻部位可在肝内、肝外，最多见于胆总管下端。

急性重症胆管炎致病的细菌几乎都是肠道细菌逆行进入胆管。革兰阴性杆菌检出率最高。常见的是大肠埃希菌、副大肠埃希菌、绿脓杆菌、产气杆菌、葡萄球菌、肠球菌、链球菌、肺炎球菌等。在急性化脓时多为混合感染。有 25%～30%合并厌氧菌感染。

三、发病机制

(一)胆道梗阻,细菌感染

当胆道因梗阻压力＞$15cmH_2O$ 时，细菌即可在外周血中出现；胆汁或血培养在胆道压力＜$20cmH_2O$ 时为阴性，但＞$25cmH_2O$ 时则迅速转为阳性。在梗阻的情况下，细菌经胆汁进入肝脏后大部分被肝的单核-吞噬细胞系统所吞噬，约 10%的细菌可逆流入血导致菌血症。从门静脉血及淋巴管内发现胆砂说明，带有细菌的胆汁也可直接反流进入血液，称胆血反流。其途径包括经毛细胆管-肝窦进入肝静脉，胆源性肝脓肿穿破到血管，经胆小管黏膜炎症溃烂至相邻的门静脉分支，经肝内淋巴管等。细菌或感染胆汁进入循环，引起全身化脓性感染，大量的细菌毒素引起全身炎症反应、血流动力学改变和多脏器功能障碍。胆管局部改变主要是梗阻以上的胆管扩张，管壁增厚，胆管黏膜充血水肿，炎性细胞浸润，黏膜上皮糜烂脱落形成溃疡。肝脏充血肿大，光镜下见肝细胞肿胀、变性，汇管区炎性细胞浸润，胆小管内胆汁淤积；肝窦扩张，内皮细胞肿胀；病变晚期肝细胞发生大片坏死，胆小管可破裂。

(二)内毒素血症和细胞因子的作用

内毒素是革兰阴性菌细胞壁的一种脂多糖成分，其毒性存在于类脂 A 中，内毒素具有复杂的生理活性，在急性重症胆管炎的发病机制中发挥重要作用。

1.直接损害

内毒素直接损害细胞，使白细胞和血小板凝集。内毒素主要损害血小板膜，亦可损害血管内膜，使纤维蛋白沉积于血管内膜上增加血管阻力，再加上肝细胞坏死释放的组织凝血素，因而凝血机制发生严重障碍。

2.产生肿瘤坏死因子(TNF)

内毒素刺激巨噬细胞系统产生一种多肽物质即 TNF，在 TNF 作用下发生一系列由多种介质参与的有害作用：①TNF 激活多核白细胞而形成微血栓，血栓刺激血管内皮细胞释出白介素和血小板激活因子，使血小板凝集，促进弥散性血管内凝血。②被激活的多核白细胞释放大量氧自由基和多种蛋白酶。前者加重损害中性粒细胞和血管内皮细胞而增加血管内凝血，同时损害组织细胞膜、线粒体膜和溶解溶酶体，严重破坏细胞结构和生物功能。后者损害血管内皮细胞和纤维连接素并释放缓激肽，增加血管扩张和通透性，使组织水肿，降低血容量。③TNF通过环氧化酶催化作用，激活花生四烯酸，产生血栓素和前列腺素，前者使血管收缩和血小板凝集，后者使血管扩张和通透性增加。④TNF经脂氧化酶作用，使花生四烯酸产生具有组胺效应的白细胞三烯，加重血管通透性。

3.激活补体反应

补体过度激活并大量消耗后，丧失其生物效应，包括炎性细胞趋化、调理和溶解细菌等功能，从而加重感染和扩散。补体降解产物刺激嗜碱性粒细胞和肥大细胞释放组胺，加重血管壁的损伤。

4.产生免疫复合物

一些细菌产生的内毒素具有抗原性，它与抗体作用所形成的免疫复合物沉积在各脏器的内皮细胞上，发生强烈免疫反应，引起细胞蜕变、坏死，加重多器官损害。

5.氧自由基对机体的损害

急性重症胆管炎的基本病理过程（胆道梗阻、感染、内毒素休克和器官功能衰竭、组织缺血或再灌注）均可引起氧自由基与过氧化物的产生。氧自由基的脂质过氧化作用，改变生物膜的流动液态性，影响镶嵌在生物膜上的各种酶的活性，改变生物膜的离子通道，致使大量细胞外钙离子内流，造成线粒体及溶酶体的破坏。

（三）高胆红素血症

正常肝脏分泌胆汁的压力为 $32cmH_2O$。当胆管压力超过 $35cmH_2O$ 时，肝毛细胆管上皮细胞坏死、破裂，胆汁经肝窦或淋巴管逆流入血，即胆小管静脉反流，胆汁内结合和非结合胆红素大量进入血循环，引起以结合胆红素升高为主的高胆红素血症。如果胆管高压和严重化脓性感染未及时控制，肝组织遭到的损害更为严重，肝细胞摄取与结合非结合胆红素的能力急剧下降，非结合胆红素才明显增高。

（四）机体应答反应

1.机体应答反应异常

手术中所见患者的胆道化脓性感染情况与其临床表现的严重程度常不完全一致，因此，仅仅针对细菌感染的措施，常难以纠正脓毒症而改善预后。

2.免疫防御功能减弱

吞噬作用是人体内最重要的防御功能。本病所造成的全身和局部免疫防御系统的损害是感染恶化的重要影响因素。

四、临床特征

起病急骤，病情发展迅速，主要临床表现为腹痛、寒战高热、黄疸，早期出现精神症状和休克，严重者在数小时内死亡。

（一）腹痛

最早出现的症状,常突然发生,开始可为阵发性绞痛,以后转为持续性上腹痛并阵发性加重。腹痛的性质可因原有病变不同而各异。如胆道结石和蛔虫多为剧烈的绞痛,肝胆管狭窄和肿瘤梗阻等则可能表现为右上腹、肝区的剧烈胀痛。

（二）寒战、高热

多在腹痛之后出现。寒战之后高热,体温一般在39℃以上,不少患者达40℃～41℃。每天可有数次寒战和弛张高热,呈多峰型。部分患者在病程晚期,可出现体温不升,在36℃以下。

（三）黄疸

腹痛、高热后发生。多呈轻至中度黄疸,严重的黄疸少见,一旦发生,应注意恶性胆道梗阻的可能。急性发作者,小便多呈浓茶色,灰白色大便不常见,皮肤瘙痒亦少见。如为一侧肝胆管阻塞引起的急性重症胆管炎,可能不表现黄疸或黄疸较轻。

（四）精神症状

在休克前后出现,表现为烦躁不安、谵妄,以后转为表情淡漠,反应迟钝、嗜睡、神志不清,甚至昏迷。

（五）中毒性休克

多在病程晚期出现,收缩压在67.5mmHg以下。血压下降前,常有烦躁不安、脉搏加快(120次/分以上)、呼吸急促、四肢及口唇发绀,随之血压下降。同时有脱水、电解质紊乱、酸中毒、尿少或无尿等。

（六）多器官功能衰竭

为终末期的表现。可出现急性肝衰竭、急性肾衰竭、弥散性血管内凝血、急性呼吸窘迫综合征、急性胃黏膜病变等表现。

（七）体征

急性痛苦病容,体温在39℃以上,脉搏120次/分以上,收缩血压在67.5mmHg左右,呼吸急促,烦躁不安或嗜睡,全身皮肤及巩膜轻中度黄染或无黄染,腹部检查发现主要为右上腹及剑下区有明显压痛、肌肉紧张、肝大触痛及叩击痛等。有时可触及胆囊肿大、触痛,伴有多器官功能衰竭时可出现相应体征。

五、辅助检查

（一）实验室检查

白细胞计数升高,可超过$20×10^9$/L,中性粒细胞比例升高,胞质内可出现中毒颗粒。肝功能有不同程度的损害,凝血酶原时间延长。动脉血气分析可有PaO_2下降、氧饱和度降低。常见有代谢性酸中毒及缺水、低钠血症等。

（二）B超

B超是最常应用的辅助诊断方法,可显示胆管扩大范围和程度,发现结石、蛔虫、大于1cm

直径的肝脓肿、膈下脓肿等。

(三)胸、腹 X 线片

胸、腹 X 线片有助于诊断脓胸、肺炎、肺脓肿、心包积脓、膈下脓肿、胸膜炎等。

(四)CT 扫描

CT 扫描不仅可以看到肝胆管扩张、结石、肿瘤、肝脏增大、萎缩等征象,还可发现肝脓肿。

(五)经内镜鼻胆管引流(ENBD)、经皮肝穿刺引流(PTCD)

该法既可确定胆道阻塞的原因和部位,又可做应急的减压引流,但有加重胆道感染或使感染淤积的胆汁溢漏进腹腔的危险。

(六)磁共振胆胰管成像(MRCP)

该法可以详尽地显示肝内胆管树的全貌,阻塞的部位和范围。图像不受梗阻部位的限制,是一种无创伤性的胆道显像技术,已成为较理想的影像学检查手段。

六、诊断思路

(一)诊断

目前,临床诊断仍沿用《1983 年重庆胆道外科会议制定的 ACST 诊断标准》,依据典型的 Charcot 三联征及 Reynold 五联征,ACST 的诊断并不困难。但应注意到,即使不完全具备 Reynold 五联征,临床也不能完全除外本病的可能。

(1)Reynold 五联征＋休克。

(2)无休克者,满足以下 6 项中之 2 项即可诊断:①精神症状。②脉搏＞120 次/分。③白细胞计数＞$20×10^9$/L。④体温＞39℃或＜36℃。⑤胆汁为脓性或伴有胆道压力明显增高。⑥血培养阳性或内毒素升高。将这一诊断标准应用于临床能提高大多数患者的早期诊断率,但对一些临床表现不典型者,当出现休克或血培养阳性结果时,病情已极其严重,病死率大大增加。

(二)鉴别诊断

与急性胆囊炎、消化性溃疡穿孔或出血、急性坏疽性阑尾炎、食管静脉曲张破裂出血、重症急性胰腺炎以及右侧胸膜炎、右下大叶性肺炎等的鉴别,这些疾病中都难以具有急性重症胆管炎的基本特征,仔细分析,不难得出正确的结论。

七、治疗

以尽早手术解除梗阻、引流以及有效的抗菌治疗为原则。

(一)手术治疗

解除胆道梗阻,紧急胆管减压引流。只有使胆道压力降低,才有可能中止胆汁或细菌向血液的反流,阻断病情的恶化。

方法包括:①胆总管切开减压、T 管引流。紧急减压后,病情有可能立即趋于稳定,但对较高位置的肝内胆管梗阻,胆总管切开往往不能有效减压。如手术中发现有较大的脓肿,可一并处理;如为多发小脓肿,则只能行胆管引流。胆囊造口术常难以达到有效的引流,一般不宜采用。②ENBD。比手术创伤小,当胆道内压增高时,能有效的减压,并能根据需要持续放置 2 周或更长时间,但对高位胆管梗阻引起的胆管炎引流效果不肯定。③PTCD。操作简单,能及时减压,对较高位胆管或非结石性阻塞效果较好,但引流管容易脱落和被结石堵塞,且需注意监测凝血功能。

(二)非手术治疗

非手术疗法能有效地控制感染、预防和治疗并发症,是降低病死率、提高治愈率的主要环节,既是治疗手段,又可作为手术前准备。

1.抗感染

胆道感染选用抗生素的原则:根据抗菌谱、毒性反应、药物在血液中浓度及胆汁中的排泄而选择,理论上抗生素的选择应根据血培养的药敏结果。在细菌培养未出结果前,抗生素的选择主要根据临床经验及胆汁中最常见的细菌情况而采取联合用药的方法,包括抗需氧菌和厌氧菌的药物。抗需氧菌药物可选用庆大霉素、妥布霉素、广谱青霉素,第二、三代头孢菌素(如头孢曲松、头孢哌酮等);喹诺酮类及碳青霉烯类(如亚胺培南-西司他丁)较敏感。甲硝唑对厌氧菌有较强的杀菌作用,抗菌谱广,胆汁中浓度高。近年来,新型制剂替硝唑已应用于临床,未发现明显的胃肠道不良反应。

2.并发症的防治

常见并发症是感染性休克、脓毒血症、多器官功能衰竭。

(1)抗休克治疗:首先迅速补充血容量,静脉输液、输血。若血压仍偏低,可选用多巴胺等升压药物,尿少时应用此药物尤为必要。少数患者一旦停用升压药后,血压又趋下降,遇此情况,待血压上升后,将药物浓度逐渐减少,待血压稳定后再停用,有时需维持用药 2~3 天。有些患者出现代谢性酸中毒,经输液、纠正休克后酸中毒即可纠正,有时仍需适量应用碱性药物来纠正。

(2)防治多器官功能衰竭:注意凝血功能的变化,积极防治 DIC 的发生及进展,运用抗凝药物阻断 DIC 的发生发展。保持呼吸道通畅,术后吸氧,预防肺部感染及肺不张。注意尿量,动态监测肾功能。防治肝功能异常,加强护肝治疗。为预防应激性溃疡出血常用抗酸剂、H_2 受体拮抗剂、质子泵抑制剂和胃黏膜保护剂。术后胃肠功能恢复慢,进食较晚,T 管引流易出现电解质失调及代谢紊乱,要及时给予纠正。要加强支持疗法,补充能量、白蛋白以及(或)血浆等提高机体免疫力,使患者早日康复。做好术后的护理,积极改善低蛋白、营养差状况,监测各重要器官功能以及时对症处理。

(3)对症治疗:如降温、使用维生素和支持治疗。

(4)其他:如经短时间治疗后患者仍无好转,应考虑使用肾上腺皮质激素保护细胞膜和对抗细菌毒素,应用抑制炎症反应药物等。

3.血液净化治疗

即使规范性临床治疗,急性重症胆管炎的病死率仍相当高,因此,在经典治疗的基础上对急性重症胆管炎导致全身炎症反应综合征进行干预,阻断失控性炎症的恶性进展有重要意义。

血液净化为首选方法,包括连续性血浆滤过吸附(CPFA)、连续 V-V 血液滤过(CVVH)或持续肾脏替代疗法(CRRT)等。

八、最新进展

急性重症胆管炎是外科常见的重症感染疾病,SIRS 是外科重症感染的基本病理生理变化,对其干预是治疗外科重症感染的关键。

(一)血液净化疗法

为首选方法,可广谱清除促炎和抗炎因子,明显改善和恢复单核-巨噬细胞系统功能,重建机体免疫系统的动态平衡口。

(二)免疫调节干预

SIRS 是失控性炎症的主要病变过程,免疫调节的重点在于抑制促炎因子的释放或降低促炎因子水平,重建机体免疫的内稳状态,阻断 SIRS 的恶化进程。减少促炎基因的表达,中断细胞因子的瀑布效应,从而减轻组织损伤和炎症反应。

(三)合理应用糖皮质激素

可减少前炎症细胞因子合成,阻断细胞因子的释放,调节体内超强免疫反应,与抗炎因子联用有协同作用。临床证实,其具有降温、抗炎、降低 SIRS 发生率、缩短 SIRS 持续时间等作用,尤其在纠正顽固性休克、提升血压、降低死亡率方面效果显著,但无休克的感染患者尽量不使用糖皮质激素。

(四)胰岛素强化治疗

严重感染、SIRS 时机体发生胰岛素抵抗,胰岛素强化治疗可抑制促炎介质的表达,降低 SIRS 患者的病死率。但要注意控制血糖水平不可过低,以免脑组织受损。

(五)免疫营养支持

应尽早改为胃肠道内营养(TEN),可增强免疫、选择性净化肠道,保护肠黏膜。

(六)其他药物

1.前列腺素 E(PGE)

能有效上调抗炎因子、下调促炎因子水平。

2.还原型谷胱甘肽(Grin)

可清除氧自由基,中断炎症恶性循环,无不良反应。

3.N-乙酰半胱氨酸(N-AC)

可增加细胞内 GHS 的含量,缓解 SIRS 造成的肺部损伤,配合超氧化物歧化酶、维生素C、丹参等抗氧化剂能明显缓解病变。

4.乌司他丁

近年来研究发现该药具有抑制促炎介质的过度释放和清除氧自由基等多种特殊药理作用。

5.γ-干扰素或人工重组胸腺肽

单核细胞人类白细胞抗原(HLA-DR)＜30％可认为患者进入 SIRS 晚期免疫麻痹,应用γ-干扰素或人工重组胸腺肽等刺激剂可以增强免疫功能。

第四节　急性肝功能衰竭

一、概述

肝功能衰竭简称为肝衰竭,是多种因素引起的严重肝脏损害,导致其合成、解毒、排泄和生物转化等功能发生严重障碍或失代偿,出现以凝血机制障碍和黄疸、肝性脑病、腹水等为主要表现的一组临床综合征,病死率极高。多年来,各国学者对肝衰竭的定义、分类、诊断和治疗等问题不断进行探索,但迄今尚无一致意见。在不同国家、不同时期,肝衰竭的命名与诊断不同,同时发现与两型相对应的肝组织学变化,即发生大块或亚大块坏死。此后,相继提出暴发性肝衰竭、急性肝衰竭、亚急性肝衰竭、缓发性肝衰竭等概念,其定义特征为:①不论病因只要临床出现肝功能衰竭症状者。②起病后以发生 Ⅱ度以上肝性脑病为特定临床表现来界定肝衰竭的诊断。③以起病到出现脑病的时限来区分急性、亚急性或缓发性。但对上述分型方法尚存在争议,如有学者认为应将急性肝功能衰竭的范围扩大到无肝性脑病者,另有学者提出应增加在慢性肝病基础上发生的肝衰竭者(AOC)。中国以病毒性肝炎多见,肝炎病毒引起的肝衰竭称为重型肝炎。为更好判断预后、评价治疗效果和选择肝移植的适应证,统一肝衰竭的概念、分型、分期是十分必要的。为适应临床工作需要,规范我国肝衰竭的诊断和治疗,中华医学会感染病学分会和中华医学会肝病学分会组织国内有关专家,制定了我国第一部《肝衰竭诊疗指南》。临床医师可参照指南处理肝衰竭的诊治问题,鉴于肝衰竭是由多种病因引起的复杂的病理生理过程,因此,在针对某一患者时,也应根据具体病情具体分析,制订合理的诊治方案。

二、病因

急性肝衰竭的病因颇为复杂,不同地区其病因构成存在很大差异。常见或较常见的原因是病毒性肝炎(甲型、乙型、丙型、丁型同时或叠加乙型肝炎病毒感染、戊型流行性或散发型);其他病毒所致肝炎(疱疹病毒、巨细胞病毒等);药物性及肝毒性物质(异烟肼、利福平、对乙酰氨基酚、抗代谢药、化疗药、酒精、毒蕈等);细菌及寄生虫病原体感染(败血症、血吸虫病等);妊娠急性脂肪肝;自身免疫性肝病等。少见或罕见的原因是代谢异常(肝豆状核变性、遗传性糖代谢障碍);缺血、缺氧(休克、充血性心力衰竭等);肝切除或肝移植;肝脏肿瘤;先天性胆管闭锁;Reye综合征等。

欧美等发达国家病因主要是药物。William 等分析了美国 171 例急性肝衰竭的病因构成,结果显示,最常见的病因是醋氨酚中毒,占 36％,其次是特异体质性药物反应,占 16％,甲型肝炎病毒(HAV)和乙型肝炎病毒(HBV)感染各只占 5％,而 19％的患者病因不明。另一类资料显示,英国 342 例急性肝衰竭中醋氨酚中毒高达 73％,HAV 感染和 HBV 感染各只占 2％。可引起急性肝炎的任何病毒均能引起急性肝衰竭,但不同病毒的相对比例随地理及社会条件变化而不一。在世界范围内,肝炎病毒引起急性肝衰竭的频率相差颇大。

在我国导致急性肝衰竭的主要病因是病毒性肝炎,其中乙型肝炎占大多数。我国重症肝炎"六五""七五"攻关组(由上海第二医科大学瑞金医院、天津市传染病医院、原中国医科大学附属第二医院和重庆医科大学附属第二医院组成),收治急性、亚急性重型肝炎 453 例,病原分型结果为:甲型肝炎占 2%,乙型肝炎占 72.7%,非甲非乙肝炎占 19.6%,乙肝与巨细胞包涵体病毒混合感染者占 1.6%,丁型肝炎占 1.4%。自国际病毒学会正式命名丙型肝炎病毒与戊型肝炎病毒以来,陆续有致肝衰竭的报道,丙型肝炎病毒致重型肝炎不同地区报道参差不一,13%~44%;戊型肝炎病毒仅在感染妊娠妇女及老年人时易发生重型肝炎,可达 20%;而两种或以上肝炎病毒混合感染时也是造成重型肝炎的重要原因,约 50% 以上。肝衰竭的主要诱因有过劳、饮酒、感染、药物、电解质紊乱等。

HAV 感染所致的甲型肝炎是一种世界性流行和分布的急性传染病,人群感染率达 90% 以上,尤其发展中国家常呈暴发流行。我国 1982 年和 1988 年上海市发生食源性甲型肝炎暴发流行,危害极大。甲型肝炎急性肝衰竭多见于人口众多而卫生条件较差的地区。我国 1988 年上海市甲型肝炎流行时发病数 30 余万人,共死亡 47 例,其中死于单纯 HAV 感染者 25 例;死于在慢性 HBV 感染基础上重叠 HAV 感染者 15 例;死于心脏及血液系统等合并症者 7 例。甲型肝炎急性肝衰竭的发生率较低,根据抗-HAV IgM 的出现可诊断为急性甲型肝炎,通常在甲型肝炎病程的早期可发生暴发性肝衰竭(FHF),在病程后期病情复发加剧时发生 FHF 亦属可能,亚暴发性甲型肝炎虽然较少,但也有报告。暴发性甲型肝炎患者的存活率可达 40% 以上。

目前全世界有 3 亿多人为慢性 HBV 感染,我国约占半数。单独 HBV 感染或与其他肝炎病毒混合感染是病毒性肝炎急性肝衰竭的最主要原因。临床多是慢性过程或在慢性肝病基础上突然加重,例如在慢性乙型肝炎甚至在慢性 HBV 携带基础上重叠 HAV 或 HEV 等嗜肝病毒感染或劳累、酗酒、手术创伤等诱发,有些潜在的慢性 HBV 感染者,在撤除皮质激素或停用化疗药物后,激活免疫反应,偶可引起急性肝衰竭。近年偶有因使用核苷类似物抗乙肝病毒治疗不当或病毒变异致肝衰竭发生的报道。由于肝衰竭时免疫应答增强,清除了大量病毒 DNA 和抗原,有时不能用常规方法捡出病毒标志物。

早期的研究认为在欧洲见到暴发性、亚暴发性病毒性肝炎中,由于非甲非乙型肝炎引起的频率在雅典为 24%,法国为 23%,丹麦为 27%,伦敦为 44%,并且认为此类暴发性肝炎的病死率可高达 9%。这些观察在当时虽然都符合散发性非甲非乙型肝炎所致暴发性或亚暴发性肝炎,但值得怀疑的是,在这些患者中能明确感染来源如输血、应用血制品或静脉注射药瘾者仅有 15%;在累积的 515 例输血后非甲非乙型肝炎患者中,未发现一例暴发性肝炎。因此,在欧洲及北美,所谓的非甲非乙型肝炎所致暴发性或亚暴发性肝炎的病原问题并未能明确。用血清检测 HCV 的方法已证明 HCV 是慢性非甲非乙型肝炎的主要病原,但其在引起暴发性肝炎的作用仅近期才有研究。日本学者报道 21 例 FHF 中 6 例抗 HCV 阳性,7 例血清中查到 HCV RNA,7 例非甲非乙肝炎中 4 例抗 HCV 及 HCV RNA 均阳性,3 例甲型肝炎中 1 例和 8 例乙型肝炎患者中 4 例抗-HCV 及 HCV RNA 也呈阳性,查到多种病毒因子的意义虽然还未能阐明,但对于发生急性肝衰竭可能是重要的。单独丙型肝炎引起的急性肝衰竭相对少见,在欧洲及北美更为罕见。但 HCV 与 HBV 协同或重叠感染引起者则较常见,此外,丙型肝炎在停用化疗药物后,可重新激活免疫介导的免疫损伤,诱发肝衰竭。

HDV(或 delta 因子)是一种缺陷病毒,其复制需要有 HBV 的存在。HDV 急性感染既可以是与 HBV 同时感染,也可以是慢性 HBV 感染者叠加 HDV 感染。暴发性丁型肝炎在临床上与暴发性乙型肝炎没有区别,有些患者则在普通的急性乙型肝炎短时发作之后,再次表现出暴发性肝炎,经检查证明有 HDV 叠加感染。HDV 与 HBV 叠加感染的暴发性肝炎患者的病死率可能高于 HDV/HBV 同时感染的暴发性肝炎。

戊型肝炎是一种经粪-口途径传播的自限性急性病毒性肝炎,过去称肠道传播的非甲非乙型肝炎。印度次大陆、亚洲和非洲等发展中国家都曾发生过戊型肝炎的暴发流行。戊型肝炎具有流行频繁,流行时发生的病例多,青壮年发病率高和孕妇感染者易发生急性肝衰竭、预后差等特点。

由药物引起的直接肝坏死、过敏反应、脂肪性变等均可导致肝功能衰竭。有的药物可直接损伤肝细胞或其代谢系统,即具有直接的肝细胞毒性或经肝细胞转化后的中间代谢产物药效更强,特别对肝细胞具有直接毒性。药物引起的肝损害,可以与剂量有关,由于摄入大剂量肝毒性药物引起的中毒反应是可预测的,多为直接引起肝毒性药物。有些引起特异质反应,是否发生肝衰竭常无法预测,往往与剂量无关。药物引起肝损害可以作用于肝实质细胞、胆管系统或二者同时受累,也可以是隐袭性发展的慢性肝损害。肝损害可以是唯一临床表现,也可伴有肝外其他器官的明显受累或全身性症状。药物性肝损害临床可表现为急性肝炎、慢性肝炎、药物性胆汁淤滞等不同的临床类型,除药物性胆汁淤滞一般不引起急性肝衰竭外,其他类型的药物性肝损害均可表现为急性肝衰竭。在临床诊断的急性肝衰竭中,药物为仅次于各型病毒性肝炎居第二位病因。如患者原有慢性肝病基础,药物更易造成严重的肝功能衰竭。药物引起的急性肝衰竭国外以解热镇痛药醋氨酚(扑热息痛)最常见,国内则以抗结核药异烟肼最重要。近年已发现过量服中药、中成药引起严重肝功能衰竭的病例。

三、发病机制

肝衰竭的发病机制十分复杂,是多因素作用的结果,急性、亚急性与慢加急性肝衰竭归纳起来可分为两个方面。

(一)肝衰竭发病机制

1.原发性损伤

即一次打击。各种病因不同,如乙型肝炎病毒(HBV)感染,HBV 是激发强烈免疫反应的启动因素,HBV 的表面抗原(HBsAg)、前 S 抗原等均可成为靶抗原,HBV 感染的肝细胞表达靶抗原,细胞毒性 T 细胞和靶细胞结合,导致肝细胞大量破坏。由于大量特异性抗体的产生、特异性免疫复合物的形成,激活补体,导致肝脏局限性 Arthus 反应与大量肝细胞破坏。与此同时,多种刺激物质,如病毒、免疫复合物等,均可诱发免疫效应细胞产生多种细胞因子,如白细胞介素 1(IL-1)、白细胞介素 6(IL-6)及肿瘤坏死因子(TNF-α)等,复杂的协同作用与级联反应,直接或间接地造成肝细胞广泛坏死,发生肝功能衰竭。

2.继发性损伤

即二次打击。肝功能受损后,肝脏枯否细胞功能减弱,内毒素灭活功能降低,同时肠道屏障功能受损,肠黏膜通透性增加,肠源性内毒素吸收增加,造成内毒素血症。内毒素在重型肝炎中的发病机制是非常复杂的,内毒素可直接损伤肝细胞,并可激活巨噬细胞、中性粒细胞等产生 TNF-α、IL-1、IL-6 等促炎性细胞因子,引起微循环障碍与 DIC,最终引起肝细胞坏死或凋亡,同时还可引起全身炎症反应综合征和多脏器功能障碍。

原发性损伤和继发性损伤叠加,则导致大量肝细胞死亡和肝功能衰竭,有效抑制病毒复制及控制继发性损伤可促进肝衰竭恢复,提高其存活率。

慢性肝衰竭发生机制:由于慢性肝病的炎症、坏死、增生在缓慢进行中,丢失的肝细胞逐渐增多,但肝细胞的再生因多种因素的制约不能弥补丢失的肝细胞,丢失、再生失去了平衡。有功能的肝细胞大大减少,而残存的肝细胞,因慢性损伤致结构的破坏,血管扭曲、受压、变窄等逐渐加重,使肝细胞持续处于缺血、缺氧状态,肝功能失代偿,逐渐走向衰竭。各种原因的肝硬化形成、免疫功能紊乱、内毒素血症的发生、门脉高压使肝脏血供不足,无法将有毒物质运至肝脏进行解毒等,都会加重肝损伤,促进肝衰竭的发生发展。

(二)常见并发症发病机制

1.出血

肝衰竭并发出血是最常见、最严重的并发症之一。其发病机制是由多种因素造成的,既有肝细胞合成凝血因子减少,又有肝脏对活化凝血因子的灭活作用降低;既有内毒素血症、弥散性血管内凝血(DIC)消耗掉大量凝血因子,又有脾功能亢进引起血小板质和量的异常。常见出血为上消化道出血、肺出血、脑出血、腹腔内出血、痔出血、皮肤大片瘀斑等,其中上消化道出血最常见。上消化道出血除与以上因素有关外,尚与门脉高压引起的食管、胃底曲张静脉破裂及肝衰竭时应激反应引起的弥散性胃黏膜腐蚀性糜烂有关。上消化道出血主要表现为呕血、黑便,严重者可发生低血容量性休克。上消化道出血可使患者原有的肝脏损害进一步加重,继以导致腹水骤增、肝性脑病、严重感染、肝肾综合征的发生,甚至导致多脏器功能障碍。

2.肝性脑病(HE)

肝性脑病系因肝功能衰竭而出现的一系列精神神经症状,其发病机制包括氨和谷氨酰胺的毒性作用、毒性物质(硫醇、酚、氨等)抑制 Na^+-K^+-ATP 酶的活性、谷氨酸的神经毒性作用、脑血流动力学的影响以及低血压、低氧和高碳酸血症对中枢神经系统的损害等。另外,已证实急性肝功能衰竭时重度肝性脑病均存在脑水肿,最终导致脑疝及死亡。现认为脑水肿主要与星状胶质细胞肿胀及细胞外谷氨酸盐、代谢性碱中毒和脑循环变化有关。主要诱因有摄入蛋白不当、镇定类药物、便秘、过度利尿、大量放腹水、感染、上消化道出血、肝肾综合征、水电解质酸碱失衡等。其临床表现主要为精神、神经异常,如性格、行为异常,进而烦躁、睡眠倒错、嗜睡、意识完全丧失或昏迷。临床可分为四期:前驱期、昏迷前期、昏睡期、昏迷期。肝性脑病为肝功能衰竭患者的严重并发症和死亡的重要原因之一。

3.肝肾综合征(HRS)

肝肾综合征是重症肝病患者在无肾脏原发病变的情况下发生的一种进行性功能性肾衰

竭,其特征为:①肾脏无器质性病变,肾小管回吸收功能良好。②肝移植后肾功能可完全恢复,而将肾脏移植于非肝病肾衰竭患者,移植肾的功能良好。HRS 的发病机制历来存在两种学说,一是"肝肾反射学说",二是"肾外动脉扩张学说",两种学说的交汇点,就是肾血流量或灌注压不足、肾小球滤过率下降。就肝衰竭合并 HRS 而言,倾向于前一机制同时存在肾外动脉扩张的综合作用。其主要表现为少尿、无尿、血尿素氮及肌酐升高。根据临床表现的差异,通常将 HRS 分为两型:Ⅰ型发病急骤,外周血管阻力升高而血容量降低,心脏指数正常或降低,常伴有自发性腹膜炎、肝性脑病等,多见于急性或亚急性肝衰竭,停用利尿剂和扩张血容量可有短暂疗效,除非肝移植,否则病死率高达 100%;Ⅱ型发病较缓,外周血管阻力下降而血容量正常,心脏指数升高,往往和难治性腹水并存,常有过度使用利尿剂或放腹水、肾毒性药物、消化道出血等诱因,多见于肝硬化晚期和慢性肝衰竭,扩张血容量无明显疗效,而透析疗法可显著延长生存时间。

4.感染

肝衰竭患者细胞免疫功能低下、肝脏解毒能力明显下降,易合并细菌、病毒、支原体、衣原体、真菌等感染。常见的感染部位为原发性腹膜炎、肺感染、急性胰腺炎、胆管感染、泌尿系感染、深部脓肿等,其中以原发性腹膜炎最为常见,其次为肺感染。原发性腹膜炎除与上述原因有关外,尚与肠道黏膜屏障作用下降、肠内菌群过度增殖、肠内细菌易位等因素有关。原发性腹膜炎的主要表现为发热、腹痛、腹部压痛及反跳痛,部分患者可无明显表现,在行腹穿检查时发现腹水白细胞升高或菌培养阳性。肺感染可表现为发热、咳嗽、咳痰,但部分患者为肺间质炎症,症状可不典型,需通过胸部 X 线检查发现。感染可引起或加重内毒素血症,直接或间接导致肝微循环障碍,加重肝损害,并促发多脏器功能衰竭,甚至死亡。早期诊断和积极防治感染是降低病死率的关键之一。

5.水、电解质紊乱和酸碱失衡

重型肝炎时患者极易发生内环境紊乱,势必造成水、电解质和酸碱代谢失衡,常见为水钠潴留、低钾血症、高钾血症、低钠血症、呼吸性碱中毒、代谢性碱中毒、呼吸性碱中毒合并代谢性酸中毒、呼吸性碱中毒合并代谢性碱中毒、三重性酸碱失衡等。

四、诊断

(一)临床表现特点

由于肝脏功能的复杂性,当出现急性肝衰竭时临床表现往往是以急性肝脏为主的消化系统功能衰竭的多脏器、系统功能不全综合征。肝脏及消化道功能障碍及衰竭的临床表现相对突出,除此之外可以见到消化系统以外的其他系统的功能障碍和衰竭的临床表现。

1.ALF 一般状态及消化系统表现

(1)一般状态:发生 ALF 的患者一般状态极差,全身体质极度虚弱、全身情况呈进行性加重、高度乏力、发热。

(2)消化道症状:恶心、呕吐、腹胀、顽固性呃逆、肠麻痹。急性期的患者较多合并消化道出血;黄疸,浓茶色尿、黄疸进行性加重,肝脏改变、肝功能异常,肝脏进行性缩小、ALT 明显增高、胆、酶分离。黄疸出现后,消化道症状不仅不缓解,而且日趋增重。由于急性的肝脏肿大的肝被膜受牵拉,部分病例可见到剧烈腹痛,需同外科急腹症相鉴别。ALF 的病程中可以有大量的腹水症和全身水肿,低蛋白血症是其主要原因,如有短时间快速进展的腹水症伴有腹痛的患者应警惕肝静脉血栓形成。

(3)肝性脑病:见于急性肝衰竭的所有病例。患者可有神志淡漠、性格改变、定向力异常,表现较重的有精神紊乱和昏迷,扑翼样震颤阳性,伴有黄疸进行性加重等。

(4)黄疸:黄疸在短期内迅速加深是其特征。每天上升的幅度,常超过 $34 \sim 51 \mu mol/L$($2 \sim 3mg/dL$)。正常肝脏对胆红素的廓清有很大的储备能力,即使在急性溶血很明显时,其血清胆红素一般也不超过 $85 \mu mol/L$,但在 ALF 患者,由于肝细胞的广泛坏死,廓清正常胆红素代谢的储备能力急剧下降,故短期内黄疸急剧上升。偶见 ALF 无明显黄疸时(主要见于Ⅱ型 ALF),当出现意识障碍时常被误诊为精神病。

(5)无菌性胆囊炎:超声检查可以见有胆囊增大,胆汁淤积,胆囊壁水肿明显。

(6)急性胰腺炎:急性胰腺炎既可以是 ALF 的诱发因素,同时 ALF 也可以导致急性胰腺炎的发生。其中有 10% 的 ALF 可以见到重症胰腺炎。并发急性胰腺炎后患者的死亡率也将大大增加。

(7)肝臭与肝脏进行性缩小:肝臭的产生是由于含硫氨基酸经肠道细菌分解后生成的硫醇不能经肝脏分解而形成的特有气味,对临床诊断有提示作用。此外,肝脏的大小对 ALF 预后有重要意义,进行性缩小提示预后差,即使存活下来患者可能直接进入肝硬化。

2.其他系统并发症

当 ALF 发生其他脏器和系统并发症时,彼此间相互影响,一方面 ALF 加重其他系统的功能障碍和衰竭,另一方面其他系统的功能障碍和衰竭可以加速 ALF 的发展进程,致死率也明显增加。较常见的有以下几点。

(1)神经系统临床表现:肝性脑病见于 ALF 的所有病例,ALF 发生肝性脑病的时间各有不同,短的几天之内患者就可以进入肝性脑病状态。绝大多数的 ALF 患者可以见到脑水肿,因 ALF 死亡的尸检病例为 51% $\sim$ 81% 有脑水肿,常伴随肝性脑病发生,其中 25% $\sim$ 30% 患者发生小脑扁桃体疝、颞叶钩回疝。由于脑水肿与肝性脑病的临床表现有许多重叠之处,肝性脑病可掩盖脑水肿的若干临床表现,如不提高 ALF 并发脑水肿的认识,极易漏诊。若患者已出现瞳孔、呼吸改变,抽搐或癫痫发作,已提示脑疝形成,多为晚期表现,诊断并不困难。对于 ALF 恢复的后期,如果肝脏功能及其他脏器情况均已经好转,患者仍有难以解释的意识障碍应警惕 Wernicke 脑病的发生。

(2)血液系统临床表现:出血和出血倾向是 ALF 常见的突出表现之一。ALF 患者早期即有出血倾向,表现为牙龈或口腔黏膜出血、鼻出血、球结膜出血、皮肤出血点或瘀斑。最早出现的往往是注射部位渗血。出血倾向常先于意识障碍的出现。大出血常发生于消化道,多见于疾病的中晚期,还有一些患者可以见到蛛网膜下隙及脑部等重要脏器出血。晚期 ALF 的大出血,除肝脏合成凝血因子减少外,还与其他凝血障碍有关:①DIC。②原发性纤维蛋白溶解:肝脏合成抗纤维蛋白溶酶功能减退,也不能清除纤维蛋白溶酶激活物,导致原发性纤溶。③血小板数量减少及质量下降。④毛细血管脆性增加。⑤胆汁淤积致胆盐排泄障碍使维生素 K 吸收障碍,继发维生素 K 依赖凝血因子合成障碍等因素。

(3)呼吸系统临床表现:ALF 时呼吸系统的变化也不少见,从低氧血症到急性呼吸窘迫综合征(ARDS)均可见到,约 30% 的 ALF 发生 ARDS。ALF 时,舒张血管物质不能被肝脏摄取、灭能、大量入血液循环,除引起外周血管阻力降低及低血压外,还引起肺内动静脉分流,致低氧血症,当肝脏功能衰竭时作为上游器官的网状内皮系统被封闭,会使大量门静脉来源的内毒素及炎性介质通过肝脏而不被降解和灭活,直接进入肺循环,不仅造成分流加重,还会直接或间接损伤肺泡及肺间质导致 ARDS。

(4)循环系统临床表现:ALF 的循环系统表现可有心律失常、心功能不全。心律失常主要有心动过缓、室性期前收缩和房室传导阻滞。较常见的循环功能障碍是低循环阻力性低血压,临床病理生理状态是由此引起的器官组织灌注不良,甚至可以启动或促进加重急性肝功能衰竭的进程,当收缩压≤80～90mmHg,常是预后不良的标志。80%～90% 的 ALF 可出现低血压。低血压发生的机制较复杂,部分病例是由于毛细血管通透性改变的液体外渗及出血引起的血容量不足或由于心功能不全,但其主要原因是外周血管阻力降低,其与下列因素有关:①血浆中假性神经递质取代真递质苯肾上腺素。②循环内舒血管物质增多如一氧化氮、胰高糖素、组胺、VIP 等大量涌入血液循环,这些舒血管物质使外周血管阻力降低。③细胞因子及内毒素血症:主要是细菌内毒素、肿瘤坏死因子(TNF-α)、白细胞介素 1(IL-1)、白细胞介素 6(IL-6)等,但这些因子在循环功能障碍中具体作用尚不完全清楚。

(5)泌尿系统临床表现:泌尿系统并发症主要有肾功能不全、泌尿系统感染、出血等。肾功能不全的发生概率约 70%。少数病例归因于肾前性氮质血症,如消化道大出血、失水等。部分病例为急性肾小管坏死,大部病例为功能性肾衰竭(肝肾综合征),内毒素血症和介质病是其主要形成机制。ALF 一旦发生肾功能不全,会加重体内环境紊乱,也提示预后极差。ALF 时因尿素氮(BUN)合成降低,BUN 升高不明显,仅血清肌酐才能反映肾衰竭的严重程度。

(5)内分泌系统临床表现:由于肝脏是糖、蛋白、脂肪等代谢的主要脏器,也是体内灭活各种激素的主要脏器,ALF 发生时会出现较严重的内分泌紊乱:胃肠道激素、胰岛素、胰高血糖素、甲状腺素、肾素血管紧张素.醛固酮系统和抗利尿激素(ADH)等均有相应改变。其中主要的是低血糖症,40% 的 ALF 患者可出现空腹低血糖(2.22mmol/L)并陷入昏迷,有时与肝性脑病甚难鉴别,但补葡萄糖液后迅速好转,有学者称之为"假性肝性脑病"。ALF 低血糖机制可能由于:①大量肝细胞坏死,致肝内糖原储备耗竭。②肝脏合成糖原分解酶如葡萄糖-6-磷酸酶的作用锐减,残存的肝糖原也不能分解为葡萄糖。③肝脏将非糖物质转化成为糖原(糖原异生作用)的功能的衰竭。④高胰岛素血症等。

3.水、电解质及酸碱平衡失常

常见的有:①低钠血症:多表现为稀释性低血钠,病情愈重,稀释性低血钠愈明显。血清钠<120mmol/L 时,提示病情已属终末期。②低钾血症:常可使肝性脑病加剧,诱发心律失常。③低血钙与低血镁也较常见,与摄取减少、腹泻、药物促进排除等因素有关。④酸碱紊乱:早期因过度换气致呼吸性碱中毒;低钾低氯致代谢性碱中毒;组织缺血缺氧或肾功能不全致代谢性酸中毒;最后由于内毒素、脑水肿或并发呼吸道感染等原因引起呼吸中枢抑制,出现高碳酸血症时,则引起呼吸性酸中毒。

4.并发感染

ALF患者无论是否应用皮质激素,并发感染的发生率达50%左右。常见感染部位为呼吸道感染、胆管感染、胃肠道感染、泌尿系统感染、自发性腹膜炎、败血症等。因为患者的极度虚弱,抵抗力低下易发生真菌和病毒等机会感染。ALF易并发感的原因有:①肝脏清除抗原及毒性物质功能减弱。②ALF时,血浆中有抑制PMN单磷酸己糖旁路代谢活性的因子,还含有一种能减低PMN趋化性以及抗中性粒细胞正常趋化性的物质,再加上中性粒细胞Na^+-K^+-ATP酶活性减低,这些因素均使中性粒细胞丧失其防御感染的功能。③血浆补体及调理素降低。

(二)辅助检查

ALF辅助检查对病因的诊断、病情评估、疗效评价和预后判断有重要意义。

1.常规检查

①血常规:可见到血小板减少,其机制是DIC发生后造成的血小板消耗,合并细菌或病毒感染时可见到白细胞有增高和降低。②尿常规:可见到蛋白尿,肾实质损伤时有红、白细胞,尿胆原减少或消失,尿胆红素增加。③大便常规:合并消化道出血时有便隐血阳性,急性期时大便可以呈白陶土便,为胆汁淤积所致。

2.凝血检查

ALF发生时会出现严重的凝血功能异常,是较为敏感的反映肝脏合成功能的指标。主要凝血指标有:凝血酶原时间测定;血小板计数与功能试验;各凝血因子和纤维蛋白原降解产物(FDP)测定等。发病数天后就可以见到凝血酶原时间延长及凝血酶原活动度下降,国际标准化比率(INR)≥1.5或凝血酶原活动度低于40%时肝衰竭诊断成立。

3.生化检查

生化检查通过以下几个方面反映肝脏衰竭的情况。

(1)反映肝细胞损伤酶学指标:血清酶检测包括丙氨酸氨基转移酶(俗称谷丙转氨酶,ALT)、门冬氨酸氨基转移酶(俗称谷草转氨酶,AST),ALT和AST能敏感地反映肝细胞损伤与否及损伤程度。其中,AST/ALT可以有助于预后判定,比值越高死亡率也随之增高,比值大于1时预后不佳。ALF后期酶学反而下降,与持续增高的胆红素相比呈"胆酶分离"现象,提示大量肝细胞死亡,预后极差。

(2)反映胆管功能状态的酶学:主要有碱性磷酸酶(ALP)、γ-谷氨酰转肽酶(γ-GT或GGT)、总胆汁酸、5'-核苷酸(5'-NT)等。

(3)反映肝脏分泌和排泄功能的指标:包括总胆红素(TBil)、直接胆红素(DBil)、总胆汁酸(TBA)等。胆红素水平上升迅速和升高明显,急性期胆红素持续增高每天升高可达2～3mg/dL,早期以直接胆红素为主,随后直接胆红素及间接胆红素双向增高。

(4)反映肝脏合成贮备功能的指标:主要有前白蛋白(PA)、白蛋白(Alb)、胆碱酯酶(ChE)和凝血酶原时间(PT),也是通过检测肝脏合成功能来反映其贮备能力的常规试验,病情进展越快,持续时间越长,这些指标变化越明显。胆碱酯酶活性持续降低且无回升迹象,多提示预后不良。

(5)反映肝脏肝巨噬细胞功能的指标:血清蛋白电泳中 γ 球蛋白增高提示肝巨噬细胞功能减退,不能清除血液循环中内源性或肠源性抗原物质。

(6)反映肝细胞再生的指标:主要是观察甲胎蛋白(AFP)水平变化,恢复期 AFP 水平升高提示肝细胞有再生,提示预后好。

4.有关病因学检查

对 ALF 的病因学检查很重要,和其治疗及预后密切相关。主要有各种病毒学指标监测、药物的鉴定及血药浓度检测、血铜、毒物检测、自身免疫标志物、内毒素及补体等测定。

5.其他生化检查

血氨在 ALF 的患者增高较明显,其中以动脉血的血氨能更好地反映血氨的水平;血糖常常很低,主要因为糖原合成和糖原异生损害,严重时直接威胁患者生命;如果动脉血乳酸水平在 ALF 4 小时内超过 3.5mg/dL 或 12 小时超过 3.0mg/dL 提示为对乙酰氨基酚中毒所致急性肝衰竭,除此之外,还反映组织灌流减少和肝脏对乳酸清除能力减弱。血清肌酐水平可以反应肾脏功能变化情况,结合临床表现可以早期诊断肝肾综合征;血淀粉酶及脂肪酶的监测可以了解有无合并胰腺损伤;血清总胆固醇:常有胆固醇水平的降低,当小于 1.56mmol/L 时预后差;血氨和血支链氨基酸/芳香族氨基酸比例失调:血氨升高和血支链氨基酸/芳香族氨基酸比例由 3~5 下降至<1;血气分析能发现酸碱失衡。

6.影像学检查

可以帮助诊断病因、了解肝脏储备功能、观察并发症及疗效评估等。常用的主要有肝脏多普勒彩色超声、X 线检查、CT 及 MRI 检查。

7.特殊检查

一部分患者需要做以下特殊检查来判断和评估病情:肝脏活检、颅内压监测、脑电图,有条件均有必要开展上述检查。所有的患者应做心电图检查,进行心脏功能的动态监测,及时发现心律失常及低钾等心电图改变;血培养:阳性时提示合并细菌感染或真菌感染。

(三)诊断注意事项及鉴别诊断

ALF 诊断过程中有以下三方面必须要关注:病史、神经系统症状及凝血异常出现的时间,辅助检查中重点关注出凝血常规。对于既往无肝病史(有肝病史者肝功能一直处于稳定状态),病史询问中有可引起肝损害的诱因,当患者肝功能严重受损,伴有高胆红素血症,PT 明显延长,凝血酶原活动度小于 40%,如能排除慢性肝病,起病时间在 26 周以内出现肝性脑病即可诊断为急性肝衰竭。由于该病起病急,病程凶险,治疗强度要求高,且预后差,因此应注意和其他黄染及肝损伤疾病相鉴别。曾经用于描述 ALF 的其他名词有:暴发性肝衰竭、暴发性肝炎、暴发性肝坏死等。急性肝衰竭(ALF)的诊断名称已经包括所有的持续少于 26 周的肝衰竭。而过去超急性(<7 日)、急性(7~21 日)和亚急性(>21 日但<26 周)等用于区分病程长短的诊断名词对疾病的发展和预后也无明显帮助,目前国际上建议以通用名称急性肝衰竭(ALF)可以很好描述这一疾病。

该病的鉴别诊断应基于病史、症状、体征及辅助检查几个方面来鉴别。需要鉴别的疾病主要有黄疸、肝损害及精神症状的疾病,如急性黄疸型肝炎、慢性重症肝病、急性化脓性胆管炎、急性溶血性黄疸等。

五、治疗

急性肝衰竭的治疗,应在生命支持治疗基础上,进行对因治疗、处理及预防以消化道功能衰竭为主的多脏器功能障碍、终止肝损伤、促进肝细胞再生恢复生命功能为主的治疗原则。

(一)一般治疗及护理

1.一般处理及护理

一旦诊断急性肝衰竭应立即进行监护,在监护病房内实行专医专护、预防交叉感染、口腔护理、定时翻身;给予禁高蛋白饮食;保持大便通畅。此外,当诊断明确后应及早转诊至有监护及抢救条件的医院,并为肝脏移植做准备。

2.一般支持治疗

建议肠道内营养,包括高碳水化合物、低脂、适量蛋白饮食,提供每公斤体质量热量35～40kcal总热量,静脉输入高糖(适量普通胰岛素)防止低血糖发生;保证水、电解质平衡、量出而入;补充足够的维生素、微量元素;肝性脑病患者需限制经肠道蛋白摄入,进食不足者,每天静脉补给足够热量、液体和维生素。

3.积极纠正低蛋白血症

及时补充白蛋白或新鲜血浆,并酌情补充凝血因子。

4.维持水、电解质、酸碱平衡

由于急性肝衰竭可产生较为复杂的酸碱、水电解质失衡,应进行血气监测,特别注意纠正低钠、低氯、低镁、低钾血症,及时发现并治疗酸碱、水电解质失衡是治疗急性肝衰竭的重要环节。

(二)病因治疗

由于ALF的病因对病情的发生、发展及预后有重要意义。不同病因在临床治疗也有着较大的差异。在明确病因的情况下,正确地对因治疗是取得理想临床效果的关键。常见的造成ALF病因治疗有以下治疗措施。

1.对乙酰氨基酚所致ALF的治疗

确诊或疑诊对乙酰氨基酚过量导致的ALF患者,在摄入后1小时内的,如果量较大应立即洗胃以减少药物吸收。摄入药物在4小时以内的患者,应立即给予口服活性炭之后给予N-乙酰半胱胺酸(NAC)。血清药物浓度和转氨酶增高意味着即将或已经发生了肝损伤。对是否摄入了对乙酰氨基酚的详细情况表述不清的ALF患者也尽早应用NAC。必要时予以人工吸附治疗。

2.毒菌(蕈)中毒所致ALF的治疗

明确或怀疑为毒菌(蕈)中毒的ALF患者,应考虑给予青霉素G(按每天30万U/kg～100万U/kg剂量)和水飞蓟素进行治疗。对明确菌(蕈)中毒导致的ALF患者,应该立即做肝移植准备,肝移植常为挽救此类患者生命的唯一选择。

3.药物诱导性肝中毒所致ALF的治疗

对药物中毒的病例首先设法获得药物(含处方药物、非处方药物、中草药)的详细资料,如开始服用时间、服用剂量和最后服用的时间和数量及近 1 年来的食物等,尽量了解清楚摄入药物的成分。对于可疑药物性肝中毒导致 ALF,立即停用所有的可疑药物并进行必要的药物治疗并寻找相应解毒剂。大多数药物中毒可以补充谷胱甘肽制剂,对乙酰氨基酚中毒应用葡醛内酯、泰特、乙酰半胱氨酸等;乙醇中毒补充足量的 B 族维生素;异烟肼中毒采用维生素 B_6 对抗。毒素中毒应用活性炭、血滤清除毒素。

4.病毒性肝炎

对病毒性肝炎甲型、乙型、戊型所致 ALF 的应行支持治疗,目前尚未证明病毒特异性治疗有效。对 HBsAg 阳性的患者(不论 HBVDNA 滴度高低)应尽早给予核苷类似物,并在化疗完成后继续维持 6 个月,以防止再活化和突发。应注意晚期肝衰竭患者因残存肝细胞过少、再生能力严重受损,抗病毒治疗难以改善肝衰竭结局。国内上市的拉米夫定、恩替卡韦、替比夫定、阿德福韦酯等均可降低 HBV-DNA 水平,降低肝衰竭患者病死率。明确或怀疑为疱疹病毒或水痘-带状疱疹病毒感染所致 ALF,应该使用阿昔洛韦(5~10mg/kg,每 8 小时静滴)进行治疗,并应考虑进行肝移植。由于病毒感染所致急性肝脏损伤的患者发生机制和免疫紊乱有关,治疗过程中在不同阶段可以应用肾上腺皮质激素、胸腺五肽、干扰素。

5.Wilson 病所致 ALF 的治疗

肝移植是这类患者的主要治疗措施,应明确诊断后再进行必要支持和对症处理的同时尽早作移植的准备。

6.自身免疫性肝炎所致 ALF 的治疗

对疑诊自身免疫性肝炎所致 ALF 的患者,应进行肝活检以明确诊断。并给予激素治疗(波尼松 40~60mg/d)。激素治疗的同时,也应做肝移植的准备。

7.妊娠急性脂肪肝/HELLP 综合征所致 ALF 的治疗

对妊娠急性脂肪肝或 HELLP 综合征(溶血、肝酶增高、血小板降低),针对病因治疗的方案是创造手术条件,尽早终止妊娠,如果终止妊娠后病情仍继续进展,需考虑人工肝和肝移植治疗。

8.急性局部缺血性损伤所致 ALF 的治疗

对具有局部缺血性损伤证据的 ALF 患者,应加强支持治疗的同时尽早解决肝脏的缺血病因。

9.Budd-Chiari 综合征

排除潜在的恶性肿瘤的患者,肝静脉血栓形成伴发肝衰竭应选择进行肝脏移植。

(三)保护肝脏功能,促进肝细胞再生

护肝药物较多,应根据患者的具体情况选择合适的护肝药,常见的治疗 ALF 药物有下面几种。

1.肝细胞生长因子(HGF)或肝细胞再生刺激因子(HSS)

该药是有较好临床效果的生物制剂。它是幼猪肝细胞内提纯的多肽,有促进 DNA 合成、促进肝细胞生长外,抑制肿瘤坏死因子,还能增强肝巨噬细胞功能,稳定肝细胞膜。

2.高血糖素-胰岛素疗法(G-I 疗法)

以 5%葡萄糖液中加普通胰岛素 10U 和高血糖素 1mg,静滴,持续 2 小时,每天 1 次。G-I

疗法的机制,一般认为高血糖素作用于受体而激活腺苷酸环化酶,使细胞内 cAMP 浓度增加,后者又激活组蛋白激酶使染色体中组蛋白去阻遏,促使 mRNA 转录,增加酶和蛋白质的合成,促进肝细胞再生。胰岛素虽可使 cAMP 减低,但可促进蛋白质合成中的转录进程,并可促使线粒体生成 ATP。二者合用对肝细胞再生有协同作用。近年来有学者观察到 G-I 疗法的治疗作用与改善氨基酸失衡有关。

3.甘草酸制剂

这类药物主要成分为甘草酸(甘草甜素),并含有一部分的半胱氨酸和甘氨酸。具有类肾上腺皮质激素作用,无明显的激素不良反应;能利胆、解毒、抑制体内自由基的产生和过氧化脂质的形成,具有降黄疸和氨基转移酶的作用。

4.前列腺素 E_1

通过以下机制实现肝脏功能保护,如扩张肝脏血管、增加肝内血液灌流;保护血管内皮细胞功能,抑制血小板聚集和免疫复合物沉积,可以防止 DIC 的发生和进展,与其他药物联合应用可以取得较好的临床效果。

5.门冬氨酸钾镁

该制剂含天门冬氨酸、钾离子、镁离子等。天门冬氨酸在人体内是草酰乙酸的前体,在三羧酸及鸟氨酸循环中起着重要作用,使氨(NH_3)与二氧化碳生成尿毒有去氨作用。钾离子是细胞生命所必需,是高能磷酸化合物合成分解的催化剂。镁离子是生成糖原及高能磷酸酯不可缺少的物质,是糖代谢中多种酶的激活剂,也能使血管扩张,有利于肾血流量,利尿,降低颅内压,增加脑组织的血液循环,改善代谢,还可增强门冬氨酸钾盐的治疗效应。常用量为 20~40mL/d,加入 10%葡萄糖溶液 200~400mL 中静滴。

6.中药制剂

常用的有苦黄、茵栀黄、丹参注射液。苦黄注射液具有利湿退黄、清热解毒的作用。用法:苦黄注射液 30~60mL 加入 5%~10%的葡萄糖液 250~500mL 中静脉滴注。茵栀黄注射液具有清热、解毒、利湿、退黄作用。茵栀黄注射液 10~20mL 溶于 10%葡萄糖液 250~500mL 中静脉滴注,每天 1 次。丹参通过改善肝内微循环提高肝巨噬细胞功能、降低肝门静脉压力、调节免疫功能、促进肝细胞再生、抗肝纤维化等起到护肝的作用,但有出血的情况以避免应用。用法:复方丹参液 10~20mL,加入 5%~10%葡萄糖液中静脉滴注。但以上药物治疗 ALF 主要作为辅助用药。

7.去氨治疗及维持支链氨基酸/芳香族氨基酸比值

可应用谷氨酸钠 23g/d,精氨酸 20g/d,但应注意电解质及酸碱平衡:维持支链氨基酸/芳香族氨基酸比值应用富含支链氨基酸的肝用氨基酸,以静脉滴注为主,也可以口服。

8.微生态调节治疗

肝衰竭患者存在肠道微生态失衡,肠道益生菌减少,有害菌增加,而应用肠道微生态制剂可改善肝衰竭患者预后。临床上可应用肠道微生态调节剂、乳果糖或拉克替醇,以减少肠道细菌易位或降低内毒素血症及肝性脑病的发生。

(四)系统功能支持治疗

1.肝脏功能支持

ALF时暂时性肝支持疗法或称人工肝支持系统(ALSS)是借助体外机械、化学或生物性装置,暂时或部分替代肝脏功能,从而协助治疗肝脏功能不全或相关疾病。由于肝脏损伤后具有较强的再生功能,通过暂时的功能替代可以使患者争取到足够长的生存期,然后通过肝再生而恢复肝脏功能。传统上按照人工肝组成及性质分为非生物型人工肝、生物型人工肝及组合型生物人工肝,是通过血液透析、血滤、血浆胆红素吸附、血滤透析、血浆置换、复合性非生物人工肝支持系统(如系统化的人工肝支持ALSS)、离体肝灌流和血浆分离等连续性血液净化技术,对体内的毒素、炎性介质、代谢产物等进行清除以达到解毒的目的,以人工培养的肝细胞为基础构件组成体外生物反应系统。它不仅具有肝脏的特异性解毒功能,还可以参与能量代谢,具有生物合成转化功能,分泌促肝细胞生长活性物质等。我国学者创建了新一代的个体化的非生物型人工肝支持系统:PE(血浆置换)、PEF(血浆置换联合持续血液滤过)、PED(血浆滤过透析)、PEAF(血浆置换联合体外血浆吸附和血液滤过)。上述技术针对不同病因、病情、不同分期肝衰竭患者均有较显著疗效,统称为李氏人工肝系统(Li-ALS)。临床上应根据患者的具体情况合理选择不同方法进行个体化治疗:在药物和毒物相关性肝衰竭应用PBA/PEF/PED/PEAF治疗,在严重感染所致的肝衰竭应用PEF治疗,在病毒性肝炎早期应用PE治疗,在病毒性肝炎肝衰竭中期应用PEF或PAEF治疗,伴有脑水肿或肾衰竭时,可选用PED或PEF治疗,对伴有显著淤胆症状者可用PBA。其他原因所致肝衰竭治疗亦可参照应用该系统进行治疗。应注意人工肝支持系统治疗操作的规范性。

(1)适应证:①各种原因引起的肝衰竭早、中期,INR在$1.5 \sim 2.5$之间和血小板$>50 \times 10^9/L$的患者为宜;晚期肝衰竭患者亦可进行治疗,但并发症多见,治疗风险大,临床医生应评估风险及利益后做出治疗决定;未达到肝衰竭诊断标准,但有肝衰竭倾向者,亦可考虑早期干预。②晚期肝衰竭肝移植术前等待供体、肝移植术后排异反应、移植肝无功能期的患者。

(2)相对禁忌证:①严重活动性出血或并发DIC者。②对治疗过程中所用血制品或药品如血浆、肝素和鱼精蛋白等高度过敏者。③循环功能衰竭者。④心脑梗死非稳定期者。⑤妊娠晚期。

(3)并发症:人工肝支持系统治疗的并发症有出血、凝血、低血压、继发感染、过敏反应、低血钙、失衡综合征等。

2.胃肠功能支持

在一定程度上是各种综合护肝治疗的基础。保护好胃肠功能,可以减轻和防止肠源性细菌、内毒素及肝脏损害物质经门静脉途径进一步造成肝脏功能损害,同时也可以达到预防和治疗肝性脑病的目的。临床主要措施有:给予禁高蛋白饮食;保持大便通畅,酸化肠道(全肠道)、清除肠道毒素及杂质(投给乳果糖、微生态制剂),乳果糖以保证每天大便$1 \sim 3$次即可,细菌制剂可以加量投给,如排便不通畅时可以应用大黄粉或浸液,当排便次数过多时,给予思密达加强肠道黏膜保护防治细菌及毒素移位。

3.维持酸碱、水盐电解质平衡

由于急性肝脏功能衰竭可产生较为复杂的酸碱、水电解质失衡,及时发现并治疗酸碱、水电解质失衡是治疗急性肝功能衰竭的重要环节。为纠正低钠血症和顽固性腹水,目前临床上常用的补钠方法疗效不佳还易出现脑桥髓鞘溶解症。托伐普坦作为精氨酸加压素 V_2 受体阻滞剂,可选择性阻断集合管主细胞 V_2 受体,促进自由水排泄,已成为治疗低钠血症及顽固性腹水的新途径。

4.出凝血功能支持

纠正出凝血机制异常预防及治疗出血应贯穿于整个抢救治疗的始终,和其他的脏器功能支持治疗同样重要。由于肝脏功能衰竭时凝血因子及纤维蛋白原产生障碍,应及时输注新鲜血及血浆,补充凝血酶原复合物(PPSB)及纤维蛋白原(血纤维蛋白原低于 1g/L 时应用);给予各种止血剂,如维生素 K、卡巴克络、酚磺乙胺、注射用血凝酶等,始终使出凝血系统处于一个相对的稳态;一旦发生消化道止血应立即给予制酸、去甲肾上腺素冰盐水、云南白药、凝血酶、胃黏膜保护剂及时控制出血。

5.神经系统功能支持

重点是预防和治疗肝性脑病、纠正脑水肿、防止 Wernicke 脑病的发生。针对肝性脑病治疗的关键是通过综合治疗手段去除可以引起肝性脑病加重的各种因素,同时应加强维护胃肠功能减少肠源性毒素产生并促进其排除,除此之外针对肝衰竭所致脑功能异常还可以给予以下治疗措施:①去氨治疗:常用药物有鸟氨酸-门冬氨酸二肽治疗,每天常规剂量是 20g 静脉滴注治疗;鸟氨酸-α-酮戊二酸,但疗效不及前者;谷氨酸钠或钾,给予这两种药物治疗时应注意电解质情况及水潴留的情况;临床上较为常用的还有精氨酸 20g 静脉滴注治疗肝性脑病。②纠正芳香族及支链氨基酸的不平衡:临床给予富含支链氨基酸口服和静脉滴注,该治疗除了纠正氨基酸代谢失平衡外,还可以纠正胰岛素和胰高血糖素紊乱所致的高血糖,同时也有促进正氮平衡去氨的作用。③促醒治疗:苏醒剂可以用醒脑静 20~40mL 静脉滴注;GABA/BZ 复合受体拮抗剂有荷包牡丹碱、氟马西尼 0.5mg 加生理盐水 10mL 静脉推注后用 1mg 加入到生理盐水中 30 分钟内静脉滴注或泵入。④对于脑水肿首先应注意防止低钠血症,对有明确证据的脑水肿患者给予甘露醇、山梨醇、纠低氧血症、肾上腺皮质激素等治疗,不建议肾上腺皮质激素用于控制颅内高压,急性肝衰竭患者使用低温疗法可防止脑水肿,降低颅内压。⑤Wernicke 脑病治疗重点在预防:治疗过程中应注意补充大量富含 B 族的维生素。⑥低血糖性意识障碍:约 40% 的 ALF 患者血糖＜2.22mmol/L(40mg/dL),在儿童病例更易发生。ALF 的患者意识状态突然发生改变时应立即作血糖检测以除外低血糖可能。低血糖可导致肝性脑病,也可使脑功能发生可逆性或不可逆性损伤,治疗措施是立即给予葡萄糖。

6.维持肾功能

ALF 发生的过程中,主要以 MODS 为主要临床特征,最常伴随出现的是肾脏功能不全。主要治疗措施有调整液体量、避免肾损伤药物、预防和治疗内毒素血症等。对于严重的病例适时采用连续性肾脏替代(CRRT)治疗,CRRT 治疗不但可以清除体内多余的水分,维持机体的水盐代谢平衡,还可以对炎症介质有清除作用,一般采用高分子合成膜用高流量行 CRRT 可以清除 IL-1、血小板活化因子及部分补体。由于 CRRT 后组织间的水肿减轻,组织细胞的氧输送改善,组织缺氧所致的炎症介质释放也将明显改善。适时应用 CRRT 可以提高 ALF 患者的抢救成功率及生存率。

7.循环功能支持

ALF 的循环功能障碍时,一旦出现循环功能障碍,应在有血流动力监测情况下,首先应给予积极的容量复苏,使 CVP 达 8～12mmHg;监测 $ScvO_2$ 或 SvO_2,若未达到 0.70,则应根据血红蛋白浓度,输注浓缩红细胞使血细胞比容达到 0.30 以上;若 $ScvO_2$ 或 SvO_2 仍未达到 0.70,应给予多巴酚丁胺[最大剂量至 $20\mu g/(kg \cdot min)$]以达到恢复循环功能的目的,其他常用的血管活性药物还有多巴胺、去甲肾上腺素、米力农等。

8.呼吸功能支持

呼吸功能障碍或衰竭在 ALF 并不少见,除针对原发病治疗减轻肺损伤外,临床主要对呼吸功能衰竭的患者给予机械通气支持治疗。

9.抗感染治疗

应以预防为主,对于怀疑感染的病例应积极寻找病灶、确定病原菌。对于发生的感染抗生素选择时考虑到其敏感性、肝毒及肾毒性等。一旦出现感染,应首先根据经验选择抗菌药物,并及时根据培养及药敏结果调整用药,使用强效或联合抗菌药物、激素等治疗时,应防治真菌二重感染。

10.激素治疗

目前对于肾上腺皮质激素在肝衰竭治疗中的应用尚存在不同意见。非病毒感染性肝衰竭,如自身免疫性肝炎是其适应证,可考虑使用泼尼松 40～60mg/d。其他原因所致肝衰竭前期或早期,若病情进展迅速且无严重感染、出血等并发症者,可酌情使用。

11.急性肝衰竭的肝移植治疗

人工肝技术结合肝移植技术联合治疗模式使 ALF 的治疗水平有了新的提高。主要的肝脏移植指征有:PT>100 秒或以下指标中的任何 3 个:①年龄:年龄小于 10 岁,大于 40 岁。②病因:非甲、非乙,药物诱导的肝衰。③黄疸到发生肝性脑病的时间大于 7 天。④PT>50 秒。⑤血清总胆红素大于 $300\mu mol/L$。

各种原因引起的中晚期肝衰竭,经积极地内科综合治疗和(或)人工肝治疗疗效欠佳时,在绝大多数肝移植中心,除上述指征以外,若病员全身情况变差,尤其神经系统状态恶化及凝血酶原时间变长,就考虑肝移植。

急性肝衰竭时肝移植的反指征:①年龄大于 70 岁。②不可控制的感染(感染性休克、脓毒症、腹腔感染)。③合并心、脑、肺、肾等重要脏器的器质性病变,需要基本生命支持,包括重度心功能不全、颅内出血、脑死亡、肾衰竭需要透析治疗>1 个月。④获得性人类免疫缺陷病毒感染。⑤肝外合并难以根治的恶性肿瘤。⑥难以戒除的酗酒或吸毒或难以控制的精神疾病。

肝移植配合人工肝技术使急性肝衰竭患者的抢救成功率可达 70% 以上,1 年及 5 年受体生存率可达 73% 与 60%,乙肝复发率可低于 5%。

六、疗效判断

(1)主要疗效指标是生存率(4 周、12 周、24 周和 48 周生存率)。次要疗效指标包括:乏力、食欲缺乏、腹胀、尿少、出血倾向、肝性脑病、感染及腹水等临床症状和体征的改善;血液生化学检查示 TBil 下降,PTA(INR)恢复正常,血清白蛋白改善。

（2）治愈率或好转率

①临床治愈标准：a.乏力、食欲缺乏、腹胀、尿少、出血倾向和肝性脑病等临床症状消失；b.黄疸消退，肝脏恢复正常大小；c.肝功能指标基本恢复正常；d.PTA(INR)恢复正常。急性、亚急性肝衰竭常以临床治愈率作为判断标准。

②临床好转标准：a.乏力、食欲缺乏、腹胀、出血倾向等临床症状明显好转，肝性脑病消失；b.黄疸、腹水等体征明显好转；c.肝功能指标明显好转（TBil降至正常的5倍以下，PTA＞40％或INR＜1.6）。慢加急性、慢性肝衰竭以临床好转率作为判断标准。

七、预后

肝衰竭预后尚缺乏敏感、可靠的临床评估指标或体系。多因素预后评价模型如皇家医学院医院（KCH）标准、终末期肝病模型（MELD）、序贯器官衰竭评估（SOFA）、Child-pugh-Turcotle评分（CTP）等以及单因素指标如TBil、凝血酶原时间、血肌酐、胆碱酯酶、血脂、血清钠等指标可供参考。患者预后的好坏很大程度上取决于患者的致病病因以及是否能及时采取有效的治疗措施，如人工肝及原位肝移植。有以下情况患者预后不佳：①年龄＜10岁或＞40岁。②病因学：病毒性肝炎非（A-E）、药物性（对乙酰氨基酚除外）、毒素诱发肝衰竭。③Ⅳ期肝性脑病。④出现黄疸后1周之内进展到Ⅲ或Ⅳ期肝性脑病。⑤pT＞3.5秒；Cr＞3.4mg/dL；胆红素＞17mg/dL；凝血因子Ⅴ＜20％；AFP＜15ng/mL。

第五节 急性胰腺炎

一、概述

急性胰腺炎（AP）是指多种病因引起的胰酶激活，继以胰腺局部炎性反应为主要特征，伴或不伴有其他器官功能改变的疾病。临床以急性上腹痛及血淀粉酶或脂肪酶升高为特点。大多数患者的病程呈自限性，20％～30％的患者临床经过凶险。总体病死率为5％～10％。

《2013中国急性胰腺炎诊治指南》中，将AP严重度分为以下3级：①轻度AP(MAP)：具备AP的临床表现和生物化学改变，不伴有器官功能衰竭及局部或全身并发症，通常在1～2周内恢复，病死率极低。②中度AP(MSAP)：具备AP的临床表现和生物化学改变，伴有一过性的器官功能衰竭（48小时内可自行恢复）或伴有局部或全身并发症而不存在持续性的器官功能衰竭（48小时内不能自行恢复）。③重度AP(SAP)：具备AP的临床表现和生物化学改变，须伴有持续的器官功能衰竭（持续48小时以上、不能自行恢复的呼吸系统、心血管或肾脏功能衰竭，可累及一个或多个脏器）。病死率较高，为36％～50％。

二、病因与发病机制

引起急性胰腺炎的病因甚多，常见病因为胆石症（包括胆道微结石）、高甘油三酯血症、乙醇。国内以胆石症与胆道疾病为主，占50％以上，称胆源性胰腺炎；西方国家主要与酗酒有关,约占 60%。

(一)胆石症与胆道疾病

胆石症、胆道感染或胆道蛔虫等均可引起 AP,其中胆石症(包括胆道微结石)最常见。由于在解剖上 70%~80% 的胰管与胆总管汇合成共同通道开口于十二指肠壶腹部,一旦结石嵌顿在壶腹部,将会导致胰腺炎与上行胆管炎,即"共同通道学说"。其他机制尚有:①梗阻:由于上述的各种原因导致壶腹部狭窄或(和)Oddi 括约肌痉挛,胆道内压力超过胰管内压力(正常胰管内压高于胆管内压),造成胆汁逆流入胰管,引起 AP。②Oddi 括约肌功能不全:胆石等移行中损伤胆总管、壶腹部或胆道炎症引起暂时性 Oddi 括约肌松弛,使富含肠激酶的十二指肠反流入胰管,损伤胰管。③胆道炎症时细菌毒素、游离胆酸、非结合胆红素、溶血磷脂酰胆碱等,也可能通过胆胰间淋巴管交通支气管扩张散到胰腺,激活胰酶,引起 AP。胆道微结石容易导致 AP,因其在胆道系统内的流动性,增加了临床诊断的困难。

(二)高甘油三酯血症

高甘油三酯血症性胰腺炎的发病率呈上升态势。当甘油三酯 ≥11.30mmol/L,临床极易发生 AP;而当甘油三酯 <5.65mmol/L 时,发生 AP 的危险性减少。可能与脂球微栓影响微循环及胰酶分解甘油三酯致毒性脂肪酸损伤细胞有关。但高甘油三酯血症也常出现于严重应激、炎症反应时,在 AP 伴有高甘油三酯血症时,应注意其是因还是果。

(三)乙醇

大量饮酒引起 AP 的机制:①乙醇通过刺激胃酸分泌,使胰泌素和缩胆囊素(CCK)分泌,促使胰腺外分泌增加。②刺激 Oddi 括约肌痉挛和十二指肠乳头水肿,胰液排出受阻,使胰管内压增加。③长期酒癖者常有胰液内蛋白含量增高,易沉淀而形成蛋白栓,致胰液排出不畅。暴饮暴食使短时间内大量食糜进入十二指肠,引起乳头水肿和 Oddi 括约肌痉挛,同时刺激大量胰液和胆汁分泌,由于胰液和胆汁排泄不畅,引起 AP。

(四)胰管阻塞

胰管结石或蛔虫、胰管狭窄、肿瘤等均可引起胰管阻塞,当胰液分泌旺盛时胰管内压增高,使胰管小分支和胰腺泡破裂,胰液与消化酶渗入间质,引起 AP。胰腺分裂症(系胰腺胚胎发育异常)时,多因副胰管经狭小的副乳头引流大部分胰腺的胰液,因其相对狭窄而引流不畅。

(五)手术与创伤

腹腔手术特别是胰胆或胃手术、腹部钝挫伤等可直接或间接损伤胰腺组织与胰腺的血液供应引起胰腺炎。内镜逆行胰胆管造影(ERCP)检查后,少数可因重复注射造影剂或注射压力过高,发生胰腺炎。近年来,ERCP 后、腹部手术后等医源性因素诱发的 AP 的发病率呈上升趋势。

(六)内分泌与代谢障碍

任何引起高钙血症的原因如甲状旁腺肿瘤、维生素 D 过多等,均可引起胰管钙化、管内结石导致胰液引流不畅,甚至胰管破裂,高血钙还可刺激胰液分泌增加和促进胰蛋白酶原激活。

（七）感染及全身炎症反应

AP 继发于急性感染性疾病者（如急性流行性腮腺炎、甲型流感、传染性单核细胞增多症等）多数较轻，随感染痊愈而自行消退。在全身炎症反应时，作为受损的靶器官之一，胰腺也可有急性炎性损伤。

（八）药物

某些药物如噻嗪类利尿药、硫唑嘌呤、糖皮质激素、四环素、磺胺类等可直接损伤胰腺组织，可使胰液分泌或黏稠度增加，引起 AP。多发生在服药最初 2 个月。

（九）其他

少见原因有十二指肠球后穿透性溃疡、壶腹乳头括约肌功能不良（SOD）、血管炎、先天性（胰腺分裂、环形胰腺、十二指肠乳头旁憩室等）、肿瘤性（壶腹周围癌、胰腺癌）、自身免疫性（系统性红斑狼疮、干燥综合征）、α_1-抗胰蛋白酶缺乏症等。但仍有 5%～25% 的 AP 经临床与影像、生物化学等检查病因不明，称之为特发性胰腺炎。

进食荤食常是 AP 发病的诱因，应仔细寻找潜在的病因。随着生活水平的改善，目前由单纯过度进食作为病因的 AP 已显著减少。

AP 的发病机制尚未完全阐明，已有共识的是上述各种病因，虽然致病途径不同，但有共同的发病过程，即胰腺自身消化的理论。正常胰腺分泌的消化酶有两种形式：一种是有生物活性的酶如淀粉酶、脂肪酶和核糖核酸酶等；另一种是以前体或酶原形式存在的无活性酶，如胰蛋白酶原、糜蛋白酶原、前磷脂酶、前弹性蛋白酶、激肽释放酶原和前羟肽酶等。在正常情况下，合成的胰酶绝大部分是无活性的酶原，酶原颗粒与细胞质是隔离的，胰腺腺泡的胰管内含有蛋白酶抑制物质，灭活少量的有生物活性或提前激活的酶。这是胰腺避免自身消化的生理性防御屏障。正常情况下，当胰液进入十二指肠后，在肠激酶作用下，首先激活胰蛋白酶原，形成胰蛋白酶，在胰蛋白酶作用下使各种胰消化酶原被激活为有生物活性的消化酶，对食物进行消化。与自身消化理论相关的机制：①各种病因导致其胰泡内酶原激活，发生胰腺自身消化的连锁反应。②胰腺导管内通透性增加，使活性胰酶渗入胰腺组织，加重胰腺炎症。两者在 AP 发病中可能为序贯作用。一旦各种消化酶原激活后，其中起主要作用的活化酶有磷脂酶 A_2、激肽释放酶或胰舒血管素、弹性蛋白酶和脂肪酶。磷脂酶 A_2 在小量胆酸参与下分解细胞膜的磷脂，产生溶血磷脂酰胆碱和溶血脑磷脂，其细胞毒作用引起胰实质凝固性坏死、脂肪组织坏死及溶血。激肽释放酶可使激肽酶原变为缓激肽和胰激肽，使血管舒张和通透性增加，引起水肿和休克。弹性蛋白酶可溶解血管弹性纤维引起出血和血栓形成。脂肪酶参与胰腺及周围脂肪坏死和液化作用。上述消化酶共同作用，造成胰腺使之与邻近组织的病变，细胞的损伤和坏死又促使消化酶释出，形成恶性循环。近年的研究揭示急性胰腺炎时，胰腺组织的损伤过程中产生一系列炎性介质，如氧自由基、血小板活性因子、前列腺素、白细胞三烯等起着重要介导作用，这些炎性介质和血管活性物质如一氧化氮（NO）、血栓素（TXA_2）等还导致胰腺血液循环障碍，又可通过血液循环和淋巴管途径，输送到全省，引起多脏器损害，成为 AP 的多种并发症和致死原因。

三、诊断

(一)病因与诱因

见上述。在确诊 AP 基础上,应尽可能明确其病因,并努力去除病因,以防复发。AP 病因调查包括:①详细询问病史:包括家族史、既往病史、乙醇摄入史、药物服用史等。计算 BMI。②基本检查:包括体格检查,血清淀粉酶、血清脂肪酶、肝功能、血脂、血糖及血钙测定,腹部超声检查。③进一步检查:病毒、自身免疫标志物、肿瘤标志物(CEA、CA19-9)测定,增强 CT 扫描、ERCP 或磁共振胰胆管成像、超声内镜检查、壶腹乳头括约肌测压(必要时)、胰腺外分泌功能检测等。

(二)临床表现特点

1.腹痛

腹痛为本病的主要表现和首发症状,突然起病,程度轻重不一,可为钝痛、刀割样痛、钻痛或绞痛,呈持续性,可伴有阵发性腹痛加剧,不能为一般胃肠解痉药缓解,进食可加剧。疼痛部位多在中上腹,可向腰背部呈带状放射,取弯腰抱膝位可减轻疼痛。MAP 腹痛 3～5 天即缓解。SAP 病情发展快,腹部剧痛延续较长,可引起全腹痛。极少数年老体弱患者可无或轻微腹痛,而仅表现为明显腹胀。AP 腹痛的机制主要是:①胰腺的急性水肿,炎症刺激和牵引其包膜上的神经末梢。②胰腺的炎性渗出液和胰液外溢刺激毗邻的腹膜和腹膜后组织,产生局限性腹膜炎。③胰腺炎症累及肠道,导致肠胀气和肠麻痹。④胰管阻塞或伴胆囊炎、胆石症引起疼痛。

2.恶心、呕吐及腹胀

多在起病后出现,有时很频繁,吐出食物和胆汁,呕吐后腹痛并不减轻。伴腹胀。极少数年老体弱患者可无或轻微腹痛,而仅表现为明显腹胀。

3.发热

发热常源于全身炎性反应综合征(SIRS),多数患者有中度以上发热,持续 3～5 天。持续发热一周以上不退或逐日升高,应怀疑有继发感染,如胰腺脓肿或胆道感染等。

4.黄疸

AP 时下列原因可引起黄疸,且不同原因的黄疸持续时间不同:①胆石症、胆道感染引起胆总管梗阻。②肿大的胰头压迫胆总管。③合并胰腺脓肿或胰腺假囊肿压迫胆总管。④合并肝脏损害等情况。

5.低血压或休克

SAP 常发生。患者烦躁不安、皮肤苍白、湿冷等;有极少数休克可突然发生,甚至发生猝死。

6.体征

MAP 患者腹部体征较轻,往往与主诉腹痛程度不十分相符,可有腹胀和肠鸣音减少,无肌紧张和反跳痛。SAP 患者上腹或全腹压痛明显,并有腹肌紧张,反跳痛。肠鸣音减弱或消失,可出现移动性浊音。伴麻痹性肠梗阻且有明显腹胀。腹水多呈血性。少数患者有皮肤瘀斑(因胰酶、坏死组织及出血沿腹膜间隙与肌层渗入腹壁下,致两侧胁腹部皮肤呈暗灰蓝色,称Grey-Turner 征;可致脐周围皮肤青紫,称 Cullen 征)。少数患者因脾静脉栓塞出现门静脉高压,脾脏肿大。罕见横结肠坏死。腹部因液体积聚或假性囊肿形成可触及肿块。其他可有相应并发症所具有的体征。

7.局部并发症

包括急性液体积聚(APFC)急性坏死物积聚(ANC)、胰腺假性囊肿、包裹性坏死(WON)和胰腺脓肿,其他局部并发症还包括胸腔积液、胃流出道梗阻、消化道瘘、腹腔出血、假性囊肿出血、脾静脉或门静脉血栓形成、坏死性结肠炎等。局部并发症并非判断 AP 严重程度的依据。

(1)急性胰周液体积聚(APFC):发生于病程早期,表现为胰腺内、胰周或胰腺远隔间隙液体积聚,并缺乏完整包膜,可单发或多发。

(2)急性坏死物积聚(ANC):发生于病程早期,表现为液体内容物,包含混合的液体和坏死组织,坏死物包括胰腺实质或胰周组织的坏死。

(3)胰腺假性囊肿:有完整非上皮性包膜包裹的液体积聚,内含胰腺分泌物、肉芽组织、纤维组织等,多发生于 AP 起病 4 周后。

(4)包裹性坏死(WON):是一种成熟的、包含胰腺和(或)胰周坏死组织、具有界限分明炎性包膜的囊实性结构,多发生于 AP 起病 4 周后。

(5)胰腺脓肿:胰腺内或胰周的脓液积聚,外周为纤维囊壁,增强 CT 提示气泡征,细针穿刺物细菌或真菌培养阳性。

8.全身并发症

主要包括器官功能障碍/衰竭、全身炎性反应综合征(SIRS)、全身感染、腹腔内高压(IAH)或腹腔间隔室综合征(ACS)、胰性脑病(PE)等。

(1)器官功能衰竭:AP 的严重程度主要取决于器官功能衰竭的出现及持续时间(是否超过 48 小时)。呼吸衰竭主要包括急性呼吸窘迫综合征(ARDS),循环衰竭主要包括心动过速、低血压或休克,肾衰竭主要包括少尿、无尿和血清肌酐升高。

(2)SIRS:符合以下临床表现中的 2 项及以上,可以诊断为 SIRS。心率>90 次/分;体温<36℃或>38℃;WBC 计数<$4×10^9$/L 或>$12×10^9$/L;呼吸频率>20 次/分或 PCO_2<32mmHg。SIRS 持续存在将会增加器官功能衰竭发生的风险。

(3)全身感染:SAP 患者若合并脓毒症,病死率升高,为 50%~80%。主要以革兰阴性杆菌感染为主,也可有真菌感染。

(4)IAH 和 ACS:SAP 时 IAH 和 ACS 的发生率分别约为 40%和 10%,IAH 已作为判定SAP 预后的重要指标之一,容易导致 MODS。膀胱压(UBP)测定是诊断 ACS 的重要指标,膀胱压≥20mmHg,伴有少尿、无尿、呼吸困难、吸气压增高、血压降低时应考虑出现 ACS。

(5)胰性脑病:是 AP 的严重并发症之一,发生率为 5.9%~11.9%。可表现为耳鸣、复视、谵妄、语言障碍及肢体僵硬、昏迷等,多发生于 AP 早期,常为一过性,可完全恢复,也可留有精神异常。其发生与 PLA_2 损害脑细胞,引起脑灰白质广泛脱髓鞘改变有关。

(三)辅助检查

1.淀粉酶测定

强调血清淀粉酶测定的临床意义,尿淀粉酶变化仅作参考。血清淀粉酶在起病后 6～12 小时开始升高,48 小时开始下降,持续 3～5 天。血清淀粉酶超过正常值 3 倍可确诊为本病。尿淀粉酶在起病后 12～14 小时开始升高,下降缓慢,持续 1～2 周恢复正常。血清淀粉酶活性高低与病情不呈相关性。患者是否开放饮食或病情程度的判断不能单纯依赖于血清淀粉酶是否降至正常,应综合判断。血清淀粉酶持续增高要注意病情反复、并发假性囊肿或脓肿、疑有结石或肿瘤、肾功能不全、巨淀粉酶血症等。要注意鉴别其他急腹症(如消化性溃疡穿孔、胆石症、胆囊炎、肠梗阻等)引起的血清淀粉酶增高,但一般不超过正常值 2 倍。

2.血清脂肪酶活性测定

常在起病后 24～72 小时开始升高,持续 7～10 天。血清脂肪酶活性测定具有重要临床意义,尤其当血清淀粉酶活性已经下降至正常或其他原因引起血清淀粉酶活性增高,血清脂肪酶活性测定有互补作用。同样,血清脂肪酶活性与疾病严重度不呈正相关。

3.血清标志物

①C-反应蛋白(CRP):CRP 是组织损伤和炎症的非特异性标志物,有助于评估与监测 AP 的严重性。发病 72 小时后 CRP＞150mg/L 提示胰腺组织坏死。②动态测定血清白细胞介素-6 水平增高提示预后不良。

4.生化检查

①暂时性血糖升高常见,可能与胰岛素释放减少和胰高血糖素释放增加有关。持久的空腹血糖＞10mmol/L 反映胰腺坏死,提示预后不良。②暂时性低钙血症(＜2mmol/L)常见于SAP,低血钙程度与临床严重程度平行,若血钙＜1.5mmol/L 提示预后不良。

5.影像学检查

在发病初期 24～48 小时行腹部超声检查,是 AP 的常规初筛影像学检查,可以初步判断胰腺组织形态学变化,同时有助于判断有无胆道疾病,但受 AP 时胃肠道积气的影响,对 AP 不能做出准确判断。推荐 CT 扫描作为诊断 AP 的标准影像学方法,且发病 1 周左右的增强 CT 诊断价值更高,可有效区分液体积聚和坏死的范围。在 SAP 的病程中,应强调密切随访 CT 检查,建议按病情需要,平均每周 1 次。此外,MRI 也可以辅助诊断 AP。

ERCP 和超声内镜(EUS)对 AP 的诊治均有重要作用。EUS 主要用于诊断,尤其对于鉴别诊断恶性肿瘤和癌前病变(如壶腹部腺瘤、微小结石等)有重要意义。

胸、腹部 X 线平片检查对发现有无胸腔积液、肠梗阻等有帮助。

(四)疾病严重程度的判定

1.Ranson 标准(1974 年提出,共 11 条)

①标准:入院时:年龄＞55 岁;血糖＞11.2mmol/L;白细胞＞16×10^9/L;ALT＞250U/L;LDH＞350U/L。入院后 48 小时内:Hct 下降＞10%;血钙＜2.0mmol/L;碱缺失＞4mmol;BUN 上升＞1.79mmol/L;估计失液量＞6L;PaO_2＜60mmHg。每项计 1 分。

2.APACHE-Ⅱ(急性生理学和慢性健康指标评估)

计分≥8 分者,预后不良。

3.AP 严重程度床边指数(BISAP)

BISAP 评分系统可用于住院 48 小时内的任何时候,其对预后评估的准确性似与 Ranson 标准相似。5 个指标为:BUN>8.93mmol/L;精神障碍;存在 SIRS;胸腔积液;年龄>60 岁。每项计 1 分。

4.CT 影像学分级标准

(1)Balthazar 和 Ranson CT 分级系统:本公级系统包括胰腺的 CT 表现和 CT 中胰腺坏死范围大小两部分组成。①胰腺的 CT 表现:根据炎症的严重程度分级为 A~E 级。A 级:正常胰腺。B 级:胰腺实质改变,包括局部或弥漫的腺体增大。C 级:胰腺实质及周围炎症改变,胰周轻度渗出。D 级:除 C 级外,胰周渗出显著,胰腺实质内或胰周单个液体积聚。E 级:广泛的胰腺内、外积液,包括胰腺和脂肪坏死,胰腺脓肿。A 级计 0 分;B 级计 1 分;C 级计 2 分;D 级计 3 分;E 级计 4 分。②胰腺坏死范围计分:无坏死,计 0 分;坏死范围<33%,计 2 分;坏死范围≥33%,<50%,计 4 分;坏死范围>50%,计 6 分。总分:CT 表现(0~4)+坏死范围计分(0~6),分值越高,预后越差。

(2)国内建议使用的 CT 分级标准:将胰腺分为头、体、尾三部分,每部再分为 4 小份,每小份记为 1 分,全胰为 12 分。胰外包括小网膜腔、肠系膜血管根部、左、右结肠旁沟、左、右肾区,每区 1 分,如有全后腹膜分离,再加 1 分。判定:Ⅰ级<6 分;Ⅱ级 7~10 分;Ⅲ级 11~14 分;Ⅳ级≥15 分。

5.改良 CT 严重指数(MCTSI)

胰腺炎性反应分级为,正常胰腺(0 分),胰腺和(或)胰周炎性改变(2 分),单发或多个积液区或胰周脂肪坏死(4 分);胰腺坏死分级为,无胰腺坏死(0 分),坏死范围≤30%(2 分),坏死范围>30%(4 分);胰腺外并发症,包括胸腔积液、腹水,血管或胃肠道等(2 分)。评分≥4 分可诊断为 MSAP 或 SAP。

(五)AP 的诊断体系

1.AP 的诊断标准

临床上符合以下 3 项特征中的 2 项,即可诊断为 AP。①与 AP 符合的腹痛(急性、突发、持续、剧烈的上腹部疼痛,常向背部放射)。②血清淀粉酶和(或)脂肪酶活性至少>3 倍正常上限值。③增强 CT/MRI 或腹部超声呈 AP 影像学改变。

2.AP 的分级诊断

①MAP 为符合 AP 诊断标准,满足以下情况之一,无脏器衰竭、无局部或全身并发症,Ranson 评分<3 分,APACHE Ⅱ 评分<8 分,BISAP 评分<3 分,MCTSI 评分<4 分。②MSAP 为符合 AP 诊断标准,急性期满足下列情况之一,Ranson 评分≥3 分,APACHE Ⅱ 评分≥8 分,BISAP 评分≥3 分,MCTSI 评分≥4 分,可有一过性(<48 小时)的器官功能障碍。恢复期出现需要干预的假性囊肿、胰瘘或胰周脓肿等。③SAP 为符合 AP 诊断标准,伴有持续性(>48 小时)器官功能障碍(单器官或多器官),改良 Marshall 评分≥2 分。

3.建议

①临床上完整的 AP 诊断应包括疾病诊断、病因诊断、分级诊断、并发症诊断,例如 AP(胆

源性、重度、ARDS)。②临床上应注意一部分 AP 患者有从 MAP 转化为 SAP 的可能,因此,必须对病情作动态观察。除 Ranson 评分、APACHE Ⅱ 评分外,其他有价值的判别指标如体质指数(BMI)>28kg/m²,胸膜渗出,尤其是双侧胸腔积液,72 小时后 CRP>150mg/L,并持续增高等,均为临床上有价值的严重度评估指标。

(六)诊断注意事项

通过详细询问病史,仔细观察全身及腹部体征变化,配合必要的辅助检查,一般能及时做出确切的判断。对不典型病例应与急性胃炎、胆囊炎、胆石症、胃肠穿孔、肠系膜动脉栓塞、肠梗阻、异位妊娠等其他急性腹痛,乃至心肺等疾病引起的腹痛相鉴别。确诊为 AP 还需进一步判断其病情严重程度,其中关键是在发病 48~72 小时内密切监测病情和实验室检查的变化,综合评判。

应注意的是,在《中国急性胰腺炎诊治指南(草案)》中,对临床上 SAP 患者中病情极其凶险者冠名为暴发性胰腺炎或早期重症 AP。其定义为:SAP 患者发病后 72 小时内出现下列之一者:肾衰竭(血清肌酐>176.8μmol/L)、呼吸衰竭 EPaO₂≤60mmHg(1kPa=7.5mmHg)]、休克(收缩压≤80mmHg,持续 15 分钟)、凝血功能障碍[凝血酶原时间<70%和(或)部分凝血活酶时间>45 秒]、脓毒症(T>38.5℃、WBC>16.0×10⁹/L、剩余碱≤4mmol/L,持续 48 小时,血/抽取物细菌培养阳性)、全身炎症反应综合征(T>38.5℃、WBC>12.0×10⁹/L、剩余碱≤2.5mmol/L,持续 48 小时,血/抽取物细菌培养阴性)。但在《2013 中国急性胰腺炎诊治指南》中,不建议使用“暴发性胰腺炎(FAP)”,因该术语提及的起病时间 72 小时之内不能反映预后。并且其诊断标准之一的全身炎性反应综合征,只是部分 AP 的临床表现,不能反映病情的严重度。

四、治疗

急性胰腺炎的治疗迄今仍是一个难题,首先是对治疗方式的选择:非手术治疗抑或手术治疗。非手术治疗怎样才能做到合理的补充血容量、减少并发症等;手术治疗时机怎样掌握,手术怎样实施方为合理。关于急性胰腺炎的非手术治疗和(或)手术治疗已探讨了几十年。随着对急性胰腺炎病理变化的深入了解,迄今对其治疗已有较为明确的意义:轻型急性胰腺炎以姑息治疗为主,而重症急性胰腺炎应根据情况予以治疗。前者在急性胰腺中占 80%~90%,后者占 10%~20%。但轻型急性轻型胰腺炎与重症急性胰腺炎之间的界限是不能完全分开的。轻型急性胰腺炎可以转化为重症急性胰腺炎,据统计有 10%左右可以转化。因此,对轻型急性胰腺炎在非手术治疗的过程中,需严密观察其病程的衍变。

轻型急性胰腺炎与重症急性胰腺炎的治疗观点已比较一致,但对胰腺局限性坏死的治疗观点尚有所争议。一种意见认为应手术引流,另一种意见认为可以采取姑息治疗。从一些文献报道和学者治疗中的体会,认为对这一类型的胰腺炎亦应手术“清创”。理由是:一方面坏死是不可逆的,而坏死组织难以吸收,即使可以吸收病程亦很长,长期毒素吸收,临床症状(如持续腹痛、发烧等)经久不退;另一方面在坏死组织中的毒性物质,如血管活性肽、弹力蛋白、磷脂酶 A 等,将引起胰腺进行性自我消化,病变可能继续扩大,将导致全身中毒症状进一步加重,以致出现多器官功能损害而致衰竭。非手术治疗的一些方法,亦是重症急性胰腺炎的术前准备。

(一)非手术疗法

急性胰腺炎非手术疗法主要措施包括:防治休克,改善微循环,解痉,止痛,抑制胰酶分泌,抗感染,营养支持,预防并发症的发生,加强重症监护的一些措施等。

1.防治休克,改善微循环

急性胰腺炎发作后数小时,由于胰腺周围(小网膜腔内)、腹腔大量炎性渗出,体液的丢失量很大,特别是胰腺炎导致的后腹膜"化学性灼伤"丧失的液体量尤大。因此,一个较重的胰腺炎,胰周围、腹腔以及腹膜后的渗出,每 24 小时体液丢失量可达 5～6L,又因腹膜炎所致的麻痹性肠梗阻、呕吐、肠腔内积存的内容物等,则每日丢失量将远远超过 5～6L。体液丢失又造成大量电解质的丢失,并导致酸碱失衡。在 24 小时内要相应地输入 5～6L 液体以及大量的电解质,若输入速度过快则将造成肺水肿。为此,对于大量输液,又要减少输液带来的并发症,应通过 CVP 和尿量的监测,通过中心静脉压的高低以及尿量、比重的变化进行输液。为改善微循环,予以适量输入右旋糖酐。右旋糖苷分子量的大小可灵活掌握,在快速扩充血容量时用高分子,随后可改为低分子以改善微循环,并给予扩张微血管的药物,如 654-2 等。为扩充血容量并减少炎性渗出,输入白蛋白。此外根据血生化所检测的电解质变化以及血气所测得的酸碱结果,给予补充钾、钙离子和纠正酸碱失衡。

2.抑制胰腺分泌

(1)抑制胰腺分泌的药物。①抗胆碱能药物:该类药物不但有抑制胃酸分泌的作用,还可减轻 Oddi 括约肌痉挛。常用的有阿托品、654-2。②H_2 受体阻滞剂:该类药物虽不能直接抑制胰腺分泌,但可以预防应激性溃疡的发生,间接抑制胰液的分泌,如甲氰咪胍、雷尼替丁、法莫替丁等均可减低胃酸的分泌,并有抑制胰酶的作用。有人将 H_2 受体阻滞剂与 5-Fu 同时应用,认为对胰腺外分泌有更好的抑制作用,500～1000mg/d 静脉滴入。

(2)抑制胰酶活性的药物

①抑肽酶:它除了能抑制胰蛋白酶分泌以外,还能抑制激肽酶、纤维蛋白溶酶的分泌。2 万 U/kg 体重,加入静脉输液内滴注,1 周为 1 个疗程。大剂量使用抑肽酶组死亡率明显低于对照组。对水肿性急性胰腺炎的效果较好,但对出血坏死性胰腺炎的效果尚不能完全肯定。

②5-Fu(-氟尿嘧啶):5-Fu 可以抑制核糖核酸(DNA)和脱氧核糖核酸(RNA)的合成。在急性胰腺炎时,用其阻断胰腺外分泌细胞合成和分泌胰酶。5-Fu 治疗急性胰腺炎始于 20 世纪 70 年代,现已逐渐用于临床。有学者用肠激酶做胰腺管内注射,则诱发急性胰腺炎和高胰淀粉酶血症。当 5-Fu 与肠激酶一同注入胰管则可阻止胰腺炎的发生。5-Fu 500mg 溶于 500mL 液体中,静脉滴注,连续 1 周,少数可用 10 天。5-Fu 的作用要注意点:a.免疫功能低下、重症胰腺炎但淀粉酶不高者或做胰部分切除术后不宜使用;b.对水肿性胰腺炎且淀粉酶很高者及部分"清创"者,应配合使用 5-Fu,效果良好,患者恢复顺利。

③生长抑素及其衍生物:近年来已在临床广泛使用,其在急性胰腺炎的治疗中有肯定的疗效。大量临床和实验室研究证实生长抑素可抑制胰腺外分泌,防治胰腺炎。目前临床上多采

用生长抑素八肽(善得定)、生长抑素十四肽(施他宁),结果表明其病死率及并发症发生率均有下降。可以明显改善胰腺微循环,抑制胰酶释放,又可减少肺的含水量及肺血管外水量,从而达到治疗胰腺炎和防止肺水肿之目的,还可使 Oddi 括约肌的压力下降,减少胆汁反流于胰管内。善得定 0.3～0.6mg/d,可使用微量泵持续静脉输入,也可分次皮下注射;施他宁 6mg/d 溶入液体,持续静点 3～5 日。

④乌司他丁:近年来,乌司他丁作为一种广谱的胰酶抑制剂和膜稳定剂已广泛应用于临床,并取得良好的疗效。30～60 万 U/d,可使用微量泵持续静脉输入。

(3)禁食和胃肠减压:这一措施在急腹症患者中作为常规使用。急性胰腺炎时使用鼻胃管减压,不仅仅可以缓解因麻痹性肠梗阻所导致的腹胀、呕吐,更重要的是可以减少胃液、胃酸对胰酶分泌的刺激作用,限制胰腺炎的发展。由于食糜刺激胃窦部和十二指肠而致胰酶分泌,通常要禁食时间较长。当淀粉酶正常后,再禁食 1～2 周,否则由于进食过早,而致胰腺炎复发。

3.解痉止痛

重症急性胰腺炎腹痛十分剧烈,重者可导致疼痛性休克,并可通过迷走神经的反射而发生冠状动脉痉挛。因此应定时给予止痛剂,传统方法是静脉内滴注 0.1% 的普鲁卡因用以静脉封闭。还可定时将杜冷丁与阿托品配合使用,既止痛又可解除 Oddi 括约肌痉挛。另有亚硝酸异戊酯、亚硝酸甘油等可在剧痛时使用,特别是用于年龄大的患者,既可解除 Oddi 括约肌的痉挛,同时对冠状动脉供血大有益处。

4.营养支持

急性胰腺炎时合理的营养支持甚为重要,若使用恰当则可明显降低死亡率,若使用不当有时可能增加死亡率。重症急性胰腺炎时,由于机体的分解代谢高、炎性渗出、长期禁食、高烧等,患者处于负氮平衡及低血蛋白症状态,故需营养支持,而在给予营养支持时,又要使胰腺不分泌或少分泌。因此,必须掌握其内在的规律,以发挥营养支持的最大作用。

(1)急性胰腺炎营养支持:①轻度胰腺炎且无并发症者,不需要营养支持。②中、重度急性胰腺炎,早期开始营养支持(在血动力学和心肺稳定性允许的情况下)。③初期营养支持,应通过肠道外途径,要有足够量的热量。④患者在手术时做空肠造口术,以供肠饲。⑤当患者的症状、体检以及 CT 检查所显示的胰腺图像基本正常后,再行口服饮食,但含脂肪要少。

(2)重症急性胰腺炎营养支持的三个阶段:第一阶段应以全胃肠外营养(TPN)为主,一般需 2～3 周;第二阶段通过空肠造口,予以肠道要素饮食(EEN)2～3 周,胃肠造口给予肠道要素饮食,仍有一定的胰酶刺激作用,因此,EEN 不宜过早使用;第三阶段逐步过渡到口服饮食。口服饮食开始的时间至关重要,必须对患者的全面情况进行综合评价后,再逐步开始进食。

(3)急性胰腺炎营养支持应注意的问题:急性胰腺炎发病的一个重要机制是激活的胰酶使腺体和胰组织自行消化,因此在治疗中的重要原则之一就是要使胰腺分泌"静止"或"休息"。在使用营养支持时,一定要把握住何种营养成分从哪种途径进入体内,可使胰腺不分泌或少分泌(指消化酶),临床中要注意下列几个问题。①肠道营养和胰腺分泌:胃胰和肠胰反射可刺激胰腺外分泌;在急性胰腺炎的恢复期,口服脂肪饮食的量要低;而在肠饲中将脂肪饮食直接输入空肠,减轻胃胰、肠胰的反射,则胰腺外分泌减少。②胃肠外营养与胰腺分泌:通过报道静脉输注葡萄糖可抑制胰腺外分泌,可能与血清渗透性增高有关。氨基酸:Fried 将晶体 1-氨基酸输入犬瘘管模型,发现胰蛋白分泌量无改变。Stabile输注混合氨基酸液,不增加胰腺分泌、蛋白或碳酸氢盐的排出。说明静脉输注氨基酸并不刺激人的胰腺分泌。脂肪酸:经研究证实十二指肠内注入脂肪酸有明显的刺激胰腺分泌的作用。而静脉输注脂肪酸,则不刺激胰腺外分泌。上述说明经静脉内静脉注射氨基酸和葡萄糖,单用脂肪乳剂,均不刺激胰腺外分泌。③营养支持对急性胰腺炎的作用:TPN已是用作治疗急性胰腺炎的营养支持和治疗手段,但其效果如何,有学者对200例急性胰腺炎进行回顾,认为高营养支持有直接治疗的效果,可使死亡率由22%降至14%。TPN在减少胰腺外分泌,使负氮平衡转为正氮平衡以及预防并发症方面均起到积极作用。TPN应用时糖量不宜过多,以免引起血糖升高。

5.抗生素的应用

抗生素在急性胰腺炎中的应用,理论上无需常规使用,但对于重症急性胰腺炎时应用抗生素是无可非议的。合理的使用一定量的抗生素可起到预防继发感染、防止并发症的作用。Beger报道138例坏死性胰腺炎做胰腺切除的组织细菌培养,阳性率为40%,坏死越重、时间越长则阳性率越高。胰腺坏死并发化脓感染的细菌种类较多,最常见的为肠道G-杆菌,如大肠埃希菌、克雷白杆菌、粪链球菌、产碱杆菌、肺炎杆菌、变形杆菌、绿脓杆菌、金黄色葡萄球菌等。胰腺炎合并感染时死亡率甚高。因此,在急性胰腺炎时怎样正确地使用抗生素是一个重要的课题。

(1)抗生素的血-胰屏障:将胰液及血清经微生物法、酶免疫法以及使用高效液相色谱法测定抗生素的含量,发现抗生素在透入胰液受很多因素的影响,最主要的是在胰腺内存在着一种类似血-脑屏障的血-胰屏障。抗生素在透过血-胰屏障时,首先要透过毛细血管内皮细胞层和基底膜,然后透过胰腺腺泡及导管的细胞膜而进入胰液。由于细胞膜含有较多量的脂类,故极性小、脂溶性高的抗生素较极性大、水溶性高者更易透过,抗生素的血清蛋白结合率、作为载体的结合蛋白分子量大小、抗生素的pH均可影响其进入胰液。在急性胰腺炎时,炎症影响细胞膜通透性改变,亦影响抗生素向胰液的透入。

(2)急性胰腺炎对抗生素应用的原则:能透过血-胰屏障;能在胰腺组织内形成有效浓度;能有效地抑制已知的致病菌。由于重症急性胰腺炎的感染多为混合感染,且病情危重,变化快,故建议早期使用广谱抗生素、联合用药,随后根据细菌培养进行"降阶梯"针对性治疗。近些年研究,胰腺感染的菌种出现的频率依次为:大肠埃希菌、肺炎克雷白菌、肠球菌、金葡菌、绿脓杆菌、奇异假单孢菌、链球菌、产气肠杆菌、脆弱类杆菌等。近年来真菌(念珠菌)感染有所增加。经研究发现超广谱的抗生素、亚胺培南(泰能)以及环丙沙星能够抑制以上的细菌(脆弱杆菌除外),且能较好通过血-胰屏障,可作为首选;头孢他唑(复达欣)、头孢噻肟、头孢唑肟、哌拉西林、利福平、复方新诺明均有较强的杀菌作用,但胰/血浓度偏低,在临床上应列为二线药物。氯林可霉素对G+和厌氧菌有效;甲硝唑对厌氧菌有效,且均为脂溶性,与血清蛋白结合率较低,易通过血-胰屏障,是首选药物。急性胰腺1周内的感染发生率为5%左右,第2~3周的感染率为50%。因此,抗生素使用的种类、何时开始使用、使用多长时间,仍是目前有争议的问题。

(3)急性胰腺炎时细菌的来源:①因肠黏膜屏障功能受损、免疫力下降、肠道菌谱失衡则某些致病菌生长繁殖从而发生肠道细菌移位。②TPN的因素,在TPN时感染甚易发生,特别是因导管的护理不当尤易发生。

6.腹膜腔灌洗

(1)腹腔灌洗的方法:局麻下在脐下腹中线做小切口,置入软而不易折断的硅胶管,而后将硅胶管周围封闭;也可在手术中留置导管作为术后灌洗之用。灌洗液为等渗液,各家报道的内容不完全一致,多以生理盐水为主,可在灌洗液中加入抗生素、抑制胰酶的药物、激素及电解质成分等,起到辅助性治疗作用。通过对 103 例重症胰腺炎中的 24 例于确诊后的 24 小时内实施腹腔灌洗;24 例在诊断后 48 小时内实施,其余病例为对照组。腹腔灌洗组临床症状迅速好转,在治疗初的 10 天内灌洗组无 1 例死亡,而未做灌洗的患者 45% 死亡,但两组总的死亡率无明显差别,灌洗组多在后期死于继发性的胰腺脓肿。其结论是灌洗治疗对预防早期全身并发症有效,对后期胰腺脓肿无效,故总的死亡率并未减少。

(2)灌洗的目的:灌洗的目的是将胰腺炎渗出液中含有的多种毒性物质和有害物质,如淀粉酶、脂肪酶、磷脂酶 A、胰蛋白酶原、类前列腺素活性酶和激肽形成酶等,引出体外减少中毒,并能将继续坏死的胰组织引出体外。在实施腹膜腔灌洗时要注意:在置管时切勿损伤高度胀气的肠管;灌注液,按常规为每次用量约 2L,但由于急性胰腺炎常并发呼吸衰竭,若在短时间内再增加腹腔内的容量,则将加重呼吸衰竭,因此必须减少灌注量和延长灌注时间。同时要加强监护,如定时测血气的改变;若用葡萄糖作为维持渗透压时,要密切监测患者的血糖变化,因重型胰腺炎患者的糖耐受量常有降低,若有降低则可同时使用胰岛素。腹腔灌洗在早期由于减少了毒素物质的吸收,减少了心、肺的并发症,起到了良好的作用。但其引流的效果仍不理想,部分胰腺的坏死或液化物不能引出体外,后期的引流灌洗效果不及开腹后经小网膜腔的胰周和后腹膜的引流效果好。

(3)对重症急性胰腺炎:对重症急性胰腺炎,伴有炎性渗出液时,可在右下腹和左下腹分别做一小切口,即放出大量炎性液体,用环形钳将引流管分别送至双膈下及双下腹的最低位置。此系在局麻下做小切口引流,对机体扰乱不大,效果较好。无论是腹膜腔灌洗,抑或双下腹小切口置管引流,在术前必须对胰腺的病理变化有所了解,即经过 B 超、CT 检查,若胰腺有坏死变化不能使用。而且在灌洗的过程中,仍应以 B 超和 CT 做动态观察,当出现胰腺坏死并有感染时即改为剖腹探查,按手术治疗原则进行病灶清除和彻底引流。

7.加强监护

重症急性胰腺炎的围手术期均应进行加强监护。监护的重点:肺、肾、心及其他。监护的指征:$PaO_2 < 8kPa$;尿素氮 $> 1.8mmol/L$;血糖 $> 11.0mmol/L$;CT 分级为 Ⅲ 和 Ⅳ 级;腹腔抽出血性胸腔积液等。

急性呼吸窘迫综合征(ARDS)的监测与支持:ARDS 在急性重症胰腺炎时的发生率为 30%~45%,它远远高于一般急腹症的发生率(19%)。在急性胰腺炎中死亡率最高的亦为 ARDS,占急性胰腺炎死亡的 60%,若临床能将 ARDS 早期认识,早期予以合理的治疗,则死亡率可以大为减少。但临床上发现 ARDS 往往已属晚期,失去了救治的时机。据报道的 85 例急性胰腺炎,在开始治疗的 48 小时内有 38% 的病例的 PaO_2 在 8.78kPa 以下(临界水平为 9.31kPa),但临床体征并不明显,胸片呈毛玻璃状阴影者约 10%。倘此时不予以纠正,病情继续发展则可发展为不可逆性变化。因此,在重症急性胰腺炎,应常规进行血气监测。重症者应每8小时测一次血气。当血气分析氧合指数＜26.6kPa(200mmHg)，则应高度考虑ARDS，积极予以使用呼吸机，给予PEEP治疗，使PaO_2迅速提高，保持适当的氧输送(DO_2)。由于红细胞容积以及血pH和体温等可以改变动脉血氧的含量而影响氧的输送，当氧的输送低于某临界值时，则组织不能增加氧摄取率以保持氧耗量不变，因而出现组织缺氧，无氧酵解增加。同时应改善微循环，消除炎性肺水肿，改善线粒体等功能，提高组织氧的摄取。还应限制液体的输入量，使用利尿剂，静脉滴入白蛋白、肾上腺皮质激素、α受体阻滞剂、肝素等，对防止肺水肿、改善肺功能大有益处。

急性肾衰竭：急性胰腺炎时并发肾衰竭并不少见，各家报道不一，发生率为10％～15％，主要病理改变为急性肾小管坏死。处理的方法：首先扩充血容量，并给予强效利尿剂。为鉴别少尿或无尿是肾前性抑或肾脏的损害，可采用"快速利尿"法进行试验，使用甘露醇、速尿、多巴胺静脉推注，观察注射后1小时的尿量，若尿量达60～100mL，系血容量不足，如未达到上述标准可再重复1次，若仍未达到上述指标，则进一步证实为肾衰。此时应采用腹腔(膜)透析、血液净化及相应方法治疗。

8.间接降温疗法

急性胰腺炎的间接降温方法可分为开放式间接降温和封闭式间接降温疗法两种。前者是应用冷溶液进行胃灌洗，但并发症较多，而改用封闭式间接降温。封闭式的间接降温，是应用含有冷液的封闭式管道系统，在胃内循环用以降低胰腺的温度。动物实验证明淀粉酶可降低100％，脂肪酶可降低40％，动物的生存率提高。1964年临床应用，也被许多人所承认。它虽然没有开放式间接降温的并发症，如冷溶液反流或吸入呼吸道、严重腹泻、电解质紊乱、低氯性碱中毒、手足抽搐等，但封闭式间接降温也有一些并发症，如期外收缩、呼吸抑制和代谢紊乱等。相继有人用冷液循环在体外进行腰部和腹部降温：用1～5℃奴夫卡因200～500mL腹膜后注射进行渗透降温；用1～4℃液体进行腹腔动脉灌注。但由于急性胰腺炎时胰腺微循环遭到破坏而使局部降温的效果不佳，未能广泛使用。

（二）手术治疗

急性出血坏死性胰腺炎内科治疗往往无效，死亡率甚高，幸存者很少。外科治疗的作用已被充分肯定。手术的目的、原则已基本上取得较为一致的意见。但对手术的时机、方式意见不一，甚至有明显的分歧。问题主要是集中在早期施行规则的胰腺切除，抑或延期施行局限性坏死胰腺病灶清除等，相信通过临床不断的实践，将会得到一个较为合理而统一的论点。综合当前对急性出血坏死性胰腺炎手术方法，包括胰包膜切开减压术、胰腺坏死组织清创术、规则性胰腺切除术、腹部开放堵塞术、腹部安装拉链术等。以上手术方法的适应证和手术时机若掌握得当，不仅仅使患者少受痛苦，死亡率亦可减低。

1.手术指征及时机

(1)手术时机直接影响到治疗的效果：早期手术和延期手术问题有不少争议。早期手术是指发病后2周内进行手术，而2周后手术为延期手术。早期或延期手术必须以病情变化为出发点：如全身中毒感染、腹部体征、休克、胰腺破坏程度、MOF是否存在等。因此，急性出血坏死性胰腺炎的手术时机，一般情况下是根据胰腺病理变化的进程而定的。在治疗过程中出现：

①外科急腹症的表现。②无法排除其他威胁生命的急腹症,均应予以积极准备手术探查。

(2)早期(或过早)手术的弊端:由于时间短,坏死的胰腺与非坏死的胰腺病理变化的界限尚未明确分出,术中对坏死的范围和深度难以判断,若充分地清除坏死组织往往很困难,清除(或切除)过少,病变仍在继续进行,有时需第二次手术,切除过多则增加了创伤。因此许多学者支持延期手术。Becker 等指出:急性出血坏死性胰腺,发病 3～6 周胰腺的病变方能局限,全身的反应终止,若能将手术推迟至 2 周后进行,则治愈率可高达 85%。而早期手术者(2 周内),由于常需再次或多次手术,死亡率达 40%,且早期手术无法阻断胰腺的自身消化和坏死的病程,术后残余胰腺继续坏死和继发感染。现已基本上取得一致意见,不宜早期手术探查。应在术前对患者进行大力支持疗法,抗感染、TPN、防治心肺并发症,纠正水、电解质失衡及酸、碱失衡,以渡过全身炎症反应的剧烈期。

(3)延期手术的优点:坏死和非坏死区分界明显,手术的难度以及手术的危险性均降低;病变已局限化,手术范围缩小,针对性强,创伤小;手术方法简单合理,可按清创术的方法清除坏死组织,以至可以避免再次手术;手术效果明显,术后的并发症和死亡率均大为降低。这里需要注意的问题是,延期手术不能无限制延长,因等待的时间过长,胰腺坏死区液化、继发感染则有可能向全身扩散而出现脓毒症和感染性休克。因此,对重症急性胰腺炎除观察全身的反应外,还应使用超声、CT 和增强 CT 检查,以观察胰腺病变的发展状况。延期手术在时间上并非一成不变,个体差异可以很大,必须根据具体情况做出正确的抉择和合理的变更。

2.胰包膜切开术

胰包膜切开术是指将胰腺包膜切开或予以相应的剥离,并松动胰床,又在胰腺周围和腹膜后置引流管。胰腺水肿、出血坏死,则胰腺组织实质的张力增大,而胰腺包膜无弹性,紧紧地包于其上似“箍状”,造成了胰腺实质压力性缺血,坏死将进行性加重,将胰包膜切开或部分剥脱以达到减压之目的,改善了血液循环,从而使坏死不再进行性扩展与加重。

3.胰腺规则性切除术

胰腺规则性切除是根据坏死的范围,做胰腺的不同部位切除,如胰尾、胰体、次全及全切除。切除的界限应达到胰腺的正常组织。有时胰腺切除应连同胰外受侵组织一并清除,并相应做附加手术。自 1963 年先报道用全胰腺切除术治疗暴发性胰腺炎的成功经验后,在欧洲刮起了一阵热风。有学者为代表,积极地推崇施行规则性胰腺切除,以至做较为典型的胰全切及胃、十二指肠切除术。他们认为若坏死超过 50% 行胰部分切除,超过 75% 则全胰切除。有学者的手术结果表明,由于手术的侵袭性太大,胰部分切除死亡率为 35%,胰十二指肠切除的死亡率高达 67%,有学者行胰全切除术 20 例,死亡率为 60%。少数存活病例除胰腺的内外分泌无功能外,尚有其他一些并发症。学者的 15 例胰切除的经验,14 例次全切除,1 例全切除,其中 5 例(33%)死亡,存活的病例其中 40% 并发胰岛素依赖型糖尿病,15 例患者行胰切除后相继出现 44 例次并发症。绝大多数患者需再次或多次手术治疗。从收集的文献看,胰腺规则性切除,用于治疗重症急性胰腺炎,死亡率是很高的,达40%～100%。

通过一些死亡的经验总结:手术过分地强调彻底性,它不是胆囊切除、胃切除、阑尾切除术那样的单纯。原因是,病理变化是进行性出血、坏死、消化、感染界限不清,交错存在;切除部分胰腺后,残留部分的病变仍然可以发展;出血坏死性胰腺炎的病因并未被切除,进入血液循环的毒性物质亦未去除;在一个重危的患者身上而且是在感染灶内手术,不仅仅是创伤大,而且更多的毒性物质由于操作而进入血液循环,因此死亡率是高的。

4.胰腺坏死组织清除术

胰腺坏死组织清除术是采用钝性钳夹法或用吸引器吸除法将坏死组织清除并在胰床、小网膜囊、双膈下以至双侧盆腔置管引流。经过动态 CT 及 CT 增强扫描,确定诊断后实施手术。Beger 自 1982 年以来推崇此术式,1985 年报道 205 例坏死性胰腺炎治疗的状况,205 例中 79 例为局限性坏死,126 例为广泛性坏死。138 例经细菌检查证明 40.4% 已有感染。该组总的死亡率为 24.4%,其中 50 例行坏死组织清除和小网膜囊及腹膜后间隙灌洗引流者死亡率为 6.0%。Larvin 等使用本法治疗,死亡率为 21%。胰腺坏死组织清除时要注意:胰腺坏死组织有无血管通过,若有血管通过时,要仔细分解,以免术中发生大出血,并将血管予以处理,否则由于浸泡在坏死组织中,将发生不可制止的大出血;清除坏死组织不必强求过度彻底,残留的少许坏死物可以经引流管排除,若在术中强行分离、撕拉,则断面容易发生出血;肠系膜根部(在胰头、体交界处)的坏死组织,决不可强行分离、解割。在其旁置引流,任其自行分解后排出。

从上述的临床资料和胰腺坏死的病理基础来看,胰腺坏死组织清除术的手术有较为合理、简便易行、损伤性小、并发症少、死亡率低等优越性。若再辅以持续性局部灌洗,则可使激活的胰酶、血管活性物质、脓液、坏死组织、毒素不断地引出体外,进一步增加了手术的疗效,是值得推广应用的。

5.腹部开放堵塞和安装拉链术

鉴于急性出血坏死性胰腺炎的病理变化是进行性的,则尚无一种术式可一次性彻底治疗本症,针对于此而倡导了腹腔开放堵塞术。其方法是打开小网膜囊后充分游离胰腺,并清除坏死组织,于暴露的横结肠系膜、大血管上、胃后壁上盖以非黏性多孔纱布保护,再用盐水纱布堵塞。腹壁可以疏松缝合;亦可采用"三明治"式技术,将聚丙烯网片覆盖于暴露的内脏或网膜上,再缝于切口双侧筋膜边缘,外覆透明手术粘贴巾,吸引管置于两层之间;每次换药时去掉粘贴巾,切开网膜片入腹,手术结束时缝合网片,外覆透明粘贴巾,又恢复了"三明治式"结构。以上两种方法各有其利弊。亦有人提出若干种关腹方法,原则是要简单,便于再次换药,防止混合感染。

6.低温和冷冻外科治疗重症急性胰腺炎

急性胰腺炎的发病基础是胰腺细胞进行性坏死以及酶的自身消化,低温可以降低代谢速度和酶的催化能力。当胰腺的温度降至 8~10℃ 时可抑制酶的分泌(外分泌),降至 0~4℃ 时则发生不可逆性抑制。冷冻外科治疗急性胰腺炎已应用于临床,收到了一定的疗效。通过冷探头(-160~-196℃)的接触,以破坏急性胰腺炎产生的炎症组织及胰酶,抑制自身消化以达到治疗的作用。它不同于冷冻治疗肿瘤,它不要求破坏全部组织细胞,只需抑制绝大部分胰腺细胞所产生的酶蛋白,对其起到灭活作用,阻断自身消化。

(三)局限性胰腺坏死及胰周渗出

重症胰腺炎不仅胰腺自身有不同程度的坏死,而且胰周亦有大量的炎性渗出,同时伴有上腹部肌紧张、压痛、体温升高、白细胞增高等,经 B 超或 CT 检查则见胰腺影像增大,有散在或局限性坏死区,在胰周围有较多的渗出。但坏死的胰腺及周围渗出是否有感染,对其治疗有迥然不同的观点。若无感染可采取姑息方法治疗,渗液可以逐渐吸收,胰腺小的坏死区亦可被吸收。若有感染则应予以相应的手术治疗。因此,对感染存在与否的鉴别甚为重要。可采取 CT 导向下对胰腺进行穿刺抽出坏死组织及液体进行鉴别。通过抽出物的性状、浓度、涂片、细菌培养,以决定区域性坏死及渗出液有无感染。但细菌培养不可能立即得到阳性或阴性的结果。此时应根据穿刺液的性状、腹膜炎的严重程度,如腹膜炎局限于上腹抑或全腹以及体温、血常规的变化,以判断感染与否。有时抽出物难以判断,为更慎重起见,可在全身大力支持下,合理应用抗生素下对胰腺进行多次穿刺(CT 导向),以决定区域性胰腺坏死及周围炎性渗出有无感染。总之,虽有局限性区域性胰腺坏死,又有渗出,若无感染,而全身中毒症状又不十分严重者,不需急于手术。若有感染则应予以相应的手术治疗。这一观点与急性出血坏死性胰腺炎的诊断一旦建立立即手术有所不同。但必须认真、仔细地加强临床观察。

第六节　上消化道出血

一、概述

急性消化道出血是临床常见病症。以屈氏韧带为界可分为上消化道出血和下消化道出血。急性大出血一般指在数小时内的失血量超出 1000mL 或超过循环血量的 20%,主要临床表现为呕血和(或)黑便,往往伴有血容量减少引起的急性周围循环衰竭,死亡率可达 10% 以上,60 岁以上患者出血死亡率高于中青年人。

近数十年来,通过对幽门螺旋杆菌的深入研究,医学界对消化道出血的病因、病理、发病机制等方面的研究取得了较大进展。同时,通过对抑酸药物的研究、新的内镜设备技术的开发应用以及内镜下止血疗法联合运用,使得急性消化道出血、持续性出血或再出血危险很大的患者的止血率有了很大的提高。

二、病因与发病机制

(一)病因

急性消化道出血可因消化道本身的炎症、机械性损伤、血管病变、肿瘤等因素所引起,也可因邻近器官的病变和全身性疾病累及消化道所致。急性上消化道出血临床上最常见的病因是消化性溃疡、食管胃底静脉曲张破裂、急性糜烂出血性胃炎和胃癌,这些病因占上消化道出血的 80%～90%;少见病因包括贲门黏膜撕裂(Mallory-Weiss)综合征、上消化道血管畸形、Dieulafoy 病、食管裂孔疝、胃黏膜脱垂或套叠、急性胃扩张或扭转、理化和放射损伤、壶腹周围肿瘤、胰腺肿瘤、胆管结石、胆管肿瘤等。某些全身性疾病,如感染、肝肾功能障碍、凝血机制障碍和结缔组织病等也可引起本病;某些药物也能造成消化道损伤引起出血,如阿司匹林类、肾上腺皮质激素类药物等。引起急性下消化道出血的最常见病因为大肠癌、大肠息肉、肠道炎症性疾病和血管性病变,其中小肠出血诊断及治疗均较困难,且病因难除,属难治性出血。

（二）发病机制

急性消化道出血与下列因素有关。

1.机械损伤

如异物对食管的损伤、药物片剂对曲张静脉的擦伤、剧烈呕吐引起食管贲门黏膜撕裂等。

2.胃酸或其他化学因素的作用

后者如摄入的酸碱腐蚀剂、酸碱性药物等。

3.黏膜保护和修复功能的减退

非甾体抗炎药、类固醇激素、感染、应激等可使消化道黏膜的保护和修复功能受到破坏。

4.血管破坏

炎症、溃疡、恶性肿瘤等可破坏动静脉血管,引起出血。

5.局部或全身凝血障碍

胃液的酸性环境不利于血小板聚集和血凝块形成,抗凝药物、全身性的出血性疾病或凝血障碍疾病则易引起消化道和身体其他部位的出血。

6.肝硬化-门静脉高压-食管胃底静脉曲张

几乎所有的肝硬化患者均不可避免的出现门静脉高压。静脉曲张一旦形成,就会由小变大,总的发生率为 $10\%\sim15\%$,未经处理的患者 2 年内发生曲张静脉破裂出血者为 $8\%\sim35\%$。

三、临床表现

急性消化道出血的临床表现取决于出血病变的性质、部位、失血量与速度,与患者的年龄、心肾功能等全身情况也有关。

（一）呕血和黑便

呕血和黑便是消化道出血的特征性临床表现。上消化道急性大量出血多数表现为呕血,如出血后血液在胃内潴留,经胃酸作用变成酸性血红蛋白而呈咖啡色;如出血速度快而出血量多,呕血的颜色呈鲜红色。如十二指肠部位病变的出血速度过快时,在肠道停留时间短,粪便颜色会变成紫红色;右半结肠出血时,粪便颜色为暗红色;左半结肠及直肠出血时,粪便颜色为鲜红色;在空回肠及右半结肠病变引起小量渗血时,也可有黑便。

（二）失血性周围循环衰竭

急性消化道大出血因失血量过大,速度过快,可导致血容量迅速减少而出现急性周围循环衰竭,可出现头昏,乏力,心悸,恶心,口渴,出冷汗,黑矇或晕厥,皮肤灰白、湿冷,脉搏细弱,四肢湿冷,心率加快,血压下降。老年人器官储备功能低下,加之常有慢性疾病,即便出血量不大,也可引起器官功能衰竭,增加死亡率。

（三）贫血

急性大出血后早期可有周围血管收缩与红细胞重新分布等生理调节,血红蛋白、红细胞和血细胞亚积的数值可无变化。此后,大量组织液渗入血管内以补充失去的血浆容量,血红蛋白和红细胞因稀释而数值降低。这种补偿作用一般在出血后数小时至数日内完成,平均出血后32小时血红蛋白可稀释到最大程度。失血会刺激造血系统,血细胞增殖活跃,外周血网织细胞增多。

(四)氮质血症

大量上消化道出血后,血红蛋白的分解产物在肠道被吸收,以致血中氮质升高,在纠正低血压、休克后,血中尿素氮可迅速降至正常;肾性氮质血症是由于严重而持久的休克造成肾小管坏死(急性肾衰竭)或失血加重了原有肾病的肾脏损害,临床上可出现少尿或无尿。

(五)发热

多数患者在出血后24小时内常出现低热,持续数日至一周。与血容量减少、贫血、周围循环衰竭、血分解蛋白的吸收等因素导致体温调节中枢的功能障碍有关。

四、诊治要点

(一)诊断

1.出血量的估计及活动性出血的判断

成人每日消化道出血5~10mL时大便隐血试验出现阳性;每日出血量50~100mL时可出现黑便;胃内积血超过250mL可引起呕血;一次出血量不超过400mL时,一般不引起全身症状;出血量超过400mL,可出现全身症状,如头昏、心悸、乏力等;短期内出血超过1000mL,可出现周围循环衰竭表现。如患者由平卧位改为坐位时出现血压下降(下降幅度为5~20mmHg)、心率加快(增加幅度>10次/分),提示血容量明显不足,是紧急输血的指征。如收缩压<80mmHg,心率>120次/分,即已进入休克状态,属严重大量出血,需积极抢救。

2.临床上出现下列情况应考虑继续出血或再出血

反复呕血或黑便次数增多;粪质稀薄,甚至呕血转为鲜红色,黑便变成暗红色,伴有肠鸣音亢进;周围循环衰竭的表现经补液输血而未见明显改善或虽暂时好转而又恶化,经快速补液输血,中心静脉压仍有波动,稍稳定又再下降;血红蛋白浓度、红细胞计数与血细胞比容继续下降,网织红细胞计数持续增高;在补液与尿量足够的情况下,血尿素氮持续或再次增高。

(二)鉴别诊断

1.呕血与咯血的鉴别

呕血的呕出物常为鲜红色或暗红色或混有血凝块,若血液量少或在胃内停留时间长,呕吐物可呈咖啡渣样棕褐色,多伴有黑便。咯血常有相应肺部疾患,咯血前有喉痒、胸闷、咳嗽等不适,咯出物呈鲜红色,可混杂痰液或泡沫,此后有数日血痰,一般不伴有黑便。

2.口、鼻、咽喉部出血

询问病史和局部检查有助诊断。

3.食物引起的粪便变黑和隐血试验阳性

进食炭粉、含铁剂和铋剂的药物会加深粪便的颜色,但不至于呈柏油样,且粪便隐血试验阴性。进食红色肉类、动物肝脏或血制品会导致隐血试验阳性,询问病史并在素餐 3 天后复查隐血试验可资鉴别。

4.出血部位及病因的判断

(1)上、下消化道出血的区分:呕血和鼻胃管引流出血性液体提示存在上消化道出血。但鼻胃管引流出血性液体,哪怕引流出胆汁,也不能排除幽门以下的上消化道出血。黑便只表明血液在胃肠道内滞留至少 14 小时,上消化道和小肠出血都可表现为黑便。

(2)出血病因的判断:病史及体征是病因诊断的基础。慢性周期性发作伴有上腹部节律性疼痛提示消化性溃疡;有肝病史伴有周围血管体征者应考虑门脉高压、食管-胃底静脉曲张;机体应激后数小时即发生胃黏膜损伤,并出现较广泛的病变,引起呕血或便血,应考虑急性胃黏膜病变;剧烈呕吐、干呕和腹内压或胃内压骤然增高,造成贲门-食管远端的黏膜和黏膜下层撕裂而引起大量出血,可诊断为食管-贲门黏膜撕裂症;慢性消耗性体征伴有的持续大便隐血试验阳性,可能为消化道恶性肿瘤;各种消化系统血管瘤、动静脉畸形及胃黏膜下恒径动脉破裂出血(Dieulafoy 病),主要表现为突然发生的呕血和柏油样大便,病势凶猛,而且常因病灶极小而隐匿,内镜下不易发现;如有黄疸及上腹部疼痛可能为胆道或胰腺疾病造成的上消化道出血。

(三)特殊检查

1.内镜

多主张在出血后 24～48 小时内进行,称急诊内镜检查,可同时进行内镜止血治疗。在急诊内镜检查前需先纠正休克、补充血容量、改善贫血。如有大量活动性出血,可先插胃管抽吸胃内积血,并用生理盐水灌洗,以免积血影响观察。内镜诊断正确率高达 80%～94%,并可根据出血表现区分活动性出血或近期出血。

2.X 线钡餐检查

可发现十二指肠降部以下肠段的病变如溃疡、憩室、息肉、肿瘤等,主要适用于患者有内镜检查禁忌证或不愿进行内镜检查者,对经内镜检查出血原因未明,怀疑病变在十二指肠降段以下小肠段,则有特殊诊断价值。应在出血停止和病情基本稳定数天后进行。

3.选择性血管造影

适用于急诊内镜检查未能发现病变者,选择腹腔动脉、肠系膜动脉或门静脉造影,可显示出血的部位,须于活动性出血时进行,且每分钟动脉出血量在 0.5mL 以上者才能显示造影剂自血管溢出,从而确定出血部位,并可酌情进行栓塞介入治疗。

4.放射性核素^{99m}Tc 标记红细胞扫描

方法简单,无损伤性,且适合于危重患者应用。但核素检查不能确定病变的性质。由于前几项检查基本上可明确上消化道出血的病因,因此临床上很少应用放射性核素检查。

五、治疗

(一)一般治疗

卧床休息,严密监测患者生命体征,如心率、血压、呼吸、尿量及神志变化,必要时行中心静脉压测定。观察呕血及黑便情况。定期复查血红蛋白浓度、红细胞计数、血细胞比容与血尿素氮。对老年患者视情况实施心电监护。保持患者呼吸道通畅，避免呕血时引起窒息，必要时吸氧。大量出血者宜禁食，少量出血者可适当进流质。多数患者在出血后常有发热，一般无须使用抗生素。插胃管可帮助确定出血部位，了解出血状况并可用冰盐水洗胃止血；及时吸出胃内容物；预防吸入性肺炎；灌注胃黏膜保护药或其他止血剂；还可服用中药止血，如云南白药、十灰散、四生丸等；鼻饲营养液。

（二）补充血容量

及时补充和维持血容量，改善周围循环，防止微循环障碍引起脏器功能障碍。防治代谢性酸中毒是抢救失血性休克的关键。以输入新鲜全血最佳，在配血同时可先用羟乙基淀粉（如万汶）或其他血浆代用品，500～1000mL，静脉滴注，同时适量补充5%葡萄糖盐水及10%葡萄糖液。有酸中毒时可用5%碳酸氢钠液静脉滴注。但要避免输液量过多而引起急性肺水肿以及使肝硬化门静脉高压的患者门静脉压力增加诱发再出血；肝硬化患者宜用新鲜血。

输血为补充血容量最有效方法，但大量输血会引起许多并发症，因此不一定全部输入全血。一般在输血后血压升到13.3kPa（100mmHg）或以上，即可认为已达到理想水平。

（三）上消化道大出血的止血处理

1.胃内降温

通过胃管注入冷生理盐水反复灌洗胃腔，可使胃降温。该方法可使胃血管收缩、血流减少并可使胃分泌和消化受到抑制，胃纤维蛋白溶解酶活力减弱，从而达到止血目的。也可经胃管注入含有8mg去甲肾上腺素的生理盐水100mL，夹管10～15分钟，在夹管期间，可让患者变换体位，然后抽出，再用生理盐水冲洗，观察有无持续出血，此方法可反复使用。

2.给予止血

给予止血药物，如蛇毒血凝酶、酚磺乙胺等。

3.抑制胃酸分泌和保护胃黏膜

H_2受体拮抗剂（如西咪替丁）和质子泵抑制剂（如奥美拉唑），对急性胃黏膜病变及消化性溃疡出血具有良好的防治作用。西咪替丁50mg/h，持续静滴；或法莫替丁20～40mg，每日1～2次，静脉滴注；或奥美拉唑40mg，每日1～2次，静脉注射，必要时可增加奥美拉唑用量至200mg/d，先40mg静脉推注，然后160mg静脉持续泵入，维持24小时。

4.内镜直视下止血

局部喷洒5%孟氏液（碱式硫酸铁溶液），可使出血面周围血管发生收缩，并有促使血液凝固的作用，从而达到止血的目的；或1%肾上腺素液，凝血酶500～1000U经内镜直视下局部喷洒。高渗钠-肾上腺素溶液（HS-E）局部注射；或内镜直视下激光凝固疗法，适用于持续性出血者。内镜下激光治疗，使组织蛋白凝固，小血管收缩闭合，立即起到机械性血管闭塞或血管内血栓形成的作用，有氧激光和钕钇铝石榴石激光两种。氧激光对组织浅表（1～2mm）具凝固作用，安全性大。YAG激光适宜于较大较深血管的止血，因它的穿透力强，注意避免穿孔。此外近年开展的内镜下治疗还包括热探头、微波、止血夹等。

5.食管、胃底静脉曲张破裂出血的非外科治疗

（1）气囊压迫：气囊压迫是一种有效的，但仅是暂时控制出血的非手术治疗方法。近期止

血率为 90%，可为进一步抢救、治疗赢得时间。双囊三腔管压迫止血的并发症有以下几种。

①呼吸道阻塞和窒息。

②食管壁缺血、坏死、破裂。

③吸入性肺炎。

（2）药物治疗：可选用的药物有血管收缩剂和血管舒张剂两种。

①血管加压素及其衍生物：以垂体后叶素应用最普遍。剂量为 0.2～0.4U/min，止血后每12 小时减 0.1U/min，可降低门静脉压力 8.5%，止血成功率 50%～70%，但出血复发率高。另外药物本身可能引起门静脉系统内血栓形成、冠状动脉血管收缩等并发症，可与硝酸甘油联合使用。本品衍生物有八肽加压素醋酸去氨加压素。

②生长抑素及其衍生物：人工合成的奥曲肽，是八肽生长抑素，能减少门脉主干血流量的25%～35%，降低门脉压 12.5%～16.7%，又可同时使内脏血管收缩及抑制胃泌素和胃酸的分泌。对于肝硬化食管静脉曲张的出血，其止血成功率为 70%～87%，先以 100μg 加入 5%葡萄糖注射液 20mL 中，静脉缓推，继以 25～50μg/h，持续静滴，最多 5 天。生长抑素及其衍生物也可用于消化性溃疡出血，其止血率为 90%左右。

③血管扩张剂：不主张在大量出血时用，与血管收缩剂合用或止血后预防再出血时用较好。常用硝苯吡啶与硝酸盐类（如硝酸甘油等），有降低门脉压力的作用。

（3）内镜下硬化剂注射和套扎术：经内镜注射硬化剂（如鱼肝油酸钠、乙醇胶），既可控制急性出血，又可以治疗食管静脉曲张。硬化剂可以用于血管内注射，亦可用于血管外黏膜下注射。胃底静脉曲张破裂出血，尚可注射组织黏合剂或选用金属夹。此类治疗一般无并发症，但是，在注射硬化剂的部位，局部可出现浅表糜烂，2～3 周后自行修复。止血率为 86%～95%。在内镜下用圈套器结扎曲张的食管静脉，国内外亦已广泛开展，并有良好疗效。

（4）介入治疗：经股静脉胃冠状静脉栓塞术可用于经加压素治疗或气囊压迫止血失败的食管胃底静脉曲张破裂出血患者，经皮、经颈静脉做肝内门体分流（TIPS）术已有较多开展，是一种有效缓解门脉高压的治疗方法，但有 1%～20%的患者发生肝性脑病。

6.手术处理

（1）食管胃底静脉曲张出血：经非手术治疗仍不能控制出血者，应做紧急静脉曲张结扎术，如能同时做门体静脉分流手术或断流术可减少复发率。择期门腔分流术的手术死亡率低，有预防性意义。由严重硬化引起者亦可考虑做肝移植术。

（2）溃疡病出血：当上消化道持续出血超过 48 小时仍不能停止；24 小时内输血 1500mL仍不能纠正血容量，血压不稳定；保守治疗期间发生再次出血者；内镜下发现有动脉活动性出血而止血无效者，中老年患者原有高血压、动脉硬化，出血不易控制者应尽早行外科手术。

第五章

肾脏重症与血液净化

第一节 急性肾损伤

一、概述

急性肾损伤(AKI)是指不超过 3 个月的肾脏功能或结构异常,包括血、尿、组织检测或影像学方面的肾损伤标记物的异常。其诊断标准包括:48 小时内肌酐(Scr)升高绝对值 $\geqslant$ 26.5μmol/L(0.3mg/dL);确认或推测 7 天内 SCr 超过基线 1.5 倍;尿量<0.5mL/(kg·h),持续 6 小时以上,AKI 常常发生于严重感染、呼吸心脏功能不全、中毒、严重创伤、慢性肾功能不全等疾病的基础上,是一种来源于不同病因和病理过程的临床综合征。该病是急诊室及重症监护室常见的病症之一,近年来其发病率呈现上升趋势,越来越多的引起了人们的关注。根据改善全球肾脏病预后组织(KDIGO)指南,约 1/5 成年和 1/3 未成年住院患者在住院期间罹患AKI。每年因 AKI 死亡的人数高达 170 余万。AKI 的早期识别、早期干预对于改善患者的预后,减少患者的住院时间都具有十分重要的意义,而目前应用的诊断指标都是反映肾功能改变的指标,但是肾脏具有强大的代偿功能,当肾功能发生改变之前,肾脏的微观形态学和组织化学已经发生改变。因此,如何能更早的识别肾脏的损伤,常常需要更精准的生物标记物来帮助医生做出决策。

二、病因

(一)肾前性因素导致的 AKI

1.血管内容量减少

常见的病因有使用利尿剂、消化道出血、腹泻、呕吐、烧伤等导致细胞外液丢失;胰腺炎、营养不良、肝功能衰竭、烧伤、肾病综合征、挤压综合征、创伤等导致的细胞外液滞留,引起有效循环血容量减少,肾血流量减少,肾小球滤过率降低。

2.肾血管严重收缩

主要诱发因素有脓毒症,β-阻滞剂、非甾体类消炎药等药物,肝肾综合征等。

3.外周血管扩张

主要诱发因素有药物(如降压药)、脓毒症、低氧血症、肾上腺皮质功能不全、高镁血症、高碳酸血症等。

4.心输出量减少

心肌梗死、严重肺源性心脏病、心律失常、缺血性心脏病、心肌病、心瓣膜病、高血压等原因可引起心功能不全,心输出量减少。

5.肾动脉机械闭锁

血栓、栓塞、创伤、血管成形术等致肾血流量不足,易诱发肾动脉机械闭锁。

(二)肾性因素导致的 AKI

1.肾小球肾炎

常见于急进性肾炎(特发性系统性红斑狼疮、过敏性紫癜、药物、韦格纳综合征、肺出血肾炎综合征等)、感染后、膜增生性肾炎。

2.肾血管性疾病

主要有血管炎、肾静脉血栓形成、恶性高血压、硬皮病、DIC、肾动脉机械闭塞(手术、栓子、血栓栓塞等)。

3.间质性肾炎

常见于药物(利尿剂、别嘌呤醇、青霉素、磺胺类、利福平、环丙沙星、西咪替丁、质子泵抑制剂、硫唑嘌呤、苯妥英、卡托普利、非甾体抗炎药等)、高钙血症等。

4.感染

脓毒症、全身抗炎反应综合征、特殊病因(军团菌、钩端螺旋体、立克次体、汉坦病毒、念珠菌、疟疾等所致)、特定器官受累(内脏脓肿、细菌性心内膜炎、肾盂肾炎)时,导致肾缺血、肾小管坏死。

5.肾小管内因素

常见原因有蛋白沉积,如轻链、肌红蛋白、血红蛋白;结晶沉积,如尿酸、草酸;药物所致,如甲氨蝶呤、阿昔洛韦、氨苯喋啶、磺胺类、茚地那韦、泰诺福韦等;移植排斥反应等。

6.浸润

常见如淋巴瘤、白血病、结节病等均可浸润肾实质。

7.结缔组织病。

8.肾小管坏死

长时间的肾前性肾缺血,肾毒素(氨基糖苷类、造影剂、重金属、有机溶剂、其他抗生素),色素毒素(肌红蛋白尿、血红蛋白尿)及其他原因导致肾小管损伤、坏死。

(三)肾后性因素导致的 AKI

1.尿路梗阻

主要有内在因素,如肿瘤、结石、血块、真菌球型等;外在因素,如腹膜后、盆腔恶性肿瘤,肝纤维化,结扎术,腹主动脉瘤,前列腺肥大。

2.排尿功能障碍

神经源性膀胱也可引起排尿不畅、尿潴留。

三、发病机制

AKI 的发病机制十分复杂,涉及因素甚多,目前仍未完全阐明,主要涉及肾血流动力学改变和肾小管功能障碍两方面。

(一)肾血流动力学改变

在毒素、肾缺血等因素作用下,通过一些血管活性物质,主要是内皮素、一氧化氮、花生四烯酸代谢产物、前列腺素和血管紧张素等,使肾血液灌注下降、肾内血管收缩,肾内血液发生重新分布,髓质缺血,特别是外层髓质,呈低灌注状态,肾小球滤过率(GFR)下降。肾小球滤过率在不同平均动脉压下能自行调整,当平均动脉压下降至 60mmHg,则肾小球滤过率下降 50%。肾灌注压力降低是 AKI 的起始因素。另外,氧自由基引起肾血流动力学的改变,与其种类、合成量以及作用的血管部位有关。

(二)肾小管功能障碍

各种因素所导致的肾小管上皮细胞损伤及其功能障碍。肾持续缺血或肾毒素引起肾小管上皮细胞损伤的机制有:①细胞能量代谢障碍及其所致的细胞内钙离子浓度明显增加,激活了钙依赖性酶,如一氧化氮合成酶、钙依赖性细胞溶解蛋白酶、磷脂酶 A_2(PLA$_2$)等,导致肾小管低氧性损伤。②肾内炎性介质,如细胞因子、黏附因子、化学趋化因子等的合成和释放所引起的肾组织内的炎症反应。③具有细胞直接损害作用的氧自由基的产生等。此外,肾小管上皮在损伤后可诱发肾实质细胞的凋亡,引起其自然死亡。在这些综合因素的作用下,最终引起肾小管上皮细胞变性、坏死和脱落,发生肾小管堵塞和滤液返漏,成为 AKI 持续存在的主要因素。脱落的黏膜、细胞碎片、Tamm-Horsfall 蛋白均可在缺血后引起肾小管堵塞;严重挤压伤或溶血后产生的血红蛋白、肌红蛋白亦可导致肾小管堵塞。堵塞部位近端肾小管腔内压随之上升,继而肾小囊内压升高。肾小球滤过压接近或等于零时,肾小球即停止滤过。肾小管上皮细胞损伤后坏死、脱落,肾小管壁出现缺损区,小管管腔与肾间质直接相通,致使原尿液反流扩散至肾间质,引起肾间质水肿,压迫肾单位,加重肾缺血,使肾小球滤过率更低。

(三)肾缺血

肾缺血、缺氧导致细胞产生一系列代谢改变,最初为与缺血程度相关的细胞内 ATP 减少;若缺血时间延长,ATP 迅速降解为 ADP 和 AMP,AMP 可进一步分解成核苷(腺苷和肌苷)等,弥散到细胞外,导致 ATP 合成原料的不足;若缺血时间更长,可造成线粒体功能不可逆的丧失,导致 ATP 的再生受损,细胞内 ATP 减少,使各种依赖于 ATP 能量的离子转运发生障碍,细胞损害的酶被激活、细胞骨架蛋白被破坏。这些因素导致细胞水肿、细胞内钙离子浓度升高、细胞内酸中毒及细胞损害,最终引起细胞功能障碍和死亡。

(四)非少尿型急性肾损伤

非少尿型急性肾损伤的发病机制目前仍不很清楚,有人认为可能属于肾小管损伤的一种较轻类型。可能肾小管上皮细胞变性坏死、肾小管堵塞等仅发生于部分的肾小管,而有些肾单位的血流灌注量并不减少,血管无明显收缩,血管阻力不高,此时就会出现非少尿型急性肾衰竭。

四、临床特征

(一)临床表现

1.尿量减少

通常发病后数小时或数日内出现少尿(尿量<400mL/d)或无尿(尿量<100mL/d)。无尿,通常提示完全性尿路梗阻,但也可见于严重的肾前性或肾性AKI,如肾动脉阻塞、血管炎。但非少尿型AKI患者,尿量可以正常甚至偏多。

2.氮质血症

AKI时,摄入蛋白质的代谢产物不能经肾脏排泄而潴留在体内,可产生中毒症状,即尿毒症。尿素氮每天上升>8.93mmol/L(25mg/dL)者,称为高分解代谢。少尿型AKI患者通常有高分解代谢。但是,尿素氮升高并非都是高分解代谢,胃肠道大出血、血肿等积血被吸收后,也会加重氮质血症。

3.液体平衡紊乱

由于水和钠排出减少致水、钠潴留,常常导致全身水肿、肺水肿、心力衰竭、脑水肿、血压增高和低钠血症。大量输液,特别是输注低张液体以及未限制水摄入,也是容量负荷过重、低钠血症的原因。患者可表现为嗜睡,进行性反应迟钝,甚至癫痫发作。

4.电解质紊乱

(1)高钾血症:是AKI最严重的并发症之一,也是少尿期的首位死因。引起高钾血症的原因如下:肾脏排钾减少;酸中毒致使氢钾交换增加,钾离子由细胞内转移到细胞外;并发感染、溶血、大量组织被破坏,钾离子由细胞内转变到细胞外液;摄入富含钾的食物、使用保钾利尿剂、输注库存血,均可加重高钾血症。

(2)低钠血症:主要是由于水过多导致的稀释性低钠血症。此外,恶心、呕吐等胃肠道失钠以及对大剂量呋塞米治疗有反应的非少尿型患者也可出现失钠性低钠血症。

(3)高磷血症:是AKI常见的并发症。在高分解代谢或AKI伴大量细胞坏死者(如横纹肌溶解、溶血或肿瘤溶解),高磷血症可能更明显(3.23~6.46mmol/L或10~20mg/dL)。

(4)低钙血症:转移性磷酸钙盐沉积,可导致低血钙。由于肾小球滤过率降低时,导致磷潴留,而骨组织对甲状旁腺激素抵抗和活性维生素D_3水平降低时,低钙血症极易发生。由于患者往往存在酸中毒,游离钙水平并不降低,患者可出现无症状性低钙血症。但是,在横纹肌溶解、急性胰腺炎、酸中毒经碳酸氢钠纠正后,患者可出现低钙血症的症状,表现为肌肉抽搐、癫痫发作、口腔感觉异常,出现幻觉和昏睡等,心电图提示Q-T间期延长和非特异性T波改变。

(5)高镁血症:AKI时常常出现高镁血症,可引起心律失常,心电图提示P-R间期延长。

(6)低镁血症:常见于顺铂、两性霉素B和氨基糖苷类抗生素所致的肾小管损伤,可能与髓襻升支粗段镁离子重吸收部位受损有关。低镁血症常无症状,但有时可表现为神经肌肉痉挛、抽搐和癫痫发作或持续性低血钾或低血钙。

5.代谢性酸中毒

正常蛋白质饮食可代谢产生非挥发性固定酸 $50\sim100mmol/d$（主要是硫酸和磷酸），通过肾脏排泄而保持酸碱平衡。AKI 时，肾脏不能排出固定酸，导致代谢性酸中毒的发生。临床表现为深大呼吸（Kussmaul 呼吸），血 pH、碳酸氢根和二氧化碳结合力降低，由于硫酸根和磷酸根潴留，因此常伴阴离子间隙升高。

6.循环系统

可有充血性心力衰竭、心律失常、心包炎和高血压等。

7.呼吸系统

临床表现的呼吸困难、咳嗽、咳粉红色泡沫痰、胸闷等，与体液潴留、肺水肿和心力衰竭有关。AKI 往往并发难治性肺部感染，偶见急性呼吸窘迫综合征。

8.神经系统

可有昏睡、精神错乱、木僵、激动、精神病等精神症状以及肌阵挛、反射亢进、不安腿综合征、癫痫发作等。

9.消化系统

常为 AKI 首发症状，主要表现为厌食、恶心、呕吐、腹泻、呃逆，约 25% 的患者并发消化道出血，出血多由胃黏膜糜烂或应激性溃疡引起。因为肾脏淀粉酶排出减少，血淀粉酶升高，一般不超过正常值的 2 倍。

10.血液系统

可表现为贫血、白细胞升高、血小板功能缺陷和出血倾向。

11.营养和代谢异常

AKI 患者常处于高分解代谢状态，蛋白质分解代谢加快，肌肉分解率增加，重者每天丢失肌肉 1kg 或 1kg 以上。

12.感染

是 AKI 患者常见和严重并发症之一，多见于严重外伤致高分解代谢型 AKI，预防性应用抗生素不能减少发生率。最常见的感染部位，依次为肺部、泌尿道、伤口和全身。

（二）临床经过

AKI 早期症状隐匿，可被原发疾病所掩盖，即使尿量开始减少，也容易被忽视。典型 AKI 一般经过为少尿期、移行期、多尿期和恢复期。

1.少尿期

每日尿量少于 400mL，此期一般持续 $1\sim2$ 周，少数患者仅持续数小时，长者可达 $3\sim4$ 周。少尿期长，则肾损害重，如超过 1 个月，提示有广泛的肾皮质坏死可能。

2.移行期

患者度过少尿期后，尿量超过 400mL/d 即进入移行期。这是肾功能开始好转的信号。

3.多尿期

每日尿量达 2500mL，甚至可多达 $4000\sim6000mL$。此期的早期阶段尿素氮尚可进一步上升。此后，随着尿量的继续增加，水肿消退，血压、尿素氮和肌酐逐渐趋于正常，尿毒症、酸中毒症状随之消失。本期一般持续 1～3 周,可发生脱水、低血压(低血容量性)、低钠和低钾血症,故而应注意监测和纠正以上异常。

4.恢复期

肾功能完全恢复需 6 个月至 1 年时间,少数患者肾功能不能完全恢复,成为永久性肾损害。

五、辅助检查

(一)血液

1.生化指标

AKI 患者可出现轻、中度贫血,部分和体液潴留、血液稀释有关;尿素氮和肌酐可进行性上升,高分解代谢者上升速度较快,横纹肌溶解引起的肌酐上升较快;血钾浓度可升高(>5.5mmol/L),部分正常,少数偏低;血 pH 常低于 7.35,碳酸氢根离子浓度多低于 20mmol/L,甚至低于 13.5mmol/L;血清钠浓度可正常或偏低;血钙可降低,血磷升高。横纹肌溶解症患者肌酸激酶显著增高,并出现肌红蛋白尿。

2.血清学异常

如自身抗体阳性(抗核抗体、抗 ds-DNA 抗体、抗中性粒细胞胞质抗体、抗 GBM 抗体等),补体水平降低,常提示可能为急性感染后肾小球肾炎和狼疮性肾炎等肾实质性疾病。

3.血培养

如果患者有感染,应行血培养,排除 AKI 伴发脓毒症。

(二)尿液

1.尿常规

尿液外观多呈浑浊,尿色深。根据病情不同,尿蛋白定性可为－～＋＋＋＋。

2.尿沉渣检查

可发现肾小管上皮细胞、上皮细胞管型、颗粒管型、红细胞、白细胞和晶体存在,有助于 AKI 的鉴别诊断,对区分肾前性、肾性和肾后性具有重要价值。

3.尿液生化检查

包括尿钠、钠滤过分数、肾衰指数、尿渗量/血渗量、尿和血尿素氮或肌酐比值等,有助于肾前性氮质血症和急性肾小管坏死的鉴别。

(三)AKI 早期的生物学标记

1.尿酶

谷胱甘肽-S-转移酶(GST)、γ-谷氨酰基转移酶(γ-GT)、碱性磷酸酶(AKP)、N-乙酰-β-D-氨基葡萄糖苷酶(NAG)等。

2.尿低分子蛋白

胱抑素 C、α_1-微球蛋白、β_2-微球蛋白、视黄醇结合蛋白(RBP)。

3.其他

中性粒细胞明胶酶相关性脂质运载蛋白(NGAL)、肾损伤分子-1(KIM-1)、Na^+-H^+ 交换子-3、白细胞介素(IL-6、IL-8、IL-18 等)、角质细胞衍生趋化因子(KC)及其同构体 GRO-a、核因子-κB 及其二聚体、Cyr 61、亚精胺/精胺-N-乙酰转移酶(SSAT)、丙二醛、胎球蛋白 A 等。

(四)影像学检查

1.肾脏超声检查

鉴别有无尿路梗阻、判断肾脏大小和对称性。肾血流灌注检测,常用彩色多普勒检测小叶间动脉收缩期和舒张期的血液流速。多普勒指数是反映肾脏血管阻力的经典指标。

2.腹部 X 线平片

显示肾、输尿管和膀胱等部位的结石以及超声难以发现的小结石。

3.CT 扫描

评估尿道梗阻,确定梗阻部位,明确腹膜后感染组织或腹膜后恶性肿瘤。

4.肾血管造影

怀疑肾动脉梗阻(如栓塞、血栓形成、动脉瘤)时,应做肾血管造影。

(五)肾组织活检

肾组织活检指征:①可能存在缺血和肾毒性因素之外的肾性 AKI。②原有肾脏疾病的患者发生 AKI。③伴有系统性受累表现的患者,如伴有贫血、长期低热、淋巴结肿大等。④临床表现不典型者,肾活检可鉴别是贫血、中毒性急性肾小管坏死,还是急性间质性肾炎。⑤临床诊断缺血或中毒性急性肾小管坏死,4~6 周后肾功能不恢复。⑥肾移植后移植肾功能延迟恢复,已排除外科并发症者。

六、诊断思路

AKI 的诊断需要详细回顾患者的病史和入院前的病史、治疗史和用药史,合理地应用实验室及辅助检查,监测尿量,动态观察血肌酐变化,必要时行肾活检明确诊断。

(一)AKI 的诊断标准

采用 KDIGO 推荐的分期和标准,符合以下情况之一者可诊断为 AKI。①48 小时内测两次肌酐,血清肌酐增高≥26.5μmol/L(0.3mg/mL)。②7 天内血清肌酐增高至基础值的 1.5 倍;尿量<0.5mL/(kg·h),且时间持续 6 小时以上。

此标准对那些不知道既往血清肌酐水平、初次就诊的血清肌酐升高、不伴有少尿的 AKI 患者不能诊断。临床上如果存在内生肌酐清除率<60mL/min 或血清肌酐>133μmol/L,尿素氮>20mmol/L,仅仅合并轻中度贫血、双侧肾脏增大也可诊断为 AKI。注意:①老年人内生肌酐清除率存在生理性降低,且波动较大;老年人肌肉量、蛋白质摄入量减少,加上营养不良,因此老年人虽然存在 AKI,但肌酐和尿素氮数值可完全在正常范围。②溶血性尿毒症综合征、淋巴瘤、白血病性肾损害、免疫球蛋白沉积性肾病、肾脏淀粉样变性、多囊肾、糖尿病肾病引起的慢性肾功能不全,而肾脏无明显缩小或增大,需要加以鉴别。③检测患者尿肌酐排泄量对于早期发现 AKI 具有重要意义,无论尿量是否减少,如果患者尿肌酐排泄量明显或进行性减少,则应高度警惕 AKI 的发生。

有以下征象应考虑 AKI 可能:①突发性少尿或无尿,除外梗阻因素。②原因不明的充血性心力衰竭、急性肺水肿。③原因不明的电解质紊乱和代谢性酸中毒。④突发全身水肿或水肿加重。

（二）AKI 的分型

1.少尿型

一般经过少尿或无尿期、多尿期和恢复期。

2.非少尿型

部分 AKI 临床上无少尿期，仅表现短时间内生肌酐清除率迅速降低，血 BUN 和 Scr 迅速升高。临床表现相对较轻，常常被漏诊和误诊。

3.高分解型

AKI 患者血 BUN 上升速度每日＞14.3mmol/L，血清肌酐上升速度每日＞132.6mmol/L，称为高分解代谢型 AKI。常见于大面积外伤、烧伤、大手术后以及合并严重感染等。临床常表现为严重的代谢性酸中毒和电解质紊乱，毒素症状明显，特别是神经系统症状突出，表现为尿毒症脑病。

（三）明确有无并发症

明确是否有：①呼吸道、泌尿系统、消化道感染。②肺水肿、心力衰竭、恶性高血压、高血钾、低血钠、低血钙、高血磷及高容量负荷。③电解质和酸碱平衡失调。④心律失常、多脏器功能衰竭、消化道出血等出血性疾病。

（四）鉴别诊断

1.与慢性肾功能不全鉴别

既往史不明确者，AKI 患者肾脏大小如常或增大，贫血不明显等可资鉴别。慢性肾功能不全是各种进展性肾病的最终结局，伴有恶心、呕吐，尿少，水肿，恶性高血压，重度贫血，皮肤瘙痒，口有尿臊味等。

2.肾前性 AKI、肾后性 AKI、肾性 AKI 鉴别

（1）肾前性 AKI：是肾脏供血不足、循环不良等因素导致的，肾实质组织学并无损伤，肾血流动力学恢复，肾功能即恢复，易被临床疏忽。临床表现为细胞外脱水、低血压、虚脱，尤其当体位改变时症状明显。尿液浓缩。尿量波动在 $400\sim600\text{mL}/24\text{h}$，血清肌酐轻度升高 $150\sim250\mu\text{mol/L}$，BUN 增高较 Scr 明显，血 BUN/Scr＞100，尿 Na^+/尿 K^+＜1，对于疑诊肾前性 AKI 的患者，给予 5% $NaHCO_3$ 或生理盐水 $200\sim250\text{mL}$ 快速静滴，补液后尿量增多，支持 AKI 的诊断；反之，补液后尿量不增多，Scr 或 BUN 轻微或无明显下降，应考虑肾前性 AKI 已转为肾实质性 AKI 或在肾前性 AKI 基础上存在肾前性因素加重。对年轻既往无肾脏损害、心功能正常者，扩容即可纠正；而对老年心功能减退者，需密切监测中心静脉压和胸片，以免突然发生急性肺水肿和脑水肿。肾前性 AKI 应避免使用大剂量的利尿剂，利尿剂可加重低容量和钠的丢失，造成生命危险。

（2）肾后性 AKI：膀胱以上梗阻的患者，除非为双侧或一侧肾脏已失去功能或单一肾脏，否则很少发生 AKI。肾脏 B 超是首选检查，腹部尿路平片和肾脏 CT 可辅助诊断，可发现输尿管或肾盂肾盏扩张，对可疑病例需行双倍剂量静脉肾盂造影并加做 24 小时延迟摄片。如超声

提示双侧肾盂积水和或双侧输尿管扩张,提示梗阻;仅提示肾盏饱满,肾盂轻度积液应做 MRI 水成像检查,明确是否存在肾后性梗阻。长期肾后梗阻可导致肾实质病变而出现肾性 AKI,如果解除梗阻尿量不增加,肾功能未恢复,考虑在肾性 AKI 的基础上存在肾后性加重因素。

(3)肾性 AKI:①肾小球肾炎合并 AKI:病史中存在血尿、蛋白尿,常合并高血压,病理表现见肾小球毛细血管内皮细胞明显增殖、管腔塌陷和或新月体形成。②急性肾小管坏死:有明显低血压或应用肾毒性药物以及服用生鱼胆等毒性物质病史,病理表现见肾小管上皮细胞坏死、脱落。③急性间质性肾炎:患者存在感染或药物等过敏病史,临床上伴有发热、皮疹及关节痛等症状,病理表现见肾间质炎性细胞浸润和水肿。④肾血管性 AKI:溶血性尿毒症综合征与血栓性血小板减少性紫癜,肾病综合征膜性肾病,ANCA 相关性血管炎等。临床疑为肾血管性 AKI,应实施肾动脉或肾静脉血管超声检查,MRI 三维成像检查明确。⑤慢性肾脏病或慢性肾衰竭基础上的 AKI。

3.与肾后性尿闭的鉴别

肾后性尿闭无休克、创伤、溶血、脱水等病史,常突然发病,24 小时尿量多在 50mL 左右,甚至无尿,在发生尿闭前或发病后即出现单侧或双侧肾区胀痛,触之有时可扪及肾下极,有压痛或叩击痛。尿比重一般均正常,尿内无管型。如为结石、结核则尿内可有红细胞及脓细胞。如行膀胱镜检查及输尿管插管,则多在输尿管某段受阻,有时导管可越过梗阻处进入肾盂,导出大量尿液。

七、治疗

(一)去除病因

寻找 AKI 的可逆病因是首要环节.积极纠正各种原因所致的有效循环血量不足,维持肾血流灌注;控制感染,改善心功能;停用可能影响肾血流灌注和具有肾毒性、导致过敏和影响肾脏血流动力学的药物;尽早清除肾后性梗阻因素,保持尿路通畅等。

(二)维持血流动力学稳定

1.积极实行液体复苏

脓毒症和脓毒性休克是 AKI 的主要病因。目前公认的观点是优化脓毒症患者血流动力学状态和纠正容量不足有助于减少肾脏损伤、保护残余肾功能。"早期目标指导性治疗(EGDT)"方案指出一旦临床诊断严重脓毒症合并组织灌注不足,应尽快进行积极的液体复苏,要在血流动力学不稳定状态最初 6 小时内达到以下目标:中心静脉压(CVP)8~12cmH_2O,90mmHg>平均动脉压(MAP)≥65mmHg,尿量>0.5mL/(kg·h),中心静脉(上腔静脉)氧饱和度(ScvO_2)≥70%。KDIGO 2012 指南建议对于脓毒症休克和围手术期的 AKI 高危患者采用 EGDT 方案改善血流动力学和组织氧合,以预防 AKI 的发生或业已出现的 AKI 恶化。随着超声技术的发展,临床医生可通过超声监测肾脏血流,一预测重症患者发生 AKI 的风险,评估治疗后肾脏灌注的改变。

复苏液体选择:羟乙基淀粉曾被广泛使用。2008 年德国严重感染协作组研究发现,10% HES 200/0.5 组较乳酸林格液组 AKI 发生率显著增高,后又有相关研究证实。KDIGO 2012

指南建议在没有失血性休克情况下，对于 AKI 患者或 AKI 风险患者，建议使用等张晶体液而非胶体液扩容。需要大量晶体液时，可以加用白蛋白复苏。研究表明，白蛋白不会增加 AKI 患者死亡风险。

2.避免液体超负荷

早期液体复苏后，后续容量管理是非常重要的问题。越来越多的证据显示，液体超负荷与 AKI 预后不良有关。对于休克患者，早期应根据容量反应性指导液体复苏，容量补足后实行限制液体管理策略，避免容量超负荷，可以改善预后。

3.血管活性药物

以往多巴胺被广泛用于危重症患者的肾脏保护治疗，但这些研究大多是小样本、非随机、统计效能有限的研究。荟萃分析没有发现多巴胺能够预防 AKI。近年研究显示，多巴胺在正常人群中的肾脏血管扩张作用在 AKI 患者中并不存在。KDIGO 指南不推荐使用低剂量多巴胺预防或治疗 AKI。现有临床数据尚不足说明哪种血管活性药物对于预防 AKI 更优。出于对肾脏灌注的担忧，KDIGO 2012 指南推荐对于合并或已经出现 AKI 的血管源性休克的患者，在补液治疗的同时联合使用缩血管药物。

4.利尿剂

以往利尿剂被广泛应用于各种原因导致的 AKI，尤其是少尿型。然而近年研究发现，利尿剂对 AKI 的预后无正面影响，反而有负面影响。各种利尿剂可通过降低有效循环血量、球管反馈等机制直接或间接引起肾血流灌注明显下降和肾小球滤过率下降，导致肾前性 AKI，严重者可致肾小管坏死。KDIGO 2012 指南不推荐使用利尿剂预防 AKI，除容量超负荷外，不建议使用利尿剂治疗 AKI。

（三）保持电解质和酸碱失衡

积极治疗高钾血症，纠正酸中毒。

（四）营养支持

AKI 患者常伴有高分解代谢，部分患者需要肾脏替代治疗，营养物质消耗严重，可导致负氮平衡和营养不良。指南推荐，优先考虑肠内营养途径，摄取总热量 83.7～125.6kJ/(kg·d)。不需要肾脏替代治疗、非高分解代谢的患者，蛋白质摄入量为 0.8～1.0g/(kg·d)，碳水化合物 3～5g/kg，脂肪 0.8～1.0g/kg，脂质能量供给占非蛋白能量供给的 30%～35%，指南推荐不要为了预防或推迟启动肾脏替代治疗而限制蛋白质的摄入。肾脏替代治疗患者，蛋白质摄入量为 1.0～1.5g/(kg·d)。高分解、行连续性肾脏替代治疗治疗的患者，蛋白质摄入最大量可达 1.7g/(kg·d)。除了大量营养素的供给，还要兼顾微量元素的补充，主要包括维生素（叶酸，维生素 C，硫胺素）和微量元素。AKI 时易发生维生素 A 增加，维生素 E 减少和维生素 D_3 活性降低，除了疾病本身，肾脏替代治疗也会加重营养物（如硒、铬、铜和锌）的丢失。

（五）有效控制血糖

AKI 时并发高血糖与发病前是否合并糖尿病无关，非糖尿病患者仍然会出现血糖升高和胰岛素抵抗，这种现象称为应激性高血糖，好发于高龄、多器官损害、脓毒血症、急性呼吸循环衰竭人群。KDIGO 推荐 AKI 患者血糖控制在 6.1～8.3mmol/L 范围。

（六）血液净化治疗

治疗目的是维持水、电解质平衡和内环境稳定；避免肾脏的进一步损伤；促进肾功能恢复；为其他治疗创造条件。

1.治疗方式

连续性肾脏替代治疗（CRRT）、血液透析（HD）、腹膜透析（PD）、持续缓慢血液透析（SLED）。

2.肾脏替代治疗的绝对指征

代谢异常；氮质血症，BUN$\geqslant$36mmol/L(100mg/dL)；尿毒症并发症，尿毒症性脑病、心包炎、出血；高钾血症，$K^+\geqslant$6mmol/L 和（或）心电图异常；高镁血症，$Mg^{2+}\geqslant$4mmol/L；严重代谢性酸中毒，pH$\leqslant$7.15；少尿或无尿，尿量<200mL/12h 或无尿；容量超负荷，肺水肿、脑水肿。

八、最新进展

（一）诊断标准

AKI 一直没有明确的诊断标准。2002 年，急性透析质量倡议（ADQI）第二次会议提出了 AKI/ARF 的 RIFLE 分级诊断标准，此标准是目前诊断 AKI 的常用标准之一。即将 AKI 分为 3 个级别：危险、损伤、衰竭和 2 个预后级别：肾功能丧失、终末期肾病（ESRD）02005 年 9 月 AKI 网络（AKIN）阿姆斯特丹会议在 RIFLE 基础上对 AKI 的诊断和分级标准进行了修订。AKIN 制定的 AKI 定义为：不超过 3 个月的肾脏功能或结构方面的异常，包括血、尿、组织检测或影像学方面的肾损伤标志物的异常 AKIN 共识仍然使用 RIFLE 分级，但是仅保留了前面 3 个急性病变期，而且在分级标准上做了调整。AKIN 共识规定了诊断 AKI 的时间窗为 48 小时，强调了血清肌酐的动态变化，为临床上 AKI 的早期干预提供了可能性。此外，与 ADQI 共识相比，AKIN 共识规定：只要血清肌酐轻微升高$\geqslant$0.3mg/dL，就可诊断 AKI，提高了诊断的敏感性。但 AKI 的两个定义和分期标准，给临床诊断和研究带来困惑。为此，改善全球肾脏病预后组织（KDIGO）于 2012 年，综合 RIFEL 和 AKIN 标准制定了 AKI 临床实践指南。定义为：肾功能 48 小时内迅速减退，血清肌酐升高绝对值$\geqslant$0.3mg/dL(26.5μmol/L)或较基础值升高$\geqslant$50%（增至 1.5 倍）或尿量小于 0.5mL/(kg·h)超过 6 小时。

（二）早期生物标记物

由于 AKI 目前诊断还主要依赖于血清肌酐和尿量，存在一定的局限性，近年来，国内外医学专家试图寻找新型生物标记，以此对急性肾损伤病情进行评估和预测。

1.中性粒细胞明胶酶相关脂质运载蛋白（NGAL）

NGAL 是钙蛋白超家族中的一员，在人类中性粒细胞中被发现，分子量 25kDa，与明胶酶共价结合。正常情况下，在许多组织（包括肾脏）均呈低表达状态，但当上皮细胞受到刺激时表达状态会显著上调。AKI 时在远端肾小管高度表达并从尿液中排出，尿 NGAL 水平在 AKI 发生 2~3 小时后即可升高，6 小时即达高峰，是 AKI 早期发现的敏感指标。研究提示：NGAL 不但可以作为早期诊断 AKI 的生物标志物，同时还能反应肾脏的损伤程度。由于 NGAL 的检测可能会受到一些干扰因素的影响,例如存在原发肾脏疾病或泌尿系统感染等,因此目前作为 AKI 早期诊断指标的血、尿 NGAL 检测仅限于临床研究。

2.肾损伤分子-1(Kim-1)

Kim-1 是一种跨膜糖蛋白,极少在正常肾组织内表达,但在因缺血及毒性导致的肾损伤的去分化近曲小管上皮细胞中高度表达,并脱落至尿液中。检测尿液中的 KIM-1,可以反映其在肾脏的表达水平。AKI 时,尿 KIM-1 升高比血清肌酐可提早 2～3 天,国内外研究结果表明,Kim-1 作为早期诊断缺血性肾损伤的指标,无论是特异性还是敏感性,都是值得进一步研究探讨的重要生物标志物。

3.尿 N-乙酰-β-D-氨基葡萄糖苷酶(NAG)

NAG 为近端肾小管细胞溶酶体酶,在肾小管细胞发生破坏时释放入尿液,因此 AKI 患者尿液中 NAG 水平明显增高,但是由于该酶的活性受尿液 pH 的影响,因此在 AKI 诊断应用中受到限制。

4.尿 β_2-微球蛋白(β_2-MG)和 α_1-微球蛋白(α_1-MG)

是小分子质量蛋白,经肾小球自由滤过、近端肾小管重吸收,是反映近端肾小管损伤的重要标志物,但特异性差。

5.胱抑素 C(CysC)

CysC 是半胱氨酸蛋白酶抑制剂超家族中的一员,为一种分泌性非糖化蛋白质,几乎在人体所有的有核细胞中表达,以恒定的速率产生,自由通过肾小球滤过并被近端肾小管的上皮细胞重吸收和代谢,血中浓度不受年龄、性别、炎症、肌肉量和肾小管分泌等因素影响,因此能够较为准确地反映肾小球滤过率。国外学者也通过多项研究证实,CysC 是一项能够可靠、敏感地反应肾小球滤过功能的生物标记物,尤其是在 AKI 的早期,其特异性和敏感性较血清肌酐更好,较血清肌酐升高提前 1～2 天;而且在 AKI 的恢复过程中,血 CysC 的降低较肌酐出现的更早,是判断 AKI 转归的重要生物学指标。

6.白细胞介素-18(IL-18)

IL-18 是一种促炎细胞因子,主要在近端肾小管产生,很多研究表明,尿 IL-18 水平升高可提示缺血及肾移植后导致的近端肾小管的损伤。另有研究报道,检测尿中 IL-18 对早期预示 AKI 的发生有较高的特异性及敏感度,尤其是肾移植术后的患者,如其水平下降则预示肾功能逐渐好转。

7.心钠素

心钠素是一种由心房合成、贮存和分泌的活性多肽,又称心房利钠因子(ANF)或心房利钠肽(ANP)。具有强大的利钠、利尿、舒张血管、降低血压、对抗-系统和抗利尿激素作用。对改善肾功能、调控体内水和电解质平衡、内稳态恒定方面起着重要作用。国内夏明等研究证明:长时间(>48 小时)注入 ANP[50mg/(kg·min)]有助于改善心脏手术后的急性肾损伤患者的肾血流量及肾小球滤过率,改善肾功能、防止细胞损伤;国外也有实验研究证实:对于心脏术后缺血性 AKI 患者,以 50mg/(kg·min)输注入心房利钠肽(h-ANP),可早期改善患者肾功能、减少透析概率、提高不透析患者的生存率。

8.其他

近年来有研究表明,与肾小管损伤相关的分泌蛋白,尤其是酶类也是 AKI 的标志物。另外,有学者证实,尿脂肪酸结合蛋白-1(FABP1)比血清肌酐能更早的预测高危人群 AKI 的发生,认为尿 FABP1 可作为一个新的 AKI 的生物标志物,但需进一步的临床研究来证实。

第二节　肾脏替代治疗

一、肾脏代替治疗

根据最新的统计,如果依照"Kidney Disease Improving Global Outcomes(KDIGO)诊断标准",在成人 ICU 内急性肾损伤(AKI)的发生率超过 50%,而且死亡率较非 AKI 组明显升高。因此如何降低 AKI 患者的死亡率一直是大家研究的热点,而肾脏替代治疗(RRT)毫无疑问是 AKI 治疗的重要有效手段,但是对于 AKI 患者何时开始 RRT 目前备受争议。

(一)AKIKI 和 ELAIN 研究

目前最受关注和争议的两项相关临床试验是于 2016 年分别发表于《新英格兰医学杂志》和 JAMA 杂志的 AKIKI 和 ELAIN 研究。

AKIKI 研究在多家中心 ICU 开展,为多中心的临床随机对照研究、时间跨度为 1 年,包括内外科严重肾损伤的患者。最终研究结果发现早期介入行肾脏替代治疗,并不能改善预后,两组的死亡率为(48.5% $vs.$ 49.7%,$P=0.79$)。且次要结果如机械通气时间、血管活性药物使用时间等无明显差别。而 ELAIN 研究为一项单中心的随机对照研究,其研究对象均为外科术后患者,其中包括心脏术后、腹部术后、脑外科术后患者。两者比较如表 5-1 所示。

表 5-1　AKIKI 和 ELAIN 研究的比较

项目	ELAIN 研究	AKIKI 研究
研究方法	德国单中心的随机前瞻对照研究	法国多中心的随机前瞻对照研究
早期设定	诊断为 KDIGO 2 级的 8 小时内	诊断为 KDIGO 3 级,且使用了呼吸机或儿茶酚胺类药物
晚期设定	诊断为 KDIGO 3 级的 12 小时后	诊断为 KDIGO 3 级,且出现了下列情况: 高钾血症 1.代谢性酸中毒 2.肺水肿 3.尿毒氮>112mg/dL 4.无尿或少尿的时间超过 72 小时
纳入病例数	总共:231 人 早期:112 人 $vs.$ 晚期:119 人	总共:619 人 早期:311 人 $vs.$ 晚期:308 人
行 RRT 人数	早期:100% $vs.$ 晚期:91%	早期:98% $vs.$ 晚期:51%
SOFA 评分	16 分	10.9 分

项目	ELAIN 研究	AKIKI 研究
疾病种类	术后患者	内科(79.7%)和外科患者
脓毒症患者比例	未统计	67%
RRT 开始时间	早期:6 小时 *vs.* 晚期:25.5 小时	早期:2 小时 *vs.* 晚期:57 小时
结果	90 天死亡率	60 天死亡率
	早期:39.3% *vs.* 晚期:54.7%	早期:48.5% *vs.* 晚期:49.7%
	$P=0.03$	$P=0.79$
结论	早期开始 RRT 可以降低患者的死亡率	早期行 RRT 并不能降低患者的死亡率

从上述列表中,我们可以看见两项临床试验很多方面存在不一致性,因此众多学者对两项实验进行了详细分析。首先正如有学者提到的两组实验对象有所差异,ELAIN 研究人群均为术后患者,而 AKIKI 研究对象中内科危重病患者占大多数,合并症较多,且脓毒症患者占到67%。其次 ELAIN 研究为单中心,医生判断是否行 RRT 治疗的基调基本一致,但是 AKIKI 研究为多中心研究,医生决定是否行 RRT 治疗时,判断存在差异,所以有几乎一半的患者未行血液净化治疗。

而有学者则指出两项实验的最大区别是两组早期和晚期的界定不一致,AKIKI 研究中早期行 RRT 的时机等于 ELAIN 研究的晚期。如果对 ELAIN 研究数据做进一步的统计,可以发现在此研究中只有 90 天的生存率存在差异,而 30 天和 60 天的生存率无明显差异。

(二)临床研究局限性

有学者对相关临床试验进行了 Meta 分析,并未发现早期行 RRT 可以改善 AKI 患者的预后,但是我们仍可以发现这些临床试验可能存在以下局限。

1.缺乏统一标准

目前众多临床试验研究,不论是前瞻性或是回顾性研究,对 AKI 患者早期和晚期 RRT 时机缺乏统一的界定标准,就如前面所述 AKIKI 研究中的早期患者相当于 ELAIN 研究中的晚期患者。而尚未完成的 IDEAL-ICU 试验也和 AKIKI 和 ELAIN 研究的早晚期标准不一,IDEAL-ICU 试验的早期 RRT 时机为诊断 KDIGO 3 级的 12 小时内,而晚期时机为诊断KDIGO 3 级的 48 小时后。同理 STARRT-AKI 的早晚期 RRT 时机也和上诉时机不一。

2.研究对象不一

ELAIN 研究的对象为外科术后患者,而 AKIKI 研究的对象则以内科患者为主,研究对象的不均一性可能导致结果的差异,且 AKIKI 研究缺乏亚组分析。IDEAL-ICU 的研究对象为脓毒性休克的患者,包括了内科和外科患者。而 STARRT-AKI 的研究对象则和 AKIKI 研究类似。有学者则只对>70 岁的 AKI 患者进行了研究,最终发现高龄患者早期行血液净化治疗可改善患者的预后。

3.治疗方式可能存在差异

ELAIN 研究为单中心随机研究,医疗工作者对是否行 RRT 的判断基本一致,其行 RRT

方式能保证同一性。但是相反 AKIKI 研究涉及多家中心 ICU,每家 ICU 判断是否行 RRT 的习惯以及选择方式不一,其中超过 50% 的患者行的是间断透析,行持续肾脏替代治疗(CRRT)的患者不到 30%。而即便是都行 CRRT,治疗模式和治疗剂量是否一致,也存在差异。ELAIN 研究中治疗剂量为 24mL/(kg·h),有研究中治疗剂量则达到了 40mL/(kg·h)。因此治疗方式的不均一性对结果的差异不可避免地存在影响。

4.对预后的其他重要因素未去除

众所周知影响 ICU 患者预后的因素极多,而期望单一治疗改善患者的预后是困难的。有学者发现液体正平衡越多,AKI 患者的预后越差,即便是行血液净化治疗。有学者所做的大样本临床研究则提示血管活性药物的使用量和低氧血症为影响 AKI 患者短期预后的独立危险因素。而在比较治疗时机的这些临床研究中均未将可能影响 AKI 患者预后的因素进行统计去除。

(三)早期和晚期治疗的利弊

最近有学者发现对脓毒症导致的 AKI 患者尽早行 CRRT 可以清除巨噬细胞移动抑制因子(MIF),从而改善患者的预后。ELAIN 研究也发现早期组 IL-6 和 IL-8 的水平经过血液净化治疗较前明显降低,且和预后密切相关。

ELAIN 研究除提示早期和晚期 RRT 组的生存率存在差异外,早期行 RRT 还可以缩短RRT 时间增加肾功能恢复的概率(53.6% vs. 38.7%),同时可以缩短 ICU 住院时间和机械通气时间。2016 年最新的 Meta 分析囊括了 8719 位 AKI 患者,最终发现早期行 RRT 组的机械通气时间为 2.33 天[MD,95% CI($-3.40,-1.26$)]、ICU 住院时间为 5.84 天[MD,95% CI($-10.27,-1.41$)],且更多的患者肾脏功能恢复。但是两项研究均未统计 RRT 期间可能存在的不良反应。

毫无疑问过于积极的行 RRT 会导致治疗费用明显增加,RRT 期间抗凝可能引起出血风险增加,且 RRT 可能导致营养物质的缺乏、降低血药物浓度,同时还可能引起导管相关性血流感染、低体温、低磷血症、低血压等。虽然其中一些不良反应是可以通过调整治疗避免。AKIKI 研究除统计了治愈率、机械通气时间等外,还统计了两组之间的导管相关性血流感染和低磷血症的发生率,发现两组存在明显差异(10% vs. 5%;22% vs. 15%),早期行 RRT 导致并发症明显增加。

因此早期和晚期行 RRT 均有利弊,需综合考虑。

(四)治疗时机

综上所述,AKI 患者何时开始行 RRT 治疗,目前仍缺乏统一的结论,因为目前的临床试验均存在不同程度的局限性。

2014 年有学者对 AKI 行 CRRT 的文献进行了 Meta 分析,最终发现除尿量与患者的预后密切相关外,HCO_3^-、pH、血磷浓度、水肿等与患者的预后也密切相关,提示对于 AKI 的患者是否开始行肾脏替代治疗,除评估肾功能外,还需评估其他可能的影响预后的因素,进行综合分析。

除常规临床指标外,目前仍缺乏新的实验室指标来决定 AKI 患者的 RRT 的时机。中性粒细胞明胶酶相关脂质运载蛋白(NGAL)作为诊断急性肾损伤的最有效生物学标志之一,是否能够成为行 RRT 的指征目前仍存在争议。有学者认为早期的实验数据统计表明尿 NGAL 具有较高的特异性,高浓度的 NGAL 提示发生肾损伤加重的可能性大,需行血液净化治疗。至于尿胰岛素样生长因子虽然对 AKI 有很好的预示作用但是仍不能决定是否需行 RRT。

目前 CRRT 除用于 AKI 患者外,还广泛用于脓毒症、急性胰腺炎患者等,对急性呼吸窘迫综合征患者早期行 CRRT(<72 小时)可以尽快地稳定患者的血压、缩短机械通气时间、改善内皮功能,但是并不能改善患者的 28 天预后。同理 ELAIN 研究中确定是否行 RRT 的条件也包括去甲肾上腺素的剂量、呼吸氧合指数、SOFA 评分等,因此进一步提示对于脓毒症导致的 AKI 患者是否行 RRT 治疗需综合考虑患者的呼吸和血压等重要器官功能的情况。

综上所述,对于 AKI 患者早期和晚期行 RRT 各有利弊,由于目前的临床研究均存在不同程度的局限性,尚无法得出统一的结论。对于脓毒症导致的 AKI 患者是否需行 RRT 治疗需综合考虑患者的呼吸和血压等重要器官功能的情况,AKI 患者是否需早期行 RRT 治疗应尊重个体化的原则。

二、专家共识概要

随着"精准医疗"时代的到来,肾脏替代治疗(RRT)开始倡导精准治疗。2016 年 6 月,第 17 届 ADQI 国际共识会议将大会主题确立为"引进精准 RRT",这代表着 RRT 将迈入精准医疗领域。会议提倡结合患者个体情况,充分利用个人信息如肾脏功能、血流动力学特点甚至基因组等数据评估病情,策划个体化治疗方案,优化各项参数配比,从而提出符合患者个体病情的精准 RRT 处方。

第 17 届 ADQI 国际共识会议围绕"患者选择与时机、精准 CRRT 和溶质清除、重症 AKI 治疗技术进展和液体精准管理"4 个方面内容进行讨论。

(一)患者选择与时机

1.紧急情况下,RRT 启动时机

当代谢和液体需求超过肾脏能力,需要考虑紧急启动 RRT。对肾脏"需求-能力"评估由非肾源性并发症、病情严重程度、溶质和液体负荷共同决定。肾脏功能评价应用多种不同方法,肾脏功能改变和肾功能受损后可持续工作时间可用肾脏损伤标志物预测。肾脏功能的"需求-能力"失衡是动态变化的,应定期评估。对于需要多器官功能支持的患者,RRT 启动与结束时机应结合其他治疗方案综合考虑。决定启动 RRT,需要尽快实施,时限通常不超过 3 小时。

2.治疗模式

RRT 模式选择依靠技术能力或可行性,并结合潜在风险和当前患者实际情况。当患者无法耐受液体平衡和机体代谢波动时,需行 CRRT;当患者需要优先考虑康复治疗或转运治疗,且能够耐受液体和机体代谢波动时,可考虑间断 RRT 和延长间断 RRT。技术可行性由当地规范指南和资源条件决定,包括操作人员、实践培训或经验、实验室支持、费用限制等;技术选择是否具有可行性应平衡上述因素综合考虑。

3.与其他体外治疗整合

当患者需要进行其他体外治疗时,应整合其他体外治疗,两者不应同时进行。用于生命支持 ECLS 的其他体外支持治疗包括:①呼吸支持:ECMO(VA 和 VV 模式),ECCO$_2$R。②心脏支持:LVADs。③肝脏支持:ELADs 和 MARS 等。④治疗性血浆分离或置换:TPE 等。

4.模式(CRRT、IRRT、复合模式)转换时机

当"需求-能力"失衡或治疗首要目的改变,且转换治疗模式更具优势时,考虑模式转换。

5.撤离时机

当肾脏功能充分恢复到降低"需求-能力"失衡水平(现况和预期)达可接受范围或总体治疗目标改变时,考虑撤离 RRT。为判断肾脏功能持续恢复情况,应在 RRT 期间监测尿量和肌酐水平。当患者需要多器官功能支持时,撤离 RRT 时机需结合其他治疗方案综合考虑。

(二)精准 CRRT 和溶质清除

1.溶质清除的理想方式

CRRT 剂量是单位时间内血液中清除溶质的量。废液流量是溶质清除可接受的 CRRT 处方剂量指标,溶质清除量取决于筛选系数。典型小分子溶质,默认 CRRT 处方剂量为 20～25mL/(kg·h)。尿素氮是最常见的定量清除溶质。CRRT 处方剂量是动态变化的。默认处方剂量需要根据患者需求和实际情况进行调整。处方剂量应至少在每 24 小时内评估,可根据患者需要做更为频繁的评估。达成剂量可用强度[mL/(kg·h)治疗时间的总次数]或者用时间均化表示[平均 mL/(kg·h)超过 24 小时或其他持续时间]。达成剂量需要定期评估和调整。根据患者需要至少每 24 小时进行评估。

2.溶质清除效果

CRRT 达成剂量是动态变化的,主要清除尿素氮和其他溶质。某些溶质的清除可能不是 CRRT 处方的一部分。初始清除的目标溶质包括肌酐、K$^+$、磷酸盐、Na$^+$、尿酸和胺等;非目标清除溶质的意外去除可产生不良反应,例如过量清除 K$^+$、磷酸盐、Mg^{2+}、营养物质和药物(如抗生素)。CRRT 达成剂量可影响酸碱平衡。溶质清除率还取决于技术因素,例如 CRRT 模式、滤过膜特性和操作因素。

3.精准调控与预后关系

CRRT 剂量是动态变化的,并根据重症患者病情严重程度、生理功能和代谢情况的变化进行调整。重症患者在流行病学、慢性疾病、合并多种疾病和重症疾病等方面存在明显异质性。精准 CRRT 剂量应适应特定溶质清除的目标进行调整。

4.质量控制指标

CRRT 质量控制措施应纳入临床应用常规。质量控制措施应针对 CRRT 处方剂量、达成剂量和溶质清除方面明确目标。CRRT 技术和床旁电子病历(EHRs)应进行交互作用。质量控制措施,特别是床旁目标应在患者水平和操作水平整合记录。

(三)重症 AKI 治疗技术进展

1.AKI 管理

在 AKI 管理过程中,不同技术水平通过相应 CRRT 方案和达成目标改善了临床实践和

患者预后。达成目标应进行连续反复评估;应采用现代 IT 技术改进临床实践、改善患者预后;整合信息交互技术工具是重要的前沿技术,在 CRRT 临床实践中值得实践和研究。

2.统一操作流程

患者评估和治疗目标确定应"精准化",且应动态变化。这一过程应遵循共识明确的标准化术语,以便清晰识别并简化应用,对患者进行精准 CRRT。

3.基本技术组成

CRRT 治疗方案和达成目标须采用必要手段立即实施展开治疗。精准 CRRT 治疗方案需根据患者需要和生理目标制定,达成目标应尽量接近治疗方案。治疗方案应根据患者需要进行频繁调整,理想的动态治疗方案至少每 6 小时进行一次全面评估。应用专业 CRRT 设备,避免采用其他替代式技术。当进行 CRRT 时,需根据可行性、环境等实际因素综合考虑治疗方案。

4.技术支持

一些技术工具可应用于治疗目标监测和治疗方案调整。人工或在慢性透析设备上的自动反馈技术有望应用于 CRRT。应用 IT 工具、互联 EMR 接入和数据采集系统整合患者信息和设备指令;数据应用于中心 QA 和 CQI 目的,并登记注册。

5.确保治疗充分性和治疗目标

治疗目标监测通常基于尿素氮动力学;应日常采用有效治疗目标;剂量参数应用最新的标准化术语描述。当应用分子标志物例如尿素氮时,可以用清除率单位[mL/(kg·h)]或者 Kt/V 表示。停机时间影响治疗目标,液体超负荷对其也有不利影响。"透析充分性"概念较 Kt/V 或其他相关参数更加宽泛,它应包括 AKI 不同等级下残余肾功能以及其他多个重要参数如液体管理和营养物质。

6.应用其他新技术时机

现代 CRRT 技术提供了一个整合多脏器功能支持的平台。鉴于脓毒症治疗中有限的临床证据,目前认为新治疗技术的应用尽可能遵循精准化和个体化应用原则;不应在脓毒症治疗过程中应用高容量血液滤过(HVHF),但并不排除个别患者可从 HVHF 中获益。多黏菌素 B(PMXB)血液灌流并不普遍适用,只有当腹部手术后脓毒症或 sepsis shock 才考虑。血浆置换、人工肝、$ECCO_2R$ 和 CRRT/ECMO 的应用应基于经验和临床研究,用于特定患者。从精准治疗角度,15kg 以下患者和新生儿治疗需要特别设计的治疗设备。

7.研究热点

CRRT 技术未来研究热点包括高截流膜(HCO)、吸附剂、整合 ECMO 或 $ECCO_2 2R$ 的 CRRT、功能性膜材料、自主生物反馈和决策流程电子化支持等。

(四)液体精准管理

重症患者 CRRT 过程中液体管理围绕 3 项相关性目标进行动态调节:确保 CRRT 通路开放、确保电解质稳定及酸碱平衡、调节液体平衡。共识围绕液体管理准则、确保通路完整所采取的措施等问题进行讨论,并根据个体化治疗原则引入液体平衡的相关概念。

1.通路完整

利用液体确保通路完整最大化。当滤过分数(FF)＞0.25 时,通常预示滤器凝血风险增加并失去作用,由于血液浓缩易导致凝血。用于通路开放和抗凝的液体应包含在液体平衡计算中,含碱性(如枸橼酸盐)液体也应进行必要的酸碱平衡调整,从而避免机体酸碱失衡。滤器前稀释通过降低 FF 可延长滤器使用寿命。

2.血浆成分

目前可获得的透析液和置换液多能满足临床对血浆中电解质成分不同目标的需要。不应自行配制透析液或置换液,否则可能发生某些不良情况。临床上在有经验的药剂师指导下,并结合严格的质量控制措施,可避免不良情况产生。透析液和置换液特殊配制应根据血清电解质、酸碱平衡和抗凝需求等方面。透析液和置换液应用需个体化,并根据患者临床情况定期评估(如每 6～12 小时)。置换液应无菌,透析液理想状态下应无菌或至少超纯。置换液可经通路中滤器前或滤器后输入,也可从通路外的静脉输入。

前稀释通过降低 FF 使滤器凝血风险减少,但也影响溶质滤过;后稀释可提高溶质清除率。在使用枸橼酸盐抗凝时,应频繁监测滤器后和外周血清游离钙,从而调节枸橼酸盐剂量,补充钙离子。此外,机体酸碱平衡状态也应密切监测,避免代谢性碱中毒或枸橼酸盐积聚。

3.液体平衡和调整

临床医生必须连续评估液体平衡状态并设定相应目标,根据相应目标及时进行液体管理策略和方案调整,不论是药物方面还是设备参数方面。

4.精准 CRRT

液体管理目标包括液体选择和平衡。总目标需要纳入操作因素。根据患者个体化需要,灵活调整血浆成分和容量,使其满足个体化需求。应充分意识到不论是保证通路完整,还是调整血浆成分或液体平衡,都会有诸多因素相互影响。

5.监测

应密切监测患者液体清除对血流动力学的影响,并调整清除速率,确保血流动力学稳定,没有研究证明某项监测技术具有绝对优势,临床医生应密切监测血压变化。鉴于针对预测个体对液体清除反应性的难度,采取起始低剂量液体清除,在监测血流动力学变化的同时,确保患者在可耐受条件下缓慢提高清除率,从而避免低血压,减少终末器官低灌注。应反复评估患者对液体清除的反应性。

使用 CRRT 的单位应建立标准化医嘱方案系统,从而便于液体管理,同时利用电子医嘱绘制参数和标准化流程图,绘制参数应区别 CRRT 设备参数与患者液体平衡参数,从而提供完整的液体调整方案分析策略。CRRT 液体管理影响患者机体核心温度,该温度也应进行持续监测。

第 17 届 ADQI 国际共识会议围绕“精准 RRT”这一主题提出了新的治疗理念和更为深入的实践指导,共识涵盖了 CRRT 时机选择、溶质清除、精准液体管理及新技术等多方面内容。共识核心在于 RRT 精准化,主旨在于结合具体情况进行 RRT 动态化评估、动态化监测、动态化管理,并能够整合先进技术,为多脏器功能支持提供了平台。在“精准医疗”时代,结合互联网先进技术支持,“精准 RRT”的理念和技术将逐步应用于临床实践,期待改善重症患者预后。

第三节　急进性肾小球肾炎

一、概述

急进性肾小球肾炎（RPGN）是一组以血尿、蛋白尿、肾功能快速和进行性受损，并常伴有少尿或无尿的临床综合征，是肾小球肾炎中最为严重的类型，预后极差，死亡率高。该病肾穿刺活检病理表现为肾小球广泛新月体形成，故也称之为新月体肾炎。

二、病因和发病机制

本病根据免疫病理学检查可分为 3 型，其发病机制各异：①抗肾小球基底膜型（Ⅰ型）：本型发病率相对较低，常见于年轻男性或老年女性患者。由于抗肾小球基底膜抗体与肾小球基底膜（GBM）相关抗原结合、激活补体而致病。②免疫复合物型（Ⅱ型）：主要因定位在肾小球内的免疫复合物所致。③非免疫复合物型（Ⅲ型）：为成人特别是老年患者 RPGN 的常见类型。肾小球内未见免疫复合物沉积，患者血清抗中性粒细胞胞质抗体（ANCA）常呈阳性。

（一）抗肾小球基底膜型（Ⅰ型）

本型占 RPGN 10％～20％，其发病率为 0.5～1/100 万人口。其特征为血清中抗 GBM 抗体阳性，及肾脏免疫病理 IgG 沿 GBM 条带样沉积。主要的发病机制为患者产生Ⅳ型胶原 α_3 链非胶原区域的自身抗体。抗肾小球基底膜型分为两类：①单纯肾脏受累，称为抗肾小球基底膜型肾炎。②伴有肺损害，称为肺出血肾炎综合征。本病发生有两个年龄高峰。第一个高峰为 20～30 岁，主要为男性，常表现为肺出血肾炎综合征；第二个高峰为 60～70 岁，主要是女性患者。

本病的发生与免疫遗传易感性有关，大多数患者 HLA-DR2 抗原阳性，白种人较黄种人好发。

（二）免疫复合物型（Ⅱ型）

在我国，本型发生率相对较高。临床和病理证实多为原发性肾小球肾炎，如 IgA 肾病、感染后肾小球肾炎、膜增生性肾小球肾炎；也可能是系统性疾病所致，如系统性红斑狼疮、冷球蛋白血症、过敏性紫癜等。与另外两型急进性肾炎相比，本型新月体形成的概率较小，即使有新月体形成，所累及的肾小球比例也相对较少。

（三）非免疫复合物型（Ⅲ型）

本型 RPGN 肾小球损害特征为肾小球局灶性坏死和新月体形成，但免疫病理检查肾小球中没有或仅有少量的免疫复合物沉积。本型通常是系统性小血管炎的表现之一，如 Wegener 肉芽肿、显微镜下多血管炎等，但某些患者肾损害可为首发症状，甚至是唯一的受累器官。本型肾炎以及伴随的小血管炎是成人，尤其是老年患者 RPGN 中最常见的类型。流行病学调查发现，与黑种人相比，该类型 RPGN 在白种人中的发病率较高，但与性别无关。

三、肾脏病理改变

(一)抗肾小球基底膜型（Ⅰ型）

1.光镜检查

大多数患者新月体所累及的肾小球数目达 50％以上,平均 77％的肾小球有新月体形成。邻近新月体的肾小球毛细血管襻因受挤压出现典型的节段性纤维素样坏死,非坏死节段光镜下可以完全正常或有轻度中性粒细胞和单核细胞渗透。经银染等特殊染色常发现坏死区基底膜断裂以及肾小囊局部出现破裂,但肾小球毛细血管内皮细胞增生轻微。该型进展较快,发病几周后肾脏活体组织检查即可能仅见慢性硬化性病变,也可能急性病变和慢性病变并存,但相对其他类型少见。

肾小管间质病变与肾小球损害程度一致。破坏严重的肾小球和肾小囊周围出现剧烈的炎症反应,偶可见多核巨细胞;肾活检可见局灶性小管上皮萎缩、间质水肿和纤维化、单核细胞浸润;肾小血管一般无特殊改变,如果出现炎症性坏死性血管病变,常提示抗 GBM 肾炎可能合并 ANCA 阳性相关病变。

2.免疫病理检查

免疫球蛋白沿肾小球基底膜呈条带状沉积,主要成分是 IgG,偶为 IgA。常伴有 C_3 呈不连续线条状或颗粒状沿毛细血管壁沉积;肾小管基底膜也可见 IgG 线条状沉积;另外,基底膜 IgG 线条状沉积也可见于糖尿病肾病或老年高血压血管病患者,要注意鉴别,临床资料和光镜检查可以帮助鉴别,结合血清学检查可以明确诊断。血清学检查应包括 ANCA,因为 1/4～1/3 的患者合并有 ANCA 阳性,这有助于区分系统性小血管炎。

3.电镜检查

该型重要特征为肾小球基底膜无电子致密物沉积。在急性期,可见局灶性肾小球坏死、毛细血管壁塌陷以及肾小囊断裂,在坏死区出现中性粒细胞和单核细胞浸润,一般不累及整个肾小球。未坏死节段可完全正常或仅发现脏层上皮细胞足突消失。在慢性期,不定型或条带状胶原沉积物扭曲或替代了肾小球正常结构。

(二)免疫复合物型（Ⅱ型）

1.光镜检查

显著特征为肾小囊内细胞增生形成较大的新月体,常累及整个肾小球。Ⅰ型和Ⅲ型虽然常有严重的坏死性病变,但很少累及整个肾小球。因受新月体挤压,邻近新月体的肾小球节段常出现不同程度的核碎裂性坏死,但程度不及Ⅰ型、Ⅲ型广泛。另外,本型患者肾小囊破坏程度及肾小管间质炎症浸润相对较轻,且新月体内上皮细胞较多而巨噬细胞少见,可能与肾小囊壁破坏较轻,巨噬细胞难于侵入有关。

2.免疫病理检查

根据免疫球蛋白和补体的成分和分布,可以为诊断提供参考。以 IgA 为主的沉积提示 IgA 肾病,C_3 呈边缘条带状沉积为主应考虑膜增生性肾炎,C_3 呈粗颗粒状沿毛细血管壁沉积应考虑感染后新月体肾炎,IgG 呈细颗粒状沿毛细血管壁沉积常提示膜性肾病;当合并有抗

GBM 疾病时,表现为细颗粒染色下可见线形基底膜沉积。

3.电镜检查

本型显著特征为免疫复合物型电子致密物沉积,可以分布在系膜区、内皮下或上皮下。与免疫荧光结果类似,电镜下沉积物的成分和分布有助于不同类型 RPGN 的鉴别。如上皮下呈驼峰样的沉积物应怀疑感染后 RPGN,上皮下沉积合并基底膜"钉突样"改变应考虑膜性肾病的可能,基底膜电子致密物沉积为主提示膜增生性肾炎。

(三)非免疫复合物型(Ⅲ型)

1.光镜检查

ANCA 相关新月体肾炎肾活检的重要特征是病理中同时出现新旧程度不一的各种新月体。肾组织常见局灶节段性至球性的纤维素样坏死。与抗 GBM 病一样,未受损的肾小球节段光镜下通常无异常表现。但严重受损的肾小球表现为广泛的肾小球血管襻坏死和肾小囊的溶解以及伴随的球旁炎症。有多种细胞参与球旁炎症,偶见多核巨细胞。球旁炎症也可表现为肉芽肿,尤其是炎症聚集部位的肾小球已经被破坏时,但不是特异性表现。若坏死性肉芽肿不是现在肾小球,而在肾间质或肾血管,则提示可能为 Wegener 肉芽肿病或 Churg-Strauss 综合征。如出现动脉炎表现则提示很可能是全身广泛血管炎的表现之一,如显微镜下多血管炎、Wegener 肉芽肿病或 Churg-Strauss 综合征等。

ANCA 相关性肾炎常常反复发作加重。因此,在同一个肾活检标本中常可见到肾小球急性坏死性病变和慢性硬化性病变并存。

2.免疫病理检查

本型与其他两型新月体肾炎不同点在于免疫病理检查肾小球无或仅有少量免疫球蛋白沉积。本型新月体肾炎 ANCA 阳性检出率与免疫病理检查免疫球蛋白染色强度成反比。即如果免疫荧光完全阴性,则血清学检查 ANCA 为阳性概率约 90%;若免疫荧光为+,则 ANCA 阳性概率为 80%;若为 2+,则 ANCA 阳性概率为 50%;若为 3+,ANCA 阳性概率为 30%左右;若为 4+,ANCA 阳性概率小于 10%。因此,ANCA 阳性易出现在那些无或仅有少量免疫复合物沉积的患者或抗 GBM 病的患者。

肾小球毛细血管壁或系膜区通常也有免疫球蛋白沉积。在肾小球纤维素样坏死区、毛细血管血栓形成部位以及新月体中,可见到不规则的纤维素沉积;在肾小球坏死和硬化灶内也可见到不规则的 C_3 和 IgM 沉积。

3.电镜检查

电镜检查不能区分本型和Ⅰ型早期病变。本型典型病例的肾组织标本中无免疫复合物型电子致密物沉积。在肾小球坏死灶可见白细胞浸润及肾小球基底膜破坏,在毛细血管血栓形成处和纤维素样坏死区,可见纤维素样类晶体团块。硬化区被无定形或条带状胶原替代。

四、诊断

(一)临床表现特点

本病占肾活检患者的 2%~5%,男性居多,男女之比大致为 2:1。我国以Ⅱ型多见。

本病起病多较急,病情进展迅速,患者可有前驱上呼吸道感染症状,全身症状较重,如乏力、发热、腹痛等,常表现为急性肾炎综合征(起病急,血尿、蛋白尿、尿少、水肿、高血压)。多在早期出现少尿或无尿,进行性肾功能下降,并迅速发展为尿毒症为其临床特征。低蛋白血症和贫血出现较早、进展快,贫血可为中度。Ⅰ型和Ⅱ型患者血压不一定升高或轻度升高,Ⅲ型患者常合并高血压。常见的胃肠道症状表现为恶心、呕吐,少数患者可发生上消化道出血。严重者可发生肺水肿、心包炎、酸中毒、高钾血症及其他电解质紊乱,甚至心律失常、脑水肿等并发症。感染也很常见。

患者腹部平片和肾脏B超检查示双肾增大或大小正常,皮髓质交界不清,随着病情进展,肾脏进行性缩小。

(二)诊断和鉴别诊断

临床表现为急性肾炎综合征,且伴有少尿和肾功能急剧下降,应疑及本病。建议早期进行肾活检。若病理证实50%肾小球有大新月体形成,排除系统性疾病等,原发性急进性肾炎诊断则可成立。另外,免疫血清学检查对诊断也很重要。免疫学异常主要有抗GBM抗体阳性(Ⅰ型)、ANCA阳性(Ⅲ型),Ⅱ型患者的血循环免疫复合物及冷球蛋白可呈阳性,并可伴血清补体C_3降低。

虽然临床表现和血清学检测对急进性肾炎的诊断和鉴别很重要,但有时仍不能做出明确判断,且难于评估病变程度和阶段,这将直接影响治疗方案的制订和预后的估计。例如,对于ANCA相关性非免疫复合物型肾炎,研究发现,对1000例增生性和(或)坏死性肾小球肾炎进行PR3-ANCA或MPO-ANCA检测,ANCA阳性对该型诊断的预测价值为86%,假阳性率为14%,假阴性率为16%。因此,我们提倡积极肾活检(除非该患者不能耐受),以明确新月体肾炎的诊断、类型以及活动度和慢性度评分,这对指导治疗很有帮助。

本病主要应与下列疾病鉴别:

1.少尿或无尿性急性肾损伤

(1)急性肾小管坏死:①常有明确病因,如休克、脱水或使用肾毒性药物(如某些抗生素、少数中草药)等诱因。②以肾小管损害为主(尿钠增加、低比重尿及低渗透压尿),尿中可见大量肾小管上皮细胞。③一般不表现为急性肾炎综合征。

(2)急性间质性肾炎:常伴发热、皮疹、血和尿嗜酸性粒细胞增加,有明确的用药史,可予以鉴别。必要时肾活检以明确诊断。

(3)梗阻性肾病:有肾结石病史,患者常突然出现无尿,可伴肾绞痛或腰痛,但无急性肾炎综合征表现,B超、X线平片、膀胱镜检查或逆行尿路造影可确诊。

(4)肾乳头坏死:常见于有糖尿病史或长期服用镇痛药后发生尿路感染的患者,在急性肾损伤发生前常有高热、腰痛等菌血症表现。静脉肾盂造影可资鉴别。

2.继发性急进性肾炎

系统性红斑狼疮肾炎、过敏性紫癜肾炎、肺出血-肾炎综合征(Goodpasture综合征)等均可引起新月体肾炎,依据临床表现和实验室检查,鉴别一般不难;此外,也要排除一些少见疾病引起的继发性急进性肾炎,如Alport综合征、膜性肾病等。

3.重症原发性肾小球病

极少数急性肾小球肾炎可以伴有新月体形成,临床上表现为肾功能进行性减退,早期鉴别诊断困难时应进行肾活检。另外,重症毛细血管内增生性肾小球肾炎或重症系膜毛细血管性肾小球肾炎等,在病理上并无新月体形成,但病情较重,可表现为急进性肾炎综合征,也常需要做肾活检鉴别。

五、治疗

本病近年来治疗进展较大,效果提高明显。关键是能否对本病做出及时的诊断,并给予正确的治疗。包括针对急进性肾衰竭的并发症(如水钠潴留、酸中毒、高血压、尿毒症及感染等)的对症治疗以及针对急性免疫介导性炎症病变的特殊治疗两方面。以下主要介绍免疫病理分型基础的特殊强化治疗。

(一)一般对症治疗

患者应卧床休息,酌情限制水、钠、钾和蛋白质的摄入。高血压、水钠潴留、酸中毒、尿毒症、心功能不全、心包炎以及感染等并发症的治疗,具体措施与一般急性肾损伤类似。这些治疗对改善患者的一般状况和临床症状,保障其安全地接受强化治疗具有重要的意义。另外,当患者对利尿剂、降压药不敏感时或急性肾损伤已达透析指征者,应及时进行透析治疗。对强化治疗无效的晚期病例或肾功能已无法逆转者,则有赖于长期维持透析治疗。肾移植一般在病情静止半年后进行(Ⅰ型患者抗 GBM 抗体转阴、Ⅲ型 ANCA 转阴)。

(二)针对急进性肾炎的特殊治疗

早期做出病因诊断和免疫病理分型的基础上尽快进行强化治疗非常重要。

1.抗肾小球基底膜型(Ⅰ型)

(1)强化血浆置换疗法:于 1975 年首次应用于 Goodpasture 综合征的治疗。该疗法对Ⅰ型患者疗效较好,对伴有肺出血的患者作用较为肯定、迅速,应首选。具体方法为:应用血浆置换机分离患者的血浆和血细胞,一般每天去除 2～4L 患者血浆,补充等量含 4% 人血白蛋白的平衡盐溶液或健康人的新鲜血浆,直到血中抗 GBM 抗体不能检出为止,一般需置换约 10 次。对于肺出血患者,每次治疗结束时,应强调给予新鲜冰冻血浆以补充凝血因子。

(2)糖皮质激素与细胞毒药物联合免疫抑制治疗:该疗法应与血浆置换疗法联合应用,以防止血浆置换导致机体大量丢失免疫球蛋白后大量合成而造成反跳。泼尼松按 1mg/(kg·d)体重口服,至少 1 个月,以后逐渐减药,第 2、3 月可以隔天口服治疗。环磷酰胺按 2mg/(kg·d)口服,也可以静脉用药,开始剂量按 0.5g/m² 体表面积计算,累积总量不超过 6～8g。应根据肾功能损害程度和白细胞数目来调整环磷酰胺的用量,当白细胞计数低于 3.0×10^9/L 时应减少剂量或停药。

关于环磷酰胺的最佳疗程目前尚无定论。环磷酰胺通常治疗 6～12 个月,病情缓解才考虑停用。如果 6～12 个月后仍未缓解,则需要延长疗程。有些患者,采用每月环磷酰胺静脉用药不能起到免疫抑制作用,可改为每天口服治疗。目前推荐的替代治疗方案为,前 3 个月给予环磷酰胺治疗,继之予以硫唑嘌呤 2mg/(kg·d),疗程 6～12 个月。根据肾功能、血管炎活动度及损害评分来看,这种方案与口服环磷酰胺 12 个月疗效相同。

联合应用强化血浆置换、糖皮质激素和环磷酰胺治疗,可以使患者存活率达到近 85%,约 40%进展至终末期肾衰竭。相反,未应用强化血浆置换治疗的患者存活率不到 50%,近 90% 的患者进展至终末期肾衰竭。最近英国一项研究表明,甚至对于严重肾功能障碍的患者,给予强化血浆置换治疗仍能改善病情,并有助于提高患者和肾脏长期存活率。

(3)甲泼尼龙冲击治疗:为强化治疗之一。对本型患者,大剂量静脉甲泼尼龙冲击治疗疗效未定。然而,因该型临床发展迅速,在无血浆置换的条件下,部分患者可应用甲泼尼龙进行诱导治疗。通常甲泼尼龙剂量为 $7mg/(kg \cdot d)$,溶于 5%葡萄糖溶液中静脉滴注,每天或隔天 1 次,3 次为 1 个疗程。必要时间隔 3~5 天可进行下 1 个疗程,一般不超过 3 个疗程。甲泼尼龙冲击疗法也需辅以泼尼松及环磷酰胺常规口服治疗,方法同前。

(4)治疗方案的选择:开始治疗时的血肌酐水平是判断能否进展至终末期肾衰竭的重要指标。当患者血肌酐超过 7mg/dL 时,肾功能很难恢复到脱离透析的水平。在依赖透析的患者,免疫抑制剂治疗是否应该给予或维持多长时间,目前尚无定论。

①对于有肺出血的患者,已有充分的证据支持给予强化免疫抑制和血浆置换治疗。而对于那些病理证实肾小管和间质有广泛瘢痕形成、血肌酐超过 $618.8\mu mol/L$ 的患者,不主张应用强化免疫抑制治疗。这部分患者治疗的弊大于利。对于血肌酐已升高而病理证实为急性新月体性肾炎的患者,强化治疗应该持续至少 4 周;如果治疗 4~8 周,肾功能并没恢复且未合并肺出血,应停止免疫抑制治疗。

②血循环中存在抗 GBM 抗体同时合并 ANCA 阳性的患者,其肾功能比单纯抗 GBM 抗体阳性患者易于恢复。对于这些合并 ANCA 阳性的患者,即使血肌酐超过 $618.8\mu mol/L$,也主张给予免疫抑制治疗。

③部分患者在病理检查中发现肾小球损伤区存在纤维蛋白,治疗上除了皮质激素和细胞毒药物之外,还要考虑加用抗凝药。但当前没有充分的数据证明加用抗凝药是有利的。因为肝素或华法林的应用可能会增加肺出血的危险,导致发病率和死亡率上升。

2.免疫复合物型(Ⅱ型)

本型新月体肾炎的治疗要根据免疫复合物的种类来定。例如,急性感染后肾炎与 IgA 肾病都伴有 50%新月体形成时,两者的治疗方法可能并不相同。然而,目前没有充分的循证医学证据来明确该型新月体肾炎的治疗问题。

(1)甲泼尼龙冲击治疗:本型一般首选该疗法。即甲泼尼龙剂量按 $7mg/(kg \cdot d)$ 计算,通常剂量为 0.5~1.0g 溶于 5%葡萄糖溶液中静脉滴注,并辅以泼尼松及环磷酰胺治疗,具体方法同前。近年来,有人应用环磷酰胺冲击疗法替代常规口服,即 1g 溶于 5%葡萄糖溶液静脉滴注,每月 1 次,其确切疗效有待进一步总结。有证据表明,该型 RPGN 对免疫抑制剂治疗的反应较 ANCA 相关性 RPGN 为差。

(2)强化血浆置换疗法:对常规治疗无效的患者应考虑进行血浆置换治疗。临床可以用此疗法来治疗肾小球损伤较重的该型急进性肾炎,如严重的新月体型 IgA 肾病。外国学者 Cole 等在对 32 例特发性 RPGN 的患者随机采用血浆置换和免疫抑制剂治疗 1、3、6 和 12 个月,发现血浆置换并不比免疫抑制剂优越,但 Pusey 等在进行大样本分析表明,对于严重的病例(依赖透析的患者),血浆置换仍然有效。

3.非免疫复合物型(Ⅲ型)

本型新月体肾炎的治疗主要是应用皮质激素和环磷酰胺,具体治疗方案多样。由于本病具有潜在的突然加重等特性,因此应及时给予甲泼尼龙诱导治疗。

(1)激素及环磷酰胺联合治疗:甲泼尼龙冲击治疗3天后,口服足量激素1mg/kg,联合环磷酰胺治疗,具体方法同前。

(2)强化血浆置换疗法:适用于此型伴有血肌酐快速进展的患者、伴有肺出血的患者。关于血浆置换在ANCA相关性小血管炎和肾炎治疗中的作用,有3个随机对照研究发现,对于仅肾脏受累的患者或已有轻中度肾衰竭的患者,血浆置换并不优于单独的免疫抑制治疗。欧洲血管炎研究小组在一项研究中发现,对于重度肾衰竭患者,血浆置换优于甲泼尼龙冲击治疗。

(3)维持期治疗:KDIGO指南推荐对于获得缓解的患者建议继续至少18个月的维持期治疗。推荐的方案为,硫唑嘌呤1~2mg/(kg·d);不能耐受者可服用吗替麦考酚酯(MMF)1g每天2次;前两种药物都不能耐受者可选用甲氨蝶呤[起始剂量0.3mg/(kg·d),最大剂量为25mg/w]。但当GFR小于60mL/min时,甲氨蝶呤为禁忌。

(4)伴有呼吸道感染的维持期患者推荐联合使用复方新诺明。

需要肾脏替代治疗的患者肾功能恢复的概率较小(需要肾脏替代治疗的为50%,而不需要替代治疗的为70%),此时血浆置换联合免疫抑制剂治疗能够改善这些患者的病情。对于治疗12周内可以脱离透析的患者尤其适用。而对于持续免疫抑制治疗超过12周仍不能脱离透析者,继续应用免疫抑制剂对患者并无益处。2012年KDIGO指南推荐,患者若已经处于维持性透析治疗状态而且并无肾外系统疾病活动表现,在使用环磷酰胺3个月后停用。

(三)其他治疗

(1)对于难治性ANCA相关性血管炎患者,利妥昔单抗和激素的联合治疗被2012年KDIGO指南推荐为环磷酰胺治疗无法耐受时的替代治疗方案,具体方案为375mg/(m²·w),共4次。

(2)对于免疫抑制剂治疗无效的系统性血管炎,可以应用大剂量丙种球蛋白静脉用药。但在无系统性症状和体征的非免疫复合物型新月体肾炎中的疗效,目前尚无文献报道。

六、预后

近年来随着诊断和治疗水平的不断提高,特别是甲泼尼龙冲击疗法及血浆置换等技术的应用,患者预后有显著改善。早期强化治疗可使部分患者得到缓解,甚至避免或脱离透析。若诊断和强化治疗不及时,患者多于半年内进展至慢性肾衰竭。

影响预后的因素有:①血肌酐水平:一般认为当血肌酐超过618.8μmol/L时,肾功能很难恢复到脱离透析的水平。②免疫病理类型:一般情况下Ⅲ型预后相对较好,Ⅰ型差,Ⅱ型居中,另外感染后急进性肾炎预后较好。③强化治疗的时机:如临床尚未发生少尿、血肌酐<530μmol/L,病理尚未见广泛不可逆病变(纤维性新月体、肾小球硬化或间质纤维化)时,即开

始治疗者预后较好。④年龄因素:老年患者预后相对较差。⑤有研究认为免疫病理染色肾小管有 IgG 沉积者预后不佳。⑥其他:抗 GBM 抗体滴度高者预后不佳,抗 GBM 抗体同时合并 ANCA 阳性的患者预后相对较好。

有关本病复发问题,Ⅰ型 RPGN 经免疫抑制治疗缓解后,复发率非常低;同样,肾移植后,特别是在血循环中抗 GBM 抗体消失或明显减少后再移植,极少复发。Ⅲ型 RPGN 和小血管炎可在肾移植后复发。一般来讲,ANCA 相关性小血管炎或 RPGN 的复发率大概为 20%。Ⅲ型 RPGN 如不伴有系统性血管炎,其复发率可能低于 20%。肾移植时 ANCA 是否阳性与移植后复发的风险并无相关性。

另外,当本病转为慢性病变并发展为慢性肾衰竭时,应特别注意保护残存肾功能,延缓疾病进展和慢性肾衰竭的发生。

第四节 肾病综合征

一、概述

肾病综合征(NS)是以大量蛋白尿($>3.5g/d$)、低白蛋白血症(血浆白蛋白$<30g/L$)、水肿和高脂血症为典型表现的临床综合征,其中大量蛋白尿和低蛋白血症为诊断必需。NS 是由多种病因和多种病理类型引起的肾小球疾病中的一组临床综合征,其中,约 75% 为原发性肾小球疾病引起,约 25% 由继发性肾小球疾病引起。

二、病因与发病机制

(一)病因与临床特征

NS 可分为原发性及继发性两大类,可由多种不同病理类型的肾小球病所引起。引起原发性 NS 的肾小球病主要病理类型如下。

1.微小病变型肾病(MCD)

该病占儿童原发性 NS 的 80%～90%,成人原发性 NS 的 10%～20%。男性多见。典型临床表现为 NS,仅 15% 左右患者伴有镜下血尿,一般无持续性高血压及肾功能减退。30%～40%病例可能在发病后数月内自发缓解,90%病例对激素治疗敏感,治疗 2 周左右开始利尿,尿蛋白可在数周内迅速减少至阴性,血清白蛋白逐渐恢复正常水平,最终可达临床完全缓解。但本病复发率高达 60%。若反复发作或长期大量蛋白尿未得到控制,本病可能转变为系膜增生性肾小球肾炎,进而转变为局灶性节段性肾小球硬化。

2.系膜增生性肾小球肾炎

免疫病理检查可将本组疾病分为 IgA 肾病及非 IgA 系膜增生性肾小球肾炎。本病在原发性 NS 中约占 30%,好发于青少年,男性多见。约 50%患者有前驱感染,可于上呼吸道感染后急性起病,甚至表现为急性肾炎综合征。部分为隐匿起病。本病中,非 IgA 系膜增生性肾小球肾炎者约 50%患者表现为 NS,约 70%伴有血尿,而 IgA 肾病者几乎均有血尿,约 15%出现 NS。

3.系膜毛细血管性肾小球肾炎

该病又称为膜增生性肾小球肾炎(MPGN),占原发性 NS 的 10%～20%,好发于青壮年。1/4～1/3患者常在上呼吸道感染后,表现为急性肾炎综合征。50%～60%患者表现为 NS,几乎所有患者均伴有血尿,其中少数为发作性肉眼血尿;其余少数患者表现为无症状血尿和蛋白尿。肾功能损害、高血压及贫血出现早,病情多持续进展。50%～70%病例的血清 C_3 持续降低,对提示本病有重要意义。药物治疗效较差,发病 10 年后约有 50%病例将进展至慢性肾衰竭。

4.膜性肾病(MN)

该病约占原发性 NS 的 20%,好发于中老年人,男性多见。通常起病隐匿,约 80%表现为NS,约 30%伴有镜下血尿,一般无肉眼血尿。有 20%～35%患者的临床表现可自发缓解。常在发病 5～10 年后逐渐出现肾功能损害。60%～70%患者早期激素和细胞毒药物治疗后可临床缓解。本病极易发生血栓栓塞并发症,肾静脉血栓发生率可高达 40%～50%。因此,本病患者如有突发性腰痛或胁腹痛,伴血尿、蛋白尿加重,肾功能损害,应怀疑肾静脉血栓形成。若有突发胸痛、呼吸困难,应怀疑肺栓塞。

5.局灶节段性肾小球硬化(FSGS)

该病占原发性 NS 的 5%～10%,好发于青少年男性。多为隐匿起病。大量蛋白尿及 NS为其主要临床特点。约 3/4 患者伴有血尿,部分可见肉眼血尿。约 50%患者有高血压和约30%有肾功能减退。约 50%患者对激素治疗有效,但需要较长时间诱导治疗。

继发性 NS 的常见病因有过敏性紫癜肾炎(儿童多见)、系统性红斑狼疮肾炎(青少年多见)、糖尿病肾病(中老年人多见)、乙型肝炎病毒相关性肾炎、肾淀粉样变性、骨髓瘤性肾病等。

(二)病理生理

1.大量蛋白尿

大量蛋白尿是指每日从尿液中丢失蛋白质多达 $3.5g/1.73m^2$,儿童为 $50mg/kg$。大量蛋白尿的产生是由于肾小球滤过膜通透性异常所致。在正常生理情况下,肾小球滤过膜具有分子屏障及电荷屏障作用,当这些屏障作用受损时,致使原尿中蛋白含量增多,当其增多明显超过近曲小管回吸收量时,形成大量蛋白尿。在此基础上,凡增加肾小球内压力及导致高灌注、高滤过的因素(如高血压、高蛋白饮食或大量输注血浆蛋白)均可加重尿蛋白的排出。

2.低白蛋白血症

NS 时大量白蛋白从尿中丢失,促进白蛋白肝脏代偿性合成增加,同时,由于近端肾小管摄取滤过蛋白增多,也使肾小管分解蛋白增加。当肝脏白蛋白合成增加不足以克服丢失和分解时,则出现低白蛋白血症。此外,NS 患者因胃肠道黏膜水肿导致饮食减退、蛋白质摄入不足、吸收不良或丢失,也是加重低白蛋白血症的原因。

除血浆白蛋白减少外,血浆的某些免疫球蛋白(如 IgG)和补体、抗凝及纤溶因子、金属结合蛋白及内分泌激素结合蛋白也可减少,患者易产生感染、高凝、微量元素缺乏、内分泌紊乱及免疫功能低下等并发症。

3.水肿

NS时低白蛋白血症、血浆胶体渗透压下降,使水分从血管腔内进入组织间隙,是造成NS水肿的基本原因。此外,部分患者因有效血容量减少,刺激肾素-血管紧张素-醛固酮活性增加和抗利尿激素分泌增加等,可进一步加重水钠潴留、加重水肿。但近年的研究发现,部分患者血容量正常或增加,血浆肾素水平正常或下降,提示某些原发于肾内钠、水潴留因素在NS水肿发生机制中起一定作用。

肾病性水肿组织间隙蛋白含量低,水肿多从下肢部位开始,与体位有关,严重者常见头枕部凹陷性水肿、全身水肿、胸腔和腹腔积液,甚至心包积液等。

4.高脂血症

高胆固醇和(或)高甘油三酯血症、血清中LDL、VLDL和脂蛋白(a)浓度增加。其发生机制与肝脏合成脂蛋白增加和脂蛋白分解减弱有关,后者可能是高脂血症更为重要的原因。

三、诊断

NS诊断包括以下三个方面。

(一)确诊NS

肾病综合征诊断标准是:①尿蛋白大于3.5g/d。②血浆白蛋白低于30g/L。③水肿。④血脂升高。其中①、②两项为诊断所必需。

(二)确认病因

必须首先除外继发性的病因,才能诊断为原发性NS,最好能进行肾活检,做出病理诊断。原发性NS常见病理类型与临床特征见上述。

(三)判定有无并发症

①感染:是NS的常见并发症。常见感染部位顺序为呼吸道、泌尿道和皮肤。感染仍是导致NS复发和疗效不佳的主要原因之一。②血栓、栓塞并发症:以肾静脉血栓最为常见(发生率为10%~50%,其中3/4病例因慢性血栓形成,临床并无症状),肺血管血栓、下肢静脉、下腔静脉、冠状血管血栓和脑血管血栓也不少见。③急性肾损伤:以微小病变型肾病者居多。④蛋白质及脂肪代谢紊乱。

需要进行鉴别诊断的继发性NS病因主要包括过敏性紫癜肾炎、系统性红斑狼疮肾炎、乙型肝炎病毒相关性肾炎、糖尿病肾病、肾淀粉样变性和骨髓瘤性肾病等。

四、治疗

(一)水肿

大多数患者的外周水肿和胸腔积液由原发性肾脏钠潴留所致。

1.利尿剂和限制钠摄入

所有肾病性水肿患者的初始管理为利尿和限制膳食钠摄入(约2g/d),并监测低血容量的临床征象。通常在治疗的初始阶段,每天能够耐受排出2~3L的液体,且不会导致乏力、直立性低血压、四肢冰冷及不能用其他原因解释的血清肌酐升高等血浆容量不足的表现。治疗时需要密切监测,如果出现这些临床表现,应该暂时停止利尿治疗。首选袢利尿剂。由于存在利尿剂免疫,常需增加利尿剂的剂量,调整利尿剂的使用间隔。连续测量体重是评估利尿剂治疗的重要指导。

2.利尿剂免疫

大多数患者对袢利尿剂反应良好,但患者的尿钠排泄通常较非肾病患者少,甚至在其肾功能正常或接近正常时也是如此。利尿剂免疫的相关因素包括以下几点。

(1)所有常用的利尿剂都具有高蛋白结合率。低白蛋白血症时,蛋白结合率下降,利尿剂转运至肾脏的速率减慢。

(2)进入肾小管腔的部分利尿剂与滤过的白蛋白相结合,致使利尿剂失去活性。

(3)亨利袢可能对袢利尿剂有相对免疫性。

因此,NS患者的有效利尿剂量通常更高,静脉使用呋塞米的最大剂量可至 $80\sim120mg$;对于效应不足的患者,可能需要添加噻嗪类利尿剂,以在肾小管的多个位点上阻断钠的重吸收;通过使用白蛋白联合袢利尿剂的溶液,可增强对显著低白蛋白血症患者的利尿作用;血管紧张素转换酶抑制剂降低白蛋白尿,提高血浆白蛋白浓度,此外还可抑制近端小管钠的重吸收,增强对利尿剂的反应。

(二)蛋白尿

在缺乏针对基础疾病的具体治疗时,应尽可能降低肾小球内压,减慢病情进展的速度。这通常需要通过应用血管紧张素转化酶抑制剂(ACEI)或血管紧张素受体拮抗剂(ARB)来实现。这些药物的潜在不良反应包括GFR的急剧下降和高钾血症;在开始使用这些药物和逐渐调整剂量期间,应监测患者的血清肌酐和血清钾水平。

(三)高脂血症

NS导致的脂质异常可随疾病的缓解而逆转。尚未确定持续性肾病患者高脂血症的最佳治疗方案。除了治疗基础肾小球疾病外,可选择的治疗方案还包括以下几种。

(1)膳食调整。

(2)使用ACEI或ARB来减少蛋白质排泄可使血浆总胆固醇和低密度胆固醇及脂蛋白(a)水平下降 $10\%\sim20\%$。

(3)他汀类药物能够使血浆总胆固醇和低密度胆固醇浓度降低 $20\%\sim45\%$,同时降低甘油三酯的水平。但发生肌肉损伤的风险增加。使用普伐他汀和氟伐他汀时产生肌肉毒性的可能性较小,但降低血清胆固醇的效果较差;同时使用吉非贝齐或环孢素的患者,使用他汀类药物产生肌肉毒性的风险明显增加。

(四)深静脉血栓

预防性抗凝必须同时权衡出血风险。当不清楚抗凝相关的出血风险时,可应用多种预测模型进行评估,包括心房颤动的抗凝及危险因素风险评分。对于没有抗凝禁忌证(活动性大出血、重度失代偿凝血病、血小板减少或重度血小板功能障碍、未控制的高血压、近期或计划行手术或侵入性操作)的NS患者,建议对以下情况给予预防性抗凝。

1.无论何种原因引起的 NS

存在抗凝的潜在适应证(心房颤动、遗传性易栓症、特定外科手术、重度心力衰竭、长期制动、病态肥胖和既往特发性血栓栓塞事件史且出血风险不高);血清白蛋白浓度小于 20g/L 同时有低至中度出血风险。

2.MN 患者

抗凝相关的出血风险低且血清白蛋白小于 30g/L;抗凝相关的出血风险中等且血清白蛋白浓度小于 20g/L;有高出血风险的患者,不考虑给予预防性抗凝。

抗凝治疗适用于偶然发现的 RVT 患者;已发生非肾性血栓栓塞事件或急性 RVT 的 NS 患者给予抗凝治疗。对急性 RVT 患者应用溶栓治疗(联合或不联合导管取栓术)。当给予抗凝时,建议只要患者肾病未愈就持续使用华法林,疗程至少 6~12 个月,目标 INR 值是 2.0~3.0。

(五)免疫抑制

原则上根据肾活检病理结果选择治疗药物及疗程。

1.对治疗的反应

依据蛋白尿的相对减少量和白蛋白水平来分类,下列为常用定义。

(1)完全缓解是指尿蛋白减少至 300mg/d 以下(尿蛋白肌酐比<200mg/g)和血白蛋白<35g/L。

(2)部分缓解是指尿蛋白减少 50%,绝对值为 0.3~3.5g/d;血清白蛋白浓度正常。

(3)复发是指完全或部分缓解持续 1 个月以上,再次出现尿蛋白 3.5g/d 以上;每年复发 3 次或以上,则认为是频繁复发。

(4)糖皮质激素依赖是指正在治疗或治疗完成 2 周以内复发或需持续使用以维持缓解。

(5)糖皮质激素免疫是指使用足量泼尼松治疗 16 周后尿蛋白未达到部分缓解的标准。

2.糖皮质激素

原发性 NS 治疗的最基本药物仍为糖皮质激素。糖皮质激素激素使用的原则为以下。

(1)起始剂量要足,成人泼尼松 1mg/(kg·d),最大剂量不超过 60~80mg/d;儿童可用至 2mg/(kg·d),最大剂量不超过 80mg/d。足量治疗维持 4~12 周,视病理类型而定。

(2)NS 缓解后逐渐递减药物。

(3)激素治疗的总疗程一般在 6~12 个月,对于常复发的 NS 患者,在激素减至 0.5mg/(kg·d)或接近 NS 复发的剂量时,维持足够长的时间,然后再逐渐减量。激素剂量在 10mg 左右时,不良反应明显减少。

目前常用的激素是泼尼松,在有肝功能损害的患者选用泼尼松龙或甲泼尼龙口服。糖皮质激素治疗 NS 时要注意个体化,应尽可能采用每天 1 次顿服。长程糖皮质激素治疗时应注意药物不良反应(如高血糖、高血压、股骨头无菌性坏死、消化道溃疡、感染等),定期进行相关检查。

3.环磷酰胺(CTX)

CTX 是临床应用最多的烷化剂。CTX 的一般剂量为 2mg/(kg·d),口服 2~3 个月;或

每次 $0.5\sim0.75g/m^2$，静脉滴注，每月一次。病情稳定后减量，累积剂量一般不超过 $10\sim12g$。CTX 的主要不良反应为骨髓抑制、肝功能损害、性腺抑制、脱发、出血性膀胱炎、感染加重及消化道反应。使用过程中应定期检查血常规和肝功能。

4. 钙调磷酸酶抑制剂（CNI）

CNI 可通过选择性抑制钙调磷酸酶，降低 T 细胞中 IL-2 和其他细胞因子的转录。

（1）环孢素 A（CsA）：起始剂量为 $3\sim4mg/(kg\cdot d)$，血药浓度应维持在谷浓度 $100\sim200ng/mL$。完全缓解后继续给予至少 6 个月；部分缓解后继续使用 1 年，维持剂量通常不超过 $3mg/(kg\cdot d)$。

（2）他克莫司（FK506）：起始剂量 $0.1mg/(kg\cdot d)$（分两次给药）或 1 次 4mg，1 日 2 次。调整剂量至谷浓度 $5\sim10ng/mL$。不良反应主要为齿龈增生、多毛、高血压、神经毒性及高血糖、高血脂等代谢异常，肾功能不全及小管间质病变严重的患者慎用。

5. 吗替麦考酚酯（MMF）

MMF 可逆性抑制——磷酸腺苷脱氢酶发挥作用，导致 B 细胞和 T 细胞增殖减少及抗体生成减少。口服生物利用度好，与白蛋白高度结合，肝功能障碍或低蛋白血症其水平明显升高。目标剂量 $1.5\sim3g/d$，分两次使用。严重肾功能不全需调整剂量，GFR 低于 $25mL/min$，最大剂量不超过 $2g/d$。最常见不良反应为胃肠道症状和白细胞减少，可增加发生感染、淋巴瘤的风险。用于治疗激素免疫和激素依赖的原发性 NS 有一定疗效。主要抑制 T、B 淋巴细胞增殖。能增加 NS 的缓解率、降低复发率、减少激素等的不良反应。具体剂量、疗程视个体而异。

6. 单克隆抗体

（1）利妥昔单抗：是一种嵌合型的抗 CD20 单克隆抗体，可耗竭 B 淋巴细胞。该药似乎可有效延长激素依赖型或 CNI 依赖型患者的缓解期。使用方法：1 次 $375mg/m^2$，第 1、8 天静脉使用。使用过程中需监测 $CD19^+$ B 细胞。该药不良反应少，首次使用需注意如低血压、发热、皮疹、腹泻和支气管痉挛等不良反应，及继发于中性粒细胞减少和（或）低丙种球蛋白血症的严重感染。

（2）依库珠单抗：是一种人源化单克隆抗体，与 C5 有高度亲和性，阻止 C5 降解，影响 C5a 和膜攻击复合物（C5b-9）形成。使用方案：每周静脉使用 900mg，连续 $4\sim5$ 周，之后每 2 周使用 1200mg，持续 1 年。

（六）各种病理类型原发性 NS 的治疗

1. MCD

首选泼尼松，初始剂量为每日 $1mg/kg$（最大剂量为 $80mg/d$），持续 $12\sim16$ 周，随后 6 个月内逐渐减量至停药。较短的疗程往往伴有复发。通常患者的蛋白尿在治疗有反应后 $2\sim3$ 周内转阴。90% 以上患者在 4 个月内完全缓解，$50\%\sim65\%$ 的患者将会有一次复发，$10\%\sim25\%$ 的患者会反复复发。部分缓解不是 MCD 的特征，如果出现则应怀疑误诊，常见于因采样误差而遗漏的 FSGS。

对于复发患者采取以下治疗方案：

（1）对不频繁复发且无明显不良反应的患者，可重复给予较短疗程，即足量的口服泼尼松治疗 1 个月后在第 2 个月逐渐减量至停药。

（2）对于频繁复发且无明显不良反应的患者，长期给予低剂量口服泼尼松（大约为 1 次 15mg，隔日 1 次）维持类固醇诱导的缓解；低剂量泼尼松后仍继续复发，以每周 5mg 的速度逐渐增加剂量至获得稳定缓解；如增加泼尼松的剂量产生不能耐受的不良反应，则应将患者视为糖皮质激素依赖。

（3）对于不能耐受长期应用糖皮质激素且频繁复发的患者，建议给予 CTX 而非 CsA，通常在泼尼松诱导或维持缓解后开始使用。

（4）对 CTX 治疗后继续复发的患者、糖皮质激素免疫型或依赖型患者的患者，建议使用 CsA 或 FK506 联合低剂量泼尼松（0.15mg/kg）进行治疗。

（5）对于频繁复发或糖皮质激素依赖型的、CTX 和 CsA 治疗后持续复发的患者，建议尝试利妥昔单抗治疗。

2.MsPGN

病变轻，系膜细胞增生较少，以 IgM 或 IgG 沉积为主，按微小病变激素治疗方案，适当延长疗程；病情重，系膜细胞增生显著，激素依赖或无效者，需加用细胞毒药物，可减少复发；合并高血压的患者常规使用 ACEI/ARB。部分患者的病理表现以系膜区 IgM 沉积为主，对糖皮质激素的反应不足 50%，预后较差。

3.FSGS

首选糖皮质激素，泼尼松每日 1 次，剂量 1mg/kg（最大剂量为 60～80mg/d）。总疗程至少需要 6 个月。8～12 周内完全缓解，继续使用初始剂量 1～2 周，之后 2～3 个月逐渐减量停药，每 2～3 周减量 1/3；如 12 周时仅部分缓解，3～9 个月内缓慢减少至停药，每 6 周左右减量 1/3；12～16 周尿蛋白明显减轻，未达到部分缓解，是否继续使用取决于不良反应程度及尿蛋白是否继续下降。对于存在使用糖皮质激素高风险、复发（缓解后 2 个月以上）、激素依赖和激素免疫的患者，建议 CNI（CsA 或 FK506）联用小剂量糖皮质激素。患者对糖皮质激素反应低的因素包括小管间质病变重且血肌酐浓度高、大量尿蛋白（>10g/d）、家族性病史等。对于肾脏病理中严重血管或间质病变的患者或 eGFR 低于 30～40mL/(min·1.72m^2) 的患者，不建议使用 CNI，建议使用 MMF，加或不加小剂量糖皮质激素。常规联用 ACEI/ARB。

4.MN

（1）特发性 MN 的 5 年自发缓解率达 25%～40%。因此，基于 24 小时尿蛋白定量和肌酐清除率，对疾病进展风险分类，指导治疗决策。

①低风险：随访 6 个月期间，蛋白定量低于 4g/d 且肌酐清除率维持正常。对于 6 个月期间保持低风险的患者，推荐继续观察，而非给予免疫抑制治疗。监测频率为每 3 个月监测 1 次，为期 2 年，之后一年监测 2 次以评估可能需要治疗的疾病进展情况。

②中等风险：尿蛋白定量为 4～8g/d 且持续 6 个月以上，eGFR 正常或接近正常且在 6～12 个月的观察期间维持稳定。对于中等风险且尿蛋白在观察 6 个月后没有继续下降的患者，推荐启用免疫抑制治疗，使用以细胞毒药物（CTX）或 CNI（CsA 或 FK506）为基础的方案，并

且均联合使用糖皮质激素。如果治疗4~6个月后没有观察到蛋白尿大量减少(较峰值水平下降30%~50%),则考虑为治疗无效。如初始治疗无效,建议使用另一种方案进行治疗,给药方案与进行初始治疗所介绍的方案一样。对于使用细胞毒药物进行初始治疗的患者,在开始使用 CNI 治疗前,通常要在停止细胞毒药物治疗后先等待 3~6 个月,除非患者具有严重症状或继发于活动性 MN 的血清肌酐升高。

③高风险:尿蛋白定量>8g/d 并持续 3 个月和(或)GFR 低于正常或在 3 个月内下降。对于高风险的患者,推荐以细胞毒药物或以 CNI 为基础的方案,并且均需联合使用糖皮质激素。肾功能下降者建议使用 CTX。

(2)复发患者:蛋白尿复发可出现在 25%~30%的接受 CTX 治疗的患者,在使用 CNI 治疗的患者中复发率更高。

①对于使用 CNI 作为初始治疗的患者,建议使用与初始方案相同的给药方式再进行一个疗程的治疗或者选用以 CTX 为基础的方案,尤其是对于不能耐受初始方案的患者。②对于使用以 CTX 为基础的方案作为初始治疗的患者,选择包括重复原治疗方案或者换成以 CNI 为基础的治疗。

(3)耐药患者:耐药患者是指处于中度或高度风险且以 CTX 和以 CNI 为基础的方案试用治疗均失败的患者。在仔细评估进一步免疫抑制治疗的潜在风险和获益后,可考虑试用利妥昔单抗。

5.MPGN

(1)治疗基础病:如考虑丙型、乙型肝炎病毒感染所致的 MPGN,抗病毒治疗后通常可缓解;对细菌性心内膜炎早期抗生素治疗、多发性骨髓瘤的治疗可使 MPGN 部分缓解。

(2)特发性免疫复合物介导的 MPCN 治疗取决于肾功能障碍的严重程度。

①血肌酐正常的患者,建议在 ACEI/ARB 的基础上加用泼尼松,剂量为 $1mg/(kg \cdot d)$,持续 12~16 周。治疗有效,则应在 6~8 个月的时间里逐渐减少至隔日用药;治疗 12~16 周后,蛋白尿的降低少于 30%,则建议逐渐减量并停用,加用 CNI。②血清肌酐升高伴或不伴有高血压且无新月体的患者,给予泼尼松进行初始治疗。如对治疗没有反应或血清肌酐和(或)蛋白尿升高,加用 CTX;CTX 无效可用利妥昔单抗治疗。③对于伴或不伴新月体的快速进展性疾病患者,推荐使用糖皮质激素和 CTX 进行治疗。

(3)C_3GN 和 DDD 都不常见,尚无高质量的证据,治疗应基于基础病因。自身抗体引起的疾病,如 C_3 致炎因子(C_3NeF)或抗 H 因子抗体等建议初始治疗包括血浆置换、利妥昔单抗或依库珠单抗;基因缺陷引起,建议输新鲜冷冻血浆;C_3 基因突变引起,行血浆置换。

第六章

神经系统重症

第一节　脑功能障碍

一、概述

收住 ICU 的重症患者中,相当一部分患者会发生不同程度的神经系统损害,多数患者症状轻微,短时期即可消失。严重者往往预后不良,应予以重视,最大限度地预防脑并发症的发生。

中枢神经系统功能障碍,即脑功能障碍,是多种病因所致的,以意识障碍和颅内压增高为主要表现的综合征,常为许多全身疾病和颅内疾病的严重后果,是临床各科常见的、致残率和病死率最高的脏器功能障碍。

脑是调节身体各器官的中枢,全身各系统的疾病、代谢紊乱或中毒以及神经系统本身疾病均可影响到脑,严重时导致不同程度的脑功能受损,直至脑死亡。临床上脑功能障碍多见于循环骤停、严重感染、缺氧、代谢紊乱及中枢神经系统本身的感染、出血、栓塞及创伤等。因而在抢救这类危重病患者时,应尽早实施脑保护、及时纠正缺氧及代谢紊乱和清除内、外源性毒性物质。脑功能障碍的预后除与原发病种类有关外,主要与衰竭程度和治疗措施有关。轻型脑功能障碍患者多可恢复,重型可遗有智力、意识和运动障碍,严重者可致死亡。

(一)病因

导致中枢神经系统功能障碍的病因分为颅内疾病和全身性疾病两大类(表 6-1)。

表 6-1　中枢神经系统功能障碍常见病因

	颅内疾病		全身性疾病
颅内感染	乙型脑炎、散发性病毒性脑炎、化脓性脑膜炎、流脑等		心搏骤停复苏后、多器官功能障碍
脑血管病	脑出血、脑梗死、蛛网膜下腔出血等	内分泌与代谢性疾病	尿毒症型脑病、肝性脑病、肺性脑病、黏液性水肿昏迷、低血糖昏迷、高渗性和低渗性昏迷、垂体危象、甲状腺功能亢进危象、肾上腺危象
颅内占位性病变	脑肿瘤、脑寄生虫等		
颅脑外伤	脑挫裂伤、颅内血肿		中毒

（二）发病机制

脑组织耗氧量很大,脑内能源贮备很少,对缺血缺氧的耐受性极差。缺氧使组织氧分压<30mmHg即发生脑内乳酸血症,严重缺氧伴有低血压时脑细胞可死亡。心搏停止2~4分钟脑内代谢停止,4~5分钟时ATP耗尽,脑细胞肿胀。8分钟时即发生不可逆性脑损害。

脑缺血、缺氧后脑组织内液体积聚形成脑水肿。大脑的不同部位对缺氧的耐受性时限不尽相同:大脑皮质为6分钟,中脑为15分钟,延髓为30分钟。脑缺氧4~5分钟后,一切需能的代谢停止,"钠泵"衰竭,细胞膜失去完整性,细胞内渗透压升高,导致细胞肿胀。血-脑脊液屏障的损害,使其通透性增高,发生组织间水肿和出血。颅内压力的增高,首先可以通过脑脊液的生成速率减少和蛛网膜绒毛对脑脊液的吸收增加来代偿。代偿极限是颅腔容积的8%~10%,超过此极限必将出现脑功能障碍。弥散性颅内压增高较少形成脑疝,解除后功能恢复较快,如脑水肿、蛛网膜下隙出血、弥散性脑膜炎等。局限性颅内压升高时,颅内各部位间压力差明显,常出现脑组织移位,即发生脑疝。当压力解除后,脑功能恢复较慢。脑疝直接危及生命,有小脑幕裂孔疝、枕骨大孔疝、大脑镰下疝、小脑幕裂孔上疝及复合性脑疝。

（三）临床表现

1.意识障碍

意识障碍包括意识水平(觉醒或清醒)受损,如昏迷和急性意识模糊状态;以及意识水平正常而意识内容(认知功能)改变,如痴呆和遗忘等。但通常指意识水平下降。意识障碍属早期脑功能障碍,根据其程度,临床上表现为嗜睡、昏睡、昏迷(表6-2)。

表 6-2　意识障碍的分级与鉴别要点

分级	对疼痛反应	唤醒反应	无意识自发动作	腱反射	光反应	生命体征
嗜睡	+,明显	+,呼唤	+	+	+	稳定
昏睡	+,迟钝	+,大声呼唤	+	+	+	稳定
昏迷						
轻度昏迷	+	−	可有	+	+	无变化
中度昏迷	重刺激可有	−	很少	−	迟钝	轻度变化
重度昏迷	−	−	−	−	−	显著变化
过度昏迷	−	−	−	−	−	−

（1）昏迷:是意识障碍的最严重阶段,临床上将昏迷程度分为四级:①轻度昏迷,患者对强烈刺激仍有防御性反应。瞳孔对光反应、角膜反射及眶上压痛等基本生理反应存在。生命体征(血压、脉搏、呼吸等)正常。②中度昏迷,对重刺激可有反应,但各种生理性防御反应存在。生命体征轻度变化。③重度昏迷,对外界一切刺激,包括强烈痛刺激均无反应;瞳孔散大,对光反应及角膜反射消失;肌肉松弛、大小便失禁,只有生命体征存在(可有不同程度异常)。④过度昏迷,又称超昏迷,实为脑死亡,表现脑和脊髓功能已丧失,全身肌张力低,眼球固定,体温低而不稳定,仅靠人工措施维持生命。

（2）特殊昏迷:某些病变可引起某几种特殊的昏迷,包括去皮质综合征和无动性缄默症、持续植物状态等,具有重要的诊断及判断预后的意义。

①去皮质综合征:也称为醒状昏迷,即去(大脑)皮质状态,又称睁眼昏迷。系大脑双侧皮质弥散性病变或损伤,导致皮质功能严重阻碍,而皮质下各神经中枢功能损害较轻或正常时出现的皮质与脑干功能分离现象。患者无意识地睁眼闭眼,常睁眼凝神,双眼有左右摆动性运动,光反应、角膜反射存在,对外界刺激无意识反应,面无表情。可分辨出睡眠与觉醒。觉醒时睁眼、瞬目;有吞咽动作,偶尔有自发性强哭、强笑;睡眠时闭目,呼吸慢。患者无有意识的动作,痛觉灵敏,四肢肌张力增高,双上肢屈曲、双下肢伸直(去皮质强直)。大小便失禁。可有咀嚼、吞咽、咳嗽等反射。也可以出现一些吸吮、强握、撅嘴等原始反射。强烈的疼痛刺激可引起四肢张力增高和瞳孔散大、出汗、心率加快等自主神经反射,可引出病理反射。

去皮质状态常见于心肺骤停复苏后、一氧化碳中毒、严重脑缺氧、药物中毒、严重脑外伤及脑血管病后。

②无动性缄默症:上行激活系统,尤以网状结构受损是主要发病原因。主要表现为患者对外界刺激无意识反应,缄默不语,无表情活动,无肢体运动,出现不典型去脑强制姿势,肌肉松弛,无锥体束征,无目的睁眼或眼球运动,觉醒-睡眠周期保留或呈过度睡眠,伴自主神经功能紊乱,如体温高,心律或呼吸节律不规则、多汗、尿潴留或失禁等。对疼痛刺激有躲避反应。基本完全不能说话,偶有少数患者可以耳语。

无动性缄默症常见于脑血管疾病、脑炎、脑干或大脑半球深部中线肿瘤,亦见于肝性脑病和安眠药中毒等。

③持续植物状态(PVS):主要为前脑结构,尤其是新皮质的广泛损害。基本表现为睁眼昏迷和存在睡眠-觉醒周期。保有吸吮、咀嚼、吞咽等原始反射,对刺激可有肢体屈曲退避活动,基本生命功能持续存在,但无任何意识心理活动,大小便失禁。

因近年来世界各地均有"植物状态"自昏迷中恢复意识的情况,故各国对植物状态先后作了更严格的规定,以防止误诊。1996年英国将植物状态分为三级,即暂时性植物状态、持续性植物状态和永久性植物状态。自昏迷开始,至第5周内即脱离植物状态者为暂时性植物状态;若颅脑外伤后持续植物状态超过1年以上或脑卒中后持续6个月以上时,即可诊断为永久性植物状态,其间为持续植物状态。患者进入永久性植物状态后,医师可要求英国最高级法院裁定中止维持患者生命的辅助系统的工作。

我国于1996年4月在南京召开了由国内著名神经外科、内科和急诊医学专家组成的有关植物状态诊断标准的研讨会,制定了我国第一个植物状态诊断标准。该标准共7项:①认知功能丧失,无意识活动,不能执行指令。②保持自主呼吸及血压。③有睡眠-觉醒周期。④不能理解或表达语言。⑤能自动睁眼或在刺激下睁眼。⑥可有无目的性的眼球跟踪运动。⑦丘脑下部及脑干功能基本保存。以上体征持续存在1个月以上者,即为持续植物状态。

(3)意识模糊或谵妄:不严重的意识下降可导致急性意识模糊或谵妄。前者表现为嗜睡、意识范围缩小,常有定向力障碍、注意力不集中,错觉可为突出表现,幻觉少见。以激惹为主或困倦交替,可伴心动过速、高血压、多汗、苍白或潮红等自主神经改变以及震颤、扑翼样震颤或肌阵挛等运动异常,见于癫症发作。后者较意识模糊严重,定向力和自知力均障碍,不能与外界正常接触,常有丰富的错觉、幻觉,形象生动逼真的错觉可引起恐惧、外逃或伤人行为。急性谵妄状态常见于高热或药物中毒,慢性谵妄状态见于慢性乙醇中毒。

2.颅内压增高症

该病表现为剧烈头痛、喷射性呕吐和视盘水肿三联征。颅内压增高的临床表现可分为 4 个阶段。

(1)代偿期:急性颅内血肿和严重脑挫裂伤时,局部水肿使颅内容物容积增加不超过颅内容积的 8%～10% 时,可无明显症状和体征。此期维持时间仅数小时。

(2)早期:脑水肿超过代偿极限,但颅内压<4.67kPa 时,可出现头痛、呕吐,并有 Cushing 反应:血压升高、脉压加大、脉率变慢、呼吸节律变慢和幅度加深。

(3)高峰期:颅内压为 4.67～6.7kPa,可出现头痛,反复呕吐,视盘高度水肿或有出血,昏迷,并有眼球、瞳孔固定等脑疝先兆症状。

(4)衰竭期:颅内压相当于平均动脉压,患者昏迷,反射消失,双侧瞳孔散大,有去皮质强直表现,血压下降,心搏减弱,呼吸浅速或不规则,脑电图上生物电消失,视为"脑死亡"。

3.脑疝

急性脑疝表现为血压急剧升高、缓脉、呼吸慢而深、瞳孔缩小、烦躁、抽搐和意识障碍。如在 6 小时内脑疝仍未解除可致死亡。

(1)小脑幕裂孔疝:因为眼神经受压而出现同侧上睑下垂、瞳孔散大和眼球外展。大脑脚受压时出现对侧肢体瘫痪,随着对侧大脑脚受累出现病侧肢体瘫痪,对侧动眼神经受累出现双侧瞳孔散大。有不同程度的意识障碍和生命体征改变。

(2)枕骨大孔疝:小脑扁桃体疝出压迫延髓及其邻近的第Ⅸ～Ⅻ对脑神经、第1～2对脊神经根和小脑的后下血管,较早出现呼吸、循环中枢障碍,可突然发生呼吸停止、昏迷、死亡。

4.脑死亡

脑死亡标准尚未统一,一般认为诊断依据是:①自主呼吸停止。②深度昏迷。③脑干反射消失:头眼反射、角膜反射、吞咽反射等均消失。瞳孔固定、散大,对光反应消失。④脑生物电活动消失。⑤阿托品试验阴性:静脉注射阿托品 2.5mg,5～15 分钟内心率不增快。诊断脑死亡须有二位以上医师确认。

5.其他伴随体征

(1)体温:下丘脑体温调节中枢损伤时,可有中枢性高热。

(2)中枢性呼吸异常:广泛脑损伤时可出现潮式呼吸;中脑、脑桥损伤时可发生过度换气;脑桥下部损伤时出现喘息样呼吸;两侧额叶损害时可发生呼吸暂停;延脑受损时可出现呼吸频率和幅度不时改变。

(3)血压改变:颅内压增高时,血压升高。

(4)瞳孔改变:瞳孔正常为 2～5mm,>5mm 为散大,<2mm 为缩小。注意观察瞳孔大小,两侧是否对称,形状等。对光反应有灵敏、迟钝和消失三种记录。瞳孔针尖样缩小、散大或两侧大小不等,提示脑干损伤、脑疝或脑死亡。交感神经病变、动眼神经受压,表现为病变同侧瞳孔散大。下丘脑损伤或延髓外侧梗死,同侧瞳孔缩小并有 Honer 征其他表现。弥散性脑缺氧、缺血表现为双侧瞳孔散大。颅内血肿同侧瞳孔散大前,常见有缩小。小脑幕裂孔疝,一侧瞳孔进行性散大,对光反应消失。

（5）脑干反射改变：包括瞳孔对光反应、头眼反射、角膜反射、前庭反射、咳嗽反射及对疼痛刺激反应等多种。脑干反射改变提示病变在脑干或损害广泛。

（6）眼球运动：深昏迷时脑干功能损害，头眼反射消失。脑桥功能存在时，水平相头眼反射存在。中脑功能存在时，垂直相头眼反应存在。急性脑幕上病变时，眼震快相消失。脑干、脑桥和中脑水平损害时，眼前庭反射消失。大脑半球病变时，眼球凝视健侧。脑桥病变时，双眼向偏瘫侧凝视。脑干功能存在时，眼球从一侧向另一侧无规律性游动。小脑或脑干病变时，有分离性斜视或垂直分离。脑桥被盖病变时，眼球沉浮运动。下位性丘脑功能存在时，患者闭眼，网状激活系统功能存在时，有眨眼。

（四）诊断

1.格拉斯哥昏迷评分

中枢神经功能障碍的诊断通常依据 1974 年格拉斯哥昏迷评分（GCS）（表 6-3）。凡计分＜8 者预后不良；计分 5～7 者预后恶劣；计分＜4 者罕有存活；正常人应为 15 分。该表优点为简单、易行，但欠完整。

表 6-3　格拉斯哥昏迷评分标准

睁眼反应		言语反应		运动反应	
自发性睁眼	4 分	正确回答	5 分	遵嘱执行动作	6 分
闻声后睁眼	3 分	对话混乱	4 分	痛刺激可引起保护性反应	5 分
刺痛后睁眼	2 分	答非所问	3 分	能躲避疼痛	4 分
无反应	1 分	音意难辨	2 分	刺痛后肢体屈曲	3 分
		无反应	1 分	刺痛后肢体过伸	2 分
				无反应	1 分

以上三种得分相加即为 GCS 评分，最高为 15 分，最低为 3 分，8 分以下为昏迷。昏迷的标准为：①不能睁眼。②不能说出可以理解的语言。③不能按吩咐运作

2.Glasgow-Pittsburgh 评分

格拉斯哥昏迷评分经多国专家共同讨论修订，增为 7 项指标，35 级，即 Glasgow-Pittsburgh 昏迷评分表（表 6-4）。正常计分为 35；34～28 分考虑有神经功能损伤；27～16 分为早期衰竭；15～8 分为脑衰竭；＜7 分为脑死亡。

表 6-4　Glasgow-Pittsburgh 昏迷评分表

Ⅰ睁眼运动	Ⅱ言语反应	Ⅲ运动反应	Ⅳ瞳孔光反应	Ⅴ脑干反射	Ⅵ抽搐	Ⅶ自发性呼吸
自发性睁眼 4 分	正确回答 5 分	遵嘱执行动作 6 分	正常 5 分	全部存在 5 分	无抽搐 5 分	正常 5 分
闻声后睁眼 3 分	对话混乱 4 分	痛刺激可引起保护性反应 5 分	迟钝 4 分	睫毛反射消失 4 分	局限性抽 4 分	周期性 4 分

续表

Ⅰ睁眼运动	Ⅱ言语反应	Ⅲ运动反应	Ⅳ瞳孔光反应	Ⅴ脑干反射	Ⅵ抽搐	Ⅶ自发性呼吸
刺痛后睁眼 2分	答非所问3分	能躲避疼痛 4分	两侧反应不同 3分	角膜反射消失 3分	阵发性大发作 3分	中枢过度换气 3分
无反应1分	音意难辨2分	刺痛后肢体屈曲3分	大小不等2分	眼脑及眼前庭反射消失2分	连续大发作 2分	不规则/低呼吸 2分
	无反应1分	刺痛后肢体过伸2分	无反应1分	上述反射均消失1分	连续大发作 1分	无1分
		无反应1分				

3.脑功能失常诊断及严重度评分

应当强调指出的是上述两种计分法均存在忽视早期诊断的不足。1995年全国危重病急救医学学术会(庐山)通过的"多脏器功能障碍综合征(MODS)病情分期诊断及严重程度评分标准"中,对脑损害程度及条件做了新规定(表6-5)。该标准为GCS昏迷程度计分表的修订。功能受损期定为1分,衰竭早期定为2分,衰竭期定为3分。

表 6-5 脑功能失常诊断及严重度评分

诊断依据	评分
兴奋及嗜睡、呼唤能睁眼、能交谈、有定向障碍、能听从指令	1
疼痛刺激能睁眼、不能交谈、语无伦次、疼痛刺激有屈或伸展反应	2
对语言无反应、对疼痛刺激无反应	3

(五)鉴别诊断

有些神经精神疾病,临床上呈现对刺激缺乏或缺少反应,貌似意识丧失,需进行鉴别。

1.精神病性木僵

临床上呈不语、不动,甚至不进饮食,对强烈刺激也无反应,貌似昏迷或无动缄默。多见于精神分裂症、癔症和反应性精神病。实际上患者并无意识障碍,且常伴有违拗、蜡样屈曲等精神病症状。脑干反射正常或者有自主神经功能失调症状。

2.闭锁综合征

主要为脑桥腹侧局限性病变所致,故患者意识清醒,可以理解他人的语言和动作,可以用睁、闭眼等眼球动作表示意识。但四肢瘫痪,不能说话,不能吞咽,面无表情,形同闭锁。

3.精神抑制状态

常见于强烈精神刺激后或癔症性昏迷发作。虽表现僵卧不语,双目紧闭,但扳开眼睑时可见眼球向上转动,各种神经反射多正常。属一过性疾病,提示治疗有效。

4.其他

如药物中毒或过量使用镇静药等所致之无反应状态,不属中枢神经功能障碍,应加以区别。

(六)急救措施

1.病因治疗

病因治疗是防治中枢神经功能障碍的关键,包括治疗原发病及纠正和控制一切高危因素,但在具体实施上困难较大,应积极努力。

2.呼吸支持

要保证气道通畅,及时做气管插管或气管切开,并充分吸痰。用一般的给氧方法不能纠正低氧血症时,要施行机械通气,使 $PaO_2>100mmHg$。机械呼吸正压通气方式,会使胸腔压力增高,颈内静脉血液回流受阻,加重颅内高压。如果加用 PEEP 时,压力不要 $>5cmH_2O$。吸呼比保持 1∶2 或 1∶3,有利于头面部静脉回流。吸痰时间要短,吸痰管不宜过粗,以防吸痰时加重缺氧。过度通气可以增加 CO_2 的排出,$PaCO_2$ 的降低有利于治疗脑水肿。但过度通气也可使脑灌注压下降。因此 $PaCO_2$ 控制在 $30\sim35mmHg$ 为宜。

3.循环支持

维持脑灌注压在 70mmHg 水平是适宜的,保持适当的血压水平,既可以保证脑灌注压的相对稳定,又可以防止血压过高引起颅内压增高。一般要求收缩压≤170mmHg,平均动脉压(MAP)≤145mmHg。如果收缩压<100mmHg,应积极扩容并应用血管收缩药物。

4.亚低温疗法

国际上将低温分为超深低温 2～16℃、深低温 17～27℃、中低温 28～32℃、轻低温 33～35℃,后两者统称为亚低温。亚低温治疗颅脑损伤是应用物理降温加冬眠合剂、肌松药物使重型颅脑损伤患者体温降为 28～35℃,从而减轻脑损伤后病理损害程度,同时促进神经功能恢复。其机制为:①降低脑组织的氧耗量,维持正常脑血流(CBF)和细胞能量代谢,减少脑组织乳酸堆积。②保护血-脑脊液屏障,减轻脑水肿。③抑制内源性毒性产物对脑细胞的损害,抑制脑损伤后脑组织多巴胺、去甲肾上腺素和 5-羟色胺等单物质的生成和释放,从而有效地阻止这些毒物对神经细胞的损害作用。④减少钙离子内流,阻断对神经细胞的毒作用。⑤减少脑细胞结构蛋白破坏,促进脑细胞结构和功能的修复。⑥减轻弥散性轴索损伤。32～34℃体温对循环功能和凝血机制影响小,比较安全。亚低温时间一般维持 5～7 天。复温时间应稍长,每 4 小时复温 1℃。适当给予肌肉松弛药,以避免低温引起寒战。实施时,室内温度控制在18～20℃,将水毯温度调至 32～34℃,配合人工冬眠。体温测量电极放入直肠内监测体内温度变化。

5.降低颅内压

脱水治疗可以减少颅内的水分,降低颅内压,改善脑血流和脑脊液循环,恢复脑的正常代谢,预防脑疝发生。

(1)甘露醇:0.25～1g/kg,快速静脉滴注。输注甘露醇,血浆渗透压增高,可使脑组织发生高渗性脱水。甘露醇还可降低血黏稠度,改善脑的血流灌注和氧合作用。应用中要注意维持正常血容量,根据中心静脉压测定值调控补液量。要控制血浆渗透压在 320mmol/L 以下,防止发生急性肾衰竭。本药反复多次给药,脱水利尿作用下降。本药疗效为 4～6 小时,可每隔4～6 小时给药 1 次。如已发生脑疝,可增加用量至 1.0～1.5g/kg,必要时 2 小时给药 1 次。

（2）10％甘油果糖：0.5～1.0g/kg，快速静脉滴注，每 6～8 小时给药 1 次。其脱水作用小于甘露醇而优于高渗葡萄糖，可与甘露醇合用。

（3）山梨醇：25％溶液 100～250mL，6～12 小时给药 1 次。

（4）呋塞米：通过抑制肾小管襻的重吸收功能，增加肾小球滤过率利尿，全身性脱水可间接降低颅内压。因不增加心脏负荷，可用于心功能不全而有脑水肿的患者。20～40mg/次，每天 2～4 次，静脉注射给药。呋塞米可排出氯、钠和钾离子，故应监测血电解质变化。除脱水治疗可以降低颅内高压之外，在脑室内测压的监护下，可以进行脑室引流，但放液不可过快，以防出现脑疝和血肿。其不做常规降颅压治疗，适用于脑出血合并心力衰竭、肾衰竭、血压过高的患者，在用甘露醇前先注射呋塞米，有利于降低血压和调整血容量。与甘露醇合用于严重脑水肿患者，可延长甘露醇降颅压作用或减少其用量。

6.应用糖皮质激素

近年来报道常规剂量无明显抗脑水肿和降颅内压作用，大剂量虽可减轻脑水肿，但易引起感染，升高血糖，诱发应激性溃疡，多不主张应用。

7.巴比妥类药物

巴比妥类药物作用有：①能降低脑耗氧，改善脑组织代谢，从而提高对缺血、缺氧的耐受性。②能稳定细胞膜，改善离子的通透性。③能降低颅内压和减轻脑水肿。④扩张脑血管，增加脑血流量。⑤可去除自由基，因而用作脑水肿的治疗。常用巴比妥，开始剂量为 2～5mg/kg，以后每天 1 次。巴比妥的不良反应是发生低血压、抑制呼吸和降低抗感染能力。停用时要逐渐减量停药。

8.脑细胞活化药

目前尚无特效的脑细胞活化药，可根据情况选用依达拉奉、神经节苷脂、胞磷胆碱、细胞色素 C 等药物。

9.营养支持

中枢神经系统功能障碍患者处于负氮平衡状态，能耗增加而难以通过胃肠摄入营养。危重患者的早期营养支持，可以防止内脏蛋白的进一步分解，促进 T 淋巴细胞生长，提高细胞免疫功能，减少感染概率。在脑水肿的高峰期，要根据基础能量消耗决定供给的能量和氮量。待 7～10 天后胃肠功能开始恢复时，应通过胃肠道外和肠道两种途径补充营养，并逐渐过渡到全肠内营养。

10.高压氧治疗

氧压达到 0.3MPa 时，血氧弥散量增加 20 倍，组织细胞内的氧分压也提高，但此时脑皮质血流量减少 25％，脑耗氧降低，颅内压下降 40％左右。临床实践表明，高压氧可迅速降低颅内压，提高脑组织氧分压，增加脑组织氧供，同时降低脑组织的氧耗，有条件时应尽早应用。

二、功能障碍监测或监护

（一）一般监测

1.体温监测

可采用持续热敏肛温传感器或间断腋温监测，以了解患者的体温情况，当体温变化时，给予及时处理。中枢神经系统损害的患者体温升高较多见,在监护中要区分中枢性和周围性体温升高。

(1)中枢性体温升高:多因体温中枢受损。起病急,体温升高幅度大。一般以物理降温为主,必要时可行冬眠疗法。

(2)周围性体温升高:多由于合并感染所致。体温升高幅度小,容易控制,若降温措施不及时,体温可逐渐上升。由于高热可引起脑组织代谢增强,加重脑组织缺氧,造成已损伤的脑组织损害加重。所以当体温升高时,要及时采取降温措施,进行抗感染治疗。降温措施多是物理、药物相结合。

2.心电图、血压、呼吸、经皮血氧饱和度监测

多采用床旁多功能监护仪持续监测心电图、心率、血压、呼吸、经皮血氧饱和度监测(SpO_2)的变化。颅内压增高时,往往可出现血压上升,脉压增大,心率下降;呼吸加深变慢,呼吸节律性也会发生改变。

(二)神经系统基础监护

1.意识监护

可按 GCS 昏迷评分,15 分为正常,8 分以下为昏迷。分数越低,表示意识障碍越重。该评分对颅脑创伤患者的病情变化和预后有指导意义:①轻型:GCS 评分在 13～15 分,伤后意识障碍 20 分钟以内。②中型:GCS 评分在 9～12 分,伤后意识障碍 20 分钟至 6 小时。③重型:GCS 评分在 3～8 分,伤后昏迷在 6 小时以上。据报道重型伤后 6 个月病死率为 48%,植物生存为 2%,严重残废 10%,重等残废 17%,恢复好的 23%。

动态观察中有 2 分的差别,提示有神经系统症状的改变。如果 GCS 评分迅速下降(低于原有基础 3 分以上),应考虑中枢神经系统继发性损害可能,如脑水肿、颅内压增高或颅内血肿形成,应尽快抢救。

2.瞳孔监护

瞳孔变化是病情变化的一种极其重要的指标。颅内压增高致脑疝,是中枢神经系统疾病中较常见的且预后极其凶险的病理阶段,而发生脑疝的早期患者可出现瞳孔变化,故应严密观察,及早发现,为抢救提供信息。瞳孔<2mm 或>5mm 为异常。一侧瞳孔散大,对光反应消失可作为颅内出血的证据之一。脑桥损伤或颅底出血,出现副交感神经兴奋时,瞳孔缩小。双侧瞳孔散大提示脑死亡。

3.相关病症监护

神经系统病症监护包括对肢体、运动、感觉、反射及脑神经观察,因为中枢神经系统病变多可累及上述活动。一般伤后立即发生偏瘫或单瘫,多为对侧大脑半球原发性损伤所致。伤后若干时间才有偏瘫或原来偏瘫进行性加重并伴有意识障碍加重时,则多为继发性病变(如血肿、脑水肿)所致。偏瘫一般在病变对侧的肢体发生。四肢持续性或阵发性强直抽搐,是脑干损伤表现。

4.呕吐监护

发生颅脑损伤后,由于迷走神经刺激而出现呕吐。要注意呕吐的形式和持续时间长短,有

无头痛症状,这对判断颅脑损伤的部位有一定帮助。

(三)颅内压(ICP)监测

颅内压监护仪,一类是单项颅内压监测,一类是可做包括颅内压在内的多项生理指标监测。放入颅内特定部位的导管内的压力,可经过压力传感器转变为电讯号记录下来。

1.颅内压测量

(1)脑室内压监测:可选择右侧侧脑室的额角为导管放入点进行测压。压力波为平直的低幅波形。脑室内压监测方法简单,测压准确,能同时进行脑室造影和脑室内给药,应用较广。其并发症为颅内感染。

(2)硬膜外腔压力监测:为常见的测压方法。将非液压传感器经颅骨钻孔贴放于硬膜外腔处,经监护仪观察压力波形变化。此方法感染并发症少,易于管理,但传感器的精确性稍差。

(3)硬膜下压力监测:适用于幕上手术。颅骨钻孔后,切开硬脑膜,将测压的螺旋栓放在蛛网膜表面或其内侧测压。此法不穿透脑组织,但螺旋栓会被脑组织堵塞而影响测压结果。

2.颅内压波型

(1)正常波型:压力曲线平直,无快速大幅度升降,压力水平正常或稍高。

(2)异常波型:又分为 A 波和 B 波。A 波是颅内压增高的特有的病理波,压力突升至 50~100mmHg(6.7~13.3kPa),持续 5~20 分钟后降至原水平或低于原水平。A 波出现时间无规律,表明颅内代偿能力丧失。B 波出现 0.5~2 次/分钟,高度为 0~50mmHg(0~6.7kPa),是 A 波的前奏,表示脑顺应性降低。

3.颅内压正常参考值及其增高的临床意义

(1)颅内压的参考值为 10~15mmHg(1.33~2.0kPa)。ICP 的影响因素有 $PaCO_2$,PaO_2,血压,CVP,胸腔压力和体位变化。头高位时 ICP 降低,头低位时 ICP 偏高。ICP 可以用来评估脑顺应性。将 1mL 无菌生理盐水注入脑室,观察 ICP 的容量-压力曲线变化。如注水后 ICP 升高不明显,示脑顺应性良好,反之,则顺应性差。

(2)正常颅内压<15mmHg(2kPa)。15~20mmHg(2~2.7kPa)为轻度增高;20~30mmHg(2.7~4.0kPa)为中度增高;30~40mmHg(4.0~5.3kPa)为重度增高;压力在 40mmHg(5.3kPa)以上属严重增高。一般以 20mmHg(2.7kPa)为降颅压治疗的临界值,此时脑组织的毛细血管受压,微循环发生障碍。>30mmHg(4kPa)时,颅内静脉回流受阻,脑水肿加重。>40mmHg(5.3kPa)时,脑灌注压下降,血流减少,是难以控制的颅内压增高。当颅内压接近或超过平均动脉压时,脑血流阻滞,持续 5 分钟即出现脑死亡。目前多数学者主张在 30~40mmHg(4.0~5.3kPa)为危险颅内压增高临界点。

4.颅内压增高处理原则

颅内压监测临床上用于颅脑手术后观察,作为手术中监护措施,以指导脱水或利尿药的应用等。

(1)颅内压为 15~20mmHg(2~2.7kPa)时,需行一般脱水治疗。

(2)颅内压为 20~40mmHg(2.7~5.3kPa)时,需要加强脱水治疗。

(3)颅内压为 40~60mmHg(5.3~8.0kPa)时,则严重颅内压增高,脑处于缺血状态,如不行有效的控制颅内压,势必导致脑疝发生,并有不可逆的损害。可采用脱水或激素疗法,必要时采用巴比妥疗法或行开颅减压可挽救部分患者。

(4)颅内压达 60mmHg(8.0kPa)以上时,患者以处于濒危或中枢衰竭状态。采用强力脱水和巴比妥疗法或开颅减压,虽可挽救生命但预后不佳。

(四)脑电图(EEG)监测

连续监测有一定诊断价值,可有助于了解患者大脑皮质的电位活动变化,从而监测脑功能。在清醒、安静、闭眼和无论何外界刺激情况下,正常成人脑电图主要有 α 波与 β 波组成。α波主要分布在枕区,β 波主要分布在中央回、额区、颞区。

脑电图监测提供患者脑功能变化的参数,主要作为判断脑死亡的一种手段。脑电图正常,预后好,复苏成功率高,脑功能可完全恢复;意识丧失时以 β 波出现为主。大脑皮质早期受抑制制时,出现 α 波和间断平波。颅内压增高时,出现弥漫的对称性的慢节律高幅波。脑电图极度异常,提示中枢神经系统受损严重。

若在 EEC 仪器性能良好,操作熟练的情况下,持续描记 30 分钟,无 $2\mu V$ 以上的脑电活动,并对针刺或声音刺激无反应,即可认为是脑电活动消失,称为脑电静息。脑电静息已被许多国家列为脑死亡诊断必备条件之一。

(五)脑诱发电位监测

刺激感觉器官或感觉神经引起脑内电位变化,即称脑感觉诱发电位。诱发电位是神经系统对感觉刺激的电反应,它可检测出临床上不能查出的视觉。听觉和体感的功能异常,在神经发生损害之前预警,以避免不可逆的损害。诱发电位可监测病情发展的整个过程,但目前其重大的用途在于手术治疗中的监护。临床感觉诱发电位监测主要有体感觉诱发电位(SEP)、脑干听觉诱发电位(BAEP)监测。

1.短潜伏期体感诱发电位(SSEP)

刺激周围神经,通过脊髓丘脑束等传导至脑干与大脑皮质,从患者头皮上即可引出诱发电位。周围神经、脊髓、丘脑和大脑等处任何一病变,均可影响 SSEP 的波形、波幅和潜伏期。经头颅 CT 扫描不易发现的一些皮层下小结构损伤.可被 SSEP 监测显示出来,主要表现为潜伏期延长。

2.脑干听觉诱发电位(BAEP)

通过对耳的声音刺激,在患者头顶上引导出脑内电位变化。对听神经、脑干、丘脑和听觉皮质任何一处损害均有监测意义。BAEP 对脑死亡可作客观评价,提供是否继续治疗的依据。

用超声手段经颅骨外向颅内持续探查,监测颅内血管如大脑中动脉和大脑前动脉等血流速度,是了解脑血供的重要手段。

脑于听觉诱发电位(BAEP)和短潜伏期体感诱发电位(SSEP)各有其特征性改变,条件具备时也可作为辅助诊断方法。在连续的 BAEP 监护中,随着昏迷程度的加深直至死亡,Ⅰ～Ⅴ波的潜伏期逐渐延长,最终消失或仅存Ⅰ波,而Ⅰ波波幅变化的诊断意义不如潜伏期延长的意义明确。连续 SSEP 监护研究表明,在所有导联上,脑死亡患者的皮质电位均消失。在头皮-皮咽导联上,所有脑死亡患者的 P 波均消失。研究表明皮质下各波的变化是脑死亡在

SSEP上的特征性表现,其中以P更为重要,额正中头皮-鼻咽导联最有价值。

EEG,BAEP和SSEP各有其局限性,联合应用并与临床紧密结合能提高脑死亡诊断的可靠性。

(六)经颅超声多普勒(TCD)监测

进行双通道24小时或更长时间连续监测。TCD可动态实时地观察脑血流动力学改变,有助于监测脑循环状态。一般情况,脑循环停止分三个阶段:初始阶段,出现振荡血流(双向血流)收缩期血流与舒张期血流呈正负方向交替波形;第2阶段表现为收缩期尖峰血流、舒张期无血流;第3阶段血流停止,TCD信号消失。临床应抓住早期血流改变,及时采取治疗措施,以防治脑缺血性死亡。

TCD用于发现脑血管痉挛时脑血流的变化,还可用来观察缺氧、高碳酸血症、低血压等对脑血流的影响。颅内压增高时,脑血流平均速度、收缩期和舒张期脑血流速度均降低。随着颅压升高,舒张期脑血流速度进一步减小,仅有收缩前期的脑血流,直至血流讯号完全消失。TCD为无创性检查,应结合临床分析结果。

国人颅内血流速度正常值:大脑中动脉为(71.06±4.54)cm/s;大脑前动脉为(62.84±4.47)cm/s;大脑后动脉为(48.0±2.6)cm/s。

(七)颈静脉氧饱和度(SjO_2)监测

颈静脉氧饱和度监测是20世纪80年代中期监测脑氧供的新方法。用光线导管可持续监测颈静脉血氧饱和度(SjO_2)是早期发现大脑半球缺血缺氧的方法。

SjO_2反映脑的氧供给与氧需求之间的关系,间接了解脑血流状态。SjO_2正常值为55%~68%,<45%为相对低灌注,<40%为大脑半球脑缺血,SjO_2<50%提示脑氧合不良。若大量脑细胞死亡,脑氧耗明显减少,则SjO_2可升高,但有关研究尚待深入。SjO_2>75%提示脑血流有过度灌注。

(八)脑氧饱和度监测

脑氧饱和度的监测可连续无创伤监测局部脑组织的氧饱和度;由于局部脑组织的氧饱和度是动脉血和静脉血氧饱和度的混合值,因而反映脑氧的供需平衡。用于临床治疗和脑氧供需平衡的监测,不但无创伤性、连续性,而且灵敏度高,在低血压、脉搏搏动减弱、低温,甚至心搏骤停等情况下使用不受限制。在脑缺氧的诊断上与脑电图相比,反应更迅速而较少受药物影响。但同时也存在不足,主要是对红外线在头部这样的复杂的介质中的传播特性还缺乏认识,测量结果尚须进一步研究。

(九)脑血管造影

脑血管造影有颈动脉穿刺造影、椎动脉穿刺造影和经皮肤股动脉穿刺造影等方法。可了解脑血循环状态,诊断颅内血肿、外伤性颅内动脉瘤或动静脉瘘等。

(十)影像学检查

CT能间接反映脑水肿和颅内压增高,同时判断颅内血肿或占位的部位大小和发现脑疝等。在诊断亚急性和慢性颅内血肿时,CT检查为"等密度"的血肿。颅内特殊部位如近颅顶、颅底和颅后窝等处的病变,MRI优于CT。MRI有高磁场活动,带有电子监护装置的患者的检查会受到限制。

(十一)腰椎穿刺

腰椎穿刺可用于测定颅内压力,采取脑脊液进行化验检查。其治疗作用在于引流脑脊液,放出脑脊液以降低颅内压,鞘内注入抗生素治疗颅内感染。但有明显颅内压增高或颅内血肿者,重度颅脑损伤等为禁忌。腰穿的并发症有形成脑疝、低颅压头痛等。

第二节　颅脑损伤

一、颅脑损伤

颅脑损伤无论在平时还是战时都很常见,占全身各部位创伤的10%~20%,仅次于四肢创伤而居第二位。和平时期以交通事故伤占首位,其次是高处坠落、工伤事故、意外事故等。据统计,各种多发伤的总病死率约为20%,其中伴有颅脑伤者高达35%~40%,而不伴颅脑伤者仅为10%。由此可见,多发伤中的颅脑损伤是影响病死率的重要因素,已成为现代创伤急救中的重要课题。

(一)头皮损伤

头皮损伤的形式多样,大体可以概括为闭合性和开放性两大类。主要是头皮挫伤、头皮血肿和头皮裂伤。

1.临床表现

(1)擦伤:受伤局部头皮轻微疼痛,创面不规则,可有少量血清渗出和点状出血。

(2)挫伤:钝物打击所致,伤后局部自觉疼痛。检查时可见皮下组织肿胀、淤血,扪之坚实,压痛明显。严重时,局部皮肤可因缺血而坏死。

(3)裂伤和切割伤:可由钝器或锐器所致。依致伤物的性质和力度不同,伤口的大小和深度可有不同。钝器伤的创缘不规则,严重者尚有组织缺损。由于头皮血管丰富,破裂后血管开口又不易自行闭合,因此即使伤口不大,出血也较严重。帽状腱膜完整者伤口一般小而浅,全层裂伤的伤口可深达骨膜,常夹杂有毛发或泥土等异物。

(4)撕脱伤:多因发辫受机械力牵拉,使大块头皮自帽状腱膜下层或连同颅骨骨膜被撕脱。伤员常因大量失血和伤口疼痛而发生休克。

(5)血肿:多为钝器直接击伤所致,也可能是颅骨骨折的结果。按血肿出现于头皮内的具体层次,可分为皮下血肿、帽状腱膜下血肿和骨膜下血肿三种。

2.治疗

(1)擦伤:局部清洗消毒,可不包扎。

(2)挫伤:清洗消毒后做伤处包扎。

(3)裂伤:彻底清创止血后做伤口全层缝合。

(4)撕脱伤:未伤及骨膜,撕脱部分血供良好者,可于清创后原位缝合。如完全撕脱,可行血管吻合,原位植皮。对不能做血管吻合者,可将撕脱部分制成中厚或全厚皮片植回。连同骨膜一起撕脱者,可将颅骨外板切除或钻孔至板障,待肉芽形成后再植皮。

(5)血肿:血肿不大者多能自行吸收。对出血较多的帽状腱膜下血肿,应在严格无菌技术下从低位穿刺抽吸,然后加压包扎。常需多次反复穿刺抽吸才能治愈。

3.预后

(1)如遇较大的血肿经抽吸后在短期内又很快出现,则要考虑是否为较大的动脉破裂所致,必要时需结扎相关动脉(如颞浅动脉)。

(2)陈旧性骨膜下血肿可以演变成骨囊肿。

(3)头皮下血肿中央有波动,且有凹陷者,必须做 X 线摄片,确定是否合并有颅骨骨折。

(二)颅骨损伤

通常是由直接或间接暴力作用于颅骨所致。根据骨折发生的部位不同,分为颅盖骨和颅底骨骨折。

1.临床表现

(1)颅盖骨骨折:颅盖是指穹窿部,呈半球形,对脑组织有保护作用,只有在较大外力作用下才会发生颅盖骨骨折。

①线性骨折:可为单发或多发,后者可能为几条骨折线互不相关地发生于几处或互相交错地集中于某处。可能伴有头皮挫伤和血肿,有时继发颅内血肿。X 线平片或 CT 扫描可帮助确诊。

②凹陷性骨折:颅骨全层或仅为内板向颅腔内凹陷,骨折片可为粉碎性,向内插入脑组织或血管而出现神经系统受损体征。X 线平片或 CT 扫描可确诊。

(2)颅底骨骨折:颅底骨骨折多为线性骨折,合并脑实质伤、硬膜破裂和血管窦破裂的机会相对较多。X 线平片仅有 30%～50% 能显示骨折线,故诊断主要依据临床症状。

2.治疗

(1)单纯线性骨折:如不伴颅内高压及脑损伤症状者,可不作特殊处理。但应警惕跨血管区骨折线可能造成的血管损伤。

(2)凹陷性骨折:如骨折片陷入较浅,且无脑受压症状者,可不手术。如陷入深度超过 1cm 或陷入重要功能区,均应及时手术,整复凹陷的骨片。

(3)颅底骨骨折伴脑脊液漏:不能填塞或冲洗,保证鼻腔和耳道的清洁,多在 1 个月内自愈。对经久不愈者可考虑手术修补。如碎骨片压迫视神经或面神经者,应尽早去除碎骨片。

3.预后

(1)各种类型的开放性骨折均须及时做头皮清创缝合,大量使用抗生素预防颅内感染。

(2)颅底骨折多为开放性骨折,必须使用易透过血-脑脊液屏障的广谱抗生素,预防颅内感染。

(3)颅后窝骨折可以出现吞咽困难、声音嘶哑和舌肌瘫痪等症状,必须注意诊断和处理。

(三)原发性脑损伤

原发性脑损伤是指暴力作用于头部时立即发生的脑损伤,其症状和体征在受伤当时就会出现,一般不需紧急手术治疗。

1.临床表现

(1)脑震荡:是脑损伤中最轻的一种,表现为一过性脑功能障碍,昏迷时间不超过半小时。伤员清醒后大多不能回忆受伤当时乃至伤前一段时间内的情况,称之为逆行性遗忘。较重者伤后可有短时间皮肤苍白、血压下降、脉搏弱缓、呼吸浅慢等症状。在此后的一段时间内伤员可能有头痛、头晕、恶心、呕吐等表现,而各项辅助检查均无异常发现。

(2)脑挫裂伤:是脑实质挫伤和裂伤的统称,既可发生于受力部位,也可发生于对冲部位。临床特点是意识障碍明显,持续时间长,绝大多数在半小时以上。有明显的神经定位体征,如偏瘫、失语等。由于继发出血、水肿和血肿,可表现为头痛、恶心、呕吐和脑膜刺激征。脑皮质挫伤可引起癫痫发作,包括局限性发作和大发作。

根据头部外伤史和伤后表现可以做出初步诊断,脑脊液检查可见血液,含血量的多少与脑挫裂伤的程度相关。CT扫描可见脑组织水肿,脑实质内有散在或成片状低密度区,中间有高密度出血灶。脑室常受压变小,如一侧脑挫裂伤可引起中线结构移位。

(3)原发性脑干损伤:脑干损伤分原发性和继发性两类。原发性脑干损伤是外力直接作用于脑干引起的损伤。单独的原发性脑干损伤较少见,常与其他部位的脑损伤并存。临床特点是受伤当时立即昏迷,多为持续时间长的深昏迷,四肢软瘫,腱反射消失。瞳孔变化多种多样或大小多变,对光反应无常。眼球位置不正,随受损部位不同而有多种变化。出现病理反射,肌张力增高和去皮质强直。累及延髓时,则出现严重的呼吸循环功能紊乱。

2.诊断依据

因为原发性脑干损伤多与其他部位的脑挫裂伤同时存在,所以单依靠体征很难做出定位诊断。CT和MRI有助于明确诊断,在肿胀的脑干内可见点片状密度增高区,四脑室有受压或闭塞。

3.治疗

(1)非手术治疗:原发性脑损伤以非手术治疗为主。在对症处理的同时,注意观察病情变化,防止发生危及生命的颅内高压和脑疝。

①对于无明显器质性病变的脑震荡,可给予镇静止痛。恶心、呕吐严重,不能进食者,要适量补液。可用胞磷胆碱、ATP、维生素等药物治疗。

②昏迷患者要保持呼吸道通畅,通过鼻导管供氧。估计短时间内不能清醒者,要尽早行气管插管或气管切开,对呼吸减弱,潮气量不足者,要及早用呼吸机做辅助呼吸。长期昏迷患者要注意营养支持治疗。早期宜采用肠道外营养,待肠蠕动恢复后可通过鼻胃管向胃内灌注营养食物,如牛奶、蛋黄、糖等。凡需要长时间经肠道营养者可考虑做胃造口或空肠造口,定时滴入肠道营养液。

③脑损伤严重者都有不同程度的脑水肿和颅内高压,应及时给予脱水治疗。常用的脱水药有甘露醇、呋塞米、白蛋白。20%甘露醇和呋塞米联合应用,可增强疗效。肾上腺皮质激素可防治脑水肿,宜尽早短期使用,一般3天后停药。在脱水治疗的过程中,须适当补充液体与电解质,维持良好的周围循环和脑灌注压。

(2)手术治疗:重度脑挫裂伤、脑水肿及出现脑疝危象时,要及时行手术治疗。手术原则是行内、外减压。内减压是清除血肿和失去生机的脑组织,解除脑受压;外减压是作大骨瓣去除,敞开硬脑膜。对病情严重的广泛脑挫裂伤,可考虑行两侧去骨瓣减压。

3.预后

(1)GCS评分:对于伤情轻重及预后的判断,目前国内外均采用格拉斯哥昏迷分级法(GCS)。

(2)伴丘脑或脑干损伤:可能会发生应激性溃疡和上消化道大出血,也可能发生尿崩症和神经源性肺水肿,应给予及时诊断和处理。

(四)继发性脑损伤

继发性脑损伤是指受伤一段时间后出现的脑损伤,主要有脑水肿和颅内血肿。其临床表现有进行性加重趋势,多需要开颅手术治疗。

1.临床表现

(1)硬膜外血肿:硬膜外血肿为血液凝聚于颅骨与硬脑膜之间。多为头部一侧着力所致,95%合并有颅骨骨折,其骨折线跨越脑膜血管沟或静脉窦,血肿的部位往往与颅骨骨折部位相一致。临床上分为三种类型:①当时有昏迷,清醒一段时间后再次出现昏迷,中间清醒期为数分钟到24小时,清醒期内仍有颅内压增高症状,如头痛、头晕、恶心、呕吐等。②原发性脑损伤重或血肿形成迅速,来不及清醒昏迷又加重。③原发性脑损伤轻,早期无昏迷,血肿形成后才出现昏迷。属于第一种类型者占50%～70%,容易做出初步诊断。X线平片对定位诊断有帮助。CT扫描是最有价值的诊断手段,表现为梭形高密度区,边界清楚,向内压迫脑组织和脑室,使中线向对侧移位。

(2)硬膜下血肿:硬膜下血肿是指出血积聚于硬脑膜下腔,较常见,占颅内血肿的50%～60%,两个以上的多发性血肿约占30%。急性硬膜下血肿的出血源多为脑挫裂伤或脑内血肿的血液流到硬脑膜下,故症状较重。多数原发性昏迷与继发性昏迷相重叠,表现为昏迷进行性加深。脑水肿、颅内高压和脑疝的征象多在1～3天内进行性加重,表现为恶心、呕吐、烦躁、血压增高、偏瘫、失语、瞳孔散大和去皮质强直等。确诊方法主要靠CT,在颅骨内板和脑表面间有新月形高密度区(急性)或等密度、低密度区(慢性)。血肿较大时,有脑室受压和中线结构移位。

(3)脑内血肿:常合并有严重的脑挫裂伤或凹陷性颅骨骨折,是脑伤出血逐渐扩大而形成。临床表现以进行性昏迷加深为主,也有颅内高压和脑挫裂伤相同的症状。由凹陷性骨折所致者,可能有中间清醒期。仅根据症状和体征很难明确诊断。CT检查见脑挫裂伤附近有高密度血肿区和血肿周围的低密度水肿区。

2.治疗

(1)非手术治疗

①适应证:颅内血肿较小,中线结构不移位或移位不明显。无昏迷或仅有嗜睡,无颅内压增高表现。亚急性或慢性血肿伴轻微神经症状者。年老体弱或有严重其他系统疾病,不宜行开颅手术者。在非手术治疗期间要密切观察病情变化,一旦病情恶化要及时行手术治疗。

②方法:同原发性颅脑损伤。主要是对症处理和控制颅内压,应用止血药防止血肿扩大。

（2）手术治疗：对术前 CT 检查已明确血肿部位者，可按 CT 提示的位置直接开颅，清除血肿，脑挫裂伤中的失活脑组织也要给予清除。破裂的脑血管可采用电凝、银夹夹闭或缝扎止血。已有明显脑疝症状或 CT 提示中线结构有明显移位者，应将硬脑膜敞开并去骨瓣减压，以减轻术后脑水肿引起的颅内压增高。对硬膜下血肿和脑组织内血肿，在血肿清除后仍有高颅压和脑组织膨隆者，要警惕有多发血肿，可在相应部位钻孔探查。血肿清除后要酌情置皮片或引流管引流。术后要常规使用脱水药、止血药和抗生素。

3.预后

伤后昏迷进行性加深或出现重度再昏迷，同时有其他体征证明脑疝已经形成者，这时已经没有时间去做 CT 检查，可在急诊手术室就地钻孔探颅。钻孔可选在瞳孔首先扩大的一侧或肢体瘫痪的对侧。如果此时再去做辅助检查或者转科，将是很危险的。另外，在观察期间患者躁动不安，常为意识变化的先兆，提示有颅内血肿或脑水肿。必须寻找原因，做相应处理。这时如果轻率地使用镇静药也是很危险的。因为强行使患者镇静并不能阻止病情发展，反而会延误正确的诊断和处理。

（五）开放性颅脑损伤

外力作用使头皮、颅骨和硬脑膜破裂，并伤及脑组织，使颅脑与外界相通，有脑脊液外流，甚至有脑组织外溢，称为开放性颅脑损伤。战争时多为火器伤，和平时期主要是由锐器砍伤和重钝器击伤。

1.临床表现

由锐器砍伤者，主要伤及颅脑的某一局部，很少引起脑震荡和弥散性脑损伤，所以多无昏迷史。但钝器伤可引起脑挫裂伤和颅内血肿，可有不同程度昏迷。因有脑脊液外流和脑组织外露，脑水肿和颅内高压症状较轻。重要功能区的损伤可出现神经系统定位体征，如偏瘫、偏盲等。如果有颅内外大血管破裂或者治疗不及时，可以发生失血性休克。

2.诊断依据

根据外伤史和体格检查就可以诊断开放性颅脑损伤。但必须与开放性颅骨骨折相鉴别。如果硬脑膜完整，就是开放性颅骨骨折。硬脑膜同时破裂，并有脑脊液外流或脑组织外露，就可确诊为开放性颅脑损伤。要想了解骨折范围和脑内有无异物存留，必须摄头颅部 X 线片。CT 扫描可显示创道的密度，了解有无脑内血肿及异物。

3.治疗

（1）现场或急诊室救治：首先用敷料包扎伤口，然后行补液、输血等抗休克治疗。病情稳定后把伤员送到有条件的手术室，行彻底清创和止血。清创时间最好在 6 小时以内，超过 6 小时将会增加感染的机会。

（2）清创处理：应扩大皮肤创口，在直视下逐层去除失去生机的碎骨片、血块和异物，对出血点进行彻底止血。如有失活的脑组织和脑内异物，也要给予取出，并做冲洗，争取一期缝合硬脑膜。如清创后仍有严重脑水肿和高颅内压，也可敞开硬脑膜。颅骨缺损不宜立即修补，头皮要严密缝合，皮下放置引流片。术后常规用抗生素预防感染。

4.预后

（1）颅骨骨髓炎：由于污染严重或清创不彻底，术后可能引起颅骨骨髓炎。急性期有急性化脓性感染的表现,慢性期常有瘘管形成,经常从瘘管流脓。必须给予相应处理。

(2)脑脓肿和脑内异物:如果异物残留于脑组织内,以后可能发生脑脓肿。患者有全身感染和颅内压增高症状。CT可以帮助诊断。

二、重型颅脑损伤患者颅内压监测的必要性

(一)颅内压监测在难治性颅内高压患者中意义重大

近期对于 ICP 监测的系统性回顾表明,颅内高压程度(特别是大于 40mmHg)与死亡患者的预测性较好,而对于存活患者相关性不佳。当把发病率结合死亡率共同分析后,可发现颅内压增高和不良预后有很好的相关性。当把发病率和死亡率分离独立分析,颅内高压往往会失去对于低评分存活患者病情的预测作用,与轻微 ICP 增高的患者相比,ICP 监测对于难治性颅内高压有更高的预测性。

难治性颅内高压监测 ICP 的分析结果表明,需要评估颅内高压的治疗反应和治疗结果相关性。所有将颅压 20mmHg 作为治疗阈值的研究,对于难治性颅高压的报告死亡率均增加。通过有学者的系统性回顾显示:难治性颅内高压和难以维持生命的患者,颅内高压增高程度与死亡率密切相关。

总之,ICP 监测的绝对值作为预测变量是边缘化的,其主要作为死亡率相关疾病严重程度的评价指标。尤其是在难治性颅内高压病例中,作为生存质量的危急值,有较好的预测效能。然而,其作为独立预测指标,其阈值尚未明确。

(二)颅内压监测的临床研究结果汇总分析

1.以颅内压监测为基础的管理方案要因具体条件而定

ICP 监测和治疗结果的相关性已经被广泛评估,之前未进行监测的及监测后进行对比的单中心研究结果,数据瑕疵太多,无法进行统计。有关建立 sTBI 管理方案的一些小样本前瞻性及大样本回顾性研究,关注了 ICP 和脑灌注压(CCP),都明显提高了预测效能,并证明可以改善短期效果,说明进行 ICP 管理的益处正在不断凸显(更少的呼吸机使用时间、治疗的精简)。然而,另一项小样本研究结果证明,对于 sTBI 建立 ICP 监测的治疗方案无助于最终结果。总之,如果考虑到方案实施依从性、监测误差、医疗干涉规范(标准医嘱、流程图、方案管理、医疗路径等),那么以 ICP 监测为中心实施的治疗方案有助于减少医疗资源过度消耗、并能改善患者的短期预后。然而 ICP 监测的这类积极作用的程度和方式尚未得知。

2.多中心为基础的临床研究

关于 ICP 监测和预后相关性的多中心研究被分为中心式和患者式两种方式。中心式研究重在施以更加激进的治疗,例如更加频繁的 ICP 测量。有学者收集分析了来自 33 个 Ⅰ/Ⅱ级创伤中心的前瞻性数据并筛选出那些在处理颅脑损伤时依照颅脑创伤指南监测标准(格拉斯哥评分小于 8 分并出现 CT 影像学异常者)。对患者进行 ICP 监测超过 50% 比例者作为激进组。仅有 36% 的创伤中心符合这一要求。这一试验设计与颅脑损伤相关医疗资源利用程度、个人情况及其决定的治疗关切度有关。大多数拥有采取激进手段创伤中心的医院,死亡率明显更低,提示以增加 ICP 监测频率所定义的激进治疗方法,具有实际意义并能提高生存率。

与之相对应,有学者的试验回顾性地对比了两家Ⅰ级创伤中心的对于疑似颅内高压患者进行的救治,其中一家对此进行了影像学和临床检查(ICE)方案,另一家采取了流行的ICP监测进行治疗指导(在研究中有67%的患者采取此办法)。进行监测的创伤中心消耗了更多的医疗资源而最后两家创伤中心的生存率没有差别。这两个被引用多次的中心式研究的对比结果表明:频繁的ICP监测数据,对于多中心研究中的重点救治有积极意义,但它不应独立作为评估严重颅脑损伤患者有效救治的标志。有学者发现颅内压监测的使用频率与创伤中心的规模(小规模到中等规模间逐渐上升,更大规模中则下降)、创伤严重程度(先成正比再成反比)相关,并随年龄变化。

3.以患者为基础的研究

多中心、以患者为基础的研究已经分析了大量的数据库,调查ICP监测与预后的联系。其中两项大型研究的数据来自于创伤数据库。一份来自Ontario创伤登记中心,样本量为5507,简要创伤评分超过3的数据显示,9.8%的患者接受了ICP监测,然而中心分布特异范围较宽(0.5%~21.4%)。多变量回归分析,包括控制缩略创伤评级的头部评分、创伤严重程度评分及创伤机制提示,ICP监测能显著提高生存率。然而,根据美国国家创伤数据库的资料,对于在ICU住院超过3天的患者重度颅脑损伤患者(GCS≤8,并存在异常影像学表现)中,收集到了不同的结果。将院内并发症(合并肺炎、肾衰、感染等并发症)单独进行统计,发现采用ICP监测的有708例,而未监测的有938位,而在被监测的患者中仅有43%符合BTF关于ICP监测的指南标准(两篇文献描述的结论不是一个问题,第一篇为ICP监测与预后的联系,第二篇为监测的比例,故无所谓结论相同与否)。

尽管这些报告反映了在大型创伤中心对患者的真实治疗情况,但是其仍然缺乏必要严谨的神经学数据为基础的TBI严重程度分级。研究结果的不同,提示我们ICP监测作为一种定性标准是相对的,而非绝对的。

有学者前瞻性地分析了颅内高压并于48小时内接受救治的1307位患者,对数据进行严格的风险调整,其中进行ICP监测的有1083例(83%)。未被监测的患者明显年龄更大,且出现更多的瞳孔异常。控制年龄、GCS、CT影像学异常、瞳孔异常、低血压后,建立2周的成人多因素逻辑回归分析模型。结果提示:进行颅内压监测的患者具有风险下降的明显趋势。

有学者尝试以创伤严重指数为基础开创出一种ICP监测倾向性评分,以模拟各类情况做出治疗决策。他们收集了32个ICU的1856位严重颅脑损伤患者的数据作为前瞻性研究以构建评分。他们发现,在ICP监测和风险调整出院死亡率之间没有独立相关性,当然,他的研究中ICP监测频率因患者年龄、中心规模及创伤严重程度而有所区别。

4.患者为基础的META分析

Stein等对123位严重颅脑损伤患者进行了以患者为基础的对比,以分析ICP监测频率依赖性激进治疗手段对患者预后的影响。数据分析显示,ICP指导的激进治疗与预后改善和恢复率下降之间没有相关性。

5.随机对照试验

"BEST TRIP"对比了依据指南进行ICP监测组和以连续ICE为基础未进行ICP监测组的患者预后区别。两组患者均接受了积极的复苏治疗并按照指定方案在小型ICU,由创伤专业重症医师进行管理,并且整个检查独立完成。他们的报告称在 6 个月内未发现包括死亡率、发病率、功能恢复情况、神经心理学测试等的综合结果有明显的差异。ICP 监测基础的治疗策略,显著减少了患者 ICU 的住院天数并省去了 50% 的个体化颅内压治疗措施。两组患者有着近似的神经功能衰退比例。

有学者进行了小规模的随机对照试验,在进行监测颅内压的患者当中被随机分配为以 ICP 监测为基础对难治性颅内高压给予提高剂量的巴比妥类药物治疗管理组,和在日常 ICP 监测基础上仅在患者神经学状况恶化时增加监测频率组。两组患者在一年内的二分法 GCS 上没有区别。ICP 监测指导治疗组的患者 ICP 较不监测者高 5.5mmHg。

随机对照试验所纳入的研究对象建立在所有 sTBI 患者基础上,而不单单是那些已经确定颅内高压的人群。尽管有创的 ICP 监测,在总体上可以改善 sTBI 患者预后,但仍然不能成为金标准。

(三)成功的颅内压管理是否能够改善预后

无论是作为一种疾病严重程度的预测因子还是一个需要被救治的实体,颅内高压往往意味着预后不良。由于伦理学的缘故,ICP 的基本人口学数据和针对于颅内压增高是否能改善预后的随机研究数据仍然缺乏。目前只能用联合治疗反应性和预后的方法进行综合评估。

(四)颅内压对常规治疗的反应性

ICP 治疗反应性比单纯颅内压值,更有价值。由于之前研究样本量限制,无法将对治疗有反应的颅内压增高患者与 ICP 正常或者难治性颅内高压进行对比。有学者对现有数据分析结果表明,颅内高压治疗反应组与难治性颅内高压组对比,预后较好,死亡率和并发症发生率均较低。而在 ICP 正常组,治疗结果则较差。

(五)难治性颅内高压对治疗反应性

有限的研究数据显示,颅内压增高与死亡率密切相关,尤其是难治性颅内高压,对治疗反应性较好。对难治性颅内高压患者进行独立分析结果显示,被诊断为难治性颅内高压的患者,有 13% 预后较好。通过研究证明,对比了巴比妥和低温治疗无效的难治性颅内高压患者,6 个月死亡率与颅内压治疗反应性密切相关。76% 对治疗无效的颅内高压患者死亡,而在体温保持正常的 17 例患者中,有 3/4 患者在 4～7 天后,ICP 降到正常。对低温治疗有反应的颅内高压患者,有 50% 的预后较好。与前面描述一样,颅内高压治疗的反应性,比单纯的 ICP 值,具有更好的指示预后的价值。

(六)需要寻找理想的颅内高压阈值

到底有没有一个明确的阈值,可以作为划定 sTBI 患者颅内高压患者预后的可靠参考标准呢?目前通常采用的是 20mmHg(部分研究采用 25mmHg),但是使用这个阈值的证据仍然不充分。有效的治疗阈值要具备能够平衡整体治疗的危险及最小并发症的功能。而不单纯是一个生理数值。在没有整体人口学基础 ICP 数据的基础上,采用个体化阈值的方法,对于进行 ICP 监测的意义显得尤为关键。因此关于 ICP 干预是否要确定阈值,仍无充足研究数据能够证明。即使难治性颅内高压患者,只要整体治疗有反应,仍然可以获得较好的临床治疗结果。

(七)建立正确颅内压解读的途径

目前采用自动生成数据,取代传统颅内压统计方法。自动生成连续数据的方法,增加了数据分析的准确性和一致性,减少了点式监测的人为误差。通过研究证实,20mmHgICP 比单纯 ICP 绝对阈值,在预测 sTBI 患者预后方面优势更加突出。有学者用自动数据连续采集获得的个体化 ICP 干预阈值,联合脑血管压力自动调节状态,压力反应指数($PRx<0.2$),基于 PRx 的平均 ICP 阈值是($26+10$)mmHg,范围 $20\sim32$mmHg,比先前研究用的 20 或 25mmHg,在预测 6 个月死亡率方面敏感性更高。

(八)需建立没有颅内压监测条件下严重颅脑创伤患者的管理流程

因缺乏监测 ICP 可以改善预后的相关研究证据,ICP 监测在颅脑损伤患者治疗上并没有得到强烈推荐。在没有 ICP 监测条件下,建立对 sTBI 患者优化的管理方案是必要的。ICP 与可提供资源(如神经外科咨询,院前插管,CT 扫描)及积极的整体外伤管理策略下的治疗结果密切相关。因此,在没有 ICP 监测条件下,如果想达到相同的治疗效果,上述方面的管理策略一定要切实落实。目前临床应用的只有基于 BESTTRIP 研究的 ICU 方案,但其准确性还有待进一步证实。

(九)ICP 监测的现实和潜在价值

ICP 监测可以增加治疗有效性,包括减少需要脑部专科 ICU 治疗天数及对整体治疗数量需求的减半。至今为止,ICP 监测的效能一直是在将 sTBI 患者作为整体所进行的研究,对于那些已经明显表现颅内高压症状的 sTBI 亚群患者,ICP 监测的效能还没有得到相关研究。如果能够得到这类患者 ICP 监测指导治疗的有效数据支持,那么准确的、定量的 ICP 数值的临床应用价值是显而易见的。目前尚没有确切的数据支持 ICU 对 sTBI 患者进行 ICP 监测具有可靠临床价值。对于没有进行 ICP 监测的患者,需要 ICU 医师更加多的临床和影像学检查。ICP 监测在技术上仍不完善,仍需要可靠的研究数据支持。对于那些已经有颅内高压表现的患者,其治疗结果与成功的 ICP 管理密不可分,在权衡利弊情况下推荐进行 ICP 监测下的指导治疗。治疗颅内高压,需要平衡高颅压和降压治疗的药物毒性问题。目前,尚缺失在没有 ICP 监测下,sTBI 患者的证据支持的管理流程。

第三节　蛛网膜下隙出血

一、概述

蛛网膜下隙出血(SAH)指脑表面或脑底部血管或动脉瘤、动静脉畸形破裂,血液直接流入蛛网膜下隙,又称自发性蛛网膜下隙出血。是临床上常见且严重的脑血管意外,具有发病急、病死率高、预后差等特点。有研究表明,其年发病率高达 22.5/10 万左右,28 天内总病死率为 41.7%,存活者出现迟发性脑血管痉挛、迟发性脑缺血、迟发性缺血性神经功能障碍的风险很高。SAH 占急性脑卒中的 10%,出血性脑卒中的 20%。

二、病因

最常见的病因是先天性动脉瘤,其次是脑血管畸形和高血压动脉硬化性动脉瘤,其中颅内动脉瘤引起的蛛网膜下隙出血占87%。动脉瘤性蛛网膜下隙出血是由于颅底大动脉破裂出血,因此起病急、出血量多、预后差、死亡率约50%。动脉瘤常常在血管分叉处和较大血管的连接处发生,感染和创伤后发生率更高。影响前循环动脉瘤占80%～90%,好发于前交通动脉、后交通动脉、大脑中动脉和其他区域;影响后循环的占10%～20%,好发于基底部顶端、小脑后下动脉等。此外,脑底异常血管网(Moyamoya病)、动脉炎、血液病、原发性或转移性颅内肿瘤等也是好发病因。

三、发病机制

蛛网膜下隙出血多由脑动脉瘤破裂引起,脑动脉瘤好发于动脉交叉处,由于先天缺乏内弹力层和肌层,在血流涡流冲击下易形成向外膨出的动脉瘤。血液破入蛛网膜下隙后主要引起以下临床症状:①刺激脑膜引起脑膜刺激征。②压迫脑细胞导致颅高压、脑水肿。③破裂的血管继发痉挛引起脑缺血,严重者导致脑梗死。④堵塞脑脊液循环通路引起脑积水。⑤下丘脑功能紊乱导致高热及内分泌功能紊乱。⑥自主神经功能紊乱导致心肌缺血、心律失常。

四、临床特征

(一)一般特征

任何年龄均可发病,由动脉瘤破裂所致的好发于30～60岁间,女性多于男性,由血管畸形所致的则多见于青少年。诱因:如剧烈运动、激动、用力过猛、剧烈咳嗽、用力排便、饮酒等,少数可在安静状态下发病。

(二)临床症状

(1)突然起病,剧烈头痛,伴恶心、呕吐。

(2)出血量大者病情进展迅速,很快昏迷,出现去脑强直,直至呼吸停止死亡。

(3)脑膜刺激征阳性,腰穿脑脊液呈均匀血性。

(4)少数有一侧动眼神经麻痹(后交通支动脉瘤破裂),多无其他神经定位体征。

(5)60岁以上老年人的临床症状常不典型,起病缓慢,头痛、脑膜刺激征不显著,而意识障碍和脑实质损害症状较重,可出现精神症状。

(三)并发症

1.再出血

再出血是致命的并发症,2周内再发率最高,占再发的50%～80%,再发的病死率为41%～46%,明显高于25%的首发病死率。

2.脑血管痉挛

脑血管痉挛是死亡和致残的重要原因,发作的高峰期为7～10天,可出现继发性脑梗死。

3.脑积水

脑积水急性于发病后 1 周内发生,迟发性在发病后 2～3 周或更长时间。

4.癫痫

癫痫常于发病后数周或数月发生。

五、辅助检查

(一)CT

CT 是确诊蛛网膜下隙出血的首选,脑沟、脑回、脑室、脑池可见高密度影。血肿常充填在脑沟和脑池内,以脚间窝及侧裂池多见,CT 值较低(20～60Hu),且常在 1 周内消失。

(二)腰穿

压力高,脑脊液呈均匀血性,蛋白含量增加,糖和氯化物水平多正常。

(三)DSA

DSA 可确定动脉瘤的发生部位,为病因诊断提供可靠的证据,对确定手术方案有重要的价值。

(四)MRI 和 MRA

急性期不要做此项检查,易诱发再出血,MRA 对直径为 3～15mm 的动脉瘤的检出率为90%以上。

六、诊断思路

(一)诊断标准

(1)青壮年突然出现剧烈的、持续的、难于缓解的头痛,伴剧烈呕吐,脑膜刺激征阳性,结合头颅 CT 即可确诊。

(2)60 岁以上老年患者发病症状常不典型,怀疑蛛网膜下隙出血时应尽早做头颅 CT 检查。

(二)鉴别诊断

根据头颅 CT 可与脑出血鉴别;根据腰穿脑脊液的改变可与脑炎、脑膜炎鉴别。

七、治疗

(一)一般治疗

(1)绝对卧床 4～6 周,避免搬动和过早起床。

(2)镇静,防止情绪激动,头痛剧烈的可用止痛药。

(3)有频繁咳嗽的应用止咳剂镇咳。保持大便通畅,可加用缓泻剂,避免大便用力。

(4)维持血压稳定,保持血压在 180/100mmHg 以下。

(二)降颅压治疗

常用 20%甘露醇、呋塞米、人血白蛋白。

（三）防治再出血

运用抗纤溶药物治疗:EACA(6-氨基己酸)首剂 5g,以后 1~1.5g/h,24~36g/d,连续 7~10 天后减量,疗程 15 天。PAMBA(氨甲苯酸),每次 100mg,每 6~8 小时 1 次,连续 2~3 周。

（四）激素

后腰穿脊髓腔内注射地塞米松每次 5mg 可减轻脑膜粘连,有消化性溃疡或近期有活动性出血者禁用激素类药物。

（五）防治脑血管痉挛

常用钙通道阻滞剂:尼莫地平 60mg,口服,每 4 小时 1 次或尼莫地平 24~48mg/d 静脉滴注。

（六）防治脑积水

多在出血后 2~4 周出现,可逐渐出现颅压正常的脑积水,表现为 3 大症:痴呆、排尿障碍、步行障碍。多为可逆性,经治疗后可恢复,严重者可行脑室-腹腔分流术。

（七）脑积液置换

可减少粘连,每次放出脑脊液 10~20mL,每周 2~3 次,并注入地塞米松 5mg。如药物治疗无效,应及早施行脑室-腹腔分流术。

（八）手术或介入治疗

近年来血管介入已广泛应用于蛛网膜下隙出血的治疗,常用瘤内填塞术。介入治疗无需开颅和全身麻醉,对循环影响小,能明显减少再复发。手术常采用瘤颈夹闭术和动脉瘤切除术,术前应注意控制好血压,并用药物防止血管痉挛。

八、最新进展

蛛网膜下隙出血是高死亡率和致残率的严重疾病,大约 11% 的患者在接受治疗之前死亡;40% 患者在医院接受治疗 4 周内死亡;高达 30% 的幸存者出现严重后遗症,并且生活不能自理;大约 50% 的患者出现认知功能障碍,并且不能恢复到发病前的状态。尽管蛛网膜下隙出血的诊断和治疗不断地在完善,但临床上的治疗效果和预后往往不能令人满意。目前有确切的证据表明大脑血管痉挛和早期的脑损伤是引起高死亡率和致残率的主要原因。

中枢神经系统并非完全的免疫特免区,它与免疫系统相互作用,广泛参与了免疫监视及多种病理过程。有学者在对犬蛛网膜下隙出血模型的研究中,共检测到了 14 种免疫炎性因子的大量释放,考虑出现这种免疫炎性瀑布反应,主要与免疫细胞的中枢迁徙、中枢神经细胞免疫表型的变化、免疫炎性反应时的血脑屏障功能的改变有关。目前许多证据表明,瀑布促炎反应在蛛网膜下隙出血后起到了重要的作用,蛛网膜下隙出血后脑组织及脑血管内有淋巴细胞与巨噬细胞浸润。

在一个单型出血的研究模型中发现,使用辛伐他汀片在蛛网膜下隙出血 72 小时出现抗血管痉挛和减少外周中性粒细胞的聚集,表明辛伐他汀运用它抗炎的作用能抵抗血管痉挛。在一个双线的模型中发现,在蛛网膜下隙出血发生 5 天后蛛网膜下隙出血诱导 NF-kB 的联编能

力,TNF-α、IL-1b、细胞间黏附因子-1 和血管细胞黏附因子的 mRNA 的水平的增加。PDTC
与 NF-kB 抑制剂颠覆了上述所描述的蛛网膜下隙出血的诱导作用,这也表明在蛛网膜下隙出
血中 NF-kB 介导了促炎反应,导致血管痉挛的发展。在兔的研究模型中发现,半胱天冬酶抑
制剂 Z-VAD-FMK 能减少蛛网膜下隙出血 2 天后血管痉挛的发生,这与 IL-1b 在脑脊液的释
放减少及巨噬细胞中半胱天冬酶和 IL-b 的水平在蛛网膜下隙间隙的减少有关。

MCP-1 是一个聚集巨噬细胞的强有力的趋化因子。在鼠双精度模型中发现,mRNA 和
MCP-1 蛋白的水平能够增加指引航线导致缺血痉挛的发生,在 5 天达到高峰,且表明这种特
殊 MCP-1 抗体可能会阻止蛛网膜下隙出血后的血管痉挛。在鼠的股动脉模型中发现炎性因
子中个别的 IL-6 与血管痉挛的发展相关。

第四节　细菌性脑膜炎

细菌性脑膜炎又称软脑膜炎是由细菌感染(结核杆菌、布鲁菌除外)所致的软脑膜、蛛网
膜、脑脊液及脑室的急性炎症反应,脑及脊髓表面可轻度受累,常与化脓性脑炎或脑脓肿同时
存在。

一、概述

细菌性脑膜炎是一种严重的颅内感染,尽管抗生素的研制已经有了很大进步,但目前仍然
是全世界高发病率和高病死率的疾病之一。不同国家和区域的流行病学情况不尽相同,欧美
国家的发病率为 4.6～10 人/(10 万·年),发展中国家的发病率更高,可能与缺乏疫苗接种有
关。在高收入国家和低收入国家,病死率分别为 20% 和 50%。各个年龄段均可发病,以婴幼
儿、儿童和 60 岁以上老年人多见。主要表现为发热、头痛、畏光等,多有明显的脑膜刺激征和
脑脊液的改变。幸存者中半数以上会出现诸如听力损害、抽搐、学习和行为障碍等神经系统后
遗症。

目前细菌性脑膜炎最常见的致病菌为肺炎球菌(约 50%)、脑膜炎双球菌(约 25%)、B 族
链球菌(约 15%)和单核细胞增多性李斯特菌(约 10%)。随着流感嗜血杆菌疫苗的应用,曾占
儿童细菌性脑膜炎近一半病原的流感嗜血杆菌性脑膜炎的发病率已经明显下降(<10%)。

二、病因及发病机制

细菌性脑膜炎感染的来源可由心、肺以及其他脏器感染通过血液循环进入脑膜,然后通过
血脑屏障而引起脑膜炎,波及脑室和蛛网膜下隙系统;或由颅骨、椎骨或脑实质感染病灶直接
蔓延引起;部分也可以通过颅骨、鼻窦或乳突骨折或神经外科手术侵入蛛网膜下隙引起感染,
由腰椎穿刺引起者罕见。

任何细菌感染均能引起脑膜炎,其病原菌与患者的年龄存在一定关系。

肺炎链球菌感染:是 20 岁以上成人脑膜炎患者常见的病原体,约占报道病例数的 50%。
许多因素可以导致患肺炎链球菌性脑膜炎的危险性增加,其中最重要的是肺炎链球菌肺炎。
其他危险因素包括急性或慢性鼻窦炎或中耳炎、酗酒、糖尿病、脾切除、低免疫球蛋白血症、补

体缺乏及伴有颅底骨折及脑脊液鼻漏的脑外伤等。

脑膜炎双球菌感染：占全部细菌性脑膜炎病例的 25%，但占 20 岁以下病例数的 60%。感染可以由鼻咽部菌群引起，并呈无症状的带菌状态，但也可以引起侵害性的脑膜炎症。鼻咽部菌群是否会造成严重的脑膜炎症，取决于细菌的毒力和宿主的免疫状态。

肠道革兰阴性菌感染：对于患有慢性或消耗性疾病，如糖尿病、肝硬化、酗酒及慢性泌尿系感染的患者，肠道革兰阴性菌正逐渐成为其罹患脑膜炎的主要致病菌之一。革兰阴性脑膜炎也可由神经外科手术引起，尤其是颅骨切除术是常见原因。另外，颅脑手术后脑膜炎患者常见病原体亦包括克雷白菌、葡萄球菌、不动杆菌和铜绿假单胞菌感染。

单核细胞增多性李斯特菌感染：正逐渐成为新生儿、孕妇、60 岁以上及免疫力低下人群患脑膜炎的主要原因。该种感染系摄入污染李斯特菌属的食物所致。

三、病理

不同病原菌引起细菌性脑膜炎的病理改变基本相同。致病细菌经血液循环侵入蛛网膜下隙后，由于脑脊液缺乏有效的免疫防御，细菌大量繁殖，菌壁抗原成分及某些介导炎性反应的细胞因子刺激血管内皮细胞，促使中性粒细胞进入中枢神经系统，诱发一系列软脑膜的炎性病理改变。

（1）软脑膜及大脑浅表血管扩张充血，蛛网膜下隙大量脓性渗出物覆盖脑表面，并沉积于脑沟及脑基底池。

（2）脓性渗出物的颜色与病原菌的种类有关，脑膜炎双球菌及金黄色葡萄球菌呈灰黄色，肺炎链球菌为淡绿色，流感嗜血杆菌呈灰色，绿脓杆菌为草绿色。

（3）脓性渗出物阻塞蛛网膜颗粒或脑池，影响脑脊液的吸收和循环时，引起交通性或梗阻性脑积水。

（4）镜下可见患者软脑膜充血，软脑膜及蛛网膜下隙大量多形核粒细胞及纤维蛋白渗出物，还可见少量淋巴细胞、巨噬细胞渗出，炎症细胞沿着皮质小血管周围的 Virchow-Robin 间隙侵入脑内，并有胶质细胞反应性增生。在亚急性或慢性脑膜炎患者中可以出现成纤维细胞增生，故而蛛网膜粘连，软脑膜增厚，如粘连封闭第四脑室的正中孔、外侧孔或者中脑周围的环池，就会造成脑室系统的扩大，形成脑积水。革兰染色后细胞内外均可找到病原菌。邻近软脑膜的脑皮质轻度水肿，重者并发动脉炎、静脉炎或血栓形成。

四、免疫学进展

目前认为机体对病原菌产生免疫应答是 BM 预后不良的首要原因。致病菌入血后，幸免于宿主的防御机制，穿过血脑屏障，存活的病菌在硬膜下腔内增殖，细菌自身成分及其产物激活星形胶质细胞、小胶质细胞、内皮细胞等，释放大量炎症因子，引起炎症、局部水肿，并产生活性氧化物等，最终导致神经元损伤。

（一）补体系统

细菌入血后，首先引发宿主防御机制的激活，而补体反应是固有免疫应答的第一步。补体活化有三种途径(即经典、旁路、凝集素途径),其中经典途径起主要作用;补体成分 C_3 沉积于细菌表面并活化是补体介导细菌被清除的关键步骤。有学者对比分析肺炎链球菌脑膜炎幸存者与死亡者的脑脊液后发现,死亡者脑脊液中 C_3 水平明显降低,提示脑脊液中 C_3 水平与 BM 预后相关。有研究发现,肺炎链球菌脑膜炎患者脑脊液中 C_{5a} 浓度明显升高,且和白细胞增多相关,提示 C5a 水平和 BM 不良预后有关。

(二)血脑屏障

血脑屏障由微血管内皮细胞、星型胶质细胞和周细胞组成,具有调控分子出入、维持内环境稳定、保护脑组织免受血液中病菌和毒素的损害等作用。病原菌穿过血脑屏障的机制仍不清楚,目前比较公认的主要有两种:跨细胞转运和胞旁转运。肺炎链球菌主要通过跨细胞转运,转运时其胞壁磷酰胆碱和血小板活化因子(PAF)结合,该机制不会破坏细胞间的紧密连接。有学者认为,肺炎链球菌入血后,首先黏附到蛛网膜下隙血管,随后转移到诸如大脑皮层、透明隔等内层部位,最后到达脉络丛内皮,通过胞旁转运穿过血脑屏障。细菌黏附可能是脑膜炎发病机制中的重要环节,提示或许可以将细菌黏附素作为候选疫苗或者通过药理学途径抑制细菌黏附,从而阻止脑膜炎的发展。

(三)模式识别受体

肺炎链球菌进入硬膜下腔后迅速繁殖,释放诸如肽聚糖、胞壁碎片、脂多糖、磷脂壁酸和肺炎球菌溶血素等病原体相关分子模式(PAMP),具有高免疫原性,能够刺激机体产生强烈的炎症反应。这些细胞组分被固有免疫系统中所谓的模式识别受体(PRR)识别,最终导致炎症因子的产生。模式识别受体主要由 Toll 样受体(TLR)和 NOD 样受体(NLR)组成。有研究报道在以肺炎链球菌为首的致病菌感染患儿中,IL-1 受体相关性蛋白激酶 4 依赖途径、TLR 和 IL-1R 在免疫应答过程中起至关重要的作用。

(四)炎症因子

炎症因子过度产生、炎症反应持续存在,导致大脑损伤严重,这可能是肺炎链球脑膜炎患者预后不良的首要原因。机体识别肺炎链球菌后最早产生的炎症因子是 IL-1、IL-6 和肿瘤坏死因子 α(TNF-α)。IL-1β、IL-8、IL-6 和 TNF-α 在 BM 的病理过程中非常重要,能够触发炎症瀑布反应。脑脊液中 IL-1β、IL-8 和 TNF-α 浓度差异能够为中枢神经系统感染提供鉴别诊断依据。IL-1β 由单核巨噬细胞、胶质细胞、脑膜巨噬细胞产生,主要有三方面作用:其一,增加几乎所有细胞因子的表达;其二,促进中性粒细胞和单核细胞黏附于内皮细胞;其三,对白细胞有潜在的刺激效应。

五、临床表现

(一)各种细菌感染引起的细菌性脑膜炎多急性起病,临床表现类似

细菌性脑膜炎感染症状:发热、寒战或上呼吸道感染等全身表现。

细菌性脑膜炎脑膜刺激征:表现为颈项强直,Kernig 征和 Brudzinski 征阳性。但新生儿、老年人或昏迷患者脑膜刺激征常常不明显。

细菌性脑膜炎颅内压增高:表现为剧烈头痛、呕吐、意识障碍等。腰穿时检测颅内压明显升高,有的在临床上甚至形成脑疝。

细菌性脑膜炎局灶症状:部分患者可出现局灶性神经功能损害的症状,如偏瘫、失语等。

细菌性脑膜炎其他症状:部分患者有比较特殊的临床特征,如脑膜炎双球菌脑膜炎(又称流行性脑脊髓膜炎)菌血症时出现的皮疹,开始为弥散性红色斑丘疹,迅速转变成皮肤瘀点,主要见于躯干、下肢、黏膜以及结膜,偶见于手掌及足底。

(二)本病潜伏期 1~7 天,一般 2~3 天,临床上按病情及表现分为三型

1.细菌性脑膜炎普通型

该型占病例的 90%。急性起病,上呼吸道感染症状,如咽痛、流涕,进入败血期后出现高热、畏寒、寒战。70%的病例皮肤黏膜出现暗或紫红色大小不等、分布不匀的瘀点、瘀斑。1~2 天后进入脑膜炎期,出现颅内高压,表现为头痛加剧,呕吐频繁(呈喷射状)及脑膜刺激征(即颈项强直,角弓反张克、布鲁菌征阳性),血压升高,常有怕光、狂躁甚至呼吸衰竭等。身痛烦躁不安和表情呆滞等毒血症表现,严重者出现瞻望、昏迷。婴幼儿(2 岁以下)因颅骨缝及囟门未闭,脑膜炎症状常不典型,表现为高热、呕吐、拒食、哭闹不安,甚至惊厥,虽无脑膜刺激征,但前囟门饱满有助诊断。

2.细菌性脑膜炎暴发型

此型多见于儿童,病情凶猛,如不及时抢救可于 24 小时内死亡。常高热,头痛,呕吐,严重精神萎靡,意识障碍,时有惊厥,少尿或无尿,患脑实质损害患者迅速进入昏迷,惊厥频繁,肢体偏瘫,血压高,一侧瞳孔散大,对光反射消失,眼球固定很快出现呼吸衰竭而死亡。此型又分为暴发休克型和暴发脑炎型。休克型除普通型症状外,其突出表现为全身中毒症状,精神极度萎靡,面色苍白,四肢冰冷,皮肤出现花纹,尿量减少,血压下降,脑脊液多澄清,细胞数略增加或正常。血培养及瘀点涂片为阳性。暴发脑炎型,其突出表现为剧烈头痛,烦躁不安,频繁呕吐,抽搐,迅速昏迷,最终发生脑疝,呼吸衰竭。同时具有休克型和脑炎型症状者为混合型,病死率极高。

3.细菌性脑膜炎轻型

该型仅出现皮肤黏膜出血点,涂片染色可发现病原菌,此型多见于儿童。

六、辅助检查

(一)常规实验室检查

1.血常规

白细胞总数及中性粒细胞明显增加。贫血常见于流感杆菌脑膜炎。

2.血培养

早期、未用抗生素治疗者可得阳性结果。能帮助确定病原菌。

3.咽拭子培养

分离出致病菌有参考价值。

4.瘀点涂片

流脑患儿皮肤瘀点涂片查见细菌阳性率可达 50%以上。

5.脑脊液检查

(1)常规:可见典型化脓性改变。脑脊液外观混浊或稀米汤样,压力增高。镜检白细胞甚多,可达数亿/L。

(2)生化:糖定量不但可协助鉴别细菌或病毒感染,还能反映治疗效果。蛋白定性试验多为强阳性,定量每在 1g/L 以上。

(3)细菌学检查:将脑脊液离心沉淀,作涂片染色和培养,常能查见病原菌,可作为早期选用抗生素治疗的依据。

(4)免疫学检查:

①对流免疫电泳(CIE):此法系以已知抗体(特定的抗血清)检测脑脊液中的抗原(如可溶性荚膜多糖。特异性高,常用作流脑快速诊断,也用以检查流感杆菌、肺炎链球菌等,阳性率可达 70%~80%。

②对脑膜炎双球菌与流感杆菌检测结果与用 CIE 方法所测结果相似。但对肺炎链球菌敏感性较差。此法较 CIE 敏感,但有假阳性可能。

③用荧光素标记已知抗体,再加入待检抗原(如脑脊液、血液标本),然后用荧光显微镜观察抗原抗体反应。此法特异性高、敏感性强,可快速做出诊断,但需一定设备。

④酶联免疫吸附试验。

(5)鲎蛛溶解物试验:正常脑脊液中免疫球蛋白量很低,IgM 缺乏。化脑患儿 IgM 明显增高,如大于 30mg/L,基本可排除病毒感染;正常脑脊液 LDH 平均值:新生儿 53.1IU;乳儿 32.6IU;幼儿 29.2IU;学龄 28.8IU。LDH 同工酶正常值:新生儿 LDH 127%,LDH 235%,LDH 334%,LDH 243%,LDH 51%。出生 1 个月后,LDH 137%,LDH 232%,LDH 328%,LDH 42%,LDH 51%。化脑病儿 LDH 值明显升高,同工酶中 LDH4 及 LDH5 明显上升。

(二)影像学检查

影像学检查的诊断和鉴别诊断意义有限。部分患者表现为增强后脑膜和脑皮层增强信号,但无增强表现亦不能排除诊断。影像学检查的真正意义在于了解脑膜炎的中枢神经系统并发症,如脑脓肿、脑梗死、脑积水、硬膜下积脓和静脉窦血栓形成等。

1.头颅 CT 检查

病变早期多无阳性表现,病变进展期患者可以出现基底池、脉络膜丛、半球沟裂等部位密度增高。合并脑炎时可见脑实质内局限性或弥散性低密度灶,以额叶多见。增强扫描可见脑膜呈带状或脑回状强化。后期由于蛛网膜粘连,出现继发性脑室扩大和阻塞性脑积水,并发硬膜下积液,于颅骨内板下呈新月形低密度灶。

2.头颅 MRI 检查

MRI 在发现病变、明确病变范围及受累程度明显优于 CT 检查。细菌性脑膜炎所致脑膜强化与脑膜炎感染方式和程度有关。血源性感染主要表现软脑膜-蛛网膜下隙型强化,而外伤或手术后导致的脑膜炎则主要表现为硬脑膜-蛛网膜下隙强化,与硬膜外炎症直接累及有关。另外 MRI 可表现为脑实质的长 T_1、长 T_2 改变,与炎性渗出刺激血管导致血管痉挛或者血栓形成有关。脑皮质的梗死引起脑膜结构的破坏,加速脑炎和脓肿在软脑膜下皮质和邻近脑白质的形成,表现为局限性脑组织水肿和占位效应。

七、诊断及鉴别诊断

根据急性起病的发热、头痛、呕吐,查体有脑膜刺激征,脑脊液压力升高、白细胞明显升高,即应考虑本病。确诊须有病原学证据,包括脑脊液细菌涂片检出病原菌、血细菌培养阳性等。

(1)病毒性脑膜炎脑脊液白细胞计数通常低于 $1000 \times 10^6 /L$,糖及氯化物一般正常或稍低,细菌涂片或细菌培养结果阴性。

(2)结核性脑膜炎通常亚急性起病,脑神经损害常见,脑脊液检查白细胞计数升高往往不如化脓性脑膜炎明显,病原学检查有助于进一步鉴别。

(3)隐球菌性脑膜炎通常隐匿起病,病程迁延,脑神经尤其是视神经受累常见,脑脊液白细胞通常低于 $500 \times 10^6 /L$,以淋巴细胞为主,墨汁染色可见新型隐球菌,乳胶凝集试验可检测出隐球菌抗原。

八、细菌性脑膜炎治疗

(一)细菌性脑膜炎抗菌治疗

治疗应掌握的原则是及早使用抗生素,通常在确定病原菌之前使用广谱抗生素,若明确病原菌则应选用敏感抗生素。治疗细菌性脑膜炎的理想药物应具备 3 个条件:①容易透过血-脑屏障。②杀菌力强。③不良反应小。

血-脑屏障通透性与药物的理化性质有关,低分子量、低离子化合脂溶性药物容易通过血-脑屏障。常用抗菌药物根据脑膜通透性可分为 3 类:①能通过血脑屏障的抗菌药物:氯霉素,磺胺嘧啶,复方磺胺异噁唑,甲硝唑,利奈唑胺。②大剂量时能部分通过血脑屏障或能通过炎症脑膜的抗菌药物:青霉素类,头孢菌素类,氨曲南,美罗培南,万古霉素,磷霉素,氟喹诺酮类;但氟喹诺酮类可能引起中枢神经系统不良反应。③不能通过血脑屏障的抗菌药物:氨基糖苷类,多黏菌素,大环内酯类,四环素类和克林霉素。

抗菌药物在中枢神经系统的分布与浓度:由于血脑脊液屏障的存在,抗菌药物在脑脊液中的浓度常明显低于血清浓度。然而在脑膜炎症时,由于细菌酸性代谢产物积蓄,导致脑脊液 pH 下降,引起血/脑脊液的 pH 梯度升高,而有利于抗菌药物向脑脊液中移动,故脑膜炎越严重,血/脑脊液 pH 梯度越大,越有利于抗菌药物通过血脑屏障。

1.未确定病原菌

社区获得性细菌性脑膜炎的常见病原菌为肺炎链球菌和脑膜炎双球菌。三代头孢的头孢曲松或头孢噻肟,血-脑屏障通过率高,常作为年龄>3 个月的患者化脓性脑膜炎首选用药,对脑膜炎双球菌、肺炎链球菌、流感嗜血杆菌及 B 型链球菌引起的化脓性脑膜炎疗效比较肯定。对于年龄<3 个月的患儿,60 岁以上老年人及怀疑有细胞介导的免疫功能损害(如慢性疾病、器官移植术后、恶性肿瘤、应用免疫抑制药等)的患者,经验治疗则首选氨苄西林,以增强对可能的单核细胞增生性李斯特菌的杀菌性。

院内获得性脑膜炎,特别是神经外科术后继发性脑膜炎,最常见的病原菌是葡萄球菌和革兰氏阴性菌。在这些患者中经验性治疗应联用万古霉素和头孢他啶。头孢他啶是头孢菌素中唯一对中枢神经系统中金黄色葡萄球菌感染有足够活性的药物,故接受神经外科手术或者中性粒细胞减少患者,应用头孢他啶取代头孢曲松或头孢噻肟。

2.确定病原菌

应根据病原菌选择敏感的抗生素。

(1)肺炎链球菌:对青霉素敏感者可用大剂量青霉素,成人每天 2000 万～2400 万 U,儿童每天 40 万 U/kg,分次静脉滴注。对青霉素耐药者,可考虑用头孢曲松,必要时联合万古霉素治疗。2 周为 1 个疗程,通常开始抗生素治疗后 24～36 小时内复查脑脊液,以评价治疗效果。

(2)脑膜炎双球菌:首选青霉素,耐药者选用头孢噻肟或头孢曲松,可与氨苄西林或氯霉素联用。对青霉素或 β-内酰胺类抗生素过敏者可用氯霉素。

(3)革兰阴性杆菌:对铜绿假单胞菌引起的脑膜炎可使用头孢他啶,其他革兰阴性杆菌脑膜炎可用头孢曲松、头孢噻肟或头孢他啶,疗程常为 3 周。

(二)细菌性脑膜炎激素治疗

糖皮质激素可以抗炎和抑制炎性细胞因子的释放,稳定血脑屏障,降低患者神经损伤和耳聋的发生。但由于激素的免疫抑制作用,使其在细菌性脑膜炎治疗中是否应用的问题一直未有定论。对病情较重且没有明显激素禁忌证的患者可考虑应用。通常给予地塞米松 0.4mg/kg,每 12 小时给药一次或者 0.15mg/kg,每 6 小时给药一次静脉滴注,连用 2～4 天。

(三)细菌性脑膜炎对症支持治疗

颅压高者可脱水降颅压。高热者使用物理降温或使用退热剂。癫痫发作者给予抗癫痫药物以终止发作。

(四)细菌性脑膜炎预后

病死率及致残率较高。预后与病原菌、机体情况和是否及早有效应用抗生素治疗密切相关。少数患者可遗留智力障碍、癫痫、脑积水等后遗症。

第五节　量化脑电图监测在重症患者中的应用

近年来,急重症患者急性脑功能损害者增多、诊断困难及其死亡率增加,引起了越来越多医生的重视,死亡率呈显著增加态势。但因其症状隐匿,临床表现不特异,常规神经系统查体多阳性率低,同时常规脑 CT、MRI 均不能及时、持续地进行评估,而且均可极大增加病情恶化的风险。量化脑电图(qEEG)具有抗干扰能力强,小巧方便等特点使这一技术在临床中的应用越来越广泛。本文将结合近两年来量化脑电图技术在 ICU 领域的临床应用进行阐述。

一、重症患者脑功能监测的适应证

目前,数字化脑电图技术日臻成熟,监测结果直观、准确,且全部以趋势图的形式呈现患者脑功能的动态变化,并具有随时回顾、精准查看原始脑电图的优点,同时结合具体量化脑电图(qEEG)参数,准确反映患者脑功能在疾病变化过程中的动态演变,不但易于掌握监测重点而且大大节约了临床医生的读图时间,特别适合在没有脑电图专家指导的ICU内进行。

qEEG在ICU内的适应证:(诊断和预测)

(1)脑损伤(特别是脓毒症)患者突发的神经系统改变、精神状态改变及无法解释的生命体征变化(如心率发作性加快、血压的突升、大汗淋漓)等被疑为癫痫(包括隐匿性癫痫)发作症状表现的,可立即采用EEG来确认。

(2)心肺复苏术后(CPR)缺血缺氧性脑病患者脑功能评估及预后的判定(包括脑死亡)。

(3)被确诊为癫痫(包括隐匿性癫痫)及癫痫持续状态者,观察抗癫痫治疗的效果。

(4)脑内出血(尤其蛛网膜下隙出血)患者继发脑血管痉挛导致迟发性脑缺血的常规监测以及脑卒中患者脑功能的评估。

二、qEEG 在诊断隐匿性癫痫及隐匿性癫痫持续状态中的应用

隐匿性癫痫(NCS)是指通过EEG监测仅存在癫痫样放电(仅电活动性表现),但是缺乏具体临床症状或临床症状轻微极容易被忽视的临床综合征,隐匿性癫痫也被称为非痉挛性癫痫或亚临床癫痫。

隐匿性癫痫持续状态(NCSE)是指NCS状态持续30分钟以上或反复NCS发作超过30分钟且发作间期意识没有完全恢复,但也有学者将NCSE定义为NCS持续或反复发作超过5分钟或NCS持续或反复发作超过EEG记录总时间的50%。

截至目前,最准确识别NCS或NCSE的,也是唯一的途径就是EEG。特别是癫痫或全身性癫痫发作后的患者若出现意识障碍,需立即执行EEG,可想而知如果缺乏EEG监测,那么NCS或NCSE就会被漏诊。研究发现NCS或NCSE与继发性脑损害(颅内压增高、脑水肿增加、脑组织氧下降、乳酸增加等)密切相关;NCS反复发作导致神经系统不良预后相关并大大增加了患者的死亡率,而qEEG则利用癫痫脉冲波探测器易于发现突出的癫痫波,且特别对通过小波分析发现单独的异常波形(如尖波、棘波等)较为敏感。

临床一旦怀疑NCS发作应立即进行EEG监测,通过30分钟～60分钟的EEG监测能发现45%～58%的NCS,而24～48小时的持续脑电图(cEEG)监测可以发现80%～95%的NCS,特殊病例(如周期性发作的昏迷患者或需要持续镇静治疗的患者)可以延长监测至48小时以上,专家推荐入ICU后应首先实施24小时的cEEG监测。如果进入ICU最初2小时没有癫痫样放电的患者,那么在随后72小时的监测中发现癫痫的概率小于5%。

由于在临床癫痫被药物控制后NCS的发生仍很常见。因此确诊的NCS患者出现意识改变的时候需要跟进EEG监测以发现再发NCS的可能。

推荐每日至少两次EEG报告,以便发现早期NCS并及时给予恰当的治疗。如果发现患者癫痫频繁发生,就要及时增加报告的频率,直至癫痫控制。如果出现了临床事件,应第一时间读图以鉴别是否发生了癫痫。

关于NCS的诊断和管理至今尚缺乏统一方案,专家推荐临床EEG监测应由专业团队负责,EEG监测同时应采用视频监测患者体动,认为床旁监测优于视频监测,但视频监测可以进行临床事件的回顾性分析。

三、CPR 术后缺血缺氧性脑病患者脑功能监测判定预后

对 CPR 术后昏迷患者立即实施 EEG 监测,从而获得脑功能评估的第一手资料,为临床准确及时判定患者预后提供依据。美国神经生理学会达成共识,CPR 术后 EEG 表现为广泛抑制、持续异常放电和爆发-抑制者均提示预后不良;出现周期性或节律性放电、病理性或无反应性脑电背景,每增加一项异常,不良预后随之增加一倍。而 EEG 有反应性、振幅整合脑电图(aEEG)为连续性背景及存在睡眠周期者则提示预后较好。研究者认为动态监测 EEG 变化预测价值更高,24 小时内脑电图恢复至连续背景者预后较好,而出现概率抑制模式或癫痫持续状态者则预后不良。也有研究者应用 qEEG 组合参数(脑复苏指数,CRI)评价 CPR 术后患者的预后,结果显示 24 小时内 CRI 降低与不良预后相关。

一项系统性回顾分析 CPR 后 EEG 的预测价值:BIS 值(n=169)大于 45 预后较好(敏感性 63%,特异性 86%);爆发-抑制比大于 0.239 则提示不良预后,75% 的概率抑制患者 3 个月内死亡。

2015 年巴黎国际会议称 cEEG 为 CPR 的突破之一,四通道 aEEG 持续监测术对 CPR 术后昏迷患者能准确判定不良预后(阳性预测值 0.87,阴性预测值 0.91);也有足够的敏感性发现癫痫,同时床旁监测简单、可持续,但需要培训监测人员(护士),建立持续脑电图(cEEG)监测团队进行操作、管理及报告,使 cEEG 成为 CPR 术后常规监测手段。

研究提示对 CPR 术后患者采用简短的(30 分钟)的间断监测与持续监测具有相似的效能。

四、脓毒症相关性脑病的诊断和评估

脓毒症相关性脑病(SAE)包括继发性损害(如血管源性损害,脑白质损害、分水岭灌注受损或血栓性事件)和原发性损害(毒素、炎症因子),研究证实:继发性损害往往先于原发性损害造成脑损伤,尤其对于合并心血管疾病的老年患者。脓毒症会损害脑的微循环和自我调节能力,改变神经血管和神经代谢偶联,从而导致脑血流和脑灌注不足,神经细胞能量代谢及脑血流量变化与脑电图的变化显著相关。

形态学正常的脓毒症患者需要 EEG 监测以发现抽搐或周期性癫痫样放电,对于脓毒症相关脑功能障碍却无定位损害的患者更应监测 EEC。抽搐或周期性癫痫样放电往往提示过度镇静或抗生素神经毒性作用;脑电频率变慢则提示脑灌注不足。

研究证实 SAE 早期表现为皮质下白质损伤对 MRI 较为敏感,且 MRI 可以区别细胞毒性水肿和血管源性水肿,但事实上合并脑损伤的患者病情往往危重,难以完成 MRI 检查。研究发现脓毒症患者 EEG 明显不同于非脓毒症患者,研究报道脓毒症患者 25%~28% 表现为脑电无反应性,20% 表现为周期性放电和 NCS,且 EEG 异常与患者预后密切相关,因此 EEG 诊断 SAE 在临床上更具可行性和可操作性。

我们的研究发现,96% 的脓毒性休克患者存在脑电活动异常,大多表现为弥散性的抑制状态,且抑制程度可以反映脑损害的严重程度,脑电频率的改变作为脑损害的预警指标较为敏感,而振幅的下降常提示损伤较重。

有学者对 110 例脓毒症患者进行常规 EEG 监测,结果显示脓毒症早期(入 ICU1～3 天内)出现脑电图无反应性(OR 4.44,95％ CI 1.37～14.3)、δ 优势背景活动(OR 3.36,95％ CI 1.08～10.4)、周期性的放电(OR 3.24,95％ CI 1.03～10.2)、Synek 分级大于 3(OR 5.35,95％ CI 1.66～17.2)或 Young 分级大于 1(OR 3.44,95％ CI 1.09～10.8)为 ICU 内死亡的独立危险因素。

美国学者瞻性研究提示神经系统疾病病史是发生周期性异常放电的独立危险因素,而周期性异常放电与 NCS 密切相关。NCS 在重度脓毒症患者中的发病率约为 11％,患者在脑电监测前出现过临床癫痫发作是出现 NCS 的独立危险因素,在重度脓毒症患者中,脑电无反应性的发生率约 28％,并认为脑电无反应性与患者 1 年内死亡率显著相关。

脓毒症导致脑功能障碍的患者,EEG 监测显示抽搐和癫痫样放电的发生率在 10％～30％,并且与不良预后相关,除癫痫外,EEG 的频率、背景类型也提供预后的重要信息,EEG 背景变慢是皮质损伤的表现,频率减慢伴有 δ 活动增加提示皮质下结构受损。以 δ 活动和三相波活动为主的脓毒症患者死亡率显著性增高,无反应性和爆发-抑制提示不良预后。

一项系统性回顾纳入 17 个相关研究,认为 EEG 背景异常与脑病相关;脑电抑制、频率减慢或三相波的出现与脓毒症患者死亡率增高相关。分析认为脑电图 α 节律变慢或 θ 活动增加,患者表现为轻至中度的意识障碍,提示出现了大脑皮质功能障碍,并随着意识障碍加深,α 节律会进一步变慢,θ 活动显著性增多。若出现暴发-抑制模式则表示患者可能出现了深部脑组织结构损害。

五、脑出血后迟发性脑血管痉挛的脑电图监测

最近的很多研究强调了自发性脑出血后继发脑损害的重要性:抽搐可以造成脑水肿、代谢率增高、中线结构移位,是导致患者死亡的独立危险因素,尤其是蛛网膜下隙出血后迟发性脑血管痉挛造成的脑缺血是患者死亡或致残的主要原因。

丹麦、德国和挪威的研究者系统回顾了蛛网膜下隙出血患者发生迟发性脑缺血的研究,纳入 18 项(n＝481)研究,其中 NCS 的发生率为 7％～18％,NCS 与高龄(大于 68 岁)和死亡率(82％～100％)增高相关(平均年龄 54 岁,总的死亡率为 13％),迟发性脑缺血发生率 20％～46％,qEEG 提示迟发型脑缺血主要表现为 α/δ 比值的下降,α 变动和总能量的下降,需要强调的是在临床症状及神经放射学改变之前就会出现 EEG 频率减慢的现象。

蛛网膜下隙出血患者,血管痉挛的发生是在数小时内出现,故需要每日 3 次地读图,而对于急性脑卒中,可能需要更高频率地读图。一项系统回顾分析,纳入 6 个研究(n＝117),qEEG 长时间监测,趋势图直观,可以节约报告时间,α 变异或 α/δ 比例降低约 38％提示发生了脑缺血(AUC 92％,敏感性 100％,特异性 83％),qEEG 变化较临床诊断 DCI 平均早 7 小时,较 CT 诊断 DCI 早 44 小时。

EEG 作为有脑缺氧风险的患者识别脑缺氧的辅助手段,脑缺氧的时候脑电频率发生改变,表现为快频率的减慢和慢频率的增加,在皮质灌注较少发生不可逆性损伤之前 cEEG 或 qEEG 趋势图可以发现异常,但缺乏特异性,病因诊断需要联合其他手段(比如 MRI、CT、TCD 或血管造影等)。

蛛网膜下隙出血后血管痉挛窗之前(出血后3天内)进行监测以了解基础水平,持续EEG监测至血管痉挛期结束(14天)或者发生血管痉挛的可能性很小。其他脑部疾病cEEG的监测窗目前尚没有建立起来,需要依据临床特性。

尚没有研究证实持续EEG优于特定时间点间断EEG监测。亦缺乏前瞻性脑电监测指导脑病治疗可以改善患者临床预后的研究。

目前EEG监测离不开专业脑电图技术人员操作、监测数据还需脑电专家做回顾性分析后发书面报告。床旁EEG监测的准确性取决于脑电图专家读图的频次、监测的结果及与值班ICU医生的交流,而后者与各个医院医疗环境、监测的指征及患者的病情有关。

由于脑电图在ICU内的应用尚缺乏统一标准,美国临床神经生理学会达成共识提出了人员培训及认证、人员分工、职责等建议,我国尚没有ICU内cEEG监测专门的培训机构,未来关于人员的培训,分工,临床的规范化操作与数据的管理均需要不断完善。

第七章

急性中毒

第一节　急性一氧化碳中毒

一、概述

一氧化碳（CO）为无色、无味、无刺激性的气体。一氧化碳微溶于水，易溶于氨水。通常一氧化碳由含碳物质在不完全燃烧时产生。在空气中燃烧，其火焰呈蓝色。通常在空气中含量甚少，若空气中含量达到 $12.5\%\sim74.2\%$，有发生爆炸的危险。如果短时间内吸入高浓度的一氧化碳，浓度虽低但吸入时间较长，均可造成急性一氧化碳中毒。人吸入空气中一氧化碳含量 $>0.01\%$，即有引起急性中毒的危险；吸入一氧化碳含量 $>0.5\%$，$1\sim2$min 即可使人昏倒，并迅速死亡。

二、病因

（一）生产性中毒

生产中接触一氧化碳的常见机会有：炼钢、炼焦等冶金生产，煤气生产，煤矿瓦斯爆炸，氨、丙酮、光气、甲醇等的化学合成，煤气灶或煤气管道泄漏，汽车尾气，使用其他燃煤、燃气、燃油动力装备等。

（二）生活性中毒

生活性中毒主要是由使用煤炭、家用煤气、石油液化气、煤油、柴油、沼气、柴草、木炭等做燃料，因通风不良、烟囱堵塞、倒烟、排气管漏气或安装不规范等原因，导致室内大量一氧化碳积聚而引起中毒。

（三）自杀或他杀性中毒

少数人故意放煤气或汽车废气导致中毒。

（四）内源性中毒

红细胞凋亡过程中，血红蛋白卟啉核的 α 甲烷桥裂解而产生一氧化碳，这是内源性一氧化碳的主要来源。人体内一氧化碳浓度基本上能保持一定的水平，有赖于内源性一氧化碳生成与肺部清除、氧化生成 CO_2 之间的平衡。但是，患有溶血性贫血者以及经微粒体酶诱导后，体内生成的一氧化碳增多,可使碳氧血红蛋白(HbCO)浓度达到 5% 而引起中毒。

三、发病机制

因一氧化碳与血红蛋白的亲和力比氧与血红蛋白的亲和力大 240 倍,故少量的一氧化碳即可与氧竞争,一氧化碳进入人体后极易与血红蛋白结合,形成 HbCO,由于血中 HbCO 增加而致 HbO_2 减少,从而造成低氧血症;血中一氧化碳使血红蛋白的氧离曲线左移,加重了已有的低氧血症;溶解于血液中的一氧化碳直接造成细胞的呼吸障碍。除 HbCO 的原因外,一氧化碳与氧竞争细胞色素氧化酶造成细胞内窒息,对一氧化碳毒性具有更重要的意义。

四、临床特征

(一)临床表现

急性一氧化碳中毒主要表现为急性脑缺氧性疾病,脏器也可出现缺氧性改变。部分患者可出现一氧化碳中毒神经精神后遗症,少数患者出现迟发性脑病。

1.皮肤黏膜

一氧化碳中毒时口唇黏膜及面颊、胸部皮肤可呈特有的樱桃红色,此种征象仅部分患者出现。某些患者的胸部和四肢皮肤可出现水疱和红肿,主要是由于自主神经营养障碍所致。

2.神经系统

轻度一氧化碳中毒时可引起头痛、头晕、眼花、恶心、呕吐、四肢无力等症状,此时及时吸入新鲜空气后,这些症状可迅速消除。随着脑缺氧的进一步加重,可产生意识障碍,其程度与脑缺氧程度一致,表现为:嗜睡、昏睡、谵妄、昏迷。脑缺氧严重时造成细胞内水肿及血管源性脑水肿,表现为:病理反射阳性,出现抽搐、癫痫持续状态、去大脑强直。若形成小脑扁桃体疝可导致呼吸抑制。脑干、下丘脑受损,可出现中枢性高热。部分患者因局部缺氧或中毒损害而致周围神经炎,且多为单神经损害,主要表现为受损神经支配区麻木、疼痛、色素减退、水肿,甚至瘫痪等。

部分一氧化碳中毒患者经抢救急性中毒症状消失,经过一段所谓"假愈期",又出现一系列神经精神行为异常,称为迟发性脑病。最常见的症状是精神行为异常,大小便失禁,步态不稳和缄默症,最常见的体征是面具脸、眉间征、抓握反射等。

3.循环系统

主要表现为心悸、气短、全身乏力、脉搏细数、血压下降等。心电图检查可见 QT 间期延长、T 波改变、各种心律失常。心肌损害时常伴有各种心肌酶的升高。一氧化碳中毒导致的缺氧还可诱发或加重心绞痛及心肌梗死,增加心室颤动的发生率。

4.呼吸系统

患者多表现为呼吸急促,呈现不同程度的呼吸困难,表现为点头样、叹息样或潮式呼吸。肺水肿征象也十分常见,如泡沫痰、双肺水泡音、X 线示两肺阴影。

5.消化系统

轻度一氧化碳中毒时常伴有恶心、呕吐症状;重度一氧化碳中毒时出现大便失禁;消化道应激性溃疡,出现呕血或黑便。

6.泌尿系统

小便失禁是一氧化碳中毒患者经常出现的症状,重度中毒者可出现急性肾衰竭症状,部分患者表现为排尿困难或尿潴留。

7.其他

患者可伴发急性胰腺炎、血栓性血小板减少性紫癜、红细胞增多症等。

(二)病情分级

急性一氧化碳中毒症状的轻、重与吸入一氧化碳的浓度、吸入时间长短成正比,同时也与个体状况有关。临床上根据病情严重程度通常分为轻、中、重三度。

1.轻度一氧化碳中毒

HbCO 含量在 10%~20%,主要症状为头痛、头晕、颈部搏动感、乏力、眼花、恶心、呕吐、心悸、胸闷、四肢无力、站立不稳、行动不便,甚至有短暂意识障碍。如能尽快脱离中毒环境,呼吸新鲜空气或氧气,数小时后症状就可消失。

2.中度一氧化碳中毒

血中 HbCO 含量在 30%~40%,伴汗出、心率加快、步态蹒跚、表情淡漠、嗜睡,有时躁动不安或出现昏迷。如果积极抢救可恢复正常,一般无并发症和后遗症。

3.重度一氧化碳中毒

血中 HbCO 含量在 50%以上,患者可在短时间内突然昏倒,主要表现为昏迷,严重者昏迷可持续数小时,甚至数天。此时往往出现严重的并发症,如脑水肿、肺水肿、心肌损害、酸中毒、肾功能不全、休克等,有的并发肺部感染而发生感染性休克。此型经抢救清醒后,部分患者常遗留神经系统的后遗症,如癫痫、帕金森病、周围神经炎等。

五、辅助检查

(一)碳氧血红蛋白测定

正常人血液中 HbCO 含量可达 5%~10%,其中有少量来自内源性一氧化碳,为 0.4%~0.7%。轻度一氧化碳中毒者血中 HbCO 可高于 10%,中度中毒者可高于 30%,重度中毒时可高于 50%。但血中 HbCO 测定必须及时,脱离一氧化碳接触 8 小时后 HbCO 即可降至正常且与临床症状间可不呈平行关系。

(二)动脉血气分析

一氧化碳中毒后机体处于缺氧状态,组织无氧代谢增加,血液乳酸等酸性产物浓度增加,形成代谢性酸中毒,动脉血气分析的主要特点是:动脉血氧分压(PaO_2)、氧饱和度(SaO_2)、动脉血二氧化碳分压($PaCO_2$)下降,碱丢失,BE 负值增大。

(三)血乳酸测定

因缺氧后组织有氧氧化降低,无氧酵解增强,大量丙酮酸被还原成乳酸,导致血乳酸浓度升高。

(四)脑电图

脑电图多数异常,以中、重度中毒者多见,迟发性脑病异常率达100％。主要为弥散性低幅度慢波增多。脑电图对判断病情的轻重有重要的参考价值。

(五)头颅CT

主要表现为病理性低密度区,以双侧皮质下白质最为多见,范围可波及额、顶、颞、枕叶和半卵圆中心,两侧苍白球可出现类圆形低密度影,重者可波及壳核。内囊密度亦可见降低。迟发性脑病者头颅CT异常更为明显。

(六)MRI

重度CO中毒及迟发性脑病患者MRI的阳性率明显高于CT检查,对早期的软组织损害极为敏感,特别是脑水肿和脱髓鞘改变。它可及时明确脑损害的部位、范围,对明确诊断、指导治疗及预后评估都有十分重要的价值。

(七)大脑诱发电位

体感诱发电位(SEP)、脑干听觉诱发电位(BAEP)和视觉诱发电位(VEP)3种大脑诱发电位如能同时采用,常可提高异常的检出率。

(八)其他

血液检查中常可见肝、肾、心功能等异常。部分患者血常规检查提示红细胞总数及血红蛋白轻度增高。尿常规检查可见少量红细胞、白细胞及蛋白。

六、诊断思路

(一)诊断原则

根据吸入较高浓度一氧化碳的接触史和急性发生的中枢神经损害的症状和体征,结合血中HbCO测定的结果以及毒物现场空气中一氧化碳浓度测定资料,并排除其他病因后,可诊断为急性一氧化碳中毒。同时根据HbCO结果及临床表现进行轻、中、重度分级诊断。

(二)鉴别诊断

轻度一氧化碳中毒需与精神病、急性酒精中毒、上呼吸道感染、高血压病、美尼尔综合征等鉴别。中、重度一氧化碳中毒需与脑出血、蛛网膜下隙出血、脑栓塞、安眠药中毒、糖尿病酮症酸中毒性昏迷、脑炎、脑膜炎、脑外伤、肝性脑病等鉴别。

七、治疗

(一)现场急救

迅速将患者脱离中毒现场,转移到空气新鲜的地方,解开衣扣、裤带,注意保暖,保持呼吸道通畅,充分给予氧气吸入。患者本人如发现有一氧化碳中毒的迹象,应立即开门、开窗,如行动不便时,也可打破玻璃窗,使新鲜空气进入室内。对于病情危重者应及早建立静脉通道。若患者已停止呼吸及(或)心脏停搏,移离现场后立即进行心肺复苏术。同时迅速转运至就近、有高压氧的医院进行救治。

(二)氧疗

1.纯氧吸入

吸入氧气可加速 HbCO 解离,增加一氧化碳的排出。吸入新鲜空气,一氧化碳由 HbCO 释放出半量的时间约需 4 小时,吸入纯氧则时间可缩短至30~40分钟。

2.高压氧

吸入 3 个大气压的纯氧可使一氧化碳由 HbCO 释放出半量的时间缩短至 20 分钟。同时高压氧治疗能增加血液中溶解氧,提高动脉血氧分压,使毛细血管内的氧容易向细胞内弥散,可迅速纠正组织缺氧。高压氧对一氧化碳中毒后遗症及迟发性脑病有明显的防治作用,24 小时内行高压氧治疗能明显减少一氧化碳急性中毒 6 周和 12 个月后的认知障碍后遗症。高压氧的治疗指征:①急性中、重度一氧化碳中毒,昏迷不醒,呼吸循环功能不稳定,一度出现过呼吸、心搏停止者。②中毒后昏迷时间>4 小时,长时间暴露于高浓度一氧化碳环境>8 小时,经抢救后苏醒,但不久病情又有反复者。③中毒后恢复不良,出现精神、神经症状者。④意识虽有恢复,但血 HbCO 一度升高,尤其>30%者。⑤脑电图、头部 CT 检查异常者。⑥轻度中毒患者持续存在头痛、头晕、乏力等,年龄 40 岁以上,职业为脑力劳动者。⑦孕妇或婴儿一氧化碳中毒,病情较轻者,也建议给予高压氧治疗。⑧出现一氧化碳中毒性脑病,病程在 6 个月至1 年者。

(三)防治脑水肿

严重中毒后,脑水肿可在 24~48 小时发展到高峰。脱水疗法很重要,目前最常用的是20%甘露醇静脉快速滴注,颅压增高现象好转后可减量。也可注射呋塞米脱水,甘油果糖、白蛋白、肾上腺糖皮质激素等也有助于缓解脑水肿。

(四)促进脑细胞代谢、脑复苏

三磷酸腺苷、辅酶 A、细胞色素 C 和大量维生素 C、维生素 E、超氧化物歧化酶、胞二磷酰胆碱、纳洛酮、神经节苷脂等药物可抗自由基,促进脑细胞代谢,促进脑复苏。

(五)维持水、电解质、酸碱平衡

急性重度一氧化碳中毒患者多有脱水、血容量不足和末梢循环不良,已伴休克者更是如此。因此,要及时补充血容量,积极维持水、电解质、酸碱平衡。而临床上,对于脑水肿合并颅内压增高的患者,多采取脱水疗法与限制补液量。因此,既要有效地控制脑水肿、降低颅内压,又要保证有效的循环血量,两者必须兼顾。

(六)控制高热和治疗感染

高热对脑功能恢复不利,可采用物理降温方法,如使用冰帽、冰毯。如降温过程中出现寒战或体温下降困难时,可用冬眠药物。若出现感染,应做咽拭子、血、尿培养,选择广谱抗生素。

(七)防治并发症

急性一氧化碳中毒时可出现脑外其他器官的异常,如急性肾衰竭、骨筋膜室综合征、视神经损害、急性呼吸窘迫综合征、多脏器功能障碍综合征等。应及时对心、肺、肾、肝功能及胃肠功能不全的患者进行治疗,有效防治并发症。

八、最新进展

(一)急性一氧化碳中毒后迟发性脑病发病机制

急性一氧化碳中毒迟发性脑病(DEACMP)是指一氧化碳中毒患者在经过中毒症状消失后数天或数周的"假愈期"后,出现一系列以认知功能减退为主要表现的一组神经、精神症状。既往有高血压、慢性阻塞性肺病、心脑血管病及动脉硬化等基础疾病者发生 DEACMP 比例较无相关病史者明显增高。目前该病发病机制尚不十分明确,多数学者认为缺血、缺氧、细胞毒素作用、免疫因素、自由基以及神经递质或体液成分的变化都有可能参与本病的发生与发展。

缺血缺氧机制是最早提出的学说,理论根据是一氧化碳入血后与血红蛋白的亲和力是氧气的数倍,同时抑制组织中氧合血红蛋白的解离,影响细胞内呼吸,造成机体组织严重缺氧,从而引起多器官系统平衡紊乱。通过比较一氧化碳中毒患者临床过程变化与碳氧血红蛋白浓度的关系,发现测定血液中 HbCO 浓度可以一定程度上反映病情的轻重及迟发性脑病的发病率和预后。但随着研究的深入,单纯用缺血缺氧已不能解释 DEACMP 的发生,认为细胞凋亡机制也参与了 DEACMP 的发生与发展。对迟发性脑病患者行 MRI 或 CT 检查时发现在海马回、大脑皮质、纹状体等部位均有异常信号,而这些部位的作用正是与 DEACMP 临床症状密切相关。在动物实验也发现大鼠急性一氧化碳中毒后在相同部位出现了明显神经细胞凋亡,并表现出类似的临床症状,但具体机制目前尚未完全明确。目前研究者认为,氧自由基损伤和兴奋性氨基酸都可能参与了 DEACMP 神经细胞凋亡。

炎症及免疫损伤机制在 DEACMP 发病机制中也具有重要意义。黄嘌呤氧化还原酶在一氧化碳中毒神经病理性损伤中起着基础作用,而黄嘌呤氧化还原酶与免疫反应密切相关。血管内炎症反应、免疫损伤在 DEACMP 中起着重要的作用。炎症因子如白介素-2、白介素-4、白介素-6、白介素-10 及 C-反应蛋白等可能参与了 DECAMP 的发病和进展,认为细胞因子参与了疾病的免疫学机制,同时临床研究表明,急性一氧化碳中毒患者的病情严重程度与血清细胞间黏附分子-1、超氧化物歧化酶、血浆溶血磷脂酸及血浆神经元特异性烯醇酶水平也具有一定的相关性。

从信号转导(NO/NOS)机制方面研究 DEACMP 发病机制,认为 NO 可能参与了一氧化碳中毒后疾病的病理生理过程。NO/NOS 系统可能在急性一氧化碳中毒大鼠纹状体内羟基增殖中发挥作用。进一步研究其发病机制,从信号转导(NO/CO)及细胞凋亡方面可作为突破点。

(二)急性一氧化碳中毒后迟发性脑病治疗

1.高压氧治疗

高压氧治疗是临床治疗 DEACMP 的主要方法。高压氧不仅能提高血氧分压,增加氧的物理溶解度,提高氧的弥散能力,增加血液和组织的氧含量,从根本上改善脑组织细胞的缺血、缺氧状态,促进神经细胞恢复,还有减轻脑水肿,降低颅内压,促进侧支循环的建立及病变血管的恢复,改善脑代谢,恢复脑功能等作用。有报道高压氧治疗可抑制炎性反应和凋亡,起到保护脑细胞作用。

2.紫外线照射血液并充氧疗法

该法是抽取患者少量静脉血,在体外经紫外线照射及充氧后再回输入患者体内的一种治疗方法。可提高血氧饱和度及血浆氧分压,可看作内给氧治疗的延伸。此方法简便,安全实用。按每次 2~3mL/kg 抽取患者自身静脉血,经过体外抗凝后置于一特制的石英玻璃容器内,采用 5~10 个生理剂量的紫外线照射和充氧 5L/mm,然后一次回输,在 20~30 分钟内输完为宜。每日 1 次,酌情 2~3 天一次,5~10 天为 1 个疗程。必要时间隔 20~30 天再做第二疗程。

3.药物治疗

激素治疗能增加血管的致密性,减少渗出,减轻内皮细胞的水肿和血管内膜炎症,扩张痉挛收缩的血管,改善脑的血液循环,防止脑细胞变性坏死。此外,激素对 DEACMP 患者的脑白质广泛的脱髓鞘改变、脑组织毛细血管内皮细胞增生、脑神经递质代谢异常、细胞毒性损伤等几种异常改变均有很好的治疗作用。尼莫地平为第二代双氢吡啶类钙通道拮抗剂,对缺血性脑损伤有良好的保护作用。实验发现,尼莫地平对一氧化碳中毒所致脑损伤有治疗作用,能显著降低一氧化碳中毒小鼠急性期死亡率和总死亡率,并能改善一氧化碳中毒所致的学习记忆能力的损伤,避免海马神经元延迟性死亡,阻遏单胺氧化酶活性的异常升高。通过临床观察发现,纳洛酮、依达拉奉联合尼莫地平治疗重度急性一氧化碳中毒具有临床疗效,尼莫地平脂溶性强,易通过血脑屏障,能选择性作用于颅内血管,抑制 Bcl-2 和 Bax 等的表达,发挥保护脑细胞的作用;还可扩张脑血管,改善脑部供血抑制神经元细胞坏死和凋亡,提高组织对缺血、缺氧的耐受力。

第二节　百草枯中毒

一、概述

百草枯(PQ)又名对草快、杀草快、俗名"一扫光",亚洲市场商品名为"克芜踪",是速效触杀型除草剂,属联苯吡啶类化合物,喷洒后能够很快发挥作用,接触土壤后迅速失活。百草枯是世界除草剂市场上第 2 大产品,已在 100 多个国家登记注册使用。百草枯中毒总病死率为25%~75%,口服 20%原液者病死率高达 95%。百草枯可经消化道和呼吸道吸收,不易经完整的皮肤吸收,易经受损的皮肤吸收。消化道是引起中毒的主要途径,吞服后会损伤大部分内脏器官,尤其是肺、心、肝、肾脏,口服致死量为 5~15mL。

二、发病机制

PQ 纯品为白色结晶,易溶于水,微溶于低分子量的醇类(如酒精)及丙酮,不溶于烃类,在酸性及中性溶液中稳定,可被碱水解,对铁、铝等金属有腐蚀作用。PQ 可经消化道、皮肤黏膜和呼吸道吸收引起中毒。以口服引起的消化道吸收中毒最常见,皮肤黏膜接触中毒次之,呼吸道吸收中毒少见。也有极少数注射 PQ 引起中毒的报道。孕妇中毒后可致胎儿 PQ 中毒,引起流产、死胎、早产或出生后发生呼吸窘迫和慢性肺疾病。

(一)PQ 毒物代谢动力学

PQ 是一种高度极化和具有腐蚀性的物质。经呼吸道吸入或结构完整的皮肤接触 PQ 时仅少量吸收。经口摄入后吸收迅速但不完全,主要吸收部位在小肠,吸收率为 5%～15%,大部分经粪便排泄。PQ 分布容积为 1.2～1.6L/kg,口服后 0.5～4.0 小时血浆浓度达峰值,在血浆中蛋白结合率很低,迅速分布到各个器官,大约 6 小时后组织浓度达峰值。细胞膜上的转运体如亚精胺/腐胺转运体等可主动摄取 PQ,使 PQ 在肺、肾、肝和肌肉组织中的浓度增高。肾脏是中毒开始浓度最高的器官,也是主要的排泄器官。PQ 主要以原形从肾脏排泄,在肾小管中不被重吸收。少量口服时,90% 被吸收的 PQ 在 12～24 小时内经尿排出。但严重 PQ 中毒时,由于 PQ 对器官的毒性,其毒物代谢动力学有巨大变化,最初的 PQ 清除半衰期为 6 小时,随着肾功能受损,PQ 清除率则明显下降,若患者生存超过 24 小时,其清除半衰期可延长至超过 100 小时。随着肺组织主动摄取,PQ 在肺组织富集,口服后约 15 小时,肺组织 PQ 浓度达峰值,为血浆浓度的 10～90 倍。富含血液的肌肉组织中浓度也较高。肺和肌肉成为毒物储存库,达峰值后可缓慢释放进入血液。

(二)PQ 中毒的毒理学机制

目前认为主要是产生自由基和氧化应激反应,导致严重的炎症反应,基因表达和信号传递系统异常也起一定的作用。PQ 进入体内后,其代谢在还原型辅酶Ⅱ-细胞色素 P450 还原酶、黄嘌呤氧化酶、还原型辅酶Ⅰ-辅酶 Q 氧化还原酶等多种酶参与下进行,生成单阳离子游离基 PQ^+。在细胞内,PQ^+ 迅速再次氧化为 PQ^{2+},并在这一过程中,接受来自辅酶Ⅱ的电子,生成超氧阴离子,进一步在超氧化物歧化酶作用下生成羟基自由基。超氧阴离子还可与一氧化氮自由基生成氧化活性更强的过氧亚硝酸盐。这些高活性氧和亚硝酸盐通过脂质过氧化,使还原型辅酶Ⅱ氧化、激活核因子 κB 等,引起线粒体、细胞功能障碍和细胞凋亡。

经数小时或数日,这些病理生理过程即可导致多器官功能衰竭。最常受累的是那些血流丰富、氧分压高、能量需求大的器官,特别是肺脏、心脏、肾脏和肝脏。尽管曾在脑脊液中检测到 PQ,但由于 PQ 很难透过血脑屏障,因此脑部受累并不常见。

由于肺组织的主动摄取,PQ 在肺组织的浓度最高,因而 PQ 中毒最严重的病理损害发生在肺部。PQ 在肺部最初的靶细胞为肺泡上皮细胞。在急性期,Ⅰ型和Ⅱ型肺泡上皮细胞均出现水肿、空泡形成、线粒体和内质网破坏,表现为肺泡炎。随病情进展,进一步导致肺泡萎陷、血管充血,被激活的血小板和多形核白细胞黏附在血管内皮细胞,导致毛细血管内皮损害,引起渗出和肺水肿。随后进入增殖期,肺泡内充满前成纤维增殖细胞,在数日或数周内,前成纤维增殖细胞分化为成纤维增殖细胞,进入肺纤维化期,最终导致肺纤维化。

肾脏近端肾小管上皮细胞在 PQ 中毒后也出现空泡形成,并最终导致肾小管上皮细胞坏死。肝脏的损伤与肝细胞粗面和滑面内质网脱颗粒及线粒体损伤有关。这些改变可在中毒后数小时内出现。

三、诊断与鉴别诊断

（一）临床表现

PQ 有局部毒性和全身毒性，对所接触皮肤、黏膜的局部毒性呈浓度依赖性，全身毒性则主要呈剂量依赖性。其临床表现依中毒途径不同有所区别，但不论经何种途径中毒，严重者均可引起 ARDS 导致死亡。

1.经口摄入中毒

这是最常见的中毒途径。经口摄入中毒时临床表现取决于摄入 PQ 的量。多数认为致死量在 20～40mg/kg，大约相当于体重 70kg 的成人摄入 20％水溶液 7.5～15mL。

（1）轻度 PQ 中毒：摄入 PQ 量<20mg/kg 时，患者往往无症状或仅有轻微消化道症状，如恶心、呕吐等消化道刺激症状，通常无或仅有轻微肝肾功能损害，早期常有肺部一氧化碳弥散能力降低，但罕有发展为肺纤维化者。患者可完全康复，不留任何后遗症。

（2）中至重度 PQ 中毒：摄入 PQ 量在 20～40mg/kg 的患者，临床多呈亚急性经过，最初往往以消化道刺激症状最突出，随之出现肾脏和肝功能损害，数日或数周后出现肺纤维化，病死率约为 50％。其典型临床表现可分为 3 个阶段。

第一阶段：在口服摄入后的 12～48 小时内，突出表现为由 PQ 局部刺激或腐蚀作用导致的消化道症状。患者常于口服后很快出现舌、口腔、咽部、食管、上腹部、胃等部位的烧灼感和疼痛，也可有恶心、呕吐、腹部绞痛、腹泻等其他消化道刺激症状。多数逐渐出现特征性的 PQ 舌（表现舌部充血、肿胀），患者可完全失声或不能吞咽。纤维食管胃镜检查可见黏膜损害，通常为浅表性损伤，但也有少数出现食管或胃黏膜溃疡导致穿孔或消化道大出血。内镜检查通常应在摄入后 4～8 小时进行，由于腐蚀性病变可能较晚出现，若检查结果为阴性，应在 36 小时复查。部分患者可有肺水肿、出血，多发生在摄入后 24～48 小时。

第二阶段：时间大致为摄入 PQ 后 2～5 天，突出表现为肾衰竭和肝功能损害。急性肾衰竭发病率可高达 50％以上。部分原因是由于消化道摄入不足和液体丢失所致的低血容量引起。PQ 本身也有肾脏毒性，表现为近端肾小管损伤为主的肾小管坏死。这种肾小管损伤可完全康复，不留任何后遗症。尽管肾衰竭多数情况下并不严重，但肾脏是 PQ 的主要排泄器官，肾功能障碍使 PQ 排泄减少，可能是病死率增加的危险因素。在摄入后第 1 天监测血清肌酐、尿素氮、胱抑素 C 可及早发现此类病例，并对判断预后有帮助。PQ 导致的肝损害为小叶中心型肝细胞坏死和胆汁淤积，常为轻至中度，表现为肝酶学指标和胆红素升高。

第三阶段：突出表现为肺纤维化，是中至重度急性 PQ 中毒者预后不良的最主要原因。常发生于摄入 PQ 后 1～2 周，典型表现是进行性的肺纤维化，临床表现为进行性加重的呼吸困难和低氧血症。胸片或肺部 CT 亦有相应的影像学改变，但有时与临床表现并不一致，可滞后于临床表现。肺功能检查可在动脉血氧分压降低前即出现异常，有助早期发现肺纤维化。尽管多数患者肺纤维化逐渐进展，并最终导致死亡，但若患者存活，在 1 个月后肺纤维化有可能缓慢恢复，3～12 个月后，肺实变及一些局灶性病变可能消失，肺功能也会缓慢改善，多需数年才能恢复正常。

（3）极重度或暴发性 PQ 中毒：摄入量＞40mg/kg（相当于 70kg 成人口服 20％PQ 溶液超过 15mL）时，表现为暴发性多器官功能衰竭，迅速出现肺水肿、心力衰竭、肾衰竭、肝功能衰竭，神经系统受累则出现惊厥、昏迷。就诊时往往有低氧血症、休克、代谢性酸中毒，在数小时或数日内死亡。

2.局部接触中毒

少量接触时主要表现为接触性皮炎和黏膜化学烧伤，接触部位的皮肤出现红斑、水疱、溃疡等，黏膜如眼结膜、角膜灼伤可形成溃疡，甚至穿孔。大量长时间接触，特别是会阴或阴囊被污染及皮肤有破损时，可出现全身损害，甚至危及生命。

3.吸入中毒

迄今为止，PQ 吸入中毒的报道较少。有学者报道了 10 例在运输 PQ 过程中吸入中毒的病例，这些病例的接触时间均在 30 分钟以上，表现为全身出汗、头昏、恶心、乏力、咽部不适、阵发性心悸、胸闷、时而出现视物模糊，1 例有咳嗽、咳痰，经治疗全部存活。王洁茹等报道 3 例在喷洒 PQ 过程中发生的吸入中毒，表现为咳嗽、咳痰、胸闷等，1 例死于 ARDS，2 例存活。

4.注射中毒

注射中毒罕见，多为自杀，其表现与其他途径中毒有所不同。其特殊表现为注射部位周围皮肤损害和血管炎，皮肤损害和血管炎症状常早于全身中毒症状，表现为皮肤红斑、水疱，也可出现恶心、呕吐等胃肠道症状。全身中毒症状较口服中毒出现早、进展快，病情更凶险。

（二）诊断

1.PQ 口服或接触史

应详细询问病史，尽可能确定是否有 PQ 接触史及接触的方式、途径和量。临床最常见为口服中毒，多为自服或误服。一般情况下，完整的皮肤能够有效阻止百草枯的吸收，但长时间接触、阴囊或会阴部被污染、破损的皮肤大量接触，仍有可能造成全身毒性。吸入中毒较少见，多在运输、使用过程中出现。注射中毒多见于自杀。

2.PQ 中毒的临床表现

当患者有确定的 PQ 接触史和前述 PQ 中毒的临床表现，可诊断为 PQ 中毒。临床怀疑 PQ 中毒，但无明确 PQ 接触史者，应尽早查 PQ 血浆、尿浓度。

3.辅助检查

（1）毒物鉴定：剩余毒物、胃液、血浆、尿 PQ 定性和定量分析可确定诊断，血浆、尿 PQ 浓度还可协助判断中毒的严重程度和预后。不论 PQ 接触史是否明确，怀疑 PQ 中毒者均应尽快行毒物鉴定。需特别注意的是，PQ 的血浆、尿浓度与接触 PQ 后的时间关系极为重要，利用 PQ 血、尿浓度判断中毒严重程度时，必须结合取得血、尿标本距接触 PQ 的时间综合考虑。

（2）肺部影像学检查：胸片和肺部 CT 可协助了解肺部病变的范围和严重程度。需注意的是，胸部 X 线表现可滞后于临床表现，并随病程进展而改变。肺部 CT 改变的特征依中毒程度不同而表现各异。轻度中毒者仅表现为肺纹理增多、散发局灶性肺纤维化、少量胸腔积液等，随时间迁移，病灶可完全吸收。中、重度中毒呈渐进性改变，中毒早期（1 周内）表现为肺纹理增粗、叶间裂增宽，以肺底及外带为主的渗出性改变或实变，可有胸腔积液，中毒后 1～2 周为快速进展期,呈向心性进展,肺渗出样改变或毛玻璃样改变范围迅速扩大,如不能终止,可侵犯全肺。极重度中毒以渗出为主,数天内即可侵犯全肺野。

(3)其他辅助检查:血气分析可协助判断肺功能受损的严重程度。血生化检查可协助判断PQ中毒引起的肾、肝、心脏功能损害及电解质和酸碱平衡紊乱。

四、治疗决策

目前尚没有PQ中毒的特效解毒药,对其救治仍处于探索中。国内外多名学者先后分别总结PQ中毒的文献,提出了急性PQ中毒的治疗方案。这些方案均肯定了尽早清除进入体内的毒物是成功救治急性PQ中毒的基础,其他包括肾上腺皮质激素和免疫抑制剂的使用、抗氧化治疗、呼吸支持、维持内环境稳定等。

(一)现场处理

PQ中毒的现场处理主要是尽快清除毒物并减少毒物的吸收,现场处理后应立刻将中毒者送至医院进一步治疗。

经口摄入者立即催吐,可用小勺、筷子或手指刺激咽喉部引发呕吐,并饮用洁净的清水,饮水后再刺激咽喉部引发呕吐,反复多次,直至呕吐物无绿色。催吐时注意让患儿侧卧或俯卧,头部位置放低,以免误吸。催吐后使用吸附剂以减少PQ吸收,口服无机矿物质吸附剂对减少PQ吸收可能有益。由于PQ接触土壤后即自动灭活,现场无特殊吸附剂时,口服中毒者可饮服以干净纱布等过滤的泥浆水。

皮肤、黏膜沾染PQ或被口服者的呕吐物污染时,应立即脱去衣服,用肥皂水或清水反复冲洗。冲洗时避免使用粗糙毛刷等反复擦洗,以免伤害皮肤,增加PQ经皮吸收。眼睛接触PQ时,使用温水或生理盐水反复冲洗15~20分钟。吸入接触者应立刻脱离吸入接触的环境。

(二)院内救治

1.复苏治疗

对极重度PQ中毒患者,目前的所有治疗都不能挽救患者生命,一旦确诊,应只给予缓解治疗,以减少患者痛苦。非极重度PQ中毒患者则应根据临床情况和复苏指南,予标准的复苏治疗。

PQ中毒者的气道梗阻常由PQ的黏膜毒性所致黏膜水肿或呕吐物阻塞气道引起。黏膜水肿所致者应及早建立人工气道,呕吐物引起的气道梗阻则应立刻清除呕吐物。

呼吸频率增快和(或)低氧血症可由代谢性酸中毒、吸入和急性肺泡炎引起。吸氧可加重PQ中毒者的氧化应激反应,虽然尚无人类研究的证据,但动物实验研究显示吸氧可增加病死率,因此,对轻至中度低氧血症者,吸氧不作为常规治疗。多数学者建议将$PaO_2 < 40mmHg$(5.3kPa)或ARDS作为急性PQ中毒者开始氧疗的指征。

PQ中毒者早期的低血压常由低血容量引起,应予等渗晶体液15~20mL/kg,15~30分钟内输入。必要时原剂量重复,维持尿量$1 \sim 2mL/(kg \cdot h)$。由于急性肾衰竭常发生于中毒后24小时内,因此必须严密监测液体平衡状态和肾功能。

PQ 中毒者通常无意识障碍。一旦出现意识障碍,提示同时存在其他毒物中毒或 PQ 中毒导致的严重低氧血症、代谢性酸中毒、低血压。需注意的是,若为后者引起的意识障碍,气管插管、机械通气常常无效。

2.阻断毒物吸收

该法包括催吐、洗胃与吸附、导泻、清洗等措施。

患者送达医院后应尽快洗胃。洗胃液首选清水,也可用肥皂水或 1%～2% 碳酸氢钠溶液。上消化道出血不是洗胃的禁忌证,有上消化道出血者可用去甲肾上腺素冰盐水洗胃。洗胃尽可能彻底,成人洗胃液常需不少于 5L,直至洗出液为清亮、无色、无味为止。洗胃完毕后,经胃管注入活性炭 2g/kg(最大量 100g)或 15% 漂白土溶液 15mL/kg(最大量 1000mL)。部分患者呕吐剧烈,可在呕吐缓解后少量频服漂白土或活性炭,以吸附进入肠道的毒物。

导泻常用 20% 甘露醇、硫酸钠或硫酸镁。洗胃结束后,胃管内注入或口服 25% 硫酸钠或硫酸镁 250mg/kg(最大量 50mL)或 20% 甘露醇 2mL/kg(最大量 100mL)导泻,促进肠道毒物的排出,减少吸收。此后,可连续口服漂白土或活性炭 2～3 天。

3.促进毒物清除

(1)补液利尿:急性 PQ 中毒患者都存在一定程度的脱水,适当补液的同时予静脉注射利尿剂,常用呋塞米,维持适当循环血量与尿量,可能有利于 PQ 排泄和维护肾脏功能。但补液利尿过程中需监测心肺功能及尿量情况。

(2)血液净化:PQ 中毒首选血液灌流(HP)还是血液透析(HD)尚存争议。虽然尚无足够的循证医学证据,但 HP 清除 PQ 的作用已获得大部分学者的认可,推荐口服中毒后尽量在 2～4 小时内开始 HP。理论上,PQ 属水溶性、小分子物质,更适合于行 HD,但 PQ 自身肾脏清除率(170mL/min)远大于 HD,建议 HD 用于合并肾功能损伤的 PQ 中毒患者。连续静脉-静脉血液滤过(CVVH)适用于清除中毒后产生的大量炎性因子和炎性介质,但其临床疗效仍有待研究。由于 PQ 在血液中血浆蛋白结合率极低,几乎全部以游离状态存在,因此不推荐血浆置换(PE)用于急性 PQ 中毒。

4.药物治疗

目的主要是防治靶器官肺损伤,常用肾上腺皮质激素、免疫抑制剂、抗氧化剂等。

(1)肾上腺皮质激素:常用甲泼尼龙静脉输入。常用剂量和疗程为第 1～3 天 15mg/(kg·d),第 4～5 天 7.5mg/kg,第 6～7 天 3.75mg/kg,总疗程 7 天。用药期间注意监测感染指标,适当补充钙剂。可用等效剂量的其他肾上腺皮质激素替代甲泼尼龙,如氢化可的松、地塞米松。

(2)免疫抑制剂:常用环磷酰胺,剂量为 15mg/(kg·d)静脉输入,3 天为 1 个疗程。近年亦有应用环孢素 A 治疗的报道,但其疗效有待进一步研究证实。

(3)抗氧化剂:理论上可清除氧自由基,有助减轻 PQ 中毒所致肺部损害。临床常用谷胱甘肽、N-乙酰半胱氨酸、维生素 C、维生素 E 等。虽然这些药物在动物实验中显示有效,但多数临床研究未能证实其效果。最近有研究表明,PQ 中毒患者血清总抗氧化状态与预后无关,这与临床对抗氧化药物疗效的研究结果一致,因此,抗氧化剂能否改善 PQ 中毒的预后值得进一步研究。

（4）其他药物：有报道应用乌司他丁、水杨酸盐、中药剂（如血必净、丹参、银杏叶提取物制成的静脉注射制等）治疗急性 PQ 中毒，但其疗效仍待进一步研究证实。

5.对症和支持治疗

频繁呕吐者可予 5-羟色胺受体拮抗剂或吩噻嗪类止吐剂，避免使用多巴胺拮抗剂，如甲氧氯普胺等。消化道黏膜损伤者，可用黏膜保护剂和抑酸剂。皮肤或黏膜灼伤疼痛严重者，可予阿片类镇痛剂如吗啡。烦躁者可予咪达唑仑等镇静。目前尚无证据表明机械通气能增加存活率，故一般不推荐使用，但若有条件准备行肺移植，机械通气可延长存活时间，为肺移植赢得时间。急性 PQ 中毒常有消化道黏膜损伤，其最佳进食时机尚不清楚。若患者不能经消化道进食或经消化道进食量不能满足，可予肠外营养，但其对预后的影响尚不清楚。

五、常见问题和误区防范

（一）诊断急性 PQ 中毒时需注意哪些问题

（1）PQ 除常见的百草枯、克芜踪等商品名外，还有许多其他的商品名。因此不能仅根据商品名判断是否为 PQ，要尽量找到原包装或说明书查看其化学名。

另有一些除草剂分子结构与 PQ 类似，常见如敌草快（diquat），化学名 1,1'-亚乙基-2,2'-联吡啶二溴盐，其中毒机制、临床表现和治疗均与 PQ 中毒相似。

（2）有明确 PQ 接触史，特别是口服途径接触，但没有毒检证据；或无明确 PQ 接触史，但血、尿中检出百草枯，即使临床表现不典型，均可确定为 PQ 中毒。

（3）若患者有早期化学性口腔炎、上消化道刺激和腐蚀症状、肝肾功能损害、随后出现肺部损伤等典型 PQ 中毒表现，但没有明确接触史，也缺乏血、尿毒物测定等证据，可诊断为疑似 PQ 中毒，并按 PQ 中毒进行治疗。

（二）血、尿 PQ 测定结果为阴性能否除外 PQ 中毒

血、尿中检测到 PQ 可确定为 PQ 中毒。若血、尿未检测到 PQ，则必须结合病史和临床表现综合判断。

首先要考虑取得检测标本距接触 PQ 的时间。由于肾脏的清除作用，血、尿百草枯浓度随时间推移逐渐降低，若取得标本距接触 PQ 的时间过长，则血、尿 PQ 可能为阴性。

除取得标本距接触 PQ 的时间会影响检测结果外，还要注意测定的方法。不同测定方法的敏感度不同，能够检出的最小浓度不同。在解读阴性结果时需特别注意，若取得标本距接触 PQ 时间延长或接触 PQ 的量小，血、尿 PQ 的浓度小于最小检出浓度，则检测结果为阴性，因此不能单独根据血、尿 PQ 测定为阴性即排除 PQ 中毒。

常用方法及最小检出量如下：①放射免疫测定法：PQ 最小检出量血浆为 6ng/mL，尿为 30ng/mL。②固相提取和硫代硫酸钠浓缩后分光光度测定法：所需样本量最低 5mL，最小检出量血浆为 45ng/mL，尿为 250ng/mL。③碱和硫代硫酸钠试管法测定尿 PQ：为半定量检测法，最小检出量约为 2mg/L。④碱和连二亚硫酸盐法测定尿 PQ：为半定量法，最小检出量约为 1mg/L。

(三)如何判断急性 PQ 中毒的预后

PQ 全身毒性呈剂量依赖性,影响预后的最关键因素是摄入的剂量。PQ 致死量为 20～40mg/kg,大约相当于体重 70kg 的成人摄入 20%水溶液 7.5～15mL。也就是说,成人喝入一口足以致死。但在实际工作中,特别是儿童,往往无法确定患者到底喝入了多少。加之 PQ 中往往加入臭味剂、又具有刺激性,患者喝入口中后往往会吐出或因消化道刺激出现呕吐等,很难确定患者到底喝入了多少。所以,及时测定血浆、尿 PQ 浓度是及早判断预后、决定治疗措施的关键指标。对于各种原因未能测定血浆、尿 PQ 浓度者,患者的临床表现和脏器功能指标亦可作为判断预后的参考,但由于脏器功能损害往往在一定时间后才出现,因此多不适用于早期判断,且其准确性不及血浆、尿 PQ 浓度测定。

1.摄入量与预后的关系

目前尚无儿童摄入量和预后关系的报道。成人摄入量<10mL 者几乎全部存活,10～20mL 者存活率为 80%～90%,20～40mL 者为 50%～60%,40～50mL 者为 10%,超过 60mL 者存活率<1%。随着摄入量不同,其死亡发生时间和直接死亡原因也不同。摄入量超过 100mL 者,在摄入后 24 小时内死亡,直接死亡原因多为心搏骤停。摄入量为 50～100mL 者,多在 7 天内死亡,直接死亡原因主要为呼吸衰竭合并或不合并肾衰竭。摄入量在 15～40mL,死亡多发生在 2～4 周,直接死亡原因均为呼吸衰竭。

2.血浆 PQ 浓度与预后的关系

血 PQ 浓度与预后呈负相关。依检测标本不同,可分为血清和血浆 PQ 浓度测定,以血浆 PQ 浓度检测最常用。有学者对 79 例 PQ 中毒患者的研究表明,摄入 PQ 后 4 小时、6 小时、10 小时、16 小时和 24 小时血浆 PQ 浓度分别≤2.0mg/L、0.6mg/L、0.3mg/L、0.16mg/L 和 0.1mg/L 者存活可能性大。有学者对 375 例急性 PQ 中毒者血浆 PQ 浓度与预后的研究表明,存活者最高血浆 PQ 浓度摄入后 2 小时为 3.44μg/mL、3 小时为 2.64μg/mL、4 小时为 1.75μg/mL、5 小时为 1.31μg/mL、8 小时为 1.2μg/mL、24 小时为 0.16μg/mL;死亡者最低血浆 PQ 浓度分别为摄入后 2 小时 0.92μg/mL、4 小时 0.54μg/mL、5 小时 0.12μg/mL、12 小时 0.02μg/mL、24 小时 0.01μg/mL。除判断中毒严重程度外,这一结果的意义在于针对不同的患者确定治疗策略。对于某一特定时间点 PQ 血浆浓度高于存活者最高血浆浓度的患者,即使给予所有积极治疗,患者仍无存活可能或存活的概率极端微小,应在向家属说明情况,取得理解后,以缓解治疗为主。对在某一特定时间点 PQ 血浆浓度介于存活者最高血浆浓度和死亡者最低血浆浓度之间的患者,积极的治疗可降低病死率,应及时予血液净化等积极治疗。对于某一特定时间点血浆 PQ 浓度在死亡者最低血浆浓度以下的患者,则应结合临床情况决定治疗措施,避免过度积极。同时需注意,由于病例数偏少,少数临近界限值的患者可能会有例外,须结合每例患者的临床情况综合判断。

有学者通过对 2136 例 PQ 中毒者血浆 PQ 浓度与预后的关系进行分析,提出了根据特定时间点血浆 PQ 浓度预测患者生存率的计算公式,可根据某特定时间点的血浆 PQ 浓度,比较准确地预测患者的生存率,并将结果绘制成图,简单、直观、实用,可供临床使用。

3.尿 PQ 浓度与预后的关系

虽然血 PQ 浓度测定是判断预后的可靠指标,但其检测技术复杂,需要特殊的设备,成本高,限制了其临床应用。尿 PQ 半定量检测技术简单,不需特殊设备,成本很低,更容易普及。尿 PQ 测定的基本原理是:首先在尿标本中加入过量的碱性液,使尿液呈碱性。然后加入还原剂,在碱性环境下,还原剂使 PQ 发生还原反应,生成蓝色物质,尿液的颜色即发生改变。根据颜色改变的程度可大致判断尿 PQ 含量。碱性液常用氢氧化钠或碳酸氢钠,还原剂可选择连二亚硫酸钠、硫代硫酸钠、连二硫酸钠,以连二亚硫酸钠最为常用。研究证实 PQ 标准品加入不同浓度过量的氢氧化钠和不同浓度过量的连二亚硫酸钠对显色均无明显影响。提示检测过程中添加碱性液和还原剂不必非常精确,只要确保过量即可。因此更适宜作为快速检测在床旁使用。

较早的研究显示,服毒 24 小时内尿 PQ 浓度<1mg/L 者预后较好,>1mg/L 者则有死亡风险,超过 100mg/L 提示预后极差。另一项研究贝Ⅱ表明,若在接触 PQ 后 34.5 小时内尿 PQ 转为阴性,提示预后良好。刘尊齐等应用尿 PQ 半定量法,对 179 例服毒至入院时间在 24 小时内的急性 PQ 中毒患者尿 PQ 检测结果和预后的关系进行了研究。具体测定方法为:取患者尿液 10mL,加入碳酸氢钠 2g,轻摇混匀。然后加入连二硫酸钠 1g,搅拌混匀,静置后与标准比色板对照确定尿浓度。判定标准:尿液未变色为阴性,提示尿中无 PQ 或 PQ 浓度<3μg/mL。尿液稍变色或呈绿色为+,PQ 浓度为 3~10μg/mL;尿液变为浅蓝或蓝色为++,PQ 浓度为 10~30μg/mL;尿液变为深蓝色为+++,PQ 浓度为 30~100μg/mL;尿液呈紫黑或黑色为++++,PQ 浓度>100μg/mL。结果全部病例尿 PQ 半定量测定均为阳性,且尿 PQ 浓度与临床严重程度呈正相关,++++组病死率为 73.7%,+++组为 40.0%,++组为 4.3%,+组则全部存活。说明尿 PQ 半定量测定可用于判断急性 PQ 中毒者的预后。

需要注意的是,相对于血浆 PQ 浓度,对尿 PQ 测定与预后关系的研究尚少,样本量小,其精确性也不及血浆 PQ 浓度,并且尿液 PQ 浓度受血浆浓度和肾脏功能的双重影响,还与尿液浓缩、稀释程度有关。若肾功能受损.则 PQ 排泄速度明显减慢,组织浓度相应增高,其浓度高峰将延迟至 15~20 小时之后甚至更长。若要连续监测尿 PQ 浓度,则需持续导尿。对无尿的患者则因不能取得标本而不能检测。

4.根据临床表现判断预后

研究表明,除 PQ 摄入量外,存活者和死亡者年龄、呼吸频率、血 pH、动脉血二氧化碳分压、血红蛋白浓度、白细胞计数、血尿素氮水平、血淀粉酶水平和发生衰竭的器官数均有显著差异。认为低年龄、非消化道摄入、接触 PQ 量少、淋巴细胞增多程度低、肾及肝和胰腺功能障碍轻提示患者存活可能性大。近年也有报道提示,血尿酸浓度、乳酸浓度、序贯器官衰竭评分(SOFA)、急性生理和慢性健康评估Ⅱ(APACHEⅡ)评分、简化急性生理学评分Ⅱ(SAPSⅡ)和 PQ 中毒严重指数(SIPP)[即接触 PQ 至检测 PQ 血浓度的时间(小时)×PQ 血清浓度(mg/L)]以及定期行胸部 CT 扫描分析肺部病变的性质、范围及进展速度,均可提示 PQ 中毒的严重程度和预后。但这些方法复杂,预测的准确率不及血、尿 PQ 浓度,且不能做到早期预测,因而更适合在无条件测定 PQ 血、尿浓度的情况下使用。

第三节 毒蛇咬伤

一、概述

毒蛇种类共有 650 多种，我国毒蛇约有 50 余种，主要分布在长江以南地区。毒蛇咬伤主要发生在夏秋季，山区多见。受害者多为农民、渔民、野外作业者及从事毒蛇研究人员。

二、病因及发病机制

(一)病因

多为在野外作业时不慎咬伤。

(二)发病机制

毒蛇的有毒部位在毒牙和毒腺。毒腺分泌毒液后储存在毒囊内，毒腺前端通过排毒导管与毒牙相连。当毒蛇咬伤人和动物时，毒腺受到挤压，使毒液迅速经排毒导管流经毒牙进入人体或动物体内。毒蛇的毒液呈微酸性，内含多种酶及特殊的毒性蛋白。主要的酶有蛋白水解酶、透明质酸酶、磷脂酶-A 及 L-精氨酸水解酶等；毒性蛋白主要有神经毒、心脏毒、细胞毒、血毒及凝血和抗凝血成分等。其毒理作用主要为：

1.神经毒

主要存在于金环蛇、银环蛇和海蛇的毒液中，眼镜蛇和蝮蛇也有此毒素。神经毒素具有烟碱-胆碱受体阻滞作用，表现为两种方式：突触前抑制和突触后抑制，可导致机体骨骼肌运动功能丧失，出现肌肉麻痹现象。

2.血循毒

主要存在于五步蛇、蝰蛇、竹叶青蛇的毒液中，眼镜蛇和蝮蛇也含有此毒素。其中心脏毒素对机体危害最大，其次为凝血毒素、出血毒素，可导致凝血功能障碍。

(1)心脏毒素：称为细胞毒，是一种膜活性多肽，能使心肌细胞膜发生持久性去极化，使心肌变性坏死。

(2)凝血毒素和抗凝血毒素：凝血毒素的作用机制为：一是直接激活 X 因子，不通过生理性凝血机制而发挥凝血作用；二是直接使纤维蛋白原变成纤维蛋白，加速血液凝固；三是激活凝血酶原加速变为凝血酶，促使血液凝固。由于凝血物质消耗过多，最终导致 DIC。另外，蛇毒中还有抗凝血毒素、纤维蛋白溶解素和出血毒素，可不同程度加重纤溶出血过程。

(3)出血毒素：与凝血毒素的作用机制相反。可在咬伤局部出现血疱、瘀斑或渗血不止，并能引起血浆和红细胞外渗而出血。

(4)溶血毒素：能直接破坏红细胞膜引起溶血。

3.蛇毒酶

蛇毒中含有 40 多种酶，发挥主要致病作用的有：①卵磷脂酶 A_2：存在于眼镜蛇、金环蛇、银环蛇等蛇毒中。能使细胞膜卵磷脂水解，引起红细胞溶解和血小板崩解，损伤神经组织或协助神经毒素或心脏毒素进入神经组织中,表现为严重的周围神经症状。②蛋白水解酶:多数毒蛇均含有此酶。可损伤血管内皮细胞,造成血管壁通透性增高,引起局部水肿、出血和坏死,使组织释放组胺和血管活性物质,产生中毒性休克,并加重其他中毒症状。③透明质酸酶:多数毒蛇均含此酶,它能溶解细胞与纤维间质,破坏透明质酸屏障,有利于蛇毒的扩散而加重病情进展。

三、诊断

(一)临床表现特点

1.眼镜蛇咬伤的主要症状

眼镜蛇含有血循毒和神经毒。

(1)局部症状:咬伤后,伤口即感疼痛,且渐加重,牙痕伤口很快变成黑色坏死。也可见水疱、血疱,周围组织肿胀,皮肤过敏,有触压痛,如不及时治疗,可形成难以愈合的溃疡,伤肢有淋巴结肿大及压痛。

(2)全身症状:咬伤后30分钟,最长不超过3小时,出现全身不适、恶寒、发热、恶心、呕吐、腹痛、胸闷、心悸、肌肉无力、语言不清、舌麻木、吞咽困难、牙关紧闭、呼吸困难、瞳孔缩小、口吐白沫,血压先上升而后下降,最后发生休克、昏迷,严重者因呼吸麻痹及循环衰竭而死亡。

2.眼镜王蛇咬伤的症状

眼镜王蛇含有血循毒及神经毒,与眼镜蛇相似,但排毒量大,中毒严重,发展迅速,有咬伤后3分钟致死者。

(1)局部症状:有剧烈肿痛感,较少发生水疱、血疱,因全身症状发展迅速,以致局部症状尚未充分表现而全身症状已威胁到患者生命。

(2)全身症状:咬伤后30分钟内患者即感到头昏、头痛、四肢乏力、嗜睡,继而流涎、呕吐、语言不清、吞咽困难、视力模糊、呼吸不规则、心跳微弱、血压下降、神志不清及四肢厥冷、出汗,以致休克,最终可因呼吸麻痹和急性循环衰竭而死亡。

3.银环蛇咬伤的症状

银环蛇含神经毒类型,引起神经-肌肉传导的损害。

(1)局部症状:伤口有少许出血或不出血,咬伤后10分钟左右,伤口周围如蚊咬伤疼痛、微痒、麻木感,局部不肿、不红。如患者及医务人员不注意,常常贻误患者抢救时机,造成严重后果。

(2)全身症状:一般在咬伤后1~4小时之内出现症状。患者有头晕、眼花、头痛、胸闷、气促、恶心、腹痛、喉头不适、张口困难,如不及时治疗,病情迅速恶化,出现牙关紧闭、吞咽困难、视物不清、复视、眼睑下垂、流涎、肌肉松弛,严重者瞳孔缩小、对光反射迟钝、失声、呼吸浅速、全身瘫痪,但也有出现抽搐或肌肉跳动,甚至肌肉强直现象。垂危时,可出现昏迷、呼吸不规则、腹式呼吸或抽吸状呼吸、发绀明显、眼球固定、瞳孔散大、对光反射消失、呼吸停止,但此时心跳尚好,若能及时做好人工呼吸,尚有挽救的希望。否则,可因严重缺氧致心跳停止而死亡。有的患者抢救治愈后数日内仍有视物模糊、眼球固定、肌肉跳动、吃食物有苦味等症状。

4.金环蛇咬伤的症状

金环蛇含神经毒,中毒症状与银环蛇咬伤基本相似,但发病潜伏期较长,病程发展也较慢。

(1)局部症状:一般有 2 个牙痕,伤口不流血或少许流血,伤口周围不肿不痛或仅轻度肿痛,部分患者局部皮肤有鸡皮样疙瘩,有麻木感,伤口附近淋巴结有肿大及触痛。

(2)全身症状:与银环蛇咬伤相似,但出现和发展较银环蛇咬伤慢些。表现为全身不适,胸闷,全身肌肉、骨骼、关节阵发性疼痛,喉头不适,牙关紧闭,失声,全身肌肉瘫痪。如治疗不及时,可出现呼吸麻痹、循环衰竭而死亡。

5.蝮蛇咬伤的症状

蝮蛇含有神经毒及血循毒。

(1)局部症状:伤口有刺痛及麻木感,一般在咬伤后半小时加重,局部压痛明显,伤口周围有显著肿胀,并向整个伤肢蔓延,一般 2～4 小时达到高锋。少数严重者可向同侧胸、腹部蔓延,附近淋巴肿大并有触痛,牙痕,周围有水疱、血疱。

(2)全身症状:常见于咬伤后 1～6 小时出现,眼睑下垂、视力模糊、复视,严重者有吞咽困难、颈强直、张口困难、胸闷、全身肌肉疼痛、呼吸急促、血压下降、少尿或无尿、尿呈酱油色。如治疗不及时,可导致休克、呼吸麻痹、急性肾衰竭而死亡。

6.尖吻蝮蛇咬伤的症状

尖吻蝮蛇含血循毒,以凝血毒为主。

(1)局部症状:通常伤口出血较多,数分钟后伤口感到剧痛,并持续不止,难以忍受,有严重肿胀,有大水疱和血疱,并有较大局部组织坏死、溃烂现象,附近淋巴结肿大及触痛。

(2)全身症状:来势凶狠,出现快,有全身不适、畏寒、发热、心悸、胸闷、气促、视力模糊、严重者有烦躁不安、谵妄、呼吸困难,可有全身广泛皮下、五官、内脏出血,患者有咯血、大小便出血,最后出现血压下降、心律失常、尿闭、昏迷。患者可死于急性循环衰竭和急性肾衰竭。治愈后,部分患者有伤肢肌肉萎缩、死骨脱出等后遗症。

7.竹叶青蛇咬伤的症状

竹叶青蛇含血循毒,具有蛋白分解酶,以局部刺激症状为主。

(1)局部症状:一般有 2 个牙痕,咬伤后数分钟出现肿胀,伤口剧烈灼痛,出现血性水疱,附近淋巴结肿痛,伤肢可见瘀斑。若治疗不当,局部可出现坏死或溃烂。

(2)全身症状:一般不严重,部分患者可有头痛、头晕、眼花、嗜睡、恶心、呕吐、胸闷,腹胀、食欲缺乏、黏膜出血、呕血和便血,严重者可出现语言不清,疼痛厉害者可致休克。病死率较低。若治疗不当,伤口继发感染可造成败血症而死亡。

8.烙铁头蛇咬伤的症状

其毒性类似竹叶青,但比较强。

(1)局部症状:有 2 个牙痕,并有渗血,伤肢疼痛似火烙,极难忍受,伤口周围红肿,可见水疱、血疱或淤斑,常伴有附近淋巴结肿痛。

(2)全身症状:患者有头痛、头昏、嗜睡、眼花、恶心、呕吐,严重者可有五官出血、咯血、大小便出血、意识朦胧、血压下降、休克,甚至昏迷,可因急性心、肾衰竭而死亡。

9.蝰蛇咬伤的症状

蝰蛇含有血循毒,为抗凝血毒、蛋白水解酶、透明质酸酶、磷脂酶A等。

(1)局部症状:有2个牙痕,咬伤后立即呈持久性剧痛,局部出血不止,并有皮下出血,伤肢明显肿胀,可肿胀至躯干,伤口有大量水疱、血疱,局部组织坏死和溃烂,局部淋巴结肿大、疼痛。

(2)全身症状:咬伤后发病较急,来势凶猛,毒性作用持久,病程较长,主要为全身广泛出血。早期即有血尿,皮下有大片出血,形成瘀斑,五官、内脏均可出血,患者呕血、便血,心肌出血造成心脏功能紊乱、心律失常、传导阻滞、血压持续下降,脑出血可致昏迷。因溶血而引起贫血及黄疸。可因急性心、肾衰竭而死亡。如经治疗度过危险期后,恢复也较慢,局部伤肢因挛缩而造成运动功能障碍。

10.海蛇咬伤的症状

各种海蛇咬伤后症状相似,主要含有神经毒,损害横纹肌,病情发展较慢。

(1)局部症状:咬伤后有刺痛、麻木感,伤口周围不肿,易延误治疗时机。

(2)全身症状:咬伤3~5小时后出现全身中毒症状,因横纹肌纤维坏死,临床表现为全身肌肉松弛性瘫痪,腱反射减弱或消失,瘫痪前可有肌张力亢进表现,眼睑下垂、视力模糊、不能张口、面无表情。因肌纤维破坏而致大量肌红蛋白尿,肌红蛋白堵塞肾小管造成急性肾衰竭。因血钾升高,抑制心肌,引起心力衰竭。因呼吸肌麻痹,呼吸变浅,变慢,严重者呼吸停止。死亡原因多由呼吸麻痹及急性心、肾衰竭所致。如治疗后能度过危险期,恢复较慢。

(二)诊断要点和鉴别诊断

1.毒蛇咬伤史

如有明确的蛇咬伤史,局部又有牙痕,不论有无局部或全身症状,蛇咬伤的诊断即可成立。某些有毒小动物如蜈蚣、蜘蛛、黄蜂、蝎子、山蚂蟥、毛虫、海蜇等咬伤后常引起局部剧痛,需与毒蛇咬伤相鉴别,鉴别要点列表7-1。

表 7-1 毒蛇咬伤与毒虫咬伤鉴别要点

动物种类	相似症状	鉴别要点
蜈蚣	剧痛,局部炎症,可有组织坏死	两点牙痕横排,无下颏牙痕,伤口无麻木,全身症状轻或无
蝎子	局部痛、麻,吸收中毒后肌肉紧张痛	常有流泪、流涎反应
黄蜂	局部痛、肿	伤口无麻木,多个点状伤口,可发生休克及肾衰竭
山蚂蟥	伤口血难止	伤口痒但不痛、不肿,无麻,无全身反应
毒蜘蛛	伤口剧痛、麻木,可有组织坏死,吸收中毒时肌痉挛	无典型蛇咬伤牙痕
毛虫	皮肤损伤、炎症	片状皮肤损伤,无典型牙痕,痒而不痛
海蜇	局部剧痛	多条线状伤口,可发生休克

要排除无毒蛇咬伤。无毒蛇和毒蛇咬伤的主要鉴别在于无毒蛇没有毒牙,局部只有锯齿状的牙痕、伤口周围不肿、不痛,无水疱、血疱,也无全身中毒症状;毒蛇咬伤的局部有毒牙痕,

伤口周围有肿痛、水疱、血疱、坏死或麻木感,有全身中毒症状。对鉴别是否系毒蛇和非毒蛇咬伤可参阅表7-2。

表 7-2　毒蛇和非毒蛇咬伤鉴别表

临床表现	毒蛇	非毒蛇
牙痕	2个针尖大牙痕	2行或4行锯齿状浅小牙痕
局部伤口	疼痛、灼热、红肿、渗血、坏死	无
全身症状	常有头昏、眼花、疲倦、胸闷,严重时有昏迷、抽搐、广泛出血、休克、呼吸衰竭	除精神紧张者可出现虚脱外,无其他全身症状
检验	血、尿常有异常改变	血、尿正常

2.判断毒蛇种类

诊断毒蛇咬伤后,还必须判断何种毒蛇伤。注意蛇咬时间、地点及蛇的形态特征、牙痕深浅、伤口等,最可靠的是将咬人的蛇捕获。尽可能确定哪一种毒蛇咬伤,这对于估计预后及选择方案有重要意义。

3.病情评估

应对被毒蛇咬伤患者的病情进行一个正确的估计,以便指导合理治疗,对中毒程度的影响因素主要有如下几项。

(1)毒蛇的种类:金环蛇、银环蛇、眼镜王蛇和尖吻蝮蛇毒性大,病死率高,危险性大。眼镜蛇、蝮蛇、海蛇、竹叶青蛇咬伤病死率较低。

(2)毒蛇的生态情况:冬眠初醒和饥饿的毒蛇,其毒性较为剧烈;夏季、人工饲养和刚进食的毒蛇,其毒性一般比较缓和;毒蛇在反抗和发情期咬人,毒性较强。

(3)被咬伤的情况:伤口靠近中枢神经,中毒较重;如远离中枢神经,中毒较轻。伤口浅者中毒轻,反之则中毒重。如毒蛇咬伤后久不松口者中毒严重。

(4)症状表现:全身症状出现迟者中毒轻;如潜伏期短、发病急者,中毒表现较重。但金环蛇咬伤,潜伏期较长,中毒症状仍严重。

(三)实验室检查

用适合的单价特异性抗蛇毒素,测定伤口渗液、血清、脑脊液和其他体液中的特异蛇毒抗原,可检测患者为何种毒蛇咬伤。测定患者血清中抗体,可推测为何种毒蛇咬伤,用于晚期蛇咬伤患者。检查血常规、出血、凝血情况,有无溶血及肾功能情况。

四、治疗

(一)现场就地取材自救互救

伤者或在场人员切勿惊恐,如能看到伤人的毒蛇应注意其大小及身上花纹色泽。立即将伤肢制动并搁下垂位,用布带(可从衣服撕下)结扎距伤口约5cm的近心端,松紧度以阻断淋巴液及静脉血回流为宜。以后每隔15～20分钟放松2～3分钟,以防造成肢体缺血坏死。当伤口经彻底排毒治疗或应用有效蛇药之后2～3小时,则可撤除结扎。

仔细观察伤口牙痕数目、大小、深浅及渗血情况。可用火灼烧伤口数秒以破坏局部蛇毒。

护送伤者到医院,力争在 2 小时内处理伤口。

(二)急诊科专业救治

1.迅速判断和扩创排毒

判断为何种毒蛇咬伤,可向患者或陪同者询问经过,检查伤口及体征。银环蛇咬伤 30 分钟内可见两个小而浅、呈针尖样牙痕;眼镜蛇及眼镜王蛇为两个较大牙痕,很快闭合、变黑、疼痛;五步蛇及蝰蛇则见两个大而深的牙痕,渗血不止。用 1∶5000 高锰酸钾溶液、过氧化氢溶液、生理盐水、净水、肥皂水等清洗伤口,以清除伤口残留的毒液或污物。如发现毒牙,用刀尖或针细心剔除留在组织中的残牙,然后在伤口处皮肤做长约 1cm 的“十”字形切口,深至皮下,不要伤及血管、神经或骨膜,用负压吸取含蛇毒的组织液,再用 1∶5000 高锰酸钾溶液或 2% 过氧化氢溶液洗涤伤口,盖上消毒敷料,肢体低位便于渗液引流。如有条件可用胰蛋白酶 2000U,加 0.5% 普鲁卡因 5～20mL,在伤口周围或上方做封闭,直接破坏蛇毒,12～24 小时后可重复注射,勿注入血管内,个别患者可发生过敏反应,可用异丙嗪 25mg 肌内注射。

2.伤口处理

如咬伤超过 24 小时或伤口已坏死或被尖吻蝮蛇、蝰蛇咬伤,伤口流血不止,则不宜扩创。若伤口周围肿胀过甚,可在肿胀处下端每隔 3～6cm 用消毒钝针刺入 2cm 后拔出,患肢下垂,自上而下轻轻按压,使毒液自针眼溢出,如此 2～3 次/天,连续 2～3 天。对特别肿胀的患肢,可针刺八风穴(手指缝间)或八邪穴(足趾缝间),促进排毒。

3.早期合理选用抗蛇毒血清

伤后 2 小时内用药疗效最佳,一般 24 小时内应常规使用。若蛇毒已和组织器官结合损伤脏器功能,则抗蛇毒血清对受损脏器既无保护功能,也不能减轻中毒症状。

(1)根据中毒程度和症状调节剂量:一般就诊早,未出现全身症状,用 1～2 个剂量;若已有明显全身症状,给 2～3 个剂量;症状渐加重,1～2 小时内追加 1～2 个剂量;一般 24 小时总量不超过 5 个剂量。成人与小孩用量相同。

(2)局部与静脉给药相结合:①用前先做过敏试验,阳性者应常规脱敏,先将抗毒血清用生理盐水稀释 20 倍,然后用 0.4mL 皮下注射,观察 10～20 分钟,注射部位皮肤无显著突起、周围无红晕及蜘蛛样表现者为阴性,可酌情增加剂量注射,观察 3 次以上均为阴性,即可静脉推注。并加用异丙嗪肌内注射和糖皮质激素,用 5% 葡萄糖溶液 20～40mL 稀释后缓慢静脉注射。②若伤后 2 小时内就诊,可取同种毒蛇抗毒血清 1/2～1/4 支及地塞米松 5mg 加入 0.25%～0.5% 普鲁卡因溶液 100mL 中,于结扎上沿做环形封闭,能有效地中和伤口周围的蛇毒。再把全量抗蛇毒血清及地塞米松 10～20mg 加入 5% 葡萄糖溶液 250mL 静脉滴注,开始以每小时 20～30mL 滴速滴注,观察 30 分钟,如无不适,可加快滴速,于 2 小时内滴完。③无特异性抗蛇毒血清的毒蛇咬伤,可根据伤人毒蛇的主要蛇毒类型,用同类抗毒血清多种联用。

4.对症治疗

积极对症和支持治疗,防治并发症。

(1)心搏骤停:即行心肺脑复苏。

(2)密切观察病情,加强生命体征监测。及早警惕和及时处理常见毒效应危象,如早期中毒性微血管渗漏现象、急性呼吸衰竭、呼吸骤停、心搏骤停、休克、肺水肿、DIC及急性肾衰竭等。根据毒蛇种类采用不同的监测。

（3）防治呼吸衰竭：维持呼吸道通畅，必要时气管插管或气管切开，机械通气。人工通气指征包括意识改变、皮肤苍白、多汗或发绀，呼吸浅速或浅慢，血氧饱和度（SaO_2）进行性下降<90%、PaO_2<60mmHg。注意"毒蛇伤假性脑死亡"。

（4）循环支持：及时适当补充血容量，保证每小时尿量50～100mL以上；低血压、休克时应用低分子右旋糖酐、654-2、多巴胺[<10μg/（kg·min）]，输血、输液等，纠正酸中毒。

（5）糖皮质激素的应用：能减轻毒血症和组织细胞损伤，预防脏器衰竭，对出血、溶血、血管毒、心脏毒及伤肢水肿消退，预防溃疡扩大，止痛及帮助自愈都有较好疗效。采用短程、大剂量糖皮质激素，地塞米松每天40～100mg或甲泼尼龙1000～1500mg/d，分次静脉注射，1～2天。

（6）早期中毒危象：患者早期出现血压偏低、少尿、肾功能损害、血清钠降低。处理：①大量糖皮质激素：甲泼尼龙5～10mg/kg或地塞米松0.5～1mg/kg稀释后静脉推注，前者250mg或后者10mg每6小时静脉推注，维持2～3天。②654-2成人每次10～40mg，小儿每次1～2mg/kg，静脉推注15～30分钟，重复用2～3次，至皮肤转红、无出汗；也可以每分钟1mg速度维持滴注。③低分子右旋糖酐每天500～1000mL静脉滴注。

（7）防治急性肾衰竭：早期大量糖皮质激素治疗，及时纠正低血容量；早期用654-2协同利尿剂；控制进液量，必要时透析治疗；低分子右旋糖酐、碳酸氢钠减轻急性溶血和血红蛋白尿对肾脏的损害。

（8）防治感染：避免应用对肾有毒性的抗菌药物；常规注射破伤风抗毒素1500U预防破伤风。

（9）慢性溃疡的治疗：眼镜蛇、蝰蛇咬伤后，局部伤口可留下溃疡，难以愈合，需按外科原则治疗，进行清创，把腐肉清除，使健康肉芽生长。若皮肤坏死面积较广，待肉芽健康生长后予以植皮。

第八章

重症感染

第一节 感染的早期诊断与治疗

一、IDSA/ATS 成人 HAP 和 VAP 指南更新概要

相隔 11 年后，美国感染病学会（IDSA）和美国胸科学会（ATS）于 2016 年更新了成人医院获得性肺炎（HAP）和呼吸机相关性肺炎（VAP）诊治指南。相比 2005 年版指南，新指南进行了部分更新，本文概述如下。

（一）指南更新内容

1.定义

新指南显著的变化在于取消了医疗保健相关性肺炎（HCAP）的定义，并对 HAP 和 VAP 进行了区分定义。

2005 版指南中，考虑到部分非医院内获得，但与医疗保健系统存在密切接触的肺炎患者具备多药耐药（MDR）菌感染的高危因素，因此将此类患者归类定义为 HCAP，旨在提醒临床工作者重视此类患者 MDR 菌感染的风险和加强应对。但愈来愈多的证据显示，HCAP 患者并不一定具备 MDR 菌感染的高危因素。即使与医疗保健系统接触是 MDR 感染的一项高危因素，但它也不是唯一的决定因素，MDR 感染的风险主要取决于患者的其他特征。基于以上原因，新指南认为，不能单独以患者此前是否与医疗保健系统接触来判定患者是否有 MDR 感染的风险，因此不再对此部分患者进行单独的定义。

2.MDR 菌感染的高危因素

患者是否具有 MDR 菌感染的高风险，是 HAP/VAP 诊治中一系列临床问题的基础。对 2005 版指南中提出的 MDR 菌感染高危因素进行回顾分析后，新版指南对 MDR 菌感染的高危因素进行了调整和细化（表 8-1）。

表 8-1 MDR 菌感染的高危因素

MDR VAP 的高危因素
既往 90 天内静脉注射抗生素
VAP 时发生感染性休克

VAP 发病前发生急性呼吸窘迫综合征

VAP 发病前住院时间≥5 天

VAP 发病前有急性肾脏替代治疗

MDR HAP 的高危因素

　　既往 90 天内静脉注射抗生素

MRSA HAP/VAP 的高危因素

　　既往 90 天内静脉注射抗生素

MDR 假单胞菌属 HAP/VAP 的高危因素

　　既往 90 天内静脉注射抗生素

3.诊断方法

首先,新指南推荐使用非侵入性的下呼吸道分泌物采集方法和半定量细菌培养来进行 HAP/VAP 的病原学诊断。研究显示,侵入性下呼吸道分泌物采集方法(如纤支镜引导下支气管肺泡灌洗、保护性毛刷刷检)及细菌定量培养并不改善患者临床结局,但却增加了并发症风险和医疗资源消耗,因此不再推荐用于 HAP/VAP 的常规诊断。其次,生物标志物如降钙素原、可溶性髓样细胞触发受体、C-反应蛋白及量化评分工具——临床肺部感染评分在 HAP/VAP 诊治中的作用均未获得充分肯定,指南认为,相比单独使用临床标准,联合临床标准与生物标志物或量化评分工具并未显示出优势,因此建议单独使用临床标准决定是否开始抗感染治疗。

4.抗感染治疗

HAP/VAP 的抗感染治疗是本次指南着墨最多之处,指南开发者反复强调一方面要保证早期足够的抗生素覆盖,避免初始治疗失败,另一方面也需要避免不恰当的抗生素使用,避免抗生素的附加损害和增加耐药风险。为平衡这两方面的需求,新指南做出了如下更新:

(1)建议所有医院都建立和发布基于当地资料的病原谱和药敏数据,甚至可以具体到每一个 ICU。针对 HAP/VAP 的经验性抗感染治疗,需要以当地病原谱和药敏数据为依据。

(2)疑诊 HAP/VAP 患者的经验性抗感染治疗,需要覆盖葡萄球菌属、假单胞菌属和其他革兰阴性菌。其中必须经验性抗 MRSA 治疗的情况见表 8-2;必需联合两种具有抗假单胞菌活性抗生素的情况见表 8-3。其他情况下,可仅覆盖 MSSA 和使用一种具有抗假单胞菌活性的抗生素。

表 8-2　HAP/VAP 治疗中必需抗 MRSA 治疗的情况

既往 90 天内静脉注射抗生素

当地病原谱中,大于 10%～20% 的葡萄球菌属对甲氧西林耐药

当地 MRSA 的流行病学资料未知

高死亡风险的 HAP

MDR 感染风险的 VAP(见表 8-1)

表 8-3　HAP/VAP 治疗中需要联合两类抗生素抗假单胞菌治疗的情况

既往 90 天内静脉注射抗生素
有以下风险的 HAP
结构性肺病(如支气管扩张、囊性肺纤维化)
死亡高风险
有以下风险的 VAP
当地病原谱中,大于 10% 的革兰阴性菌株对单一抗生素耐药
当地病原谱和药敏数据未知
MDR 感染风险的 VAP(见表 8-1)

(3)具体到抗生素的选择上,新指南推荐万古霉素和利奈唑胺用于 HAP/VAP 的抗 MRSA 治疗。基于已有的证据,万古霉素和利奈唑胺的效果相当,而其他抗生素并没有显示出优于万古霉素和利奈唑胺的效果,并且害处可能甚于万古霉素或利奈唑胺。

对铜绿假单胞菌和产超广谱 β-内酰胺酶的革兰阴性菌,新指南总结证据后,未发现某一类抗生素优于其他种类,因此未特别推荐某一种类抗生素,建议根据药敏试验结果选择抗生素。鉴于氨基糖苷类抗生素的毒副作用和肺组织中的低药物浓度,指南不建议将氨基糖苷类抗生素用于抗铜绿假单胞菌的单药治疗。对于铜绿假单胞菌泛耐药情况严重的单位,建议常规进行黏菌素药敏试验。

对不动杆菌属,指南做出了如下建议:对碳青霉烯类或氨苄西林/舒巴坦敏感的菌株,可选择其中一种进行治疗;对仅对多黏菌素敏感的不动杆菌属,建议静脉使用多黏菌素,同时辅助吸入多黏菌素 E,不建议联合应用利福平。指南不推荐替加环素用于治疗不动杆菌属导致的 HAP/VAP。

对碳青霉烯类耐药的革兰阴性菌,如果仅对多黏菌素敏感,建议静脉使用多黏菌素,同时辅助吸入多黏菌素 E。

(4)药物剂量和给药方式方面,新指南建议抗生素剂量应基于药物的药代动力学/药效动力学数据,而不是完全依照生产厂家提供的处方信息。而对于只对氨基糖苷类和多黏菌素类抗生素敏感的革兰阴性菌造成的 VAP,指南建议联合静脉用药和吸入给药,以获得更好的临床效果。

(5)抗生素的疗程和降阶梯治疗,对于 HAP/VAP,新指南推荐 7 天短疗程抗感染治疗,及时降阶梯,不推荐固定抗生素处方直到停药为止。降钙素原可用于停止抗生素治疗时的辅助决策。

(二)对新指南的相关思考

新指南推出伊始,如何评价和应用指南,基于已有的研究结果和指南的推荐意见,有如下思考:

1.VAP 的有效预防措施和早期准确诊断手段仍然缺乏

指南引用数据显示 HAP/VAP 占到所有医院获得性感染的 22%,而 VAP 的归因病死率约为 13%,其危害不言而喻。对这类危害严重的疾病,早期准确诊断和积极防控是关键的干预措施。在此次指南更新中,可以看到,关于 HAP/VAP 的诊断,并未出现令人欣喜的进步。

病原微生物学诊断方面,侵入性检查和细菌定量培养未显示出优越性;而生物标志物和量化评分工具在 VAP 诊断中的作用同样未得到肯定,临床诊断标准仍是目前最可行的诊断方法。VAP 的预防方面,指南鉴于美国卫生与流行病学学会(SHEA)已于 2008 版及 2014 版指南中就 VAP 的预防给出了推荐意见,因此未再赘述。但这从另一方面说明,关于 VAP 的预防,目前未出现重要的新进展。而有效预防和早期准确诊断手段的缺乏,可能是导致 HAP/VAP 发病率和病死率居高不下的一个重要原因。

2.强化和巩固了抗生素使用的主要原则和观念

新指南的重点在于 HAP/VAP 的抗感染治疗,与 2005 版指南比较,关于抗生素使用的主要原则和观念并没有根本性改变,新指南基于循证医学证据,强化和巩固了 2005 版指南中已提出的部分观念,如早期经验性广谱覆盖、基于 MDR 菌感染高危因素、本地病原谱和药敏数据的抗生素合理选择,及时降阶梯和短疗程抗感染治疗等。指南中并未出现过多令人欣喜的内容,几类较新的抗生素如替加环素、达托霉素、特拉万星、奎奴普汀、达福普汀也未因显示出优于现有药物的效果而获得推荐。在一个细菌耐药率日趋高涨,而革命性抗生素产品匮乏的时代,抗感染领域这种老调重弹、略显沉闷的局面可能会成为一种常态。抗生素的使用将不可避免的由大开大阖的粗放使用转向个体化、精细化、滴定式的调整。因此,基于本地病原谱和药敏数据,患者自身高危因素,药代动力学/药效动力学监测和创新给药方式的抗生素的个体化使用可能会是未来的发展趋势。

3.缺乏高质量的循证医学证据

新指南的开发工具采用了推荐等级的评估、制定与评价系统(GRADE),这是一套科学收集、评价证据,并基于证据给出推荐意见的指南开发工具。新指南的开发基于 GRADE 系统,好的一面在于所有的推荐意见都有循证医学证据可依,但不好的一面则在于由于缺乏高质量的循证医学证据,导致本次指南中的多数建议均为弱推荐,证据等级非常低,仅有 6 条建议为强推荐,证据等级为中高质量。缺乏高质量的直接证据,使得临床工作者在执行指南的过程中不可避免的会产生犹疑。指南开发者也意识到了这些问题,因此多处推荐意见后都备注了未来的研究需求。由此,对于此次指南的更新,我们更应该将它作为对迄今为止 HAP/VAP 领域已有研究成果的阶段性总结,客观评价指南的推荐意见,结合本地实践和患者实际进行个体化的诊治方案决策。

综上所述,新指南的价值仍需接受临床实践的检验。指南的更新发布不是结束,而是又一个开始,HAP/VAP 领域内仍存在诸多亟待解决的临床问题,我们期待广大临床工作者能对指南的实践价值进行检验,也期待有更多高质量的循证医学研究为指南的进一步更新和发展提供新发现和新证据。

二、IDSA 念珠菌病诊治指南中与成人 ICU 相关的更新概要

念珠菌是真菌感染最常见的病原体,因其侵袭性生长方式,常引起各器官、深部组织间隙以及血流感染,危及生命,是医院感染的主要病原真菌之一。念珠菌血症中 ICU 患者为高发人群,占所有念珠菌血症患者的 33%～55%。

（一）抗真菌药物的新认识

随着药物化学与临床应用的进一步深入研究及观察,对抗真菌药物有更深层次的认识,得出如下结论:

(1)多烯类:接受两性霉素B治疗的患者有50％出现急性肾损伤,其中大多合并电解质消耗性肾小管酸中毒;脂质体具有相对较少的肾毒性,因此在泌尿系感染药物选择上,因脂质体肾排泄减少而避免选用;在输注安全性上,除两性霉素B胶质分散体,其余两种两性霉素B的脂质体剂型比两性霉素B单体具有更少的输液反应。但脂质体的临床疗效是否优于单体,目前仍需进一步探讨。

(2)在三唑类药物中,氟康唑具有最高的血脑屏障和玻璃体穿透力,可达到＞70％血清浓度;伏立康唑在脑脊液和玻璃体浓度＞50％的血清浓度;因伏立康唑不以活性形式在尿中排泄,不推荐用于尿道念珠菌病;伏立康唑特殊不良反应往往与药物浓度以及药物使用时间相关;因环糊精蓄积的问题,目前不建议在肌酐清除率＜50mL/min时使用伏立康唑静脉制剂,但近期一些回顾性研究示此类患者使用伏立康唑并未增加相关不良反应的发生。

(3)棘白菌素类药物作为绝大多数的念珠菌病的起始治疗明显改善患者生存;虽体外药敏中对近平滑念珠菌较其他念珠菌最低抑菌浓度(MIC)值升高,但无研究证实近平滑念珠菌临床疗效上棘白菌素类较其他抗真菌药物的劣势;同时近期报道出耐棘白菌素类药物的光滑念珠菌株。

(4)氟胞嘧啶对中枢神经系统和眼睛也具有高渗透性,使用中因存在浓度依赖性毒性,故可导致骨髓抑制和肝损害。

(5)此外,新指南明确提出需进行抗真菌药物浓度监测及明确的药物浓度范围伊曲康唑浓度1～5mg/L,伏立康唑谷浓度1～5.5mg/L,泊沙康唑:一些数据可支持特定浓度优化泊沙康唑的疗效,但具体血药浓度,仍需进一步探索,氟胞嘧啶:峰浓度＜100mg/L,以避免肝及骨髓毒性。

（二）念珠菌病的诊断

侵袭性念珠菌病(IC)早期诊断、早期合理的抗菌药物治疗是改善念珠菌病预后的关键;而念珠菌病的早期诊断非常困难,培养诊断方法依然为金标准,但培养获得阳性结果时间长,深部组织培养需要有创操作,且血培养采血量大,采血量与血培养阳性率之间的关系仍需进一步探讨。新指南提出非培养的诊断方法有:

1.抗原/抗体检测

在欧洲获得了比美国更大的认可,因血流速度快清除快使用有限。对免疫缺陷患者可靠性高,尤其在免疫缺陷或细胞介导的免疫缺陷患者结果较好(包括造血干细胞和实体移植患者)。因目前抗原抗体检测应用不广,在诊断和管理侵袭性念珠菌病方面的作用仍不清楚。

2.G实验检测

新指南认为G实验最大优势为缩短抗真菌起始治疗的时间,动态监测以判断预后。G试验早于培养,其水平的下降提示抗真菌治疗有效,但G实验阳性仅提示侵袭性真菌感染的可能,并非特指侵袭性念珠菌病,因此脓毒症患者全身抗真菌治疗中应积极进行G试验动态监测。

3.PCR 检测

已进入临床实践中帮助临床诊断,对念珠菌释放到血液或深部组织中的核酸成分或细胞成分的检测,可提高深部组织念珠菌感染的诊断率,明显缩短诊断和抗真菌起始治疗时间,在早期诊断上显现出其优势。但 PCR 临床使用时间短,临床应用证据不充分,缺乏标准化试剂、控制措施和多中心临床研究验证,真菌药物的使用对诊断是否有影响,对定植菌 PCR 数据少,灵敏度/特异度差异,假阳性或假阴性的存在,故目前 PCR 检测结果阳性仍不能确诊真菌感染。PCR 方法中还有 T2Candida,随机扩增多态性 DNA 分析等方法,需进一步临床验证。

此外,对于危重患者侵袭性真菌感染的早期诊断还可进行念珠菌定植指数及念珠菌评分、质谱分析技术的应用及侧流免疫分析等方法。

综上所述,培养诊断方法时间长,深部组织标本培养取材不易,G 试验可以早发现并可动态观察疗效,PCR 在诊断深部念珠菌感染中敏感度最高。因此根据患者具体情况,培养和非培养诊断方法相结合,熟悉不同诊断方法的优势和劣势,充分解读实验结果,有助于早期诊断和早期抗真菌治疗。

(三)念珠菌血症的预防和治疗

1.非粒细胞缺乏患者念珠菌血症治疗建议

(1)初始治疗方案:棘白菌素类药物已被认为除外中枢神经系统、眼内炎、尿路感染大多数侵袭性念珠菌病的优选药物。

(2)替代治疗方案:对非危重症且耐药性不大的患者,氟康唑可作为备选方案;对于其他抗真菌药物不耐受,耐药或无法获得其他药物时,可选用两性霉素 B 作为替代治疗。

(3)序贯治疗方案:①棘白菌素换氟康唑:临床症状稳定,目标菌对氟康唑敏感,初始治疗后血培养转阴,通常在 5～7 天内推荐棘白菌素类更换为氟康唑;目前有更多对棘白菌素降阶时间的研究,通过研究表明对氟康唑敏感的侵袭性白念珠菌感染,在棘白菌素治疗后 4 天,且有临床改善情况下降阶为氟康唑治疗后重症患者安全有效。②两性霉素 B 换氟康唑:病情稳定,抗真菌治疗后反复培养阴性,对氟康唑敏感,可在两性霉素 B 用药 5～7 天后换用氟康唑;氟康唑敏感株在临床稳定以及血培养转阴,可以考虑口服氟康唑序贯;伏立康唑用于克柔念珠菌血症的口服序贯治疗;序贯口服三唑类药物的时间点通常在 5～7 天内,需根据患者病情的转归进行个性化判断。

(4)疗程:治疗过程中,血培养每日或隔日进行,以明确念珠菌血症终止时间点,无明显播散性并发症,血中念珠菌被清除和临床症状消失后再治疗 2 周。

(5)光滑念珠菌感染的治疗:首选棘白菌素类药物,当分离株对氟康唑或伏立康唑敏感时,可调整为高剂量氟康唑或伏立康唑治疗。

(6)对前期使用棘白菌素类:所有血源性感染者,若临床分离株为光滑或近平滑念珠菌,积极进行唑类药物敏感性检测。所有非粒细胞减少念珠菌血症的患者均在诊断一周内进行眼科检查。

(7)中心静脉导管的处理:当中心静脉导管被认为是主要感染源,可安全拔出时尽早去除,仍需个体化处理。研究发现近平滑念珠菌感染患者尽早拔出导管明显改善预后。对于如何鉴别中心静脉来源或其他部位来源的念珠菌血症仍存在争议,不同抗真菌治疗方案下拔管与否仍不明确,目前没有前瞻性研究显示移除导管可作为优先选择,是否拔管仍存在争议,也缺乏拔管后再次置管的最佳时机推荐,综上关于中心静脉导管管理的争论需进一步临床验证,近期有研究表明抗生素浸渍中心静脉导管有助于预防血流感染的发生。

2.中性粒细胞减少性念珠菌血症患者的治疗

(1)初始治疗方案:首选棘白菌素类,次选方案为两性霉素 B 脂质体。

(2)替代方案:对非危重症和未使用过唑类药物患者备选治疗方案为高剂量氟康唑。

(3)序贯治疗方案:持续中性粒细胞减少但病情稳定、血流病原菌已清除、氟康唑敏感者可使用氟康唑降阶治疗,对伏立康唑敏感者且需覆盖曲霉菌的情况可行伏立康唑将接替治疗。

(4)对于克柔念珠菌感染,推荐选用棘白菌素类、两性霉素 B 脂质体或伏立康唑。

(5)对于近平滑念珠菌血症,新指南明确提出没有任何体内研究证实氟康唑对于近平滑念珠菌的疗效优于棘白菌素。因体外药敏试验棘白菌素对于近平滑念珠菌的 MIC 值高于其他念珠菌,故棘白菌素是否适用于近平滑念珠菌仍然存在争议。但是棘白菌素类药物对于近平滑的疗效(临床反应、微生物学反应)与其他类真菌药物并无明显的差异。

(6)疗程:无明显播散并发症,念珠菌从血液中被清除和临床症状缓解后开始计算,治疗疗程为至少 2 周。

(7)其他建议:中性粒细胞恢复后 1 周应行散瞳眼底检查。中心静脉导管是否拔出视个体情况决定,感染源较少来自中心静脉导管,主要来源于胃肠道。对持续菌血症患者,预计发生长期粒细胞减少,可输注粒细胞集落刺激因子。

综上所述,对中性粒细胞减少和非中心粒细胞减少患者念珠菌血症发生时,棘白菌素类药物为首选治疗方案。只有当血流动力学稳定,无唑类暴露史,且没有如老年、恶性肿瘤、糖尿病等光滑念珠菌感染高危因素时,氟康唑才能作为替代治疗选择。关于近平滑念珠菌血症任何推荐氟康唑为首选的建议均是基于理论上的考虑,而不是临床研究依据,目前没有临床研究证明氟康唑在近平滑念珠菌的疗效优效于棘白菌素类药物。

(四)对于 ICU 非粒细胞缺乏患者可疑侵袭性念珠菌感染的经验治疗

对具有感染侵袭性念珠菌病高风险和不明原因发热的重症患者,应结合临床危险因素、侵袭性念珠菌病指标物和(或)无菌部位的培养结果等情形,积极进行及时评估和经验性抗真菌治疗。对于具有上述危险因素且存在感染性休克临床症状的患者,应尽早启用经验性抗真菌治疗。

1.药物选择

首选棘白菌素类;没有唑类暴露和唑类耐药患者的替代治疗为氟康唑;对其他抗真菌治疗无效或不耐受者选择替代治疗为两性霉素 B。

2.疗程

病情好转但疑似侵袭性念珠菌病者,推荐经验性治疗的疗程为 2 周,与念珠菌血症的疗程相同。

3.终止条件

经验治疗 4～5 天,临床无改善,侵袭性念珠菌诊断证据不足,且具有较高阴性预测值非培养诊断的患者。

ICU 中对于高度疑似真菌感染的患者,采取早期真菌感染监测和及时的经验性抗真菌治疗,可减少念珠菌相关的死亡率和医疗成本。但有学者在法国 19 个医院进行多中心双盲安慰剂对照研究,通过对 260 例非中性粒细胞缺乏、非移植、合并多重念珠菌定植、多器官功能衰竭、广谱抗菌药物治疗的 ICU 获得性脓毒症重危患者,与安慰剂组对照,米卡芬净经验性治疗(100mg,每日 1 次,14 天),观察 28 天生存期中有无侵袭性真菌感染,结果表明米卡芬净组并没有降低侵袭性真菌感染的发生率。

(五)ICU 是否应该采用侵袭性念珠菌感染的预防?

预防治疗的适应证:侵袭性念珠菌发病率>5%的医疗机构中成人 ICU 中的高危患者以及在侵袭性念珠菌病发生率>10%的医疗机构中且出生体重低于 1000g 的新生儿患者,可建议使用氟康唑预防,棘白菌素可替代。每天氯己定擦浴可降低血流感染包括念珠菌血症的发生。

对于器官移植患者、化疗引起的粒细胞缺乏期、干细胞移植粒细胞缺乏期患者无明显推荐。但是有学者在新生儿 ICU(NICU)使用氟康唑预防组 264 例,非预防组包括 159 名婴儿进行多中心前瞻性队列研究,结论:超低体重新生儿使用氟康唑预防并不能有效降低侵袭性真菌感染。

(六)特殊部位念珠菌感染的治疗

1.腹腔念珠菌病的治疗

有腹腔感染的临床表现,具侵袭性念珠菌感染的高危因素,积极控制感染源的同时可经验性抗真菌治疗。抗真菌方案同念珠菌血症,疗程取决于原发灶是否控制以及临床治疗的反应。

腹腔念珠菌病的危险因素包括反复的腹部开放手术或腹腔镜手术、胃肠吻合口瘘尤其上消化道瘘、念珠菌多部位定植、反复消化道穿孔和(或)穿孔在 24 小时内未处理、合并急性肾衰竭、中心静脉置管、全胃肠外营养、入住 ICU、严重脓毒症、糖尿病、免疫抑制及长期广谱抗生素使用者。

有学者对于腹腔念珠菌病进行早期经验性抗真菌治疗明显改善腹腔念珠菌感染的预后,有学者通过探讨腹腔真菌感染患者的临床治疗特点及预后的关系,得出轻型腹腔真菌感染患者因抗真菌治疗滞后而显著影响预后。

2.血管内念珠菌感染的治疗

念珠菌心内膜炎、心脏植入装置念珠菌感染及化脓性血栓静脉炎的初始治疗方案为大剂量棘白菌素(卡泊芬净 150mg,米卡芬净 150mg,阿尼芬净 200mg),降阶替代方案明确提出对氟康唑耐药但对伏立康唑和泊沙康唑敏感的,口服伏立康唑或泊沙康唑。其余同 2009 年版。

3.念珠菌尿路感染的治疗

(1)无症状尿路念珠菌感染,行泌尿系手术的患者应在手术前后数日内予以氟康唑口服,剂量调整为 400mg/d(6mg/kg)。

（2）有症状尿路念珠菌感染：①肾盂肾炎的治疗：对氟康唑耐药的光滑念珠菌，推荐两性霉素 B 去氧胆酸盐每日剂量调整为 0.3～0.6mg/kg，治疗疗程调整为 1～7 天。克柔念珠菌治疗推荐两性霉素 B 去氧胆酸盐 0.3～0.6mg/(kg·d)治疗 1～7 天。特别提出解除尿路梗阻，移除或替换内置导管或支架的重要性。②真菌球的治疗：治疗和干预手段与 2009 版指南基本相同，提出肾盂造瘘管者推荐两性霉素 B 去氧胆酸盐（25～50mg 溶于 200～500mL 无菌注射用水）经肾盂造瘘管冲洗。③膀胱念珠菌炎同 2009 版。

经分析确定了尿路感染两个独立相关的危险因素是留置尿管时间和女性。因此在临床治疗过程中，尽早计划性拔除尿管，是防止尿路念珠菌感染的基础。

4.其余部分

呼吸道及中枢神经系统念珠菌感染的治疗与 2009 版指南基本相同。

2016 IDSA 念珠菌指南充分收集并分析近年来的大量临床研究及循证学依据，带来了抗真菌药物诊断以及治疗上的新认识，在念珠菌感染的预防及治疗方面做出了更为新颖、完善的推荐，为念珠菌感染的临床诊疗措施提供了更为详细的借鉴和指导，为下一步念珠菌的相关研究指明了新的方向。

第二节　脓毒症

一、概念

脓毒症（sepsis）是常见的临床综合征，尽管研究不断深入以及临床医生对脓毒症病理生理认识不断深入，但其发病率呈逐年上升，且病死率居高不下，从而逐步孕育了其新定义的产生。新定义将脓毒症描述为机体对感染反应失调所致的危及生命的器官功能障碍，并给出了相应的诊断标准。然而，自从 Sepsis 3.0 公布以来，引起了广泛的争议与讨论，新定义的效果仍然需要进一步的研究来证实。

（一）脓毒症定义的变迁

脓毒症的描述可追溯到 2000 多年前希波克拉底时代，然而直到 1992 年才有公认的定义。脓毒症是机体对感染的全身性炎症反应（SIRS），并将感染加 SIRS 作为脓毒症的诊断标准，即 Sepsis 1.0。然而，后期发现除了 SIRS 外，机体同时也会启动另一套反应即代偿性抗炎症反应综合征（CARS）。随着研究进一步深入，脓毒症的病理生理改变也被认识的更深刻。当病原体侵入机体后，机体针对病原体相关分子模式（PAMP）和损伤相关的分子模式（DAMP）产生一系列局部或全身的免疫反应，当反应失调时引起细胞及器官的损伤。显而易见，之前的定义已经不能反映脓毒症的病理生理改变，需要一个新的定义来进行更加全面的阐述。

以 SIRS 作为脓毒症的诊断标准缺乏特异性。在 Sepsis1.0 颁布后，就有学者提出 SIRS 的标准过于敏感，且不能帮助临床医生理解脓毒症的病理生理改变。近期研究发现接近一半的患者在住院过程中符合 SIRS 标准，并且随着住院时间的延长，其符合 SIRS 标准的比例逐渐升高。而约有 90% 的 ICU 患者在住院过程中的某个时间点符合 SIRS 标准。与之相反，部分脓毒症患者却并不符合 SIRS 标准。有学者回顾了澳大利亚、新西兰 172 个 ICU 在过去 14 年的 109663 例感染合并器官功能障碍患者,发现约 1/8 脓毒症患者未满足 SIRS 标准。在 SIRS 基础上形成的脓毒症诊断标准使其诊断的异质性很大。有学者针对 94 名医生进行调查,这些医生中 88% 是重症医学专科医师,平均工作年限为 8 年,绝大多数医生均认为自己非常明确如何诊断脓毒症。当他们诊断同一个病例时,约 50% 医生判断为脓毒症时另外一半医生则认为不是,即使在诊断患者为脓毒症的医生中间,其脓毒症的严重程度的判断也极不一致。诊断标准的不统一可能也是各个关于脓毒症流行病学研究结果存在巨大差异的原因。

上述的各种原因促进了对脓毒症定义及诊断标准的改变。2001 年对 Sepsis 1.0 进行修订,提出了包括感染或可疑感染、炎症反应、器官功能障碍、血流动力学或组织灌注指标的诊断标准,即 Sepsis 2.0,但由于过于复杂,未被广泛应用于临床。在对于脓毒症病理生理深入理解的基础上,通过对 148907 名感染患者的资料进行分析,分别评价 SOFA,SIRS,LODS 和 qSOFA(quick SOFA)等评分系统对死亡的预测能力,得出脓毒症的最新定义及诊断标准,即 Sepsis 3.0。新定义将脓毒症描述为机体对感染反应失调所致的危及生命的器官功能障碍,其诊断标准为感染或可疑感染合并 SOFA 评分在基础值上增加≥2 分。而脓毒性休克则被定义为脓毒症的一个亚型,主要表现为循环、细胞及代谢的异常,病死率进一步增高。其诊断标准为脓毒症时在充分的液体复苏后,平均动脉压仍然需要升压药维持在 65mmHg 或以上,同时合并血乳酸水平>2mmol/L。值得注意的是,SOFA 评分对于预测 ICU 患者预后的准确性高于 SIRS 和 qSOFA,而对非 ICU 患者预后的预测,qSOFA 的准确性更高。

(二)辩证地看待 Sepsis 3.0

新定义强调了机体对感染的反应失调,更能够体现脓毒症的病理生理过程。同时将脓毒症定义为机体反应失调引起的可能危及生命的器官功能障碍,从该层面上说,目前的脓毒症的严重程度相当于过去 Sepsis 1.0 和 2.0 中的严重脓毒症。从诊断标准上说,将 SOFA 反应器官功能障碍的指标纳入进来,同定义相互呼应。然而,Sepsis 3.0 颁布后,引起了学术界广泛的讨论。我们在看到 Sepsis 3.0 优势的同时,也需要关注其可能存在的不足。

1.Sepsis 3.0 的优势

新定义更利于诊断标准的统一。Sepsis 3.0 诊断标准基于客观大数据分析所得到的结果,具有更强的说服力。运用 SOFA 及 qSOFA 标准使得诊断特异性将明显提高,从而使得诊断的一致性得到提高。为临床医生提供一个相对统一的诊断标准,有利于减少后期脓毒症流行病学及干预性研究的异质性。

新定义可能将改变临床医生的诊疗思维。既往是先认为患者存在感染或可疑感染,在此基础上,如果患者合并 SIRS,则考虑脓毒症,然后启动治疗。因此考虑患者存在感染是诊断脓毒症的前提。采用新定义后,由于其特异性明显增高,一旦患者符合 SOFA 或 qSOFA 标准,则反过来考虑患者是否存在感染,从而筛查患者是否为脓毒症。在这种思维的帮助下,对于那些并非因感染住院的患者,可能有助于临床医生早期识别患者是否发生了脓毒症,尤其是针对那些对脓毒症不甚了解的医生。

qSOFA 的标准容易记忆,同样有助于临床医生早期识别并进行早期干预。与 SIRS 相比,其包含的呼吸频率、收缩压和意识改变三项指标都不需要做血液检查,临床医生在床旁就能迅速得到 qSOFA 评分。因此,临床上可以非常简便的使用 qSOFA 进行脓毒症的筛查,一旦感染或可疑感染的患者符合 qSOFA≥2 分,将促使医生进一步评价器官功能,明确 SOFA 评分是否符合脓毒症诊断标准,从而更加迅速地判断患者是否为脓毒症,有助于早期干预。

由此可见,Sepsis 3.0 可以更好地反映其病理生理改变,其诊断标准基于客观的数据分析结果,具有较强的说服力。此外,qSOFA 标准简单且容易记忆,有助于临床医生更早的识别一些特定患者是否应该诊断为脓毒症,从而进行早期干预。

2.Sepsis 3.0 可能存在的问题

尽管 Sepsis 3.0 具有一定优势,但很多学者在肯定其优势的同时也提出了他们的担忧。在 Sepsis 3.0 颁布后,Simpson 很快就在 CHEST 杂志上提出了相反的观点。Abraham 也在关于新定义的述评同样指出了 Sepsis 3.0 的局限性,并且指出仍然需要不断的评估该定义的作用,并进行更深入的研究证实。

新定义可能会延误脓毒症患者的诊治。新定义中表明脓毒症是需要存在危及生命的器官功能障碍。然而,如果非要等到患者出现器官功能障碍时给予干预,将会大大延缓脓毒症的治疗。针对患者的具体情况进行早期识别,早期处理,预防器官功能障碍的发生,实现器官功能损伤的零容忍,是临床医生的目标与要求。与 SIRS 相比,尽管新的诊断标准的特异性增高,但同时其敏感性明显下降,可能造成部分脓毒症患者被遗漏。按照新定义的诊断标准,必须满足 SOFA 评分在基础上增加≥2 分或 qSOFA≥2 分,一些脓毒症患者未必满足上述标准。比如有些感染患者,呼吸循环尚能维持,肝肾功能亦未见明显异常,但乳酸明显升高,可能会迅速进展成脓毒性休克,而按照新诊断标准则可能被遗漏,从而延误患者的治疗。

新定义摒弃了 SIRS 标准可能是错误的。事实上,SIRS 本身就是机体对感染的一种反应,不应该在感染诊断中被去除。此外,SIRS 的敏感性很高,作为脓毒症的筛查工具来讲,可以帮助临床医生更早的发现脓毒症,同时也能判断患者疾病的严重程度,并预测患者的预后。鉴于很多脓毒症患者比如感染导致低氧血症,急性肾功能损伤的患者,可能并不符合 qSOFA 标准,而 SIRS 在这里可能起到重要的筛查作用,因此,qSOFA 还不能在临床上代替 SIRS。

新定义中脓毒性休克的诊断标准可能不够准确。在 Sepsis 3.0 中,通过比较各种诊断标准的组合,从而取病死率最高的组合即在液体复苏后平均动脉压需要通过血管活性药物维持≥65mmHg 且乳酸水平≥2mmol/L 作为脓毒性休克的诊断标准。然而,采用病死率最高的指标意味着其诊断较为严格,部分感染性休克患者会不满足该诊断指标。诚然,我们在临床上可以发现有的脓毒性休克患者乳酸水平低于 2mmol/L,也能发现平均动脉压不需要血管活性药物就能维持在 65mmHg 以上的脓毒性休克患者。以得到脓毒性休克诊断标准的研究为例,研究通过 SSC 数据库中的 18840 例脓毒症患者进行分析,按照新的诊断标准,其中 8520 (45.2%)例患者诊断为脓毒性休克,其病死率为 42.3%。剩下的 10320 例患者未满足脓毒性休克的诊断标准,其中 2442(23.7%)例患者死亡,占所有患者的 13%。也就是说,按照目前的诊断标准,至少有 13% 的患者可能会被遗漏,这与使用 SIRS 标准诊断脓毒症可能遗漏掉 1/8 患者相似。

新定义预测患者的预后仍然不够准确。尽管 Sepsis 3.0 是基于大数据分析,根据各种评分对病死率的预测准确性来确定的诊断标准。然而，该标准仍然不适用于所有的脓毒症患者。如一个 50 岁肺炎患者，神志清楚，其呼吸频率 24 次/分，血压 96/65mmHg，尿素氮 15mg/dL，其 qSOFA 为 2 分，预测病死率为 10% 左右。但是同样的患者按照肺炎 CURB65 评分预测的话，其病死率仅为 0.6%。近期一项针对急诊或普通病房可疑感染的患者进行分析，结果发现早期预警指数可以较 qSOFA 更好的预测病死率，提示 qSOFA 仍然不能替代其他方法来准确的预测脓毒症患者的预后。

此外，SOFA 评分较为复杂，并未普遍开展，尤其是在非 ICU 科室；qSOFA 同样在很多其他疾病比如心源性休克、大量失血、急性肺栓塞等情况出现，一味强调 qSOFA 对于脓毒症的重要性可能会导致临床医生忽略其他疾病的存在；Sepsis 3.0 的结果来自于发达国家的数据库，可能并不适用于发展中国家的人群；在目前的诊断标准进行的临床研究，将不能与之前的研究结果进行对比，从而在一定程度上阻碍脓毒症研究的进展。上述理由都提示目前的诊断标准仍然存在一定的问题，其有效性仍然需要进一步的研究去证实。

Sepsis 3.0 能够更好地反映其病理生理改变，从而使得临床医生对脓毒症有一个相对统一的认识。然而，Sepsis 3.0 在某种程度上可能会延误患者的诊疗，会遗漏部分患者的诊断，目前的标准可能并不适合所有患者。因此，在临床上我们仍然需要结合患者的具体情况，辩证的运用新的诊断标准。Sepsis 3.0 的积极效应以及在哪些人群中可以发挥更好的作用，仍然需要后期进一步的研究来证实。

二、解读 SSC 脓毒症和感染性休克指南

（一）初始复苏

（1）脓毒症和感染性休克是医疗急症，推荐立即开始治疗和复苏（BPS）。

（2）推荐对脓毒症诱导的低灌注进行复苏时，头 3 小时内至少静脉输注晶体液 30mL/kg（强推荐意见、低质量证据）。

（3）推荐初始液体复苏后的进一步输液，以反复的血流动力学状态再评估为指导（BPS）。

注：再评估包括全面的临床检查和生理参数（心率、血压、动脉氧饱和度、呼吸频率、体温、尿量及其他）及其他能获得的无创或有创性监测指标。

（4）若临床检查不能明确诊断休克类型，推荐做进一步的血流动力学评估（如评估心功能）（BPS）。

（5）建议尽量采用所能获得的动态而非静态指标，预测输液反应性（弱推荐意见、低质量证据）。

（6）感染性休克患者需用缩血管药时，推荐初始平均动脉压目标为 65mmHg（强推荐意见、中等质量证据）。

（7）对有乳酸升高为组织低灌注标志的患者，建议以乳酸正常化为目标指导复苏（弱推荐意见、低质量证据）。

译者注：不再提及在前几版指南中占据显要地位的早期目标指向性治疗（EGDT）。

（二）脓毒症筛查与处理的行为改进

推荐医院及卫生管理系统制定脓毒症处理的行为改进计划，包括对急性高危患者进行脓

毒症筛查(BPS)。

(三)诊断

只要不明显延迟抗菌药物启用,推荐对疑似脓毒症或感染性休克的患者应用抗菌药物治疗前,常规留取合适的微生物培养(包括血)标本(BPS)。

原文注:恰当的常规微生物培养必须包括至少2套血培养(血氧菌和厌氧菌)标本。

(四)抗菌药物

(1)推荐在识别脓毒症和感染性休克后,均应尽快在1小时内开始静脉应用抗菌药物(均为强推荐意见、中等质量证据)。

(2)推荐对表现为脓毒症或感染性休克的患者,用一种或多种抗菌药物进行经验性广谱治疗,以便覆盖所有可能的致病微生物(包括细菌及可能的真菌或病毒)(强推荐意见、中等质量证据)。

(3)一旦鉴定出致病微生物、确立了抗菌药物敏感性和(或)已有充分临床改善,推荐将经验性治疗改为窄谱治疗(BPS)。

(4)对非感染来源的严重炎症状态(如重症胰腺炎、烧伤),不推荐持续应用全身性抗菌药物预防感染(BPS)。

(5)推荐对脓毒症或感染性休克患者,依据公认的 PK/PD 原理和所用药物的特性,优化剂量和给药策略(BPS)。

(6)对感染性休克初始处理时,建议针对最可能的细菌病原体采用经验性联合治疗(应用至少2种不同类型的抗微生物药物)(弱推荐意见,低质量证据)。

(7)对多数其他严重感染(包括无休克的菌血症和脓毒症)持续治疗时,不建议常规采用联合治疗(弱推荐意见、低质量证据)。

原文注:不排除为获得更广抗菌活性谱而采用多药治疗。

(8)对中性粒细胞减少的脓毒症/菌血症患者,不推荐常规采用联合治疗(强推荐意见、中等质量证据)。

原文注:不排除为获得更广抗菌活性谱而采用多药治疗。

(9)对初始采用联合治疗的感染性休克患者,若数日内有临床改善和(或)感染消除的证据,推荐降阶梯终止联合治疗。此项建议对目标性(培养阳性的感染)和经验性(培养阴性的感染)联合治疗均适用(BPS)。

(10)建议对脓毒症和感染性休克相关的最严重病情,7~10 天的抗菌药物疗程即已足够(弱推荐意见、低质量证据)。

(11)建议以下患者适于较长疗程:临床反应缓慢、感染病灶无法引流、金黄色葡萄球菌菌血症、某些真菌和病毒感染或有免疫缺陷(包括中性粒细胞减少症)者(弱推荐意见、低质量证据)。

(12)建议某些患者适于更短疗程,尤其是腹腔或尿道脓毒症、有效控制感染源后临床表现有迅速缓解以及非解剖复杂性肾盂肾炎的患者(弱推荐意见、低质量证据)。

(13)推荐对脓毒症和感染性休克患者每日评估有无抗菌药物治疗降阶梯的可能(BPS)。

(14)建议测定降钙素原水平用以指导缩短抗菌药物疗程(弱推荐意见、低质量证据)。

(15)对最初怀疑感染而随后临床证据不足的患者,建议以降钙素原水平指导经验性抗生素的停药(弱推荐意见、低质量证据)。

译者注:指南就关于抗菌药物治疗的几个重要术语进行了定义:①经验性治疗:在缺乏确切微生物学病原菌鉴定结果时进行的初始治疗。②靶向性/确定性治疗:以特定病原菌(通常在有微生物学鉴定结果后)为靶目标的治疗。③广谱治疗:以扩大抗菌谱增加针对潜在致病菌覆盖概率而采用的单药或多药治疗。④多药治疗:应用多个抗菌药物的治疗,目的有二:提供广谱覆盖用于经验性治疗或针对某特定病原菌提高病原菌清除,即联合治疗。⑤联合治疗:以提高病原菌清除为目的而针对某特定病原菌使用多个抗生素(注意此定义不包括以扩大抗菌谱为目的的多药治疗)。

(五)感染源控制

(1)推荐对脓毒症或感染性休克患者,应尽快确定或排除需紧急控制的感染源解剖诊断;只要在医疗和操作上可行,应在明确诊断后尽快实施必要的感染源控制措施(BPS)。

(2)若血管内通路设备是脓毒症或感染性休克的可能原因,应在建立新的通路后及时去除(BPS)。

(六)液体治疗

(1)当血流动力学持续改善需决定是否继续输液时,推荐先进行容量负荷试验(BPS)。

(2)对脓毒症和感染性休克患者初始复苏及后续血容量补充时,推荐均以晶体液作为首选(强推荐意见、中等质量证据)。

(3)建议平衡晶体液或生理盐水均可用于脓毒症或感染性休克患者的液体复苏(弱推荐意见、低质量证据)。

(4)脓毒症和感染性休克患者初始复苏及后续血容量补充需大量晶体液输注时,建议加用白蛋白(弱推荐意见、低质量证据)。

(5)不推荐将羟乙基淀粉用于脓毒症或感染性体克患者的血容量补充(强推荐意见、高质量证据)。

(6)建议对脓毒症或感染性休克患者复苏时应用晶体液而非明胶类制剂(弱推荐意见、低质量证据)。

(七)血管活性药

(1)推荐以去甲肾上腺素作为缩血管药的首选(强推荐、中等证据)。

(2)建议为达到目标 MAP,可在用去甲肾上腺素时加用血管加压素(最大剂量 0.03U/min)(弱推荐意见、中等质量证据)或肾上腺素(弱推荐意见、低质量证据);或加用血管加压素(最大剂量 0.03U/min)(弱推荐意见、中等质量证据)以减少去甲肾上腺素剂量。

(3)建议仅对小部分患者(如快速性心律失常风险小、有绝对性或相对性心动过缓者),以多巴胺作为缩血管药代替去甲肾上腺素(弱推荐意见、低质量证据)。

(4)建议不用低剂量多巴胺进行肾脏保护(强推荐意见,高质量证据)。

(5)建议对充分液体负荷和缩血管药应用后仍有持续低灌注证据的患者,应用多巴酚丁胺

（微推荐意见、低质量证据）。

注：若启用多巴酚丁胺，应依据能反映组织灌注的终点指标滴定剂量；发生血压进一步降低或心律失常加重时应减量或停用。

（6）建议对所有需用缩血管药的患者，有条件时放置动脉导管直接测量血压（弱推荐意见、极低质量证据）。

（八）皮质醇激素

对充分液体复苏和缩血管药治疗能够恢复血流动力学稳定的感染性休克患者，不建议应用氢化可的松治疗。若不能达到血流动力学稳定，建议静脉应用氢化可的松每日200mg（弱推荐意见、低质量证据）。

（九）血液制品

（1）若无心肌缺血、严重低氧血症或急性出血等输血可能减轻损害的病情，推荐成人血红蛋白浓度降至＜7.0g/dL时才输注RBC（强推荐意见、高质量证据）。

（2）不推荐应用促红细胞生成素治疗脓毒症相关性贫血（强推荐意见、中等质量证据）。

（3）若无出血或计划进行有创性操作，不建议使用新鲜冰冻血浆纠正凝血指标异常（弱推荐意见、极低证据质量）。

（4）建议对以下患者预防性输注血小板：无明显出血但血小板计数＜10000/mm³（10×10⁹/L）或有出血高风险且血小板计数＜20000/mm³（20×10⁹/L）。存在活动性出血或进行手术及有创性操作时，应输注血小板达到更高水平[≥50000/mm³（50×10⁹/L）]（弱推荐意见、极低证据质量）。

（十）免疫球蛋白

不建议对脓毒症或感染性休克患者静脉应用免疫球蛋白（微推荐意见、低质量证据）。

（十一）血液净化

关于血液净化技术无推荐意见。

（十二）抗凝剂

（1）不推荐应用抗凝血酶治疗脓毒症和感染性休克（强推荐意见、中等质量证据）。

（2）关于血栓调节蛋白或肝素用于治疗脓毒症或感染性休克，无推荐意见。

（十三）机械通气

（1）推荐脓毒症所诱导的ARDS成人患者，目标潮气量为6mL/kg（预计体重）而非12mL/kg（强推荐意见、高质量证据）。

（2）推荐对脓毒症所诱导的严重ARDS成人患者，平台压的上限为30cmH₂O而非更高（强推荐意见、中等质量证据）。

（3）建议对脓毒症所致中-重度ARDS的成人患者，采用较高PEEP而非低PEEP（弱推荐意见、中等质量证据）。

（4）建议对脓毒症所致严重ARDS的成人患者实施肺复张（弱推荐意见、中等质量证据）。

（5）对脓毒症所致ARDS而PaO₂/FiO₂＜150的成人患者，推荐采用俯卧位而非仰卧位

（强推荐意见、中等质量证据）。

（6）不推荐高频振荡通气（HFOV）用于脓毒症所诱导 ARDS 成人患者（强推荐意见、中等质量证据）。

（7）关于无创性通气用于治疗脓毒症所致 ARDS 无推荐意见。

（8）对脓毒症所致 ARDS 而 $PaO_2/FiO_2 < 150mmHg$ 的成人患者，建议使用神经肌肉阻滞剂（≤48 小时）（弱推荐意见、中等质量证据）。

（9）若无组织低灌注表现，推荐对已确立的脓毒症所致 ARDS 患者采取保守性输液策略（强推荐意见、中等质量证据）。

（10）若无支气管痉挛，不推荐对脓毒症所致 ARDS 患者使用 β 受体激动剂治疗（强推荐意见、中等质量证据）。

（11）不推荐对脓毒症所致 ARDS 患者常规放置肺动脉导管（强推荐意见、高质量证据）。

（12）对于非 ARDS 的脓毒症所致呼吸衰竭成人患者，推荐采用较低潮气量而非高潮气量（弱推荐意见、低质量证据）。

（13）推荐对机械通气的脓毒症患者维持床头抬高 30°～45°，以降低反流误吸风险和预防呼吸机相关性肺炎（强推荐意见、低质量证据）。

（14）对机械通气的脓毒症患者准备撤机时，推荐进行自主呼吸试验（强推荐意见、高质量证据）

（15）推荐对脓毒症所诱导呼吸衰竭的机械通气患者，在可耐受脱机时应用脱机流程（强推荐意见、中等质量证据）。

（十四）镇静与镇痛

推荐对机械通气的脓毒症患者以特定滴定终点为目标，实施最小化的连续或间断镇静（BPS）。

（十五）血糖控制

（1）推荐对 ICU 的脓毒症患者实施流程化的血糖管理，当连续 2 次血糖水平＞180mg/dL 时启动胰岛素输注，上限目标为血糖≤180mg/dL 而非≤110mg/dL（强推荐意见、高质量证据）。

（2）推荐对接受胰岛素输注的患者每 1～2 小时监测血糖 1 次，待血糖值和胰岛素输注速率稳定后改为每 4 小时 1 次（BPS）。

（3）推荐审慎解读毛细血管血标本床旁检测结果，因该检测可能无法精确反映动脉血或血浆的血糖值（BPS）。

（4）对有动脉置管的患者，建议采用动脉血而非毛细血管血进行床旁血糖检测（弱推荐意见、低质量证据）。

（十六）肾脏替代治疗

（1）建议连续或间断性肾脏替代治疗（RRT）均可用于脓毒症和急性肾损伤患者（弱推荐意见、中等质量证据）。

（2）建议对血流动力学不稳定的脓毒症患者，采用连续性 RRT 以方便液体平衡管理（弱推荐意见、极低质量证据)。

(3)不建议 RRT 用于仅有肌酐升高和少尿.而无其他明确透析指征的脓毒症和急性肾损伤患者(弱推荐意见、低质量证据)。

(十七)碳酸氢钠治疗

对低灌注所致乳酸酸血症而 pH≥7.15 的患者,不建议为改善血流动力学或减少缩血管药需求而采用碳酸氢钠治疗(弱推荐意见、中等证据治疗)。

(十八)预防静脉血栓形成

(1)若无禁忌,推荐使用药物(普通肝素或低分子肝素)预防静脉血栓形成(VTE)(强推荐意见、中等质量证据)。

(2)若对低分子肝素无禁忌,推荐使用低分子肝素而非普通肝素预防 VTE(强推荐意见、中等质量证据)。

(3)建议只要有可能均联合采用药物性和机械性措施预防 VTE(弱推荐意见、低质量证据)。

(4)若对药物性预防有禁忌,建议采用机械性措施预防 VTE(弱推荐意见、低证据质量)。

(十九)预防应激性溃疡

(1)对有胃肠道出血风险因子的脓毒症或感染性休克患者,推荐进行应激性溃疡的预防(强推荐意见、低质量证据)。

(2)若有应激性溃疡预防指征,建议使用质子泵抑制剂或 H_2 受体拮抗剂(弱推荐意见、低质量证据)。

(3)不推荐对无胃肠道出血风险因子的患者进行应激性溃疡预防(BPS)。

(二十)营养

(1)对能够肠内喂养的脓毒症或感染性休克重症患者,不推荐早期单独肠外营养或肠外联合肠内营养(而是启动早期肠内营养)(强推荐意见、中等质量证据)。

(2)对无法实施早期肠内喂养的脓毒症或感染性休克患者,不推荐头 7 天内单独或与肠内喂养联合给予肠外营养(除非是先启动葡萄糖静脉输注进而在可耐受时给予肠内喂养)(强推荐意见、中等质量证据)。

(3)对可以给予肠内喂养的脓毒症或感染性休克重症患者,建议早期启动肠内喂养,而非完全禁食或仅给予静脉葡萄糖输注(弱推荐意见、低质量证据)。

(4)对脓毒症或感染性休克重症患者,建议早期实施滋养性/低热卡肠内喂养或全量肠内喂养;若以滋养性/低热卡肠内喂养为初始策略,应依据患者耐受性逐渐增加喂养量(弱推荐意见、中等质量证据)。

(5)对于脓毒症或感染性休克的重症患者,不推荐使用 ω-3 脂肪酸作为免疫添加剂(强推荐意见、低质量证据)。

(6)不建议对脓毒症或感染性休克患者常规监测胃残留量(GRV)(弱推荐意见、低质量证据);但对喂养不耐受或被认为存在反流误吸高风险的患者,建议测量 GRV(弱推荐意见、极低质量证据)。

原文注:此推荐意见特指非手术的脓毒症或感染性休克重症患者。

(7)对脓毒症或感染性休克喂养不耐受的重症患者,建议使用胃肠动力药(弱推荐意见、低质量证据)。

(8)对喂养不耐受或被认为有反流误吸高风险的脓毒症或感染性休克重症患者,建议放置幽门后喂养管(弱推荐意见、低质量证据)。

(9)不推荐静脉应用硒制剂治疗脓毒症或感染性休克(强推荐意见、中等质量证据)。

(10)不建议应用精氨酸治疗脓毒症和感染性休克(弱推荐意见、低质量证据)。

(11)不推荐应用谷氨酰胺治疗脓毒症和感染性休克(强推荐意见、中等质量证据)。

(12)关于肉毒碱用于脓毒症和感染性休克无推荐意见。

(二十一)制定处理目标

(1)推荐与患者及家属共同讨论处理目标和预后(BPS)。

(2)推荐将处理目标整合到治疗和临终关怀计划中,合适的时候采用姑息治疗原则(强推荐意见、中等质量证据)。

(3)建议尽早确立处理目标,不应晚于入住 ICU 72 小时(弱推荐意见、低质量证据)。

三、脓毒症免疫功能监测及临床意义

脓毒症是由感染引起宿主反应失调造成的危及生命的器官功能损伤的一类临床综合征,免疫功能障碍在脓毒症发病机制中占有重要的地位,且与病死率密切相关。机体免疫防御系统主要分为先天性免疫如上皮屏障、补体及免疫细胞(如中性粒细胞、单核巨噬细胞、树突状细胞)等以及主要由 B 淋巴细胞及 T 淋巴细胞构成的获得性免疫两方面。脓毒症可通过不同的机制损伤先天性及获得性免疫功能,从而发生脓毒症相关免疫抑制。如何全面评估脓毒症患者的免疫功能并给予精准的免疫调节治疗,是目前脓毒症研究领域的热点话题。

(一)脓毒症免疫功能监测指标

1.中性粒细胞

中性粒细胞是脓毒症先天性免疫反应的重要组成成分,释放重要的调节细胞因子、趋化因子及白三烯等,促进病原微生物的清除。脓毒症时中性粒细胞趋化及吞噬能力降低,无法有效迁移到感染部位及清除病原微生物。一方面,脓毒症时中性粒细胞的数量与预后相关。有研究表明,死于感染性休克患者其外周血液循环中性粒细胞计数明显低于存活者,其原因可能与前期免疫抑制状态、中性粒细胞与血管内皮细胞黏附增加、中性粒细胞组织浸润、凋亡增加及骨髓生成降低有关。另一方面,脓毒症患者外周血未成熟中性粒细胞比例增加,且与疾病严重程度及病死率密切相关。未成熟中性粒细胞富含中性粒细胞丝氨酸蛋白酶,如髓过氧化物酶、弹性蛋白酶等。这些蛋白酶与中性粒细胞介导的组织细胞损伤、内皮细胞屏障功能障碍、微血管血栓形成相关。另外,脓毒症时中性粒细胞表面 C_{5a} 受体表达降低,其降低程度同样与脓毒症疾病严重程度相关。

2.单核细胞

单核细胞具有分泌促炎因子的功能,但脓毒症时患者外周血单核细胞发生了从促炎表型向免疫抑制表型的功能重组,其产生促炎因子 IL-6 及 TNF-α 的能力显著降低。单核细胞同时具有抗原递呈作用,HLA-DR 是其表面主要的抗原递呈分子,是诱导和维持病原相关免疫反应的核心分子成分。脓毒症时单核细胞表面 HLA-DR 表达降低,从而丧失了对获得性免疫反应效应细胞的抗原递呈作用,使机体呈现出免疫抑制状态。研究显示,单核细胞表面 HLA-DR 表达降低是脓毒症相关免疫抑制的突出表现,常被用于诊断脓毒症相关免疫抑制的金标准。

3.树突状细胞

树突状细胞(DCs)是体内最主要的抗原递呈细胞,通过激活 T 淋巴细胞而在免疫反应中占有重要地位,是连接先天性和获得性免疫反应的重要桥梁。脓毒症时,体内淋巴组织(如脾脏和淋巴结)和非淋巴组织(如肺脏)及外周血 DCs 数量降低,同时其表面分子表达亦降低,尤以 HLA-DR 表达降低为突出表现。DCs 受外源性刺激后 IL-12 生成受抑制而 IL-10 生成增加,从而进一步促进辅助 T 细胞向 Th2 和 Treg 转化,造成免疫抑制的发生。

4.自然杀伤细胞

脓毒症患者血中自然杀伤(NK)细胞的功能是受到抑制的,表现在 NK 细胞数量减少,NK 细胞基因表达降低以及外周血 NK 细胞产生干扰素-γ 的能力下降。由 a 于 NK 细胞主要发挥对抗病毒的免疫防御作用,因此,外周血 NK 细胞数量减少可能会促进脓毒症患者体内病毒的再活化。

5.骨髓源性抑制细胞

骨髓源性抑制细胞(MDSCs)是一类未成熟骨髓源性细胞的异质群体,能够抑制 T 淋巴细胞增殖和活化,从而导致免疫抑制。脓毒症时血中 MDSCs 数量是增加的,但是 MDSCs 在脓毒症中的作用尚存在争议。有学者认为活化的 MDSCs 能够增强先天性免疫反应及抗微生物活性,从而对机体具有保护性作用。但也有学者认为过量的 MDSCs 能够抑制获得性免疫反应从而增加机体继发感染的风险,对机体发挥有害作用。因此,MDSCs 在脓毒症免疫功能评估方面的作用尚需要进一步验证。

6.补体

基础及临床研究均已证实脓毒症时补体系统可以通过经典和替代途径被激活,导致补体水平呈现消耗性降低以及血浆补体活化产物(如 C_{3a}、C_{4a}、C_{5a} 及过敏毒素)水平增高。

7.高细胞因子血症

严重脓毒症患者外周血促炎因子(如 IL-6、IL-8、TNF-α 等)及免疫抑制性细胞因子(如 IL-10)可同时呈现高水平表达。但在脓毒症终末期患者其体内细胞因子的生成反而受到抑制。这种细胞因子水平的不同变化反映了机体对感染的异常宿主免疫反应。

8.免疫球蛋白

脓毒症患者常见低免疫球蛋白血症,常同时累及 IgA、IgM 和 IgG,其中低 IgG 水平最为常见,发生率约为 70%。造成脓毒症低免疫球蛋白血症的原因可能与生成降低、分解增加、毛细血管渗漏、体内重新分布等因素有关。

9.淋巴细胞数量及功能变化

脓毒症常见淋巴细胞计数降低。感染性休克患者外周血 CD4$^+$ 和 CD8$^+$ T 淋巴细胞及

CD19$^+$B 淋巴细胞凋亡比例明显增加。在脓毒症死亡患者中 T 淋巴细胞相关基因表达显著降低。同时,IL-7/$\gamma\sigma$T 细胞轴也是受到抑制的,且能够影响脓毒症患者的预后。淋巴细胞数量及功能变化能够影响先天性免疫与获得性免疫之间的转化,从而抑制清除病原微生物所必需的足够的特异性细胞毒性细胞及抗体的生成。

10.T 细胞耗竭

研究证实脓毒症相关免疫抑制中 T 淋巴细胞发生了明显的变化,包括功能异常、表型变异及辅助 T 细胞亚群变化等。

(1)T 细胞功能变化:T 细胞功能异常包括增殖能力及 IL-2 等细胞因子合成降低等。T 细胞增殖能力降低也被称为 T 细胞无反应性。研究显示,脓毒症死亡患者外周血淋巴细胞在受到细胞因子刺激后 STAT-5 磷酸化程度显著降低,反映 T 淋巴细胞增殖能力的下降。

(2)T 细胞表型变异:脓毒症 T 淋巴细胞无反应性的另一个特征是其表面共抑制受体表达增加,包括 PD-1、TIM-3 等。PD-1 是免疫反应的负性调节途径,能够诱导细胞凋亡、增加白介素-10(IL-10)合成、阻断 T 细胞增殖,是造成脓毒症 T 细胞耗竭的主要因素。脓毒症时 PD-1 及 PD-L1 表达增加,与病死率和继发感染发生率呈正相关,而与淋巴细胞增殖能力呈负相关。目前,这些共抑制分子表达的监测越来越受到关注,并可能成为脓毒症免疫增强治疗的潜在靶点。

(3)调节性 T 细胞的变化:调节性 T 细胞(Tregs)是 T 淋巴细胞的一个亚群,能够下调包括 CD4$^+$T 细胞、CD8$^+$T 细胞、NK 细胞、树突状细胞及 B 淋巴细胞在内的免疫效应细胞活性,从而在调控先天性免疫和获得性免疫方面发挥重要作用。脓毒症时外周血 Tregs 计数相对升高,促成淋巴细胞无反应性的发生,从而呈现免疫抑制作用。近年,研究者发现 CD39$^+$ Tregs 具有更强的免疫抑制能力,是预测脓毒症患者不良预后的指标。

(二)脓毒症免疫功能监测方法及时机

不同的细胞和分子生物学技术可被用于脓毒症患者免疫功能监测与评估。ELISA(酶联免疫吸附测定)常被用于评估血浆炎症和凋亡相关分子水平,如促血管新生蛋白因子-2(Ang-2)、可溶性 CD40 配体(sCD40L)、可溶性 Fas(sFas)等。流式细胞技术常被用于检测脓毒症相关免疫抑制的细胞成分及生物标志物水平,包括单核细胞 HLA-DR 水平等,是脓毒症免疫评估的核心技术,并逐渐发展出许多新的多标记策略用于脓毒症患者免疫表型的评估。荧光激活细胞分类(FACS)是流式细胞技术的一种特殊类型,能够同时检测不同免疫细胞(包括中性粒细胞、单核细胞、淋巴细胞)的计数、特定细胞亚群的表面分子表达以及细胞活化后的生物学效应。RT-PCR 技术可用于快速定量检测脓毒症免疫抑制相关分子标志物水平,如单核细胞 HLA-DR 等。但这一技术的操作方案尚缺乏统一性,检测结果尚无法达到标准化,因此仍存在较大的局限性。在未来几年,包括基因、转录、蛋白质及代谢组学在内的"OMICS"技术发展领域将引领一个系统性的以生物学为基础的类似于"分子显微镜"的方法用于诊断和评估脓毒症的免疫功能状态,并建立新的全面的诊断评估标准,值得期待。

研究显示,脓毒症患者入住 ICU 2～3 天以后单核细胞 HLA-DR 水平与预后密切相关,且过早给予免疫增强治疗可能会加重脓毒症患者炎症因子风暴反应。因此,对于脓毒症患者免疫功能评估的时机一般选择在入住 ICU 2～3 天之后进行,根据不同免疫功能监测结果选择适当的免疫调节治疗。

(三)脓毒症免疫功能监测的临床意义

免疫功能紊乱是脓毒症发病机制中的重要环节,对脓毒症患者进行全面的免疫功能监测具有非常重要的临床意义。

1.判断脓毒症疾病严重程度及临床预后

(1)疾病严重程度:脓毒症患者中性粒细胞表面 C_{5a} 受体表达降低与疾病严重程度相关。增高的循环未成熟中性粒细胞水平预示着脓毒症患者早期疾病恶化。弹性蛋白酶等未成熟中性粒细胞标志物及 T 细胞功能血清标志物表达增加与器官功能衰竭程度密切相关。

(2)继发感染发生率:单核细胞 HLA-DR 表达降低、补体 C_3、C_4 水平降低与脓毒症患者继发感染发生率密切相关。NK 细胞产生干扰素-γ 能力下降与脓毒症患者体内病毒再活化相关。

(3)病死率:单核细胞 HLA-DR 水平降低、持续低淋巴细胞血症、$CD39^+$ Treg 细胞表达增加、PD-1 及 PD-L1 水平增加等均与脓毒症患者病死率及不良预后密切相关。

2.为免疫增强治疗寻找恰当的治疗时机和方向

深入理解免疫功能紊乱在脓毒症发病机制中的重要作用使得脓毒症的免疫调节治疗受到越来越多的关注。重组人白介素-7(IL-7)能够恢复脓毒症患者的淋巴细胞功能。粒细胞集落刺激因子(G-CSF)能够逆转脓毒症患者单核细胞 HLA-DR 的低表达,提高感染控制率。抗PD-1 及 PD-L1 抗体能够逆转脓毒症的 T 细胞耗竭,改善 T 细胞功能,在细菌及真菌感染的脓毒症动物模型中取得较好疗效,有望应用于脓毒症患者的临床治疗。但是我们应该认识到,尽管免疫调节治疗是脓毒症未来治疗的方向,但其成功的关键是需要对脓毒症患者进行全面细致的免疫功能评估及分层,以发现那些确实存在脓毒症相关免疫抑制的患者,并针对特定的免疫功能紊乱选择有针对性的药物进行精准的免疫调节治疗,才能更好地发挥脓毒症免疫治疗的疗效。

脓毒症患者存在严重的免疫功能紊乱,包括早期的过度炎症反应状态及后期持续的免疫抑制状态,与脓毒症患者的疾病严重程度及预后密切相关,也为脓毒症免疫调节治疗提供了充足的理论基础。全面动态的评估脓毒症患者的免疫功能,对于充分评估脓毒症患者的病情并且选择合适的免疫调节治疗药物及开始治疗的时节是至关重要的。

四、脓毒症的免疫抑制与预后

免疫反应贯穿于脓毒症的发病机制及病理生理过程中。在有关脓毒症的临床和基础实验中很多都会出现免疫抑制状态,比如淋巴细胞减少、免疫麻痹、内毒素耐受、T 细胞耗竭,这些现象都说明患者出现了"脓毒症相关免疫抑制"。当出现免疫抑制时,感染的病原体不但难以清除,脓毒症患者还易发生包括机会性病原体在内的院内获得性感染。

(一)脓毒症免疫状态的认知

脓毒症的发生与发展是机体促炎与抗炎机制失衡所致,两者交替制衡,共同决定了脓毒症患者的免疫状态。既往认为,脓毒症最初表现为全身炎症反应综合征(SIRS),经过数小时至数天发展为混合性炎症反应综合征(MARS),再经过数天至数周发展为拮抗性炎症反应综合征(CARS);但实际上,脓毒症的病程并非始终这样单向发展。促炎反应和抗炎反应在感染后都会迅速出现,当其中一种反应过度并造成免疫(炎症)失稳时,就会表现为器官功能衰竭或免疫抑制,这两种结果都需要临床给予识别并进行处理。脓毒症的最初阶段仍多以促炎反应为主,但炎症反应的强度受很多因素影响:比如细菌的毒力与载量、宿主的基因易感性、年龄、基础疾病及用药等;在脓毒症后期,当免疫反应过渡至以抗炎反应为主时,患者免疫功能下降,表现为免疫抑制,机体对感染的防御能力下降,不易清除再次入侵的病原体,更容易出现二次感染。脓毒症患者的免疫状态既取决于病原体和宿主免疫系统的斗争,也取决于促炎反应和抗炎反应之间的平衡或失衡。炎症反应和免疫抑制是脓毒症病程中相互影响却又不相互排斥的共生病理生理基础,脓毒症相关免疫抑制只是脓毒症在特定患者及特定病程中的表现。对炎症反应与抗炎反应进行综合评估才是判断脓毒症免疫状态并进行相关治疗的最佳方式。

(二)脓毒症相关免疫抑制的相关定义及临床现象

总体来说,脓毒症相关免疫抑制会出现固有免疫系统和适应性免疫系统的多种异常,主要表现为免疫细胞的凋亡增加,吞噬功能受损,抗原递呈能力下降或分泌细胞因子异常。

1.临床常用的免疫抑制相关概念

(1)"T 细胞耗竭":以往认为"T 细胞耗竭"是在慢性感染的患者长期接受抗原刺激后才出现。目前发现,脓毒症患者体内未凋亡的单核细胞、巨噬细胞及 DC 细胞会摄取已凋亡的细胞,并发生细胞吞噬能力、抗原递呈能力和细胞因子分泌能力的下降,进一步影响 T 细胞的活化,使 T 细胞在体外(接受脂多糖刺激后)产生 IFNγ 和 TNF 的能力受抑,T 细胞 CD127(IL-7α链)的表达降低,CD4$^+$T 细胞的 PD1 表达增加,同时伴有单核细胞 PDL1 的表达增加,机体出现以特异性免疫功能降低为主的免疫耐受现象。

(2)"内毒素耐受":当以脂多糖在体外刺激脓毒症患者的血液时,包括单核细胞在内的固有免疫系统不能出现相应的反应被称为"内毒素耐受"现象。脓毒症患者循环中 Treg 细胞增加,同时负性调控固有免疫系统和适应性免疫系统,除抑制单核细胞和中性粒细胞的吞噬、分泌及抗原递呈能力外,还抑制 γδT 细胞产生干扰素 γ 及粒巨细胞集落刺激因子(GM-CSF),从而明显下降对再次入侵病原体的清除效率。

(3)"免疫麻痹":特指免疫抑制的状态,主要与单核细胞的功能失活相关,现有诊断标准包括:单核细胞 HLA-DR 的水平明显减少(<30%),抗原递呈能力下降,产生促炎细胞因子的能力明显下降(全血受 500pg/mL 内毒素刺激后,TNF-α 产生小于 300pg/mL)。

2.免疫抑制相关的临床现象

当脓毒症患者出现免疫抑制时,临床会见到患者对院内感染的抵抗力下降。此时,感染的病原体多为低毒力的机会性病原体,如鲍曼不动杆菌、铜绿假单胞菌、肠球菌、念珠菌等。其他与免疫抑制相关的临床现象还包括患者的结核菌素试验多为阴性、对感染灶的清除能力下降、住院期间出现病毒的再活化(巨细胞病毒,单纯疱疹病毒)等。

(三)脓毒症相关免疫抑制与不良预后相关

脓毒症相关免疫抑制与多器官功能障碍、继发感染及高病死率等不良预后相关。有学者发现,在 SIRS 发生后的 3~4 天时,脓毒症患者体内的单核细胞表达共抑制受体分子 PD-L1 的水平随着疾病严重程度增加而增高,并且 PD-L1 可以作为感染性休克患者 28 天病死率的预测因子。通过研究发现,在诊断脓毒症的患者中,28 天死亡组患者的单核细胞 HLA-DR 的表达在诊断脓毒症后的第 3~4 天及第 6~8 天均明显降低;继发感染组患者的单核细胞 HLA-DR 的表达在诊断脓毒症后的第 3~4 天较第 1~2 天降低,而未出现继发感染组患者的单核细胞 HLA-DR 的表达在诊断脓毒症后的第 3~4 天出现回升。以上研究都表明,脓毒症患者一旦出现免疫抑制,常提示预后不佳。

脓毒症相关免疫抑制可以导致不良预后,而针对脓毒症相关免疫抑制的治疗则可以改善脓毒症的预后。通过研究发现,对于 LPS 造模形成内毒素血症的小鼠,以抗 CD25 抗体拮抗 TReg 细胞的抑制作用,可以部分逆转内毒素血症造成的淋巴细胞数量减少,并可增强 T 细胞及 NK 细胞的功能,当对这些小鼠继续进行"盲肠结扎穿孔"的二次打击时,细菌的清除效果改善,二次打击模型的生存率有所提高。临床的病例报告也发现,针对脓毒症相关免疫抑制进行的免疫调节治疗可以改善患者对病原菌的清除,从而改善预后。

脓毒症时抗炎反应与促炎反应往往同时出现并同时存在,不论脓毒症患者出现免疫活化导致的器官功能损伤,还是出现免疫抑制导致的继发感染,都会使患者的预后恶化,需要临床的早期识别和处理。脓毒症免疫抑制与不良预后相关,针对免疫抑制的治疗可能使脓毒症免疫抑制患者获益,但尚缺乏大规模的 RCT 研究证据。脓毒症相关免疫抑制对临床的影响及应采取的干预措施仍需进一步研究加以明确。

第三节　急性重症胰腺炎继发胰腺感染

继发感染是重症急性胰腺炎(SAP)诊治中颇受关注的临床问题,因为感染常严重影响预后,可能迫使医生改变治疗方式。文献报道,在重症急性胰腺炎死因中,约 80% 与胰腺继发感染有关。在 20 世纪末,通过大量实验和临床研究,有关胰腺感染的诊断以及防治原则已经形成了某些共识,无论内科或外科在 2002 年前后发表的多个临床指南中都有比较一致的推荐意见。这些指南多以循证医学为基础,多有比较可靠的依据,然而仍有许多临床问题有待探讨。

一、胰腺感染的抗菌药物预防

急性胰腺炎系胰腺自身消化性疾病,本属无菌性炎症。其中轻型急性胰腺炎的临床过程多有自限倾向,一般无需使用抗菌药物。重症急性胰腺炎则不同,其中 40%~70% 的患者可继发胰腺感染,甚至合并脓毒症,成为重症急性胰腺炎后期死亡的主要原因。胰腺感染一般发生于起病后 2~3 周,在窗口期预防胰腺感染自然就成为重症急性胰腺炎治疗的重要目标之一,为此临床医生广泛接受在重症急性胰腺炎早期预防性使用抗菌药物。英国和爱尔兰对 1103 名外科医生进行了调查,其中 528 名作答,纳入分析的有效答卷为 429 份,其中 88% 的医生使用抗菌药物预防胰腺感染,但对于抗菌药物预防的效果始终存在争议。

有关重症急性胰腺炎早期使用抗菌药物的探讨始于 20 世纪 70 年代,初期的 3 项研究都提示预防性使用抗菌药物不能降低胰腺感染发生率与病死率。无奈之下,外科医生为了预防胰腺感染只好在 SAP 早期大范围清创,甚至规则性切除坏死的胰腺,但仍未能减少感染和改善预后。直至 1986 年,对抗菌药物在胰腺组织中的药物浓度进行了研究,才初步揭示了上述3 项研究失败的原因。他们发现预防使用抗菌药物没有达到预期效果的原因,是研究所用的抗菌药物在胰腺组织中达不到有效杀菌浓度。他们采用犬慢性胰瘘模型收集胰液,在抗菌药物静脉注射后测定其血清和胰液的浓度,结果显示某些抗菌药物在血清浓度足够高的情况下胰液中抗菌药物浓度却很低,证明了抗菌药物穿透胰腺组织存在血-胰屏障,尤其是某些常用于治疗腹腔感染的抗菌药物如庆大霉素在胰液中根本检测不到,头孢噻吩、氨苄西林在胰液中峰浓度仅为血清峰浓度的 5% 左右,氯霉素则为血清峰浓度的 36%。1998 年,有学者采用固定效应模型法对 8 项抗菌药物预防治疗的前瞻性随机试验进行了荟萃分析,在评估了这些研究的异质性后,通过 Mantel-Haesael 检验总结各研究数据,结果提示:①预防性使用抗菌药物在降低病死率方面具有积极作用。②早期应用抗菌药物能有效预防胰腺感染,预防效果与所用抗菌药物的胰腺组织穿透力密切相关。③敏感性分析显示,只有接受广谱抗菌药物并在胰腺组织中达到有效抗菌浓度的重症患者才能从抗菌药物预防性应用中获益。这一研究使人们对抗菌药物预防胰腺感染的作用和选用抗菌药物应注意其胰腺穿透率有了初步认识。

抗菌药物对胰腺组织的穿透能力是由其理化特性决定的,已知极性小、脂溶性高的药物易透过血-胰屏障;血清蛋白结合率越低的药物,由于游离浓度高,胰腺组织中药物浓度越高;pH越高的药物胰腺组织中有效浓度越高。同时,抗菌药物预防的有效性还与细菌对抗菌药物的敏感性有关。综合上述因素,评估抗菌药物防治胰腺感染效果的指标应该是抗菌药物在胰腺组织中的杀菌指数,即组织浓度/MIC90。据此有学者在 1992 年研究了部分抗菌药物穿透胰腺的能力,初步将他们分为 3 类:第 1 类组织穿透力差,胰腺组织浓度低,不能达到大多数细菌的 MIC,如奈替米星和妥布霉素;第 2 类具有中等组织穿透力,虽然胰腺组织浓度足以抑制某些细菌,但不能覆盖胰腺感染的常见病原菌,如美洛西林、哌拉西林、头孢噻肟等;第 3 类具有较强的组织穿透力,胰腺组织浓度高,且对大多数胰腺感染的病原菌有效,如环丙沙星、氧氟沙星、亚胺培南、甲硝唑等。所以,能有效防治胰腺感染的是第 3 类抗菌药物。迄今为止,文献报道的可归属于第 3 类的抗菌药物还有美罗培南、比阿培南等碳青霉烯类(比阿培南的胰腺穿透力是亚胺培南的 2 倍),培氟沙星、莫西沙星等氟喹诺酮类,头孢他啶、头孢曲松、头孢哌酮/舒巴坦、头孢吡肟等头孢类抗菌药物以及克林霉素。不适于防治胰腺感染的抗菌药物还有头孢布烯、头孢唑啉、万古霉素以及氨基糖苷类抗菌药物。

由于抗菌药物的胰腺穿透能力还受胰腺微循环影响,在炎症状态下,尤其在重症急性胰腺炎早期存在严重胰腺微循环障碍的状况下,各种抗菌药物的穿透情况与正常胰腺组织不完全一致。现有的研究提示,碳青霉烯类、氧氟沙星、莫西沙星、培氟沙星、甲硝唑等在炎症胰腺组织中均能达到治疗浓度。第三代头孢菌素的多数品种及头孢吡肟对炎症胰腺也有较好穿透能力,但在发病初期使用头孢菌素的研究显示,头孢噻肟在胰腺组织中浓度很低,直至 48 小时后,随着组织水肿消退,毛细血管流量恢复正常时,头孢噻肟的组织浓度才能达到最低抑菌浓度。所以,碳青霉烯类、氟喹诺酮类加甲硝唑、头孢吡肟加甲硝唑以及第三代头孢菌素(除头孢噻肟外)作为预防用药候选是恰当的,可以根据病情严重程度选用。由于亚胺培南和美罗培南在胰腺毛细血管流量显著降低的情况下仍能达到很高的组织浓度,并优于头孢吡肟,所以重症急性胰腺炎早期应用碳青霉烯类抗菌药物引起了不少学者关注。

随着人们对血-胰屏障的认识，为提高抗菌药物在胰腺组织的浓度，经过积极探索证明，采用持续的局部动脉灌注技术（CRAI），能取得较好的效果。

前已述及，Golub 的荟萃分析给出了抗菌药物预防胰腺感染可能有效的启示，但新近的随机双盲研究却未能支持这样的观点。第一项双盲对照临床试验，对环丙沙星联合甲硝唑（CIP/MET）预防胰腺感染和安慰剂进行对照，结果显示感染性坏死的发生率（12% vs. 9%）和死亡率（5% vs. 7%），两组差异无统计学显著性意义。2007 年采用美罗培南的随机、双盲和安慰剂对照研究显示，美罗培南和安慰剂比较，胰腺和胰周感染的发生率（18% vs. 12%，$P=0.401$）、死亡率（20% vs. 18%，$P=0.799$）、需要外科干预的比例（26% vs. 20%，$P=0.476$），两组差异无统计学显著性意义。2008 年 Bai 的荟萃分析也显示，预防性抗菌药物不能减少坏死性胰腺炎患者的胰腺坏死感染和死亡率。然而，日本学者认为，早在 1992 年 Buchler 等进行抗菌药物穿透力研究时就已提示，只有在胰腺坏死发生前给药，抗菌药物才能达到有效组织浓度。所以，有必要区分胰腺缺血和胰腺坏死，研究胰腺缺血期抗菌药物的预防效果，弄清当前争论不休的焦点。新近发展起来的胰腺灌注 CT 已经为鉴别胰腺缺血或坏死带来了可能。

尽管对 SAP 早期应用抗菌药物预防胰腺感染的争论还在持续，但大多文献仍然认为，在现有的证据下对那些经 CT 证实有胰腺坏死的患者，使用具有抗肠道微生物活性的广谱抗菌药物是合理的。135 例无菌坏死的手术处理患者，47% 患者继发胰腺感染（64/135）、27% 发生胰腺污染（37/135），仅 25% 病例术后仍保持无菌（34/135），故而对早期手术治疗的患者亦需预防性应用抗菌药物。对伴有明显感染征象或明显胆系感染体征者和合并吸入性肺炎、尿路感染或其他部位感染者采用抗菌药物治疗相关的感染，对预防胰腺感染也具有积极作用。

预防性抗菌药物应用不宜过久，一般持续 10~14 天，以防在病程中期发生多重耐药菌感染和机会性感染。

诚然，预防胰腺感染不能只依靠抗菌药物，预防肠道细菌移位，从源头上预防感染当属积极的措施，可以采取选择性肠道去污染（SBD）、液体复苏的早期目标性治疗（EGDT）、早期肠内营养和提供原籍菌等措施以保护肠黏膜屏障和预防菌群紊乱。

二、胰腺感染的抗菌药物治疗

（一）抗菌药物在胰腺感染治疗中的作用和地位

研究提示，胰腺感染多在胰腺坏死的基础上发生。反之，胰腺感染激发和释放的大量炎症介质可直接破坏胰腺腺泡细胞和胰周组织，病原菌所释放的肽胺酶可激活胰蛋白酶，从而促使磷脂酶 A_2（PLA_2）活化，损伤胰腺组织，在两者共同作用下促使坏死病变扩大。因此，感染和坏死互为因果，形成恶性循环。理论上，阻断恶性循环的理想方案应是遵循外科感染的处理原则，清除感染的坏死组织，辅以抗菌药物治疗。然而，在重症急性胰腺炎合并感染之初，胰腺坏死区与有活力的组织之间常常分界不清，导致手术清除坏死组织在技术上十分困难，残留的感染性缺血和坏死组织在上述病理机制作用下可不断扩大，导致多次清创仍难以控制胰腺坏死感染的情况屡见不鲜。一般认为,待到病程后期失活组织和健康组织间分界明确后再进行清创引流,在技术上相对容易,手术创伤较小,手术次数相对减少,手术效果更好。因此,近10余年来外科学界已形成比较一致的意见,手术清创引流要尽可能待到胰腺坏死灶包裹、坏死灶与周围健康组织分界较为清楚时再进行,而在胰腺感染被确认时一般先采用抗菌药物治疗,同时采取营养支持等加强医疗措施。因此,抗菌药物在胰腺感染的治疗中凸现重要地位。

虽然抗菌药物在胰腺感染非手术治疗中的作用和效果目前尚无大宗的随机对照研究(RCT)报告,但已有一些研究证明其具有一定的临床意义。有学者对麻醉风险高和不能耐受手术的感染性胰腺坏死患者进行抗菌药物治疗,证明其有一定的作用。有学者对细针抽吸活检(FNA)确诊并明确病原菌的感染性胰腺坏死的28例患者,应用病原菌敏感的抗菌药物继续非手术治疗,结果42.8%的患者(12/28例)由于难治的局部合并症,最终在诊断感染后36±14天进行了手术治疗;另外16例始终行非手术治疗,其中37.5%(6/16例)未发生进一步合并症获得痊愈,62%(10/16例)发生暂时的单个或多个器官功能障碍,在这10例中8例治愈,2例死亡,占非手术治疗的12.5%(2/16例)。根据同时期的文献报道,感染性胰腺坏死的死亡率多在20%以上,故而有学者认为,应用病原菌敏感的抗菌药物治疗感染性胰腺坏死,有可能避免外科手术而不影响治疗结果。通过报道也有相似的治疗效果,他对6例临床情况稳定的感染性胰腺坏死伴暂时性器官功能障碍的患者,采用长时间抗菌药物治疗和ICU支持治疗,全部康复出院,并随访6～44个月均无复发症状。从这两项研究中我们了解到,对有选择的感染性胰腺坏死患者,采用胰腺穿透力强而且病原菌敏感的抗菌药物进行治疗,有可能避免手术而获得治愈。

(二)非手术患者胰腺感染的抗菌药物治疗

毋庸置疑,只有采用有效覆盖常见病原菌的胰腺穿透力强的抗菌药物才有可能有效治疗胰腺感染。因此,胰腺感染的病原学特点、病原菌的流行病学资料以及常见病原菌的耐药变迁等应作为选用抗菌药物的主要依据。此外,尚需考虑患者病情的严重程度以及抗菌药物在特定病理条件下临床应用的安全性等因素,在综合分析的基础上选定抗菌药物。

1.胰腺感染的初始经验性治疗

由于内源性感染为胰腺感染最重要的原因,其主要发病机制与肠黏膜屏障破坏、肠道微生态失调、免疫防御功能减弱引起的肠道细菌移位有关,所以非手术治疗患者胰腺感染的主要病原菌为大肠埃希菌、肠杆菌属细菌、克雷白菌等革兰阴性杆菌以及厌氧菌。有学者对6项针对急性坏死性胰腺炎患者局部腹腔内感染致病菌的分析研究显示,病原菌构成比如下:大肠埃希菌占30%,铜绿假单胞菌、克雷白杆菌、变形杆菌、肠杆菌属等革兰阴性菌占39%,金黄色葡萄球菌、表皮葡萄球菌等革兰阳性球菌占8%,肠球菌占9%,厌氧菌占11%,真菌占12%。因此,抗菌药物治疗主要需覆盖常见的革兰阴性杆菌和厌氧菌。对这些患者中生命体征不稳定和出现严重脓毒症/脓毒性休克者,宜采用抗菌活性强的碳青霉烯类抗菌药物,如亚胺培南、美罗培南或比阿培南等;对于生命体征稳定的患者可采用第三代头孢菌素或第三代头孢菌素和酶抑制剂复合制剂,也可采用头孢吡肟或采用氟喹诺酮类。如果选用头孢吡肟和氟喹诺酮类抗菌药物,均需联合甲硝唑治疗,因为头孢吡肟和氟喹诺酮类(莫西沙星除外)均无抗厌氧菌活性。考虑到近年来革兰阴性杆菌的耐药变迁,治疗方案尚需根据本院或本地区的耐药监测状况来决定,例如超广谱 β-内酰胺酶(ESBL)发生率高的医院,不宜选用第三代头孢菌素;又如大肠埃希菌在我国许多地区对氟喹诺酮类的耐药率增长显著,耐药率可高达 60% 以上,产超广谱 β-内酰胺酶的肺炎克雷白菌对氟喹诺酮的耐药率可达 so% 以上,在选择氟喹诺酮前须掌握本院本地区这两种病原菌对氟喹诺酮的耐药状况。

部分胆源性胰腺炎,尤其是存在胆道梗阻、胆系感染的患者,致病菌可从病变的胆囊和胆管经由门静脉、淋巴管或血液扩散到胰腺,也可通过胆道系统经共同通道反流入胰管导致胰腺感染,这些患者引起的胰腺感染与胆系感染有关,病原菌包括金黄色葡萄球菌、肠球菌、铜绿假单胞菌、肠杆菌属细菌和克雷白菌等。酒精性胰腺炎合并的胰腺感染者革兰阳性球菌十分常见。所以,当合并胆道感染的胆源性胰腺炎和酒精性胰腺炎患者发生胰腺感染时,抗菌药物治疗不仅需覆盖革兰阴性菌和厌氧菌,还需覆盖革兰阳性球菌。亚胺培南对粪肠球菌仅具抑菌作用,且对青霉素耐药的粪肠球菌和屎肠球菌以及甲氧西林耐药的葡萄球菌无抗菌活性。美罗培南对革兰阳性菌抗菌活性逊于亚胺培南。比阿培南虽对金黄色葡萄球菌、表皮葡萄球菌、化脓性链球菌和肺炎球菌等有很好的抗菌活性,但耐甲氧西林的金黄色葡萄球菌和表皮葡萄球菌对其有耐药性。鉴于以上情况,碳青霉烯单药作为经验治疗是不够的。第三代头孢菌素对革兰阳性菌抗菌活性差,氟喹诺酮类除对甲氧西林敏感的葡萄球菌有较好抗菌作用外,对耐甲氧西林的金黄色葡萄球菌和表皮葡萄球菌及肠球菌均无良好抗菌活性。因此,上述抗生素的覆盖面均有不足之处。已知头孢吡肟对大多数革兰阴性菌和阳性菌,包括某些耐氨基糖苷类和耐第三代头孢菌素的菌株亦有效,故可考虑头孢吡肟联合甲硝唑作为首选。

2.持续预防用药患者继发胰腺感染的抗菌药物治疗

前已述及,采用抗菌药物预防胰腺坏死感染被认为是合理的,抗菌药物预防胰腺感染的用药不宜超过 10～14 天,过长时间的应用易发生多重耐药菌感染和机会性感染,如泛耐药的不动杆菌属、假单胞菌属、嗜麦芽窄食单胞菌感染和真菌感染等;单用抗革兰阴性杆菌抗菌药物,则葡萄球菌属、肠球菌属感染的发生率,增高。然而,不适当地长时间预防用药相当普遍,势必导致这部分患者胰腺感染的病原菌构成比发生变化及多重耐药菌感染发生率增高。上海瑞金医院近几年来,由于收治的患者中初治患者比例下降,因胰腺感染转入该院的比例明显增加,故胰腺感染的病原菌构成比发生了明显的变化,主要表现为:①非发酵菌、革兰阳性菌的比例显著升高,主要的病原菌依次为鲍曼不动杆菌(15%)、铜绿假单胞菌(14%)、金黄色葡萄球菌(14%)、嗜麦芽窄食单胞菌(12%)、大肠埃希菌(11%)、肺炎克雷白菌(10%)、屎肠球菌(8.3%)、阴沟肠杆菌(4%)和粪肠球菌(2.5%)。②不论革兰阳性或阴性细菌,多重耐药的菌株显著高于其他腹腔内感染,其中 2/3 的鲍曼不动杆菌为泛耐药菌株,90% 以上的肺炎克雷白菌为产 AmpC 菌株,嗜麦芽窄食单胞菌对左氧氟沙星的耐药率已升至 27.8%。由于在长时间的预防用药下,病原菌构成比和耐药变迁与各医院的抗菌药物用药习惯有关,故各医院的状况不尽一致。对这部分患者的抗菌药物治疗,更需重视 CT 引导下的细针抽吸活检,在病原学涂片所见和培养及药物敏感试验结果的指导下进行。

(三)手术治疗患者胰腺感染的抗菌药物治疗

手术治疗患者的胰腺感染,其病原菌除了来自肠道菌群移位外,还可来自腹腔及后腹膜的灌洗引流系统,故革兰阳性菌比例增加。由于患者的免疫机制遭受损害,并受先期使用抗菌药物的影响,多重耐药菌感染的机会增加,例如革兰阴性细菌的 ESBL 和 AmpC 菌株,革兰阳性细菌的 MRSA 和万古霉素耐药肠球菌(VRE)等的感染;同时非发酵菌和真菌感染的比例增加;还可出现耐氟康唑或多药耐药的真菌感染。按照规范化的治疗原则,这部分患者应进行目标性抗菌药物治疗。

手术治疗患者胰腺感染的另一个特点是大部分为多菌种混合感染或二重感染,而且病情越严重、迁延时间越长的患者病原菌越复杂,故多需联合用药。

有较多的胰腺感染患者手术引流时已合并单个或多个脏器功能不全,在选用抗菌药物时需更多地关注药物临床应用的安全性。如在氟喹诺酮类和亚胺培南应用中,中枢神经系统的不良反应有较高发生率,当合并中枢神经病变时应避免使用;氧氟沙星、左氧氟沙星等氟喹诺酮类以及两性霉素 B 等药物主要经肾清除,合并肾功能不全的患者应尽可能避免使用,必须应用时需酌情减量;培氟沙星、环丙沙星等氟喹诺酮类和氟康唑等药物主要经肝酶代谢清除,合并肝功能不全患者应尽可能避免使用。

(四)胰腺感染的抗真菌药物治疗

合并侵袭性真菌感染是重症急性胰腺炎后期的主要死因之一,真菌感染的确显著增加重症急性胰腺炎死亡率。通过报道显示,合并真菌感染的重症急性胰腺炎患者死亡率是不伴真菌感染者的 4 倍,而及时抗真菌药物治疗能提高生存率。随着对侵袭性真菌感染诊治水平的提高,学者观点正在得到越来越广泛的认同,但抗真菌药物治疗并非都能获得确定的临床结果。趋向一致的意见是疗效取决于早期用药和及时引流感染灶,用药越早治愈率越高,反之病死率和致残率将显著增加。

当前,重症急性胰腺炎合并侵袭性真菌感染的诊治方法与其他重症患者的诊治方法并无原则差别,可参照中华医学会重症医学分会重症患者侵袭性真菌感染诊断和治疗指南(2007)进行分级诊断和分层治疗,即根据危险因素、临床特征、微生物学检查、组织病理学特征做出确定性诊断(确诊)或临床诊断或拟诊的判断,对确诊患者进行目标性抗真菌治疗,对拟诊患者行经验性抗真菌治疗,对临床诊断患者行"抢先治疗"。依目前的诊断技术和水平,对确诊病例的抗真菌治疗往往为时已晚,因而预后严重。为了能够早期用上抗真菌药物,可作以下两方面努力:

(1)临床上可对拟诊患者进行经验性治疗或对符合临床诊断标准的患者进行抢先治疗。抢先治疗是对具有高危因素的患者开展连续监测,包括每周 2 次胸部 X 线摄片、CT 扫描、真菌培养及真菌抗原检测等,一旦发现阳性结果,立即开始抗真菌治疗。其重要意义在于抢先治疗可降低不适当的经验性治疗,有利于延缓真菌耐药趋势,减少抗真菌药物的不良反应及降低医疗花费。但是,抢先治疗的疗效有赖于临床医生的警觉性及实验室诊断技术的进步,否则有可能延误治疗时机。新的血清学诊断方法,包括半乳甘露聚糖检测、β-D-葡聚糖检测以及对于真菌特异 DNA 的 PCR 检测技术,无疑比传统的诊断方法更快捷,但仍有待临床经验的积累。

(2)根据重症急性胰腺炎合并侵袭性真菌感染的临床特点,将有意义的危险因素、临床特征性表现和微生物检查发现引入到诊断标准中来,从而改善拟诊和临床诊断标准的敏感性和特异性。为此，建议将具有诊断意义的以下 4 项作为判别致病性真菌的标准：①肠功能障碍或肝功能受损 5 天以上无恢复趋势（其所致的免疫功能低下是侵袭性真菌感染最主要的危险因素）。②不明原因出血（要重视出血部位的病原学检测）。③临床上符合分离真菌的致病性判别标准（如 Hoerauf 标准：WBC＞17×10⁹/L，T＞38.5℃ 或＜36℃，腹腔标本持续存在真菌或血培养阳性或有真菌性眼内炎）。④培养结果显示真菌为唯一一微生物或以真菌为主。

现有的流行病学资料显示，几乎 100% 的胰腺真菌感染为念珠菌属所致，并且以白色念珠菌为主，故而两性霉素 B 及氟康唑均可作为经验性治疗的选择。已知氟康唑毒副作用明显小于两性霉素 B，而且穿透血-胰屏障的能力强，应作为首选药物。有以下情况者需用两性霉素 B 治疗：①有血源性感染证据，且血流动力学不稳定者。②对氟康唑天然耐药的克柔念珠菌感染。③对氟康唑耐药的其他非白色念珠菌，如光滑念珠菌感染。④氟康唑治疗无效的患者。使用两性霉素 B 应严密观察，谨防不良反应。近年来开发的新抗真菌药.如棘白菌素类（如卡泊芬净）、其他三唑类药物（如伏立康唑）也开始用于难治的胰腺真菌感染治疗，对其治疗效果、适应证和胰腺穿透力等尚需进行深入研究。

（五）抗菌药物撤停的标准和时机

重症急性胰腺炎常常伴有持久的胰源性腹腔感染，与其他腹腔内感染相比多需要较长时间的抗菌药物治疗。但是，当感染基本被控制，患者体温和白细胞趋于正常时应当停药；在腹部 CT 提示胰腺坏死感染灶已基本清除或腹腔及后腹膜残腔灌洗引流系统保持良好的状况下，可试停药观察，停药后需每日留取标本以获得培养及药敏结果。如停药后感染征象复发，应及时根据病原学资料恢复抗菌药物治疗。

在胰腺坏死感染持续加重，呈颓势发展，分解代谢严重的状况下，更不应贸然停止抗菌药物治疗。但是，抗菌药物治疗的作用是有限的，经正规抗菌药物治疗无效的胰腺感染应是手术干预的指征。

第四节　重症患者导尿管相关性尿路感染

导管相关性尿路感染（CAUTI）是指经尿道或耻骨弓上留置尿管的患者，在无其他明确感染源的基础上，出现显著菌尿、临床症状和体征的尿路感染。重症患者由于病情危重，抵御病原微生物的能力较弱，更易发生 CAUTI。据美国疾病预防控制中心（CDC）统计，全美每年医院获得感染（HAl）的直接医疗成本估计约 400 亿美元，其中 CAUTI 是最常见的 HAI 之一，约占 HAI 的 12.9%，CAUTI 的直接医疗成本为（3.4～4.5）亿美元。CAUTI 可导致患者住院时间延长、感觉不适、医疗费用增加和病死率上升等严重后果，且研究表明 50%～70% 的 CAUTI 是可以预防的。

一、以预防 CAUTI 为目标的"bladder bundles"

与感染性休克的早期目标导向治疗（EGDT）类似，针对 CAUTI 的预防也有其一套集束化管理方案。

为了降低 CAUTI 发生率,减少不必要的医疗负担,美国医疗保健研究与质量管理局(AHRQ)提出其中一个重要的策略便是医疗单元安全文化和有效的临床实践,其中的"文化"包括医疗单元团队的价值观、态度和信念,这些都会对提高团队临床实践的能力产生影响。2015 年美国 AHRQ 发布利用以综合病房单元为基础的安全计划(CUSP)工具包,旨在帮助医院内医疗单元或病房实施循证临床实践并消除 CAUTI。CUSP 工具包主要内容可以概括为以下五个方面:①安全培训。②识别缺陷。③参与领导。④从缺陷中持续学习。⑤团队协作和交流。此也为近年最为经典的集束化策略之一。

基于 CUSP 工具包的预防 CAUTI 的流程,2016 年报道了来自全美 32 个州 603 家医院的 926 个治疗科室的资料,其中 59.7% 为非 ICU,40.3% 为 ICU,结果发现导尿管应用率由 20.1% 下降到 18.8%(RR 0.93,95% CI 0.90~0.96,$P<0.001$),并且 CAUTI 发生率由每 1000 个导管日的 2.28 下降到 1.54(RR 0.68,95% CI 0.56~0.82,$P<0.001$)。同时研究进一步证实 CAUTI 发生率与导尿管的应用呈显著正相关;然而经过校正分析,ICU 内 CAUTI 发生率基本上不受导尿管应用率变化的影响。研究者分析其原因,认为可能与 ICU 收治的危重患者均需严格记录液体出入量(这正是应用导尿管的适应证之一)相关;而 CAUTI 发生率较高的原因与 ICU 内患者经常发热、需通过常规体液采集(包括尿液)进行病原学培养来寻找感染源,而其中很大一部分患者仅仅是无症状性菌尿(ASB),因此导致 ICU 内 CAUTI 发生率较高。尽管如此,CUSP 作为一个文化改变模型,已成功改进了医生、护士和其他临床团队成员一起工作的方式,为 CAUTI 的防控提供依据。

此外,美国学者提出采取所谓的"6C Bundles",即:①考虑导尿管替代选择。②连接可靠。③保持清洁。④保持泌尿系统的封闭性。⑤膀胱灌洗前进行扫描。⑥指征明确时进行尿培养。在试点的 ICU 中采取上述方案并进行为期一年的观察,发现采取"6C Bundles"方案可使 CAUTI 发生率下降 70%(从每 1000 导管日的 2.0 下降至每 1000 导管日的 0.6)。

二、普遍性去定植

普遍性去定植这一概念由学者于 2013 年(REDUCE MRSA 研究)最先提出,该研究对所有进入 ICU 的患者不常规进行 MRSA 监测筛选即进行为期 5 天的皮肤黏膜去定植治疗,去定植治疗包括对定植率高的局部皮肤使用含抗菌药物涂抹及消毒液的全身擦浴,2% 莫匹罗星和 2% 葡萄糖醛酸氯己定因其廉价、高效、依从性好,成为使用最多的去定植药物。

有学者已验证普遍性去定植可有效减少 MRSA 和血流感染的发生率。最近其团队在上述研究的基础上通过亚组分析,进一步发现,对 ICU 患者采用氯己定擦浴并每日 2 次莫匹罗星鼻内给药的普遍性去定植的方式,相较于未采取上述措施的两组(分别为针对曾有 MRSA 定植或感染患者的隔离组和针对 MRSA 感染患者的去定植组),可有效降低高水平念珠菌尿(≥50000cfu/mL)的发生率(三组相对基线的 HR 分别为 0.63、1.21、1.01,$P=0.02$),对于高水平菌尿(≥50000cfu/mL)的发生率三组无显著差别(三组相对基线的 HR 分别为 0.87、1.02、0.88,$P=0.26$),然而对任何水平的菌尿,普遍性去定植组发生率低于其他两组(三组相对基线的 HR 分别为 0.74、1.01、1.04,$P=0.04$);并且通过对性别的亚组分析发现,普遍性去定植对男性患者预防 CAUTI 有意义,而对女性患者影响不大。有学者深入研究了每日氯己定擦浴对革兰阴性菌定植的影响,结果显示,每日氯己定擦浴能够有效抑制大肠埃希杆菌及其他部分革兰阳性菌的定植,从而影响整个皮肤菌群的变化。

三、留置导尿管期间的日常维护

严格掌握留置导尿管的指征,减少或避免留置导尿管和最大程度上缩短导尿管留置时间,是减少 CAUTI 最有效的措施。事实上重症患者大部分均满足留置导尿的绝对适应证(需要精确监测尿量、尿潴留等),因此在留置导尿期间采取适当的维护措施以求减少 CAUTI 的发生尤其重要。

(一)导尿管的留置与选择

一旦决定留置导尿管,那么在留置过程中必须严格执行无菌操作原则,这对于降低 CAUTI 的重要性是毋庸置疑的,每位进行置管操作者都必须经过正规严格的培训。

对于导管材质的选择,近年来除了普通的乳胶导管,各种用物理或者化学方法将抗菌物质(抗菌药物、银合金等)融合在导尿管表面制成的特殊导尿管应运而生,旨在抑制生物膜形成初期的细菌黏附。

有学者进行的一项系统评价发现,银合金导管并不能降低成人患者有症状尿路感染(UTI)的发生率,尽管抗菌药物涂层导尿管(覆盖呋喃西林)可轻度降低 UTI 的发生率,然而这些抗菌涂层导尿管却存在价格昂贵和引起患者不舒适的缺点。目前尚无足够证据支持抗菌涂层导尿管可减少留置导尿患者 CAUTI 的发生率。

(二)导尿管的更换频率

理论上说导尿系统是一个相对密闭的系统,更换导尿管或集尿袋都会破坏其密闭性,增加患者感染机会,并且多数研究亦支持应尽量减少导尿管的更换频率,除非有明确的感染、尿路堵塞或者导尿系统密闭性破坏。但是国内医院似乎仍然普遍采取每 1~2 周常规更换一次导尿管的方案。

同样,常规每日使用碘附或抗菌剂擦洗尿道口也并不能降低 CAUTI 的发生风险,甚至会增加感染风险,因此 CDC 建议每日只需用清水或肥皂水进行会阴部护理即可。

(三)减少或避免不必要的膀胱冲洗

以往多认为膀胱冲洗可达到稀释尿液,清除沉淀物,防止尿管堵塞,维持尿液引流通畅,从而预防 CAUTI 之目的。但近年来已有多项研究证实,用膀胱冲洗的方法控制泌尿系统感染有弊无利,反而增加感染机会。因此,长期留置导尿管的患者,不应常规使用抗菌药物或生理盐水进行膀胱冲洗以减少 CAUTI 和导尿管阻塞的发生。

(四)避免不必要的尿培养以及对 ASB 的处理

在 ICU 内尿培养存在被过度送检的情况,患者可能仅有发热而往往并没有尿路感染的临床症状。除此之外,尿培养阳性经常导致对 ASB 的不适当治疗,致使其中 84% 的患者接受广谱抗菌药物治疗。通过研究发现,对 135 例 ASB 患者不适当应用抗菌药物导致额外产生 435 日的住院时间。因此,避免 ASB 患者过度应用抗菌药物的有效办法就是减少不必要的尿培养,美国感染病学会(IDSA)指南中强烈不推荐对 ASB 患者进行抗菌药物治疗,除非患者为妊娠女性或需要接受泌尿道操作者。

四、抗菌药物合理应用与 CAUTI 的防控

近十年来,ICU 内 CAUTI 分离出的病原菌耐药率逐年增高,很大程度上是与抗菌药物的不合理应用有关。因此,合理应用抗菌药物成为有效预防 CAUTI 的重要措施。

(一)不推荐预防性应用抗菌药物

针对是否需要对 ICU 内应用导尿管的患者进行全身性预防性应用抗菌药物,在以往 IDSA 指南以及 2016 年西班牙临床微生物和传染病学会(SEIMC)新发布的尿路感染诊治指南中均指出,无论是短期或者长期留置导尿的患者,均不推荐全身性应用抗菌药物预防 CAUTI。

(二)经验性应用抗菌药物

为避免抗菌药物的不合理应用,指南中提出当患者为症状性菌尿或明确存在导尿管相关的脓毒症症状时,推荐应用抗菌药物。对于此类患者,在未得到病原学结果前,可经验性选用广谱抗菌药物,比如哌拉西林/他唑巴坦、亚胺培南/西司他丁钠、美罗培南等;若可疑为产超广谱 β-内酰胺酶的病原菌,则联合应用阿米卡星可能会增强疗效。获得病原学结果后,则根据药敏试验结果调整用药。

(三)抗菌药物的疗程

抗菌药物疗程的把控对于防止耐药菌致 CAUTI 同样至关重要。若患者经治疗后临床症状缓解疗程 7 日即可,但对于反应延迟则推荐延长疗程至 10～14 日。与全身感染不同,下尿路感染可不必根据血药浓度调整剂量,因为此时临床症状的改善更有意义;但肾盂肾炎时,宜维持较高的血药浓度。

明确 CAUTI 后,经过合理的抗菌药物治疗并及时更换导尿管,绝大多数 CAUTI 都可得到有效控制。然而,CAUTI 作为一项可防可控的临床现象,预防才是根本。目前诸多研究均证实,遵循现有的指南,采取合理的预防措施可有效减少 CAUTI,当然这还需要临床工作者付出更多的努力。

参考文献 ···

[1]席修明.重症医学科诊疗常规[M].北京:中国医药科技出版社,2020.

[2]王辰,席修明.危重症医学[M].北京:人民卫生出版社,2017.

[3]刘大为.实用重症医学[M].2版.北京:人民卫生出版社,2017.

[4]管向东,于凯江,陈德昌,康焰.重症医学2020[M].北京:中华医学电子音像出版社,2020.

[5]于凯江,杜斌.重症医学[M].北京:人民卫生出版社,2015.

[6]曹相原.重症医学教程[M].北京:人民卫生出版社,2014.

[7]中华医学会.重症医学——2015[M].北京:人民卫生出版社,2015.

[8]杨毅,陈德昌.重症医学病理生理紊乱:诊断与治疗临床思路[M].上海:上海科学技术出版社,2019.

[9]周晋.重症医学科医生手册[M].北京:人民卫生出版社,2016.

[10]高友山.实用重症医学手册[M].北京:科学出版社,2017.

[11]中华医学会.重症医学——2017[M].北京:人民卫生出版社,2017.

[12]江荣林,吕宾,安友仲,等.危重症急性胃肠损伤学[M].杭州:浙江大学出版社,2017.

[13]梁群.呼吸重症疾病的诊断与治疗[M].北京:人民卫生出版社,2014.

[14]梁名吉.消化内科急危重症[M].北京:中国协和医科大学出版社,2017.

[15]李伟.心血管危急重症诊疗学[M].北京:科学出版社,2021.

[16]杨毅,于凯江,邱海波.重症肾脏病学[M].上海:上海科学技术出版社,2014.

[17]付平.连续性肾脏替代治疗[M].北京:人民卫生出版社,2016.

[18]李春盛.急危重症医学进展2015[M].北京:人民卫生出版社,2015.

[19]姚咏明,邱海波,马晓春.急危重症微循环学[M].北京:科学出版社,2021.

[20]克莱尔.科尔伯恩(英),吉姆.牛顿(英).急危重症超声心动图学[M].北京:中国科学技术出版社,2018.

[21]姚咏明.急危重症病理生理学[M].北京:科学出版社,2013.

[22]潘曙明.急危重症血液净化问题与解答[M].北京:人民卫生出版社,2012.

[23]刘桂花,郑康.急危重症临床速查[M].北京:北京大学医学出版社,2019.